これからの栄養教育論
― 研究・理論・実践の環 ―

Isobel R. Contento 著

足立己幸・衞藤久美・佐藤都喜子 監訳

Nutrition Education
― *Linking Research, Theory, and Practice* ―

第一出版

監訳者

足立己幸（あだちみゆき） NPO法人食生態学実践フォーラム理事長，
女子栄養大学名誉教授，名古屋学芸大学名誉教授

衞藤久美（えとうくみ） 女子栄養大学栄養学部助教

佐藤都喜子（さとうときこ） 名古屋外国語大学現代国際学部教授

ORIGINAL ENGLISH LANGUAGE EDITION PUBLISHED BY Jones & Bartlett Learning, LLC
5 Wall Street Burlington, MA 01803
NUTRITION EDUCATION: Linking Research, Theory, And Practice — 1st ed.
©2007 Jones & Bartlett Learning, LLC. All Rights Reserved.
Japanese translation rights arranged with Jones & Bartlett Learning, LLC., through Japan UNI Agency, Inc., Tokyo.

訳 者 序

　私たちは，米国を代表する栄養教育学者，とりわけ栄養教育の理論化をリードしてきた Isobel R. Contento 教授（Mary Swartz Rose Professor of Nutrition Education, Teachers College Columbia University）の大力作 "Nutrition Education: Linking Research, Theory, and Practice"（初版）の日本語版を発刊し，より多くの栄養教育・食教育・食育（以下，栄養教育）関係者と内容を共有し，課題解決や向上に活用し，次の世代へつなげられることを大変うれしく，心から感謝いたします。

　原著書は，栄養教育について研究・理論・実践のそれぞれの充実と三者間の双方向的な循環によって，栄養教育の質を高めていくという"栄養教育の全体像"を，多くの理論枠組み等を用いて描き出している。広域で活動する多くの栄養教育関係者が，多様な場に合わせて展開するための基本として活用できるよう，さまざまに工夫されている。理論を踏まえた実践への勇気を奮い起こしてくれる貴重な1冊である。

　近年，日本でも栄養教育の実践と研究をめぐる理論的な研究が少しずつだが進められ，議論の場が増えてきた。しかし，以前からの課題である"生活する人々が学習内容について理解はできるが，実践することが難しい"ことについて踏み込んだ研究は少ない。実践することが難しい理由の一つは，人々の理解から実践へつながるプロセスの内容や関連要因とその関係性について，理論化がうまく進まないことである。現場の成功事例を沢山知っていても，その内容やプロセスを体系的に整理し，別の課題に応用展開するための理論が未成熟なため，無秩序な試行錯誤を繰り返すことも多い。一方，健康教育分野等で開発され活用されている理論を理解し持ち込んでも，栄養・食関連行動は複雑で多様に変化するので，そのままでは適用できない場合が多い。いずれの場合も，地域で生活する人々の栄養・食の営みの特殊性を踏まえた，現実の実践との間をつなぐ，もう一次元高い理論が必要と考えられる。原著書はまさにこの重要な穴場に深くライトを当て，かつ栄養教育全体の中での位置を示した貴重な1冊である。

　筆者が初めて Contento 教授と出会ったのは，1989年第14回国際栄養学会議であった。Contento 教授と韓国ソウル大学牟寿美教授と筆者の3人が，栄養教育理論の確立が急務，しかも実践現場でも使える理論の確立が急務ということで意気投合し，今後協力し合うことを誓い合った。その後，国際学会のシンポジウムや「共食・孤食の国際比較共同研究」など交流が続いた。1998年，筆者が学会長を務めた第7回日本健康教育学会では特別講演 "Environment, Health, and Nutrition Education in the United States" を，2006年の国際シンポジウム "「共食」と「孤食」のあいだ" では米国の子どもたちの食生活実態から課題提起を担ってくださった。会うたびに"理論と実践をつなぐ栄養教育論は難しい"と嘆かれ，共感し合い，当時執筆中の原著書について日本語版の約束を固めたのであった。

　2007年4月，待ちに待った原著書が出版された。読んでみると，重要な理論枠組みの図が多く，行間に込められている内容が深く，その上長文の英語で，予想以上に難解なので，厳しい翻訳の出発になった。早速に，女子栄養大学食生態学研究室を巣立った悩み多き研究者と実践者による「食生態学大人ゼミ」（通称）のメンバー各自が関心の高い章を選択し，下訳を担当した。その訳出内容を上記ゼミで討論し，修正内容を監訳者が精読し，全体調整をし，仕上げた。

　訳出にあたって特に重視した3点をあげる。

　1つ目は，理論枠組みとそれを構成する重要な用語・概念を充分に検討すること。各章の重要語をリスト

訳者序

アップし，英語と日本語の両面から吟味し，"キーワード一覧（案）"を作成し，各章の訳出の基礎とした。全体監修での吟味を重ねて，用語や概念の調整を行った。原著書で文脈により意味が異なる用語は併記した。日本では専門分野での概念が未成熟なので，現段階では特定の日本語を当てはめるべきではないと考えられる用語はカタカナ表記にした（例えば，原著書のコンセプトを直接表す mediator は媒介物や仲介物等を経て，今回はメディエーターとした）。最重要のキーワードといえる food and nutrition は，栄養教育の研究と実践の対象領域の全体を包括する概念として，栄養・食とした。しかし文章中ではその一部や一側面をさす場合もあり，それぞれの文脈に対応した日本語訳とした。各キーワードの日本語訳は栄養教育論や主要概念の進化の中で進化すると考え，今後，日本語版の多くの読者による進化を期待して，巻末に「キーワード一覧（日英対照表）」として掲載した。

2つ目は，掲載内容の精査である。原著書の全部を訳出したいと出発したが，原著書は A4 版に文字と図表等がぎっしり詰まった 491 ページの大作なので，日本語版にすると重量も価格も大きすぎるため，やむを得ず，一部を掲載しないことにした。すなわち，今回は第Ⅰ，Ⅱ部（14 章まで）にし，応用編にあたる第Ⅲ部（15 章から 18 章）を掲載していない。また，原著書では各章が概要，学習のねらい，シナリオ，本文と図表，写真，ボックス，活動現場での栄養教育の紹介，まとめ，結論，演習問題，ワークシート，ケーススタディ，文献からなり，読者の学習効果を高め，実践力向上へつなげる工夫がされている。日本語版では概要，学習のねらい，シナリオ，本文と図表，まとめ，結論，演習問題，文献を中心に掲載した。今回掲載できなかった内容は，今後，日本語版活用のワークショップ等を企画し，紹介し，実践につなげていきたい。

3つ目は，原著書の初版にこだわったことである。訳出に時間を要する中，2011 年に第 2 版が発刊された。すでに初版本での監訳作業に入っていたので，Contento 教授に相談し，原著書のコンセプト，基本となる概念図，主たる内容の変更はないことを確認し，初版の訳出で続行することにした。今年 8 月には第 3 版が出版予定であるので，これを含めた新しい活動事例と組み合わせての日本語版の活用を期待したい。

監訳は新しい実践論や英語力の豊かな次の 2 人を加え，3 人のチームワークで行った。

衞藤久美博士は国際基督教大学卒業後，女子栄養大学大学院修士課程からのテーマであった「小学生の共食・孤食に関する国際比較研究」（主任研究者：筆者）の一環として，米国調査等に関わり，2005 年からニューヨーク大学大学院（公衆衛生学）に留学。この間，コロンビア大学で Contento 教授が原著書の最終稿を用いて行った授業を履修した。

佐藤都喜子博士は津田塾大学入学後，ハワイ大学大学院で医学・健康地理学，人口学を専攻し，博士号を取得。その後，(独) 国際協力機構（JICA）の国際協力専門員として，ケニア，ヨルダンのプロジェクトリーダー等として活動した。異文化圏での人権・生活向上・地域開発等で，まさに"理論と実践"のリンケージを試行・実践し，独自の国際協力方法論を構築してきた人である。

日本語版は，第一出版株式会社の花岡里沙様，増岡富士江部長をはじめ皆様の長期にわたる粘り強い，きめ細かな編集とご支援により，生まれることができた。心から感謝申し上げます。

2015 年 3 月

監訳者・共訳者を代表して　足立己幸

本書（日本語版）では，監訳者により一部，原著書にはない用語解説を本文中に加えている。該当用語には＊を付し，出現段落の後に解説を示している。

序　文

　今，人々の食物選択，食行動，身体活動に関する行動が健康に影響するという認識が一般的になり，栄養教育（nutrition education）の重要性についての認識は高まってきた。とりわけ，慢性疾患の様々なリスクが社会的に増加していることや，過体重者の増加についての関心が強く，これらにより，栄養教育の必要性の緊急度が，さらに高まっている。

　栄養教育は多様な場で行われ，かつその範囲はとても広い。したがって本書は，広域で活動する，多くの栄養教育に携わる人々（nutrition educator，以下，栄養教育者または栄養教育関係者）が，それぞれの職場や持ち場で，教育的介入やプログラムの計画立案・実施・評価を進める時に，それぞれのタイプにあわせた多様な展開をするための基本として活用できることを重視し企画した。

　ここ10年間，栄養の行動面（behavioral aspects of nutrition）や栄養教育に関する優れた研究がなされてきた。栄養教育者たちは，人々がなぜ食べ，どのように行動し，変化するかについて，より確かに理解できるようになった。新しい研究は，どのような栄養教育が健康づくり活動を進めるための動機づけやスキルを高め，そのような活動の機会を増やすことに貢献するかについて，利用可能性を含めて示している。また，私たちの食物選択が多くの社会的・環境的要因の中で規制されていることについての根拠も示している。栄養教育の役割は，食物選択や食行動に関わる多種多様な個人的要因や環境的要因，すなわち活動や行動の変化の潜在メディエーター（potential mediators of action and behavior change）に働きかけることである。これは，人々の健康的な行動の実践に対する支援につながる。

　栄養教育者とほかの専門職（健康教育者，心理学者，医師など）とのチームワークで進められた研究により，栄養教育を方向づけるいくつかの理論枠組みが構築されてきた。これらの研究から，栄養教育は次のような場合，より効果的に進められることがわかっている。すなわち，担当する集団の行動や習慣の特徴が明確にとらえられている場合，栄養教育が健康の改善に貢献できることがその集団の行動や実践の中で明確にとらえられている場合，さらにそれらの行動や実践において，人々に行動・実践させる動機づけを明確にするために理論や根拠を用いたり，障壁を克服することを支援したり，支援的な環境づくりを進める場合である。したがって栄養教育は，行動や課題に焦点をあわせ，根拠に基づき，理論により組み立てて，進める必要がある。

　学生たちが，動機づけや行動変容に関する重要な理論について理解し，それらの理論を適用し実践へつなげられるように支援するのは，重要であるが難しい。本書は，著者の経験，栄養教育学研究，そして様々な状況での栄養教育現場への参加に基づくものである。特に，本書は栄養教育学を初めて学ぶ学生たちへの講義内容を基礎にしている。著者は栄養・食に関する知識を十分に学んできた学生たちであっても，研究成果や行動理論を効果的に実践に結び付けることができない場合が多いことに気づいた。

　そこで著者は，学生たちがより簡単に効果的な栄養教育計画を立てられるように，ある手順モデルを考案してきた。6段階の過程を用いるこの手順モデルは，行動理論を，どのようにして理論に基づいた計画に落とし込むか，さらにその計画を，どのように実用的な方法で実施するかを示すものである。理論に基づいた栄養教育を計画すること，実施すること，評価することに助言を与えて，理論，研究，実践を統合する。長

序　文

　年にわたり，この手順モデルは，学生（もしくは専門家）たちが自らの活動に使ったり，私たち栄養教育者が現場の実践においてシステムが機能するかどうかを確かめたりする中で，改良され，合理化されてきた。

　本書は3部から構成される。第Ⅰ部「研究，理論，実践のつながり：基礎」では，栄養教育に有用な諸理論の背景と効果的な実践のための科学的根拠を示す。第Ⅱ部「実践における研究と理論の活用：栄養教育を計画するための手順モデル」では，理論に基づいた栄養教育計画に，理論や根拠を翻訳して取り込んでいく際の6段階の過程について述べる。これはまた，私たちが栄養教育者として構想し実践できる，特徴ある活動を提案することでもある。第Ⅲ部「活動における研究と理論：栄養教育の実施」*は，多様な現場での多様な学習者に適した栄養教育の基本を述べる。

　本書は，いろいろな集団について効果的な栄養教育ができるように，学生たちを訓練するための工夫をしている。
- 各章の「活動における栄養教育」の囲み*では，その章で実践または研究の好例として取り上げた概念にスポットライトをあてている。
- 7章と，続く8〜14章にわたって紹介するケーススタディ*では，栄養教育を計画するための手順モデルの各段階を例示している。
- 学生たちがこのシステムを使って自身の研究や活動を計画できるように，7〜14章において，ワークシート*を提案している。
- 各章の始めにある学習のねらいでは，扱う題材についての意識を高める。
- 各章の終わりにある演習問題では，重要な概念についての理解を補強する。
- 各章の終わりにある文献リストでは，さらなる研究の機会を提供する。

　本書を読むのと同時に，雑誌，専門組織等のニュースレターや，政府の栄養や健康関連のウェブサイトで紹介される調査やベストプラクティスを読むこと，専門職の会議や研修会に参加することなどを実行すべきである。栄養・食に関する新聞やテレビの話題などを把握し，大衆の関心事についていくことも重要である。大衆のニーズや願望は，まさに栄養教育者が提案できること，すべきことそのものであるから。本書は，学生たちがそのような栄養教育を進めるために必要な知識と技術を獲得する助けになるよう，企画したものである。

＊本書（日本語版）では，第Ⅲ部，活動における栄養教育，ケーススタディ（一部），ワークシートを掲載していない。

目次

訳者序　i
序文　iii

第1章　栄養教育における課題：序論 … 1

A　はじめに … 2
B　栄養教育は必要か … 3
　a　望ましいとはいえない食事パターン　3　　b　複雑な食物選択環境　4　　c　複雑な情報環境　6
　d　消費者の困惑と関心　6
C　上手な食べ方の教育への挑戦：なぜ本書が必要なのか … 7
　a　生物学的要因　7　　b　文化的・社会的嗜好　8　　c　家族・心理的な要因　9
　d　エンパワメント　10　　e　物的資源と環境　10
D　栄養教育の定義 … 11
　a　栄養教育の歴史のあらまし　11　　b　栄養教育とは何か　14
　c　どのように結論づけられるか　19　　d　栄養教育を定義する　20　　e　要約　22
E　栄養教育には効果があるか？ … 23
F　栄養教育者は何を行うのか？　栄養教育の場，学習者，視野について … 24
　a　場：栄養教育はどこで行われるのか？　24　　b　栄養教育の学習者　25　　c　栄養教育の視野　26
G　栄養教育，公衆栄養，ヘルスプロモーション：栄養教育の果たす役割とその背景 … 28
H　本書の目的 … 29
- 演習問題　30
- 文献　31

第Ⅰ部　研究，理論，実践のつながり：基礎

第2章　食物選択と食行動変容の概要：栄養教育への示唆 … 36

A　はじめに … 37
B　食物選択や食行動の影響要因：概要 … 38
　a　食物に関する要因：生物学的機能と学習　38　　b　個人的要因　44　　c　環境要因　47
C　まとめ … 53
D　栄養教育への示唆 … 55
E　栄養教育者のコンピテンシーとスキルへの示唆 … 57

目次

　　　a 栄養教育学会が考える栄養教育の専門家のコンピテンシー　57
　　　b アメリカ栄養士会が考えるコンピテンシー　58
F 結論 ……………………………………………………………………………………58
●演習問題　58
●文献　59

第3章　栄養教育概論：実行に移すための「なぜ」と「どのように」を引き出す　65

A はじめに ………………………………………………………………………………66
B 栄養教育：行動とその影響要因に焦点を合わせる ……………………………67
　　　a 行動または実行に焦点を合わせる　67　　b 行動や行動変容への影響要因に働きかける　69
　　　c 栄養教育を方向づけるために理論と根拠を用いる　71
C 食行動や行動変容を理解するための理論の概要 ………………………………78
　　　a 行動および行動変容に関する理論　78　　b プロセスとしての行動変容：変容の段階　83
　　　c 行動に影響を及ぼす，複合的で重複的な要因に働きかける　85
D 実行に移すための「なぜ」と「どのように」を引き出す栄養教育 …………86
　　　a 動機づけ・実行前段階（構成要素）：「なぜ」実行するかに焦点を合わせる　88
　　　b 実行段階（構成要素）：「どのように」実行するかに焦点を合わせる　88
　　　c 環境的サポートの段階（構成要素）　89　　d まとめ　89　　e アリシアとレイの場合　90
E 栄養教育を計画するための枠組み：ロジックモデルアプローチ ……………91
F 本書の焦点 …………………………………………………………………………93
●演習問題　93
●文献　94

第4章　理論と研究の基礎：気づきを増やし，動機づけを高める　98

A はじめに：気づきを増やし，動機づけを高める：なぜ実行するか …………99
　　　a 文化的背景　99　　b 健康行動変容への動機づけの理解　101
B ヘルスビリーフモデル ……………………………………………………………103
　　　a ヘルスビリーフモデルの構成概念　103　　b 調査研究や介入研究から得られる科学的根拠　104
C 計画的行動理論 ……………………………………………………………………108
　　　a 行動　109　　b 行動意図　110　　c 態度　111
　　　d 主観的規範（知覚された社会的圧力）　114　　e 行動のコントロール感　115
　　　f 拡張版計画的行動理論：個人的規範と自己表現　116　　g 調査・介入研究からの理論の根拠　118
　　　h 計画的行動理論のまとめ　121　　i 食物選択と食行動変容に関する，ほかの潜在メディエーター　122
D まとめ：行動変容の統合モデル …………………………………………………124
　　　■ アリシアの事例　127

E 動機づけ段階の栄養教育への関わり：なぜ行動を起こすのかを強調する……127
  a 栄養教育のための概念枠組み　128
  b 行動理論を「なぜ行動を起こすのか」に関する教育戦略へとつなげる　129　　c 要約　133
● 演習問題　134
● 文献　135

第5章　理論と研究の基礎：実行に移す力を引き出す……141

A はじめに：実行する力を引き出す……142
B 実行や行動変容のメディエーターを理解するための理論と研究……142
  a 社会的認知理論　143　　b 社会的認知理論の構成概念　143
  c 介入研究に基づく科学的根拠　151　　d 自己制御モデル　154
  e 個人の食に関するポリシー：解釈的研究の結果　157
  f トランスセオレティカルモデルと変容ステージの構成概念　158
  g 社会的認知理論とトランスセオレティカルモデルの比較：プロセスとしての変容　166
  h レイの場合　168
C 実行する力を引き出すための「どのように」に対する栄養教育への関わり……168
  a 栄養教育のための統合的な概念枠組み　168　　b 実行に移す力を引き出すための栄養教育戦略　169
● 演習問題　171
● 文献　172

第6章　理論と研究の基礎：実行に移すための環境的サポートを促進する……177

A はじめに：健康行動に影響を及ぼす環境要因に働きかける……178
  a 環境とは何を意味するのか　178
  b 栄養教育の際に行動の環境メディエーターに働きかけるのはなぜか　179
B 行動や行動変容を可能にする環境メディエーターに働きかける：アプローチと研究……179
  a 個人間の環境：ソーシャルサポート，集団レベルのエフィカシーとエンパワメント　181
  b 組織レベルの意志決定者と政策立案者を教育し協働する　187
  c 組織的な政策活動　191　　d 地域レベルの活動：連合と連携の構築　193　　e 政策活動　195
C 行動や行動変容の潜在的な環境メディエーターへの働きかけについての示唆……196
  a 個人間レベルを対象とする栄養教育活動　196
  b 組織レベルの意志決定者と政策立案者を教育し協働する　198
D 要約……199
● 演習問題　200
● 文献　200

第Ⅱ部　実践における研究と理論の活用：栄養教育を計画するための手順モデル

第7章　ステップ1：ニーズと行動の分析：プログラムのねらいとなる行動・実行の明確化 ………… 206

A はじめに：栄養教育設計のための理論に基づいた手順モデル ……………………… 207
B ステップ1：ニーズや課題を分析し，学習者にプログラムの中心となる行動を明示する ……… 210
　a ニーズや課題を明らかにし，分析するのは誰か　211
　b 栄養教育の焦点とねらいを明確にする：一般的検討事項　212
C ステップ1a：ねらいとなる食や健康問題，学習者を明確にする ……………………… 212
　a 課題とニーズに関する関心の源　213　　b 食や健康課題に優先順位をつけ，主要な学習者を決める　217
　c ステップ1aのまとめ：ねらいとする食や健康課題および学習者を決定する　217
D ステップ1b：ニーズや課題に影響を与えている行動や実践を明確にする …………… 218
　a 問題となる行動や実践を明確にする　218
　b 選択されたニーズ，問題や課題に関与する行動や実践に優先順位をつける　221
E ステップ1c：セッションの焦点となる行動を選択する（プログラムの行動面のゴール）…… 222
● 演習問題　223
● 文献　223

第8章　ステップ2：プログラムのねらいとする行動・実行に関する潜在メディエーターの特定 …… 226

A はじめに：ねらいとする行動の潜在メディエーターの特定 …………………………… 227
B ステップ2a：目標とする行動の個人的メディエーターの特定 ………………………… 227
　a 意志決定や動機づけにつながる潜在メディエーターの特定　228
　b 実行・行動変容を引き出す潜在メディエーターを特定する：行動能力や自己制御スキル　232
　c 行動変容の潜在的・個人的メディエーターにおけるアセスメント方法のまとめ　233
C ステップ2b：ねらいとする行動を潜在的に媒介する環境要因を特定する ……………… 233
　a 適切な教育的活動を計画するための環境情報　233
　b 実行に移せるような環境的サポートを推進するため，意志決定者と政策立案者を教育するにあたって必要な環境情報　234
　c 行動変容における潜在的環境メディエーターのアセスメント方法のまとめ　235
D ステップ2c：個人力や地域力を特定する ……………………………………………… 236
E プログラム遂行にあたっての資源問題 ………………………………………………… 236
F 学習者の特徴を明確にする …………………………………………………………… 237
G 次は皆さんの番 ………………………………………………………………………… 237
● 演習問題　238
● 文献　238

第9章 ステップ3：理論，教育理念，プログラム構成要素の選択 ……240

A はじめに ……241
B 理論の選択と適切な概念モデルの創出 ……241
  ■ 栄養教育の段階に応じて用いる理論　243
C プログラムのための栄養教育理念の明確化 ……249
D 栄養内容についてのプログラム展望の明確化 ……253
E 様々な情報源から得た教材を使用するにあたっての，プログラム見解の明確化 ……254
F 栄養教育者としての皆さんのニーズとアプローチの明確化 ……255
G プログラムの構成要素やチャネルの選択 ……255
  ■ 結論　258
● 演習問題　258
● 文献　258

第10章 ステップ4：教育ゴールと目標を述べ，プログラムのねらいとなる行動と実行の潜在メディエーターに働きかける ……260

A はじめに ……261
  a なぜゴールや目標を作成するのか？　261　　**b** ゴール，目標とは何か？　262
  c 学習者主体の教育，ゴール，そして目標　263
B プログラムがねらいとする実行・行動に到達するための教育ゴールの決定 ……263
C 対象とする行動のメディエーターに働きかける教育目標を作成しよう ……264
  a 対象とする学習者に合わせて取り組むべきメディエーターを選択しよう　265
  b 個人的な潜在メディエーターについて，教育目標をそれぞれ作成しよう　265
  c 3つの領域の教育目標を作成しよう　266
D 教育目標と支援目標を作成し，ねらいとする行動の潜在的な環境メディエーターに働きかけよう ……275
  a 個人間レベルの環境メディエーターに対する教育目標と支援目標を作成しよう　275
  b 組織レベル，コミュニティレベルの環境メディエーターに対する教育目標と支援目標を作成しよう　275
● 演習問題　276
● 文献　276

第11章 ステップ5a：理論に基づく教育的戦略を設計し，行動を動機づける潜在メディエーターに働きかける ……277

A はじめに ……278
  a 学習者の関心と関与を獲得する　278　　**b** さあ，始めよう　279

- c 積極的な参加・学習の機会を設ける　280
- **B 教育的戦略を実施するための指示的枠組みの構築** ……281
  - a 行動変容の潜在メディエーターに働きかける教育的戦略計画　282
  - b 教育的戦略を構成し順序づける：指示計画（instructional design）　285
- **C 実行や変容の潜在的・個人的メディエーターである理論的構成概念を活用する教育的戦略の選択** ……285
  - a リスク認知の理論的構成概念に基づく教育的戦略　286
  - b 結果期待や，知覚された有益性の理論的構成概念に由来する教育的戦略　289
  - c セルフエフィカシーの理論的構成概念に基づく教育的戦略　292
  - d 実行に関連する態度と感情の理論的構成概念に由来する教育的戦略　292
  - e 社会規範と社会的期待の理論的構成概念に由来する教育的戦略　293
  - f 自分自身についての信念の理論的構成概念に由来する教育的戦略　294
  - g 習慣とルーティン（日常行動）の理論的構成概念に由来する教育的戦略　295
  - h 行動意図に取り組むための教育的戦略を計画する　295
- **D 教育的戦略を構成し優先順位をつけるための教育計画理論の応用：教育計画または学習計画** ……300
- **E 次は皆さんの番** ……303
- **F ケーススタディ** ……304
  - ●演習問題　305
  - ●文献　306

第12章　ステップ5b：理論的な教育的戦略を設計し，実行に移す力を引き出す潜在メディエーターに働きかける……308

- **A はじめに** ……309
- **B 行動を起こす能力を引き出す理論的戦略を選択する** ……310
  - a 行動計画：実施意図や行動計画の策定　310
  - b 栄養・食関連知識やスキルの構築　311
  - c 自己制御を強めるプロセス　317
- **C 次は皆さんの番** ……328
  - ●演習問題　328
  - ●文献　329

第13章　ステップ5c：実行の潜在的な環境メディエーターに働きかけるような戦略を設計する……331

- **A はじめに** ……332
- **B プログラムの行動のゴールに対する環境的サポートを強化する** ……334
  - ■ 理論に基づく戦略を設計し，個人間のソーシャルサポートと情報的サポートを強化する　334
- **C 連携と提携を通じて，支援的な政策，システム，食環境変革活動を設計する** ……337
- **D ケーススタディ** ……345

E 結論 ·· **345**
- ●演習問題　346
- ●文献　346

第14章　ステップ6：理論に基づく栄養教育のための評価を設計する ········ 348

A はじめに ·· **349**
- a 評価とは何か　350　　b なぜ評価するのか　351

B 評価：評価の種類，対象者，実施者 ·· **351**
- a 評価の類型　352　　b 評価：誰のために行うか　353　　c 評価：誰が行うか　355
- d 何を評価すべきか　356

C 評価を設計する　357
- a プロセス評価の設計　357　　b アウトカム評価の設計　360

D 次は皆さんの番　371

E ケーススタディ　371
- ●演習問題　372
- ●文献　372

キーワード一覧　375

索引　380

訳者一覧　385

第1章

栄養教育における課題：
序論

Issues in Nutrition Education: An Introduction

本章の概要

栄養教育分野の歴史や目的を紹介する。また，本書で用いる栄養教育の定義と本書の概要を説明する。

本章のねらい

読み終えた時に，以下ができること。

- なぜ栄養教育を行うことが重要であり，また難しいのかを述べる。
- 栄養教育は有効かどうかを述べる。
- 栄養教育の目的や視野に関する異なった見解を理解する。
- 栄養教育を定義する。
- 栄養教育者の役割を述べる。

シナリオ

まず初めに考えてみるべきことがある。それは，大量の栄養・食情報がメディアで公開されている中で，皆さんが栄養教育をどう思っているか，「なぜ」栄養教育が求められるのかということである。栄養教育を定義してみよう。栄養教育のゴールはどのようなものであろうか。栄養教育の内容としては，どのようなものが適切であろうか。経験や予想をもとに，短い文章を書いてみよう。この本を読み終えてから，もしくは学期末に読み返し，考え方がどう変わったかを確認しよう。

A はじめに

　栄養教育分野が盛り上がる時が訪れた。誰もが食物（food）に興味がある様子である。毎週のように，食物に関する欄を設ける新聞も多い。レストランガイドは劇的に増加し，シェフは今や有名人である。テレビでも料理番組が人気であり，地域によっては食物の専用チャンネルまである。書店の料理本と食物関連コーナーは拡大され，ダイエット本が溢れている。また，食物は重要な話題でもある。あなたが栄養関係者であることがわかるやいなや，質問してくる人に出会ったことがあろう。また，食物は単に必要なだけではなく，人生の喜びのひとつであることも間違いない。約200年前，Brillat-Savarin が著書で，味の生理機能について次のように指摘した。「食べることは喜びである…… 少なくとも1日1回は必然的に起こり，時間をあけて2,3回，不便なく繰り返される…… この喜びは，どんな喜びとも組み合わせられるし，ほかの喜びの不足を補うことさえできる」（Brillat-Savarin, 1825）。

　同時に，アメリカなどの先進諸国では，近年の食事パターンと，10大死因のうち心疾患，各部のがん，脳卒中，2型糖尿病の4死因との関連がみられる（Frazão, 1999; National Center for Health Statistics [NCHS], 2003）。食事因子は，高齢者における骨折の主な原因である骨粗鬆症にも関係している（Frazão, 1996）。肥満は増加し続け，様々な慢性疾患のリスクを増加させている。1970年代後半から1990年代まで，多くの年齢階級において過体重が2倍に増加した。現在では，6～17歳の若者の10～15% が過体重であると考えられている。アメリカではさらに，成人の約半数は過体重，または肥満と考えられている（Flegal, et al., 2002; Hill, et al., 2003; Hedley, et al., 2004）。すべての州で肥満者率が跳ね上がった。1990年には肥満者率が14.0% を下回る州が多かったが，今や，ほとんどの州で肥満者率が20.0% 以上となっている。このことから，人々の関心事は栄養素欠乏から，食事における複数の食物の摂取過剰とアンバランスに取って代わった（U.S. Department of Health and Human Service [DHHS], 1988; Food and Nutrition board, 1989; DHHS, 2000）。

　今日，健康状態は少なくとも部分的に，人々の行動の影響を受けるところが大きく，生活習慣に関連することが明らかになっている（DHHS, 2001）。実際に食事と，例えば喫煙，座業の多い生活習慣，飲酒，事故などの社会的・行動的要因がアメリカにおける全死因の約半数を占めると予測されているのである（Institute of Medicine [IOM], 2000）。

　慢性疾患の多くが，多かれ少なかれ個人的・社会的行動パタンの結果であるという事実（DHHS, 1988; Food and Nutrition Board, 1989; IOM 2000; DHHS, 2000）は，個人の食行動，生活する地域の条件，社会構造，食関連政策が，疾病リスクの低減につながる可能性を示唆している。予防することが可能になってきている。加えて，疾病予防だけではなく，健康改善への関心も高まってきている。より良い健康により，生活の質が改善し，活動が活発になることから，一度限りの人生において可能なことが増える。健康に影響を及ぼす修正可能な行動的・社会環境的要因をコントロールすることにより，人はより健康的に，そして長く生きることができる。このことから，健康を改善し疾病リスクを低減させる国家戦略を実施するという提言がなされている（DHHS, 2000; IOM, 2000）。

　食・健康に関する課題への興味は，消費者の間でも高まっている。スーパーマーケットの買物客への年次調査では，栄養が購入決定の要素としてますます重視されるようになったことを示している（Food Marketing Institute, 2004）。「栄養」が商品を売るためのバズワード（分野内の通用語）であることを認識している食品企業や飲食店も，活気を得ている。こうした食品企業や飲食店は，無脂肪の焼菓子や低脂肪のヨーグルトを開発し，そのような健康的な食品を愛してやまない人が満足するような商品をつくる。また，別の要望に応えるために低炭水化物食品をつくる。通常の高塩分食品の隣には減塩食品が置かれている。スーパーマーケットでは，野菜や果物のコーナーを2～3倍に広げたところも多い。ファストフードチェーンでは，揚げる代わりに焼いた商品や，サラダなどの「健康的な」商品が提供されている。

B　栄養教育は必要か

　上手に食べることは，以前よりも簡単になったはずである。ニュースで情報が提供され，食料品店には健康的な食物がたくさん置いてある状況で，栄養教育は必要であろうか。答えは「必要」である。これには複数の理由がある。

　この理由を知る前に，**栄養教育**（nutrition education）という言葉についてはっきりさせておこう。**栄養**（nutrition）という言葉は，食物が人々の栄養を良くしていく道のりを説明する際に使われる。良い栄養は，すでに述べたように，子どもの成長・発育や，あらゆる年代の健康やウェルビーイング（p.22参照）に必要であり，栄養と健康の関係には，様々な食関連要素が存在する。つまり，栄養教育は栄養についての教育なのである。ただし，人が食べるのは栄養素ではなく食物であるため，いわゆる「栄養教育」は栄養についての教育であると同時に，食物についての教育である場合が多い。

a　望ましいとはいえない食事パターン

　食品と加工食品が豊富にあっても，望ましい食事摂取状況の人が多いとは限らない。長年にわたる統計によると，アメリカ人1人あたりの各種食品・加工食品の平均摂取状況は，改善された面もあれば，他方では未だにそれほど健康的ではないという動向が示されている。例えば，今日のアメリカ人は100年前よりも生の果物の摂取量が少なく，特にオレンジジュースのように加工された果物を多く摂取している。野菜摂取量については，過去25年間で増えているものの，自家製野菜が主な供給源だった100年前とほぼ同量である。さらに，その野菜摂取量の50%はじゃがいもが占め，そのうち，大部分がフライドポテトやポテトチップスである。牛乳の平均摂取量が過去50年間で減少しているのに対し，炭酸飲料は同期間で10ガロン（38 L）から55ガロン（208 L）に増えている。脂質ならびに糖質と同様，肉の摂取量も多い。最後に，Healthy Eating Index（Center for Nutrition Policy and Promotion［CNPP］, 2004）を用いて食事パタンに対する評価を行ったところ，アメリカ人の約74%が「改善の必要あり」，16%が「不良（問題あり）」であることが示された。子どもについては，幼いうちは，3分の1が「良い」食事パターンと評価されているが，9歳までにはわずか12%となり，ほぼ成人のデータに匹敵する。

　こうした食べ方は，アメリカ政府の食事ガイドラインであるマイピラミッド*と比較することが可能である。マイピラミッドは，科学的根拠に基づき，健康的な食べ方を絵で示したものである。図1-1 に示すように，この図は基本となるいくつかの食品群から摂取すべき平均的な量を示している。図中の各群の幅の広さは，個人が各食品群からどれくらいの量を食べる必要があるかを示している。例えば，穀類や野菜類は，

図 1-1　マイピラミッド（MyPyramid）

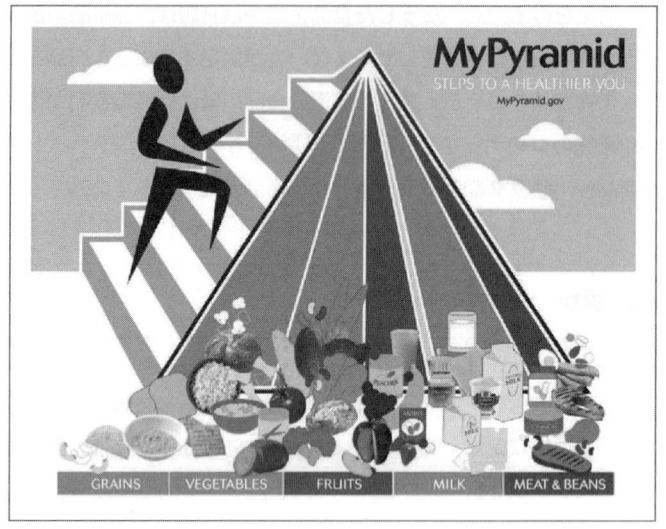

資料）http://www.choosemyplate.gov/food-groups/downloads/MiniPoster.pdf

乳製品や肉類よりも多く食べる必要がある。また，ピラミッドの形状により，各食品群内で図の下位に示されている低脂肪食品あるいは高繊維食品を比較的多く食べ，表示されていないがピラミッドの上位にあたる，加工度が高い高脂肪食品あるいは低繊維食品を控えるという概念を表現している。

> ＊マイピラミッド：2011 年に「マイプレート」と呼ばれる，ピラミッド型ではなくプレート型のフードガイドに改定されている。

　全国規模の調査により，アメリカ人はこのピラミッドで推奨されているような食べ方を実践していないことが示されている（CNPP, 2004; Cook & Friday, 2004）。穀類の平均摂取量は 6.8 サービング（うち全粒穀物が 0.8 サービング），野菜・果物は推奨量 5～9 サービングに対して，4.5 サービングである。約 50％ のアメリカ人が穀類の推奨量である 6～11 サービング（オンス）を満たしているが，エネルギー摂取量を考慮した場合では，推奨量を満たす人は，わずか 34％ である。同様に，野菜・果物では，エネルギー摂取量に対し 1 日あたり 5 サービング以上という推奨量を満たす人は 4 分の 1 程度である。基本となる食品群の推奨量をすべて満たしているアメリカ人は，実に，わずか 10 人に 1 人である。摂取量のデータを，図 1-2 に示す。この図が示すように，アメリカ人の食事パターンはピラミッドを反転したように，底部が狭くなっており，上部が広くなっている。私たちは各食品群から，低脂肪食品や高繊維食品よりも，加工度が高い，高脂肪食品や低繊維食品を多く食べている。同時に，国全体として，1 日あたりのエネルギーの約 43％ が「そのほかの食品」に由来している。

b　複雑な食物選択環境

　食物選択に支援が必要なもう 1 つの理由として，食環境が次第に複雑になってきている点があげられる。前世紀の人々は数百種類の食物を食べて生きていて，その食品のほとんどが住んでいる地域でつくられたものであった。1928 年には，アメリカの大規模スーパーマーケットは 900 品目の商品を仕入れていた。

図1-2 食品摂取量ピラミッド：マイピラミッド推奨量に対するアメリカ人の平均サービング摂取量

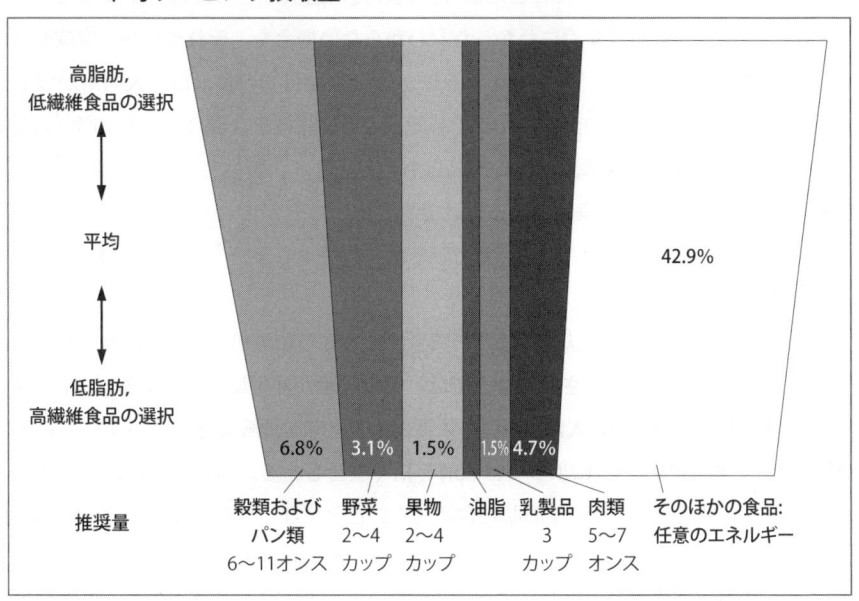

高脂肪,低繊維食品の選択
平均
低脂肪,高繊維食品の選択

42.9%
6.8%　3.1%　1.5%　1.5%　4.7%

推奨量
穀類およびパン類 6〜11オンス
野菜 2〜4カップ
果物 2〜4カップ
油脂
乳製品 3カップ
肉類 5〜7オンス
そのほかの食品：任意のエネルギー

注）数値は，1日あたりのエネルギーに占める割合。
資料）Community Nutrition Research Group, Agriculture Research Service. 2000, October. Pyramid servings intakes by U.S. children and adults 1994-1996, 1998. Beltsville, MD: U.S. Department of Agriculture.

1980年代になると，典型的なスーパーマーケットの供給可能な食品は6万品目存在し，このうち約1万2,000品目の食品が仕入れられていた（Molitor, 1980）。ここ20年の間には，食品企業が複雑な技術を使って数々の加工食品を開発していくにつれ，さらに劇的な増加が見られた。今では，市場に供給可能な食品は32万品目存在し，このうち，様々なブランド名のついた約5万種類の加工食品がスーパーマーケットの陳列棚に並んでいる（Lipton, et al., 1998; Gallo, 1998）。さらに，かつては家族のメンバーで行っていた食事づくりが，今は見知らぬ人の手によって行われることが多くなっている。これは，摂取される食物全体の40％が，家庭外で食べるものであることからもわかる。家庭で食べる場合でも，その食物が別の場所でつくられ，購入され，持ちこまれた場合も多い。消費者は，こうした選択肢から食べるものを選ばなければならないのである。

食物選択の基準も拡大してきている。多くの消費者は，健康面だけでなく，環境面での関心事も踏まえて選択を行う。例えば，多くの食品は厳重に包装され，長距離輸送される。多くの消費者や専門家は，食物が栽培，加工，包装，分配，消費される方法が，フードシステムの持続可能性にとって深刻な結果を引き起こしていることを知っている。また，食物選択の際に，こうしたフードシステムの状況を考えることは重要と思っている（Gussow & Clancy, 1986; Gussow, 1999; Clancy, 1999; Gussow, 2006）。さらに，社会的公正性に興味があり，公平な労働力を使って生産された食物を選びたいと思う人もいる。このような理由から，個人や地域の食物選択はとても複雑になっているのである。

c　複雑な情報環境

　市場で入手できる食品が複雑になったことにより、賢い食物選択がさらに難しくなった。私たちの祖先は、自分が食べる物が何か、見ればすぐにわかった。わからない場合も、それが何か、家族や文化的伝統から教わることができた。今日のスーパーマーケットにある5万品目もの食品は、人間がかつて食べていた単純な食品とは似ても似つかないものがほとんどである。人工甘味料を含む食品に人工脂質の食品が加わりつつある。アメリカの食品加工業者は、毎年1万品目もの食品を、新製品として（1日30製品にあたる）売り出している。こうした製品の知識は、見るだけで導き出すことができるわけでもなく、何世代にもわたって語り継がれ、組成や体への影響の話や姿勢で示されるわけでもない。人々は食物のことを別の方法で学ばなければならないのである。

　このように、食環境が複雑さを増す状況では、消費者には栄養の知識が必要とされる。しかし、栄養の知識を増やすことは簡単ではない。包装された製品では、栄養表示が非常に重要である。消費者の80％は栄養表示を読もうとするが、たいていの人は、いつも栄養表示の意味を理解できるというわけではない（Levy, et al., 2000）。実際に、製品のラベルによっては誤解を招く場合もある。「脂肪分95％カット」と表示された冷凍ディナーは、エネルギーの30％を脂肪に含めてよいことになっており、脂肪分2％の「低脂肪」牛乳も、エネルギーの30％は脂肪である。私たち栄養教育者は「脂肪エネルギー比率は30～35％にしましょう」と伝えているが、消費者が食物として考える際に、これがどういうことかわからない場合がほとんどである。さらにダイエット本では、ある年に低脂肪食が理想であると強調し、翌年には低炭水化物食が理想であると強調している。

d　消費者の困惑と関心

　消費者が困惑するのも不思議はない。多くのアメリカ人は自身の健康に関心があり、実際に10年ほど前と比べると健康的な食物を食べているが、食事は、平均的には改善されている一方で、悪くなっている面もある。例えば、母親は家族のために、スキムミルク（脱脂粉乳）と高脂肪のプレミアム「ホームスタイル」アイスクリームとをいっしょに買うことがあるであろう。後者は高品質と考えられているためである。ある世論調査では、高脂肪食品の摂取量を減らして脂肪摂取量を減らしている者は、代わりにサラダを食べるが、その際、大さじ5～6杯のドレッシングをかけていることがわかっている。これでは食事からの脂肪の摂取が増え、場合によってはほかの栄養素の摂取が減ってしまう。

　このように相反する行動が起こるのは、何を食べたらよいか、完全に混乱しているためである。食品生産者は健康的な食品に対する消費者の関心に応えてきたが、少なくとも、比較的健康的な食品と同じくらい、健康的ではない食品も売り出してきた。発展途上国でも同様に、かなりの混乱が見られる。多くの人は、地域で採れたままの食材を、輸入された加工食品に置き換えることが健康によいと信じている。この考え方を実現できる富裕層の人々は、より豊かな国と同じように慢性疾患にかかり、栄養不良に苦しむ貧困層がいる一方で肥満率の増加が生じているのである（Monteiro, et al., 2004）。

　これらの事実から、人々には栄養・食についての教育が必要なことがわかる。

C 上手な食べ方の教育への挑戦：なぜ本書が必要なのか

　ここまでの分析により，消費者が求めているのが，食品成分や表示を読むスキルと，健康的な様式で食事をつくるスキルの情報であることが示唆される。しかし，もし，この種の実践的な情報が，すべての人々にとって今よりも健康的に食べるためのニーズに合うのであれば，本書のような本は必要とされないであろう。もし栄養教育が，必要とされる様々な情報を簡単に伝えることであるとしたら，私たち栄養教育者がなすべきことは，栄養科学の発見を分野の異なる人々に対して魅力的な記述で伝えることに全力を注ぐことになるであろう。

　しかし，たとえ誰もが栄養・食に関する多くの知識をもつようになり，食品産業がより健康的な食品を生産したとしても，それでも消費者は栄養価の高い食物選択を行うための手助けが必要となるという根拠を，研究は提示している。どの食物を食べるべきかを知り，そうした食物の入手方法を保持することよりも，良い栄養にはそれ以上の価値がある。情報だけでは不十分なのである。生物学的要因，文化的・社会的嗜好，情緒的・心理的要因の影響が強いほど，上手に食べるための手助けが強く求められる。こうしたことを理解し働きかけるのが，栄養教育に課せられた主要な役割である。

a 生物学的要因

　人には生まれつき，健康的な食物を選択する「身体の知恵」が備わっており，栄養教育は必要ないと論じてきた人もいる。このような考えは，幼児の無意識的な食物選択を研究してきた Clara Davis の研究によるところが大きい（Davis, 1928）。Davis は，生後6～11カ月の乳児に，毎食，食塩や砂糖を添加していない34食品から2,3品ずつ，子ども自身に選択させて離乳を進めた。このような「無意識的」食物選択を数カ月続けた子どもの栄養・健康状態は，大変良好であった。この研究では，提供された34食品がすべて，蒸し野菜，果汁，牛乳，肉，オートミールといった，簡単に調理でき，加工度合いは必要最低限であり，栄養価の高い食品であることに注目すべきである。提供した食品に毒となるものは含まれておらず，子どもの食物選択に影響を与えるのは子ども自身の食欲のみであった。提供者は，子どもが食べる間，一切勧めたり阻止したりしないよう訓練を受けた。乳児の健康が大変良好であることは驚くべきことではない。乳児が，おいしく，エネルギー密度が高く，栄養価の低い食品を与えられた場合，同様の「本能」をはっきりと示すかどうかは，検証されていない。しかし，前述のような食事を出されたラットが肥満になったという実験においてもそのような結果は出そうにない。現実では，外からの影響をまったく受けない状態を設定できないのである。

　否定的な影響を避けづらい環境において，すべての子どもが生まれもった「身体の知恵」を働かせることができるという根拠はない。しかし，比較的複雑でない世の中においては，多様で適切な食事の選択を手助けする生物学的メカニズムがあると考えられる。Yudkin（1978）は，かつて人は，欲するものを食べれば，簡単に必要なものを摂取できていたと論議してきた。おそらくこれは，何世紀も通して，人が十分なエネルギーを得ることで，必要な栄養素をほとんど摂取できていたことを示している。例えば，必要最低限の加工を施した丸ごとの食品で構成した食事では，エネルギー量と，食事に含まれるたんぱく質，カルシウム，ビタミンA，ビタミンB_1，鉄といった多くの栄養素とが直接対応する（Astrand, 1982）。鍵は，食物が多様

になってきていることにある．人間には，多様な食物を食べることを保証する，生まれつきのメカニズムがあるようである．人は，一度の食事といった短い時間の中で特定の食物を食べて，その味を好きになることはあまりないが，ほかの食物への欲求は比較的保たれる（Rolls, 2000）．ここで，誰もが知っている現象を紹介しよう．メインディッシュはもう一口も入らないほど満腹であっても，デザートなら食べられるということ！　私たちは，空腹を経験すると必ず食べる．しかし，おいしい食物を食べることと，いわゆる感覚的な満腹感とを結びつける楽しさによって，「原始的」環境において，ある食物からほかの食物へと次々に移り，長い時間をかけてバランスのとれた食事選択が保証されてきたと考えられる．興味深いことに，食事が多様なおかげで私たちは多く食べることができる．このことは私たちの祖先には役立ったかもしれないが，食物が豊富な環境では，不利に働く可能性がある．

　生物学的メカニズムは，種の生存のために重要である．それゆえに現在，多くの健康問題に関わっているといえよう．科学技術によって意図的に，食物の感覚上の性質をさらに甘く，塩辛く，風味豊かに，色彩豊かに，巧みに操作できるようになった（Gussow & Contento, 1984）．科学技術は食物のおいしさを，栄養的価値から完全に切り離してきたのである．加えて，現在の科学技術は，エネルギーの認識について悪評を生み出している．加工食品の脂肪含有量は，食物の外見，感覚や味，商品の包装や形状のいずれからもはっきりとはわからないことが多い．同じような味の食品でも，エネルギー量は大きく異なる．脂肪，砂糖，食塩を添加しておいしくなった加工食品が，陳列棚の大部分を占めている．このような状況では，食物嗜好に従って，つまり，いろいろな味のおいしい食物を食べれば栄養的に十分な食事になるとは，もはや考えられないであろう．むしろ，そのような行動は，数多くの慢性疾患のリスクを高める高脂肪・低食物繊維の食事をとりすぎる傾向を強める．人が食べる脂肪や砂糖の量には決まりがない．同時に，多くの研究や調査により，人の主な食物選択要因は味であることがわかっている．つまり，おいしいものを食べたい人々の欲求と，人々の砂糖，脂肪，食塩に対する欲求に応える食品を市場に売り込みたいマーケティング担当者側の欲求が一緒になり，健康的な食事を教育することが難しくなるのである．

b　文化的・社会的嗜好

　Rozin（1982）によると，どのような食物が食べられるかは，食物の入手可能性が人の様々な生物学的要因に操作されようとも，地理的・経済的に入手可能かだけではなく，文化的にふさわしい食べものかどうかによって決定されていく．人間は世界中に広がった集団として，食べられるものは，ほとんど何でも食べるが，どの集団でも，利用されるのは入手可能な栄養素源のうちの一部だけである．それゆえに，Rozin は「人々の食物嗜好，習慣，態度を予測する因子としては，どのような生物的基準よりも，民族集団に関する情報（つまり，現地の料理）の方が強力である」と述べている（Rozin, 1982）．

　さらに，人類学者の Margaret Mead も数年前に，ある程度の社会では必ず，生物的なメカニズムではなく，文化的に伝承された食べ方が人間を生かし続けていると主張した．そのような食事パタンは集団の食物にまつわる経験からできたものであり，この経験は文化を通じて伝えられたものである．これらの伝統的食事パタンは，最適なものとは限らないが，栄養上生存でき，少なくとも再生産年齢まで生き続けることができるようなものである（Gussow & Contento, 1984）．このように，生物的嗜好と文化的影響は密接に結びついている．結果として，文化の中でおいしい食物が得られる．私たちは好きなものを食べるが，同時に，自分が食べるものを好きになるものである．

今日，アメリカで入手可能な食べものは，食品企業によって大量に生産されるか，スーパーマーケットで入手できるかによって決まるところが大きい。こうした製品はマスコミ文化のコミュニケーション手段（テレビ，広告など）によって販売が促進され，消費者が要求するようになる。現代の食品の多くは，生物学的にも，文化的にもなじみのないものであるため，文化的に伝達された伝統的な技術が役立たない場合が多い。

味覚と入手可能性は，手軽さの次に食物選択への影響が大きいことを示す研究がある。現代文化では，非常に忙しい生活様式に適応するために，食事の調達や準備に簡便さと速さが重視される。現在では，調理済みの食品を購入できたり，すばやく準備できる場合にだけ，食物を利用できる状態にあると考える人が多い。例えば，外食したり，レストランやファストフード店の持ち帰り食品を買う人がますます増えている。外食は，食事全体のエネルギー摂取量の32%（1970年代の18%から上昇），食費全体の約半分を占めている。簡単に手に入り，すばやく食べられる便利な食物は，たいてい不健康で，環境に配慮されない方法で生産，運搬，包装されていることが多い。こうした文化・社会的な影響が食物，栄養，食生活変容についての教育を困難にしているのである。

c 家族・心理的な要因

人は食物に多くのことを期待している。食物はおいしいものであるべきだ，見た目が良いものであるべきだ，友人に出した時に印象の良いものであるべきだ，健康的であるべきだ，スリムでいることに役立つべきだ，家族の温かさを思い出させるものであるべきだ。また，人は，食べもの全般や，特定の食べものに対して多くの信念や態度をもっている。道徳的・宗教的な価値観と同様に，家族や大切な人の意見も食物選択に影響を及ぼしている。

人間は誰でも，成長するにつれ，生物学的・文化的な制約の中で，食に関する一連の経験を積み重ね，それぞれの食物嗜好や食事パタンを発達させていく（Rozin, 1982）。この独自性は，人が，家族における文化の解釈というフィルターを通して文化にさらされることから生じるものである。例えば，子どもの食事パタンの習得に影響を及ぼす主な要因の1つとして，与えられた食物への親しみやすさがあることが明らかになっている（Birch, 1999）。この親しみやすさは，家族が与える食物で決まる。つまり，家族の，食に関する文化などの信念が反映されるのである。

このように食べ方や食行動は，文化・社会的要因と同様に多くの家族に関する要因，心理的な要因の影響を受けている。人は早くから，食べるべきものか否かを親，先生，友人の反応から感じ取る方法を学習する（野菜を残すと母親の機嫌が悪くなるかもしれない）。思春期には仲間からのプレッシャーが食物選択を左右する。成人であっても，仕事がらみの昼食で精神的・栄養的なことを気にせず済むことはほとんどない。

食べることは人の発達の早期段階において，明らかに深く根付き，また人生の様々な面につながり続ける。そのため，食行動の変容は，ほかの多くの面の変容にも関わってくると考えられる。例えば，家族の伝統，食に関する社会的・職業的な行事，忙しいスケジュールの合間に上手に食べる時間をとること，ストレスの対処方法を変えること（例えば，食事の代わりに運動をする）などである。人は変容し，変容を維持するためには動機づけが必要である。私たち栄養教育者は，学習者が自身の食べものに対して興味を示すと，上手に食べることに関与していると取り違えてしまうことがある。興味は，ワークショップへの参加やレシピの要求としてあらわれる。関与や動機づけは，要求されたレシピ（料理）を実際に準備し，食べることとしてあらわれるものである。

d　エンパワメント

たとえ動機づけられたとしても，非常に多くの入手可能な食品の中からの選択は，消費者にとって大変なことである。これは，栄養教育者にとっても大変な仕事である。消費者には非常に多くの複雑な情報が必要になるが，多すぎるほどの情報が行き交う社会で，消費者が求め，扱うことができるのは，簡潔なメッセージである。栄養教育者の課題は，複雑な情報を，消費者が耳を傾け行動に移せるような，簡潔で適切なメッセージへと変えていくことである。

同時に，消費者が食物選択を理解するためには，矛盾する宣伝文句にある複雑な情報を分析し，評価できるようにならなければならない。例えば，「食品表示項目で最も重要なのはエネルギーか？」，「糖分は多いが脂肪が少ない朝食用シリアルは，子どもたちにとってより良い選択か？」，「どの食料保存方法が安全か？」，「有機食品とそれ以外の食品の違いは？」，「個人の健康に対する食べものの影響は？」，「食料生産方法がフードシステムの長期的な持続可能性に与える影響は？」，「遺伝子組み換え食品への食品表示の必要性は？」といったことである。このように，食べるにはクリティカルシンキング（批判的思考）スキルが必要となる。さらに，自らの食選択のための能力やコントロール感を高めるために自己主張スキル，自己管理のために感情管理スキル，交渉スキルといった感情的なスキルが必要になる。もちろん，すばやく簡便に健康的な食事を用意するスキルも必要である。

最後に，個人のエンパワメントと同様に，地域社会が直面する栄養・食関連問題を明らかにし，これらの問題にほかの人々と共同して適切に働きかけるスキルと機会を得ることが必要である。

e　物的資源と環境

いくら動機づけやスキルがあっても，食物を購入し（あるいは育て），準備するための物的資源が十分でなければ，健康的な食事を食卓に用意することはできない。物的資源には，お金，時間，労働力，エネルギーなどがある。健康的な食物が手頃な値段で入手できるかどうかは，食物の入手しやすさと同様に，特に低所得地域に居住する，資源の乏しい人々にとって重要なことである。近所に，値段が高く健康的な食物の供給が限られるコンビニエンスストアしかなければ，上手に食べることは非常に難しくなる。全粒粉の製品や野菜・果物は，加工度の高い食品とは異なり，ファストフード店や職場のカフェテリアといった家庭外活動に便利な店では購入できず，値段も高い場合が多い（Drewnowski, et al., 2004）。

このように，社会構造，食品販売促進活動，食料政策といった食環境面が健康につながらなければ，意図が実行につながり，行動が維持されることはない。脂肪や糖分，塩分が多い傾向にあるファストフードは，どこでも簡単に買えるし，おいしくて安く，ポーションサイズ（一人分の量）も大きい。アメリカ人の約60％はいつも外食をしており，このような食品を食べる機会が多いことが，調査で明らかになっている（Agricultural Research Service, 2000）。

さらに，図1-3 で示されるように，市場関係者が強調する食事パタンは，アメリカのマイピラミッド（現 マイプレート）が推奨する食事パタン（p. 4, 図1-1 ）と，大きく異なっている。後者は，全粒穀類，野菜，果物を十分に，乳製品，肉を適切に摂取し，脂肪や糖分の多い食品の摂取を控えめにすることにより，栄養面から健康状態を改善しようとするものである。しかし，現実では基本的な食品群よりも，「そのほかの食品」や「自由裁量のエネルギー（好きに選べるエネルギー量）の多い食品」に多額の宣伝・広告費用がかけられている。それにより，これまで見てきたように，エネルギー量の多い食品の消費・需要の増加

図1-3 食品マーケティング・ピラミッド：食品企業による広告費

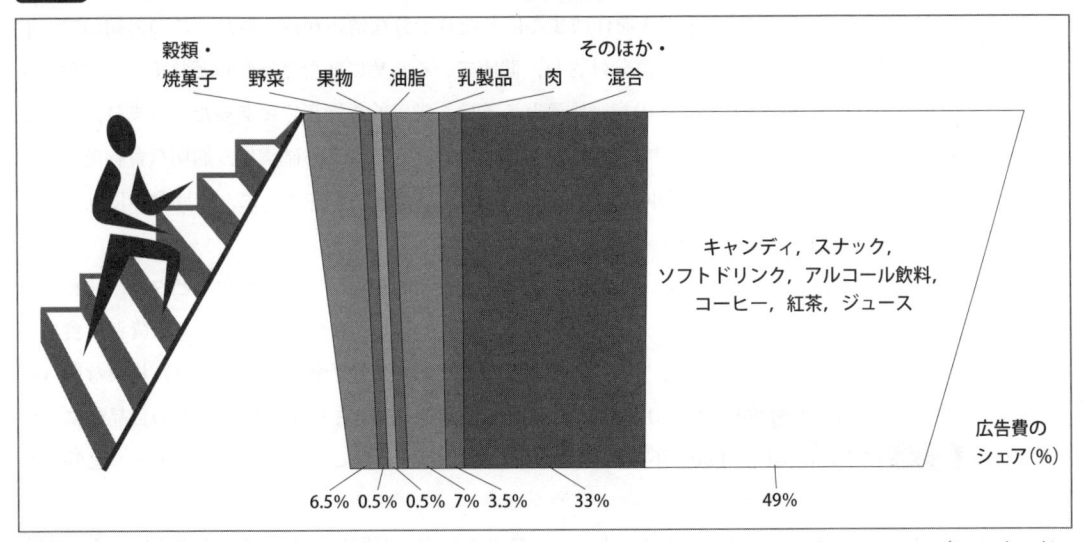

穀類・焼菓子　野菜　果物　油脂　乳製品　肉　そのほか・混合

キャンディ，スナック，ソフトドリンク，アルコール飲料，コーヒー，紅茶，ジュース

広告費のシェア(%)

6.5%　0.5%　0.5%　7%　3.5%　33%　49%

資料) Gallo, A. 1999. Food Advertising in the United States. In *America's eating habits: Changes and consequences* (Agricultural Information Bulletin No. 750), edited by E. Frazão. Washington, DC: U.S. Department of Agriculture.

という結果が生じている。さらに，どの年齢層の人も（特に子どもたちは），この30年間で，座ったままで何かを行う機会が増えてきている。労力を使わなくて済むような機械や車を利用し，テレビを観たりコンピュータを使うことに多くの時間を費やしているのである。また，仕事で忙しく，仕事には長時間を費やすが，運動にはあまり時間を使わない。そのため，以前ほどエネルギー量を摂取できなくなり，それに伴い，ほかの必要な栄養素もとれなくなってきている。栄養教育者の今後の課題として，個人の食行動や食物選択力ばかりでなく，物的資源，社会構造，食料政策，販売促進活動などの食環境要因への配慮が重要である。

D　栄養教育の定義

　ここまで，栄養教育の重要性と，実施の困難さについて述べてきた。栄養教育とは何であろうか？　何の達成をねらって行うべきものであろうか？

a　栄養教育の歴史のあらまし

　家族や文化は，人類の歴史の始まり以来，食について教育を行ってきた。これに対して栄養教育という公式な領域ができたのは，政府が栄養学の知見に基づいて一般の人々に食事の手引きを提言し，文化的な食事パタンを考慮し始めた時であると考えられる。アメリカで最初のフードガイドは，農務省によって1917年に，国民の健康の向上を最終目標（ゴール）とする教育ツールとして発表された。1800年代後半には，炭水化物，たんぱく質，脂肪の必要性の基本的理解が出された。1900年代初期に初めてビタミンが発見され，特徴が確認されたことにより，人間の健康にほかの「予防物質」が必要であることが明らかになった。人間の健康に対する食物中のミネラルの重要性も知られるようになった。例えば，骨の健康に対するカルシ

ウムの供給源としての牛乳の重要性などである。健康に必要なビタミン・ミネラルの研究と確認が続き，1917年までには，一般の人々向けの手引きを作成するにあたり十分な情報が得られた。この最初のフードガイドでは，食物は栄養素構成に基づいて群分けされ，健康でいるために各食品群からどれくらいの食物をとったらよいかという提言がなされた。その意図するところは，栄養的な適正さにあった。つまり，フードガイドの目的は，発育と健康のために必要な栄養素をすべて摂取できるよう，確実に，適切な食物を，十分量，食べるようにすることであった。初期のフードガイドは，図1-4 に示すように，家族全体に向けたものであった。後に，個人向けのフードガイドが発表された。

どの食物がどの食品群に分類されるのか，食品群の数は，栄養学の知見，文化的な食物パタン，食料生産者の関心などに基づき，過去1世紀にわたりその折々に，教育ツール上で変化してきた。消費者に食事の手引きを示し，消費者にわかりやすく役立つメッセージとするために，数十年以上にわたり，様々な図（イラスト）が使われてきた。図1-5 は1940年代に使用された図で，推奨される食物が7つの食品群に分かれている。図1-6 は1950年代，1960年代に使用されたもので，一般に「ベーシックフォー」と呼ばれている。

1970年代初期になると，大多数のアメリカ人にとって食事の主な問題は，もはや栄養素不足による疾病に関連したものではなく，心疾患，糖尿病，がん，肥満といった慢性疾患に関連したものという認識が強まってきた。このことから，食事に関する助言で強調する点も変化した。当時，栄養学者のHegsted（1979）は次のように述べている。「以前のメッセージは，基本的にすべての食物をもっと食べよう，というものであった。今，私たち栄養教育者は，一般の人々に，より適切な選び方を教えるという，さらに難しい問題に直面している。メッセージは徐々に，もっと少なくしなさい，になっていくであろう」。健康の専門家は議論と論争を繰り返し，アメリカ議会，州政府，そして食品関連企業は，1980年に「アメリカ人のための食生活指針」と呼ばれる食生活指針を採択した。この食生活指針は農務省と保健省（DHHS）が合同で発表したもので，一般の人々がすべての必要な栄養素を十分に摂取し，慢性疾患のリスクを下げ，適正体重を維持できるような食物選択をする上で助けとなるように作成されている。しかし，食べる量の減少を推奨するようなことは特にしなかった。この食生活指針は，最新の栄養学の研究成果と食料政策の関心事に合致するよう，5年ごとに改定されている（www.health.gov/dietaryguidelines/ 参照）。

時を同じくして，教育ツールであるフードガイドの図自体も劇的に変化してきた。政府の栄養専門職による入念な検討，栄養の専門家らによる多くの議論，食品関連企業によるロビー活動，広範囲にわたる消費者側の検討を踏まえ，ベーシックフォーのような，すべての食品群を同じ大きさの四角形で示したものから，フードガイドピラミッドと呼ばれるピラミッド型のものに変わったのである。ピラミッド型は，各食品群からとるサービング数は群によって異なるということを，一般の人々によりわかりやすく伝えることを意図したものであった。つまり，比率という概念を強調したのである。例えば，1日あたりのサービング数が最も多いのは穀物群（ピラミッドの一番下）である。次に多いのは野菜・果物群で，その次に乳製品・肉群が続く。ピラミッドの各群に示された量は，より良い健康のための，基本となる推奨量である。糖分や脂肪の多い食品は控えめにとるようにと，ピラミッドの先端に位置づけられている（図1-7）。

フードガイドピラミッドは，2005年に改定され，マイピラミッド（p.4，図1-1）と呼ばれるようになった。マイピラミッドの図は，ウェブの情報とリンクしており，図をダウンロードできると同時に，自身の必要量に合わせて推奨内容を調整する際に役立つ情報も得られる。これらの情報は，ピラミッドによる推奨内

第1章　栄養教育における課題：序論

図 1-4　アメリカ農務省の家庭中心のフードガイド，1921

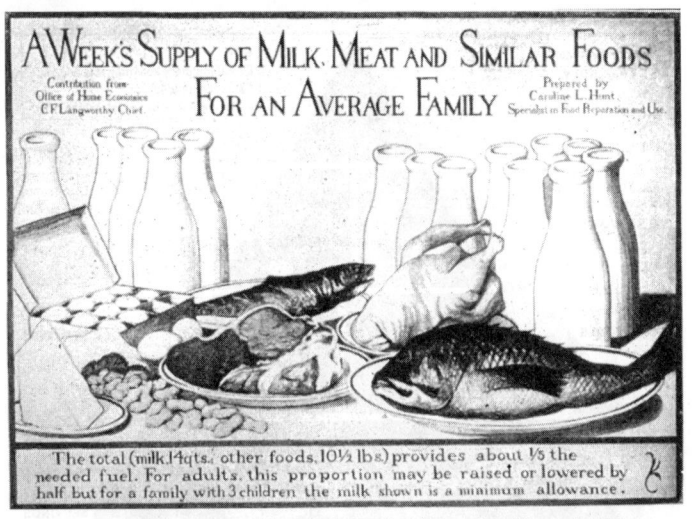

資料）U.S.Department of Agriculture. www.nal.usda.gov/fnic/history/early.htm

図 1-5　フードガイド，1944年：上手な食べ方の車輪（The Wheel of Good Eating）

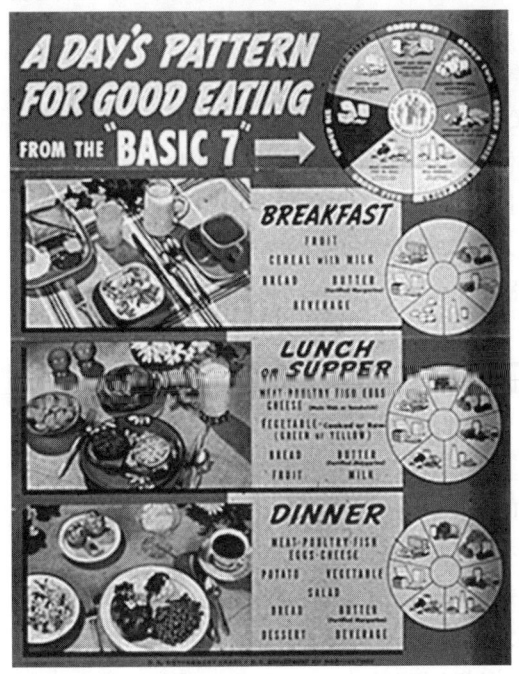

資料）U.S.Department of Agriculture. www.nal.usda.gov/fnic/history/basic7.htm

図 1-6　フードガイド，1950年代：ベーシックフォー（The Basic Four）

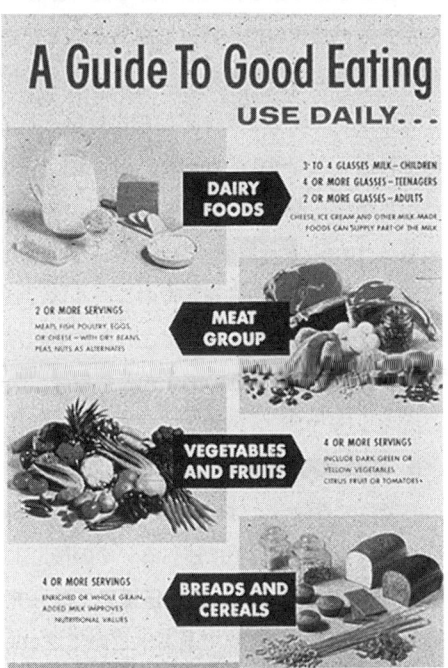

資料）U.S.Department of Agriculture. www.nal.usda.gov/fnic/history/basic4.htm

図 1-7 フードガイドピラミッド（Food Guide Pyramid），1990 年代

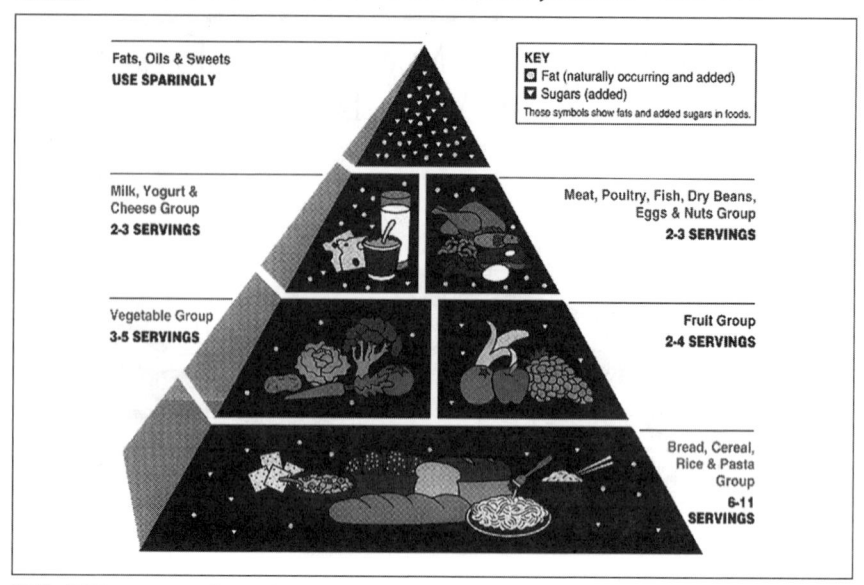

資料）U.S.Department of Agriculture. http://www.nal.usda.gov/fnic/Fpyr/pyramid.gif

容の基になっている食生活指針の資料ともリンクしている。各食品群の中では，食物繊維が多く，脂肪と糖分が少ない食物の摂取頻度を高めることとされている。脂肪と糖分の多い食物は，「そのほかの食品」の大部分を占める食物である。これは，フードガイドピラミッドでは「控えめに」として一番上に位置づけられていたが，マイピラミッドの図には示されていない。その代わりに「自由裁量のエネルギー」（100～300 kcal になる人が多い）があり，「そのほかの食品」や基本の5つの食品群から，追加の食物として摂取できる。しかし，先に述べたように，実際にはこの「自由裁量のエネルギー」の食物は，個人の摂取量に大きく貢献し（p.5，図1-2），食品企業による食品広告支出の約半数を占めているのである（p.11，図1-3）。

　実は，アメリカの栄養教育のゴールは，1917年の最初のフードガイドの時から，最近の，前述の食事の手引きに関わる資料で具体化された推奨内容まで一貫して変わってはいない，ということを述べておかねばならない。つまり，そのめざすところは，国民の健康の向上なのである。

b 栄養教育とは何か

　さて，栄養教育とは何であろうか？　栄養教育は，目的によって視点が異なり，多くの定義がある。様々な視点について，以下に述べる。その後，本書での定義を取り上げる。

　1つめの視点として，**情報伝達アプローチ**と呼ばれるものがある。栄養教育を栄養科学に基づく情報の伝達のみに限定した視点である。このアプローチでは，栄養教育のゴールは1点のみで，消費者に，何を食べるべきかを決めるために必要な食物や栄養素についての情報を提供することである。これは，栄養の専門家は健康的な選択を積極的に促進すべきであるという意見を否定するものである。消費者には知識があり，何を食べるべきかを指示されることを好まない，という考え方である。消費者は，自分に必要な情報を得さえすれば，健康的な食べ方ができるであろう，ということである。実際，1980年に**アメリカ人のための食生活指針**が発表された当初には，かなりの批判があった。新聞は，次のように報じた。「今や政府は，家庭

に入り込み，食べるものに口出しするようになった」。

　国民を安心させるために，ヘルスプロモーションや疾病予防に関する公衆衛生総監報告書が，その後まもなく発表された。「健康教育，とりわけ政府が出資した取り組みにおける懸念事項の１つとして，個人の生活様式を変えようとすることにより，人々の自由を妨げることがあげられる。これは，健康教育のゴールとは正反対である。健康教育のゴールとは，どのように生きたいかについて決定するのに必要な，より確かな情報を与えることで，自分自身の健康に関して選択する自由を保証することである」(DHHS, 1979)。

　このアプローチにおける栄養教育は，栄養科学の研究成果を，教育やコミュニケーションの方法論を用いて，様々な学習者に伝えるプロセスに限られてしまう。栄養教育者は，単なる情報発信者と見なされる。伝えるべきメッセージは，栄養学研究の発見から得られたものであり，メッセージの伝達方法は，教育学の原理から得られたものである。このように，栄養教育のゴールは，「インフォームドチョイス（十分な説明を受けた上での選択）が必要である消費者に，正確で信頼性が高く，科学的根拠のある情報」(Dietary Guidelines Alliance, 1996) を提供することである。その効果は，消費者がどの程度必要な情報を知っているのかによって評価できる。

　確かに，選択の自由は現代社会において非常に重要であり，栄養・食に関する情報は，栄養教育の主要な要素である。そして，この情報が科学的根拠に基づき，正確なものであることも重要である。加えて，栄養・食に関する科学は複雑であり，継続中の調査研究や意見の分かれる課題を正確に説明する必要があるため，栄養教育者は，栄養学を十分に，適切に身につけなければならない (American Dietetic Association [ADA], 1990)。

　栄養教育を情報の普及だけに限定するアプローチには，批判がある。当初の調査では，ほとんどのアメリカ人は，自分は栄養についてよく知っていると思っていることが一貫して示されていた (Balzer, 1997; IFIC Foundation, 1999)。その後，アメリカ人は推奨内容に沿った食べ方をしていないこともわかり，情報だけでは不十分であることが明らかになった。

　実際にインフォームドチョイスに必要な情報の種類，量，複雑さを考慮すると，情報伝達に限ったアプローチは，実践では使えない (Contento, 1980; Gussow & Contento, 1984)。つまり，どのような栄養教育プログラムであっても必ず，あらゆる状況下において，用いる情報やスキルを選択しなければならない。例えば，役立つ食品表示は，健康に必要な全60数種類の栄養素の情報を示したりしていない。いくつかの栄養素の情報を省き，別の情報を足せば，情報にバイアスをかけることになる。セッションを行っても，たったの１回か，数回だけでは，すべての栄養に関する問題について，真のインフォームドチョイスに必要な情報を提供することはできない。どの問題を強調し，どの内容を扱うかを決める際，栄養教育者は取捨選択をしなければならない。「すべての事実」を伝える時間がないからである。自由な討議や対話を行うグループ活動であっても，扱う問題は必ず限定される。常に，プログラム内容に関する選択をしなければならない。したがって，栄養教育を価値判断に基づかずに行うことは，たとえそうしたいと思っても，不可能なのである。

　情報伝達のみのアプローチを具体的に示す定義を慎重に検討すると，実際には必ずしも情報伝達を意味しているわけではないことがわかるであろう。例えばアメリカ栄養士会は，栄養教育を「栄養の知識を使って一般の人々を支援するプロセス」と述べる一方で，「人々の栄養面のウェルビーイングを改善する意図的な努力」ともいっている (ADA, 1990)。同様に，先ほど触れた選択の自由のアプローチを示した政府の文書

には，次のように記載されている。「決定や，決定に伴うリスクについて十分な情報が効果的に与えられている場合に，その選択は真に自由なものとなる。また，決定に伴うリスクを避け，必要な意志決定スキルや個人の行動を促して操作し，行動に対する障害を少なくする機会について十分な情報が与えられている場合も，同様である」(DHHS, 1979)。これらの定義が示すのは，栄養教育には特別な価値があること（例えば，望ましい栄養の実践を促す），あるいは，栄養教育は人々の行動変容を助ける情報提供以外にも，様々な行動に関わっていること（例えば，学習者の行動を促したり障害を減らすための活動を含む）である。

さらに，たとえ価値判断に基づかない栄養教育が可能であったとしても，そうした栄養教育を行うべきではない，といった批判もある。例えば，栄養学者である Jean Mayer（1986）は，「栄養学者は，生化学者や生理学者とは異なり，心臓専門医や小児科医のように，人々に利益を与えることを自分たちの科学のゴールとして考えなければならない」と述べている。

栄養教育への第2のアプローチである**健康につながる行動の促進**において，栄養教育の最終的なゴールは国民の健康の向上である。人々の健康状態がある程度は個人や社会の行動パタンの結果であることを考えると，栄養教育は，長期の健康につながる個人行動やコミュニティの習慣を身につけたり，維持を促進するのに適しているという前提に基づく視点である。すでに述べたように消費者は，自分は十分に情報を得ていると思っている。さらに研究結果から，健康改善というゴールを達成する上で知識は必要であるが，それだけでは不十分であることがわかっている。栄養情報に関する知識のみでは，望ましい食物選択などの，望ましい食習慣にはつながらないことが多い。これまで検討してきたように，食行動や食べ方は，知識以外にも，様々な強力な社会心理的要因などの影響を受けているのである。

この点から見ると，栄養教育には，ただ単に最も魅力的かつ効果的な方法で食情報を伝えるという以上のものが求められるといえる。栄養教育は，個人の動機づけや資質（コンピテンス），個人間の相互作用，個人やコミュニティの行動パタンに影響を及ぼす環境要因に焦点を合わせることによって，健康につながる行動を促進する。このアプローチでは，栄養教育は，「情報提供などの教育面・行動面の介入によって，栄養面のウェルビーイングを向上させるために計画された，慎重な努力を伴う変容の形」（Sims, 1987）と見なされている。**教育的介入**という用語がよく用いられるが，このアプローチでは，栄養教育者の役割は，「情報の発信者」から学習者やコミュニティの「行動変容を促す人」へと変化する。

この点について，具体例をあげて説明しよう。ある栄養教育者は食料援助プログラムにおいて，保健の専門家が進めている，母乳育児を行う低所得女性の割合を増やす活動に関心をもっていた。栄養教育者は，ほかの栄養士と同じように母乳育児の栄養面での利点について話し合い，母乳育児を成功させる方法を教えようと計画していた。しかし，事前に女性たちの話を聞いたところ，母乳育児と様々な利点をよく知っていること，そして，多くの人が試みてはいるが，授乳にとまどいがあることがわかった。つまり，女性たちには知識やスキルがあったが，授乳に対する情緒的・文化的障害という問題が立ちはだかっていたのである。そのため，栄養教育者はセッションの内容を，とまどいなどの授乳の障害と，これらの障害を克服するためにできることの話し合いに変更した。すなわち，女性たちのゴールは，小児栄養分野で科学的根拠から望ましいと評価されている母乳を与えるという**行動**の導入を促進するということであった。このゴールを達成するために，栄養教育者は，栄養科学に焦点を合わせるのでなく，行動の導入を促すような，個人の，個人間の，そして文化的な要因に働きかけたのである。

このようにプログラムには，現代科学の知見によって健康リスクと認められている行動・習慣や，フード

システムの持続可能性に影響を与える可能性がある行動・習慣の変容を促すように，条件に合わせて計画した戦略が関わってくる。この「コミュニケーション・行動変容」のアプローチは，ここ20年の栄養・食分野での多くの調査研究や地域プロジェクトを基にしてできあがってきたものである。このアプローチには，野菜・果物摂取（例えば，Campbell, et al., 1999; Potter et al., 2000; Ammerman, et al., 2002; Blanchette & Brug, 2005），カルシウム摂取（Reed, et al., 2002），身体活動（McKenzie, et al., 1996）を増やし，脂肪摂取を減らす（Luepker, et al.,1996）ための，マスメディアのキャンペーンや，地域ベースのプロジェクト，学校の授業が含まれる。このアプローチは，個人やコミュニティの食行動の改善度合いの測定によって評価される。

　行動変容を促すことに焦点を合わせたアプローチには批判もあった。私たち栄養教育者が一般の人々に対して主張している推奨内容が有益でない，もしくは有害であることを，もし何年後かに研究者が発見したらどうなるであろうか？ 加えて，一般の人々に対して，ある行動を身につけ，ほかの行動を控えるように熱心に勧めることによって，「私たち栄養教育者が人々を困らせたり，おびえさせすぎているのではないか」ということも議論されてきた。これは，私たちが専門家としての決定的な答えをもたず，「楽しいことの否定」を主張しているように見られているためである（Becker, 1986）。また，説得力のあるコミュニケーション技術をもち，巧みに操作し，教育者の役割から見て適切なことを拡大解釈していないであろうか？ 極端にいうと，予防のアプローチは，干渉的，強制的と見られがちである。予防のアプローチでは，教育的介入は「自分自身の」ためになる，もしくは，医療費の削減や健全な労働力の確保といった社会のためになると考えられている。

　行動変容を促すアプローチの前提となるのは，人々には個人の決定や行動に対して大きな影響力があり，個人の行動における変容は健康の結果を大きく変えることができるという考え方である。これらの前提は，血清コレステロールのような慢性疾患の生理学上の危険因子の発見，また不適切な食事や運動不足のような生活面の行動要因への気づきから生じたものである。つまり，不健康な行動そのものが行動の危険因子と見なされる。そのため，ヘルスプロモーションや栄養教育は，こうした行動の危険因子を変える介入戦略から成り立つことが多いのである。

　個人の行動変容アプローチはまさに，自身の食物選択や，健康管理の動機づけ，自信の獲得を支援するものであるため，学習者は，自分の健康状態に自分自身で責任をもつことになる。そのため，病気になると，この自己責任アプローチにより，すぐさま被害者が責任を負うことになる可能性がある（Allegrante & Green, 1981; Green & Kreuter, 1999）。すなわち，このアプローチの結果は，「システムの責任」ではなく，むしろ「自己責任」になりがちなのである。また，行動の形成・促進に影響力のある制度や社会だけでなく，遺伝的要因が健康に影響を及ぼすという事実も無視されやすくなってしまう。

　さらに，個人の行動変容アプローチでは，働きかけるべき行動や習慣の必要性や問題点は，集団や地域ではなく，政府や科学的根拠に詳しい専門家集団によって有無が判断される場合が多い。栄養教育の各段階に学習者が積極的に関わるような，活動的で参加型のアプローチは，長期的に見ると比較的効果があることが議論されてきている。こうしたアプローチでは，参加者は自分の興味のある問題を見つけることができる。また，行動変容を伴うとは限らないが，食物へのアクセスしやすさ，家族の協力，生活に関する価値観など，様々な事柄が関連してくるであろう（Arnold, et al., 2001; Buchanan, 2004; Kent, 1988; Rody, 1988）。活動的・参加型アプローチで望まれる結果は，自助やエンパワメントであり，食行動の変容は必ずしも求め

られない。

　栄養教育への第3のアプローチは，**環境面の変化に焦点を合わせること**である。環境要因は，食物選択および栄養関連行動に影響を及ぼす主な要因であることが，明らかになりつつある。行動と環境とは相互関係にあることは間違いない（Bandura, 1986）。食行動変容は，個人の意志決定や動機づけが支援され，強化されて起こるものであるため，物理的環境が健康を促進する場合，すなわち，職場，学校，地域において，健康的な食物が入手しやすく，アクセスしやすい場合に，比較的起こりやすい。そのため，現在の栄養教育介入では，環境面にも働きかけることが多い。例えば，学校給食や社員食堂で提供する食事内容を変えることや，近隣のファーマーズマーケット*で入手可能な食物を増やすことといった，環境的な構成要素の変化により，物理的な食物選択環境を変えることができる。環境的構成要素には，健康的に食べるためのソーシャルサポートを提供するといった，社会環境の変化も含まれる。

　　　＊ファーマーズマーケット：地元の生産者が農作物を持ち寄り，販売する産直市場。

　これまで，保健専門家の中には，私たち栄養教育者の行動には，社会における経済的・組織的・政治的要因に起因する，実際にリスク行動を**助長する**ようなものが多いと主張する者もいた（McKinley, 1974）。社会学者であるIrving Zolaが著した，現代医療活動のジレンマを説明しようとした医師の話は次のとおりである。「このように感じることがある。流れの速い川の岸辺に立つ私の耳に，溺れかけている人の叫び声が聞こえてくる。私は川に飛び込み，彼に腕を回して川岸に引き上げ，人工呼吸を施す。彼が呼吸し始めるちょうどその時，また，助けを求める叫び声が聞こえる。私は再び川に戻り，彼に手を伸ばし，川岸に引き上げ，人工呼吸をすると，また，助けを求める叫び声がする。再び，また再び，と，終わることなく続く。わかるだろう。私は飛び込み，彼らを岸に引き上げ，人工呼吸することに忙しく，上流で彼らを地獄に突き落としているのが誰かを確認する時間がないのだ」。このように，保健専門家は短期的で最終的には役に立たない「下流の活動」に注目し，あまりにも多くの資源を費やしているのである（McKinley, 1974）。これに対して，私たち栄養教育者はもっと「上流」にある「ある特定のリスク行動を助長し，習慣化する」活動を行う「病気の製造業者」に注意を向けるべきである。

　こうした考えはヘルスプロモーションの領域に，個人の行動変容の促進とより広い組織的・社会的な健康へのアプローチ，行動的戦略と環境的戦略，被害者非難と疾病製造業者非難の比較において，どちらがより重要かといった論争を巻き起こした（Green & Kreuter, 1999）。最終的には，個人的要因と環境的要因の両面に注目することが重要であることで意見が一致している。

　ヘルスプロモーションの領域では，一般の人々の教育に焦点を合わせた健康教育は，より広く，包括的で多面的なヘルスプロモーションとは区別される（Green & Kreuter, 1999）。また，**健康教育**は，健康につながる自発的な行動を促すように設計された学習体験の組み合わせであると説明されてきた。ヘルスプロモーションは，環境面も考慮されるため，健康につながる行動や生活状況に対する教育的・生態学的サポートの組み合わせであると定義されている。実際には，健康教育とヘルスプロモーションは，明らかに関連している。

c　どのように結論づけられるか

　栄養教育において，インフォームドチョイス（十分な説明を受けた上での選択）のための，知識と意志決定スキルの強化が非常に重要であることは間違いない。一般の人々は，食物，栄養，健康の関係についての科学的根拠に基づく正確な情報を求めている。アメリカのスーパーマーケットで平均5万種類の食品が販売されていることを考えると，消費者は望ましい健康のために，膨大な入手可能な食品の中から食物を選択する方法も知らなくてはならない。実際には，その日に手に入る何にどの栄養素が含まれるかということ以上の知識が必要になるであろう。人々は，求める，求めないにかかわらず，信憑性の異なる多様な情報源（人気書籍，広告，パッケージの表示，新聞，食品産業や健康食品店からの配布物など）から食事の助言が得られるが，こうした助言を区別する方法も知る必要があろう（Contento, 1980）。

　最終的に，人々は自分の生活状況や食事観を踏まえて選択する。例えば，幼児の母親にとっては，食べるものの質よりも家族といっしょに食べるという食べ方が重要かもしれない。このような無数の食物選択基準のバランスをとるためには，消費者側はかなりの分析的・評価的スキルを獲得し，概念枠組みを組み立てて，「個人の食生活のあり方」を開発する力が必要となるであろう。したがって，栄養教育は学習者の批判的思考スキルを高めなくてはならない。

　私たち栄養教育者は，人々が自分の生活状況を踏まえて，自発的に食行動（健康的か否かは問わない）を選択することを知っている。また，国民の健康を改善するために国が立てたゴールには，個人や集団の栄養面のウェルビーイングを高めるための価値あるゴールが内在することも認識している。つまり，栄養教育も健康を促進し，学習者が自分にとっての健康の価値を理解することを助け，健康的に食べようとすることの促進に関わっている。例えば，アメリカ政府は時々，健康改善のための全国キャンペーンを実施している。キャンペーンの1つとして，農産物健康増進基金と協力して，より多くの野菜・果物を食べることを奨励した試みがあげられる。マスメディアを使ったキャンペーンで，食料品店のレジ袋を用いて，「健康のために1日5サービング以上の野菜・果物を食べよう！」や「あなたの色を食べよう！」というメッセージが伝えられた。

　多くの栄養の専門家は，栄養教育の一部として，健康増進活動や説得力のあるコミュニケーションを用いることは強制的な行為であると考えている。しかし，食品産業（製造業，外食産業，小売業）では，2000年に260億ドルが広告や販売促進に費やされた（Elitzak, 2001）。子どもに対する広告およびマーケティングは，2002年には150億ドル（1992年の倍）であった（McNeal, 1992; Center for Science in the Public Interest［CSPI］, 2003）。年間で，約1.5億ドルは菓子の広告に，5.8億ドルは清涼飲料の広告に，15億ドル以上がファストフードの広告に使われる（Leading advertisers, Ad Age, 2001）。人々は，年間を通して，週3時間，食品広告にさらされている。それに対して，政府の健康関連キャンペーンの費用は，1年にわずか数百万ドルである（例えば，国立がん研究所の5 A Dayプログラムに400万ドル，疾病予防管理センター（CDC）の栄養・運動部門に3400万ドル，農務省の栄養チームに1000万ドル）。また，生涯を通して，栄養教育プログラムに参加したことがない人，栄養士に会ったことがない人もいるかもしれない。このような状況では，本当の意味での自由なインフォームドチョイスは行われない。このため，栄養教育者は，個人の健康増進に配慮し，自由な選択の十分な保証を健康上の問題として扱う義務がある。Gillespie（1987）は次のように指摘した。「説得力のあるコミュニケーションは，態度や行動を変えようとする行動が望ましく，推奨内容を支持する科学的根拠が強いことを示せるのであれば，私たちの民主的・教育的な価値と一致

する」。参加者は，プログラムの成功のためだけではなく，市場操作を防ぐためにも，食行動変容の決定に関わらなければならない。

少し前に触れた5 A Dayキャンペーンには，次のような問題があった。1日に5サービング以上の野菜・果物を食べようというメッセージは，健康にもたらす利益が多く，リスクがないことを示した大規模調査に基づくものであった。消費者の視点を理解するために，大規模な消費者行動調査も行われた。このような活動から，このキャンペーンは，信頼性の高い情報源（国立がん研究所）の研究による科学的根拠を踏まえ，野菜・果物を食べることの利点（「健康に良い」）を消費者に伝え，野菜・果物を食べるよう促した。さらに進んだ戦略もある。例えば，食物選択を促進するために，食料品店で，数十種類の野菜・果物の栄養成分を記載した野菜・果物用の袋が用いられた。メッセージは環境面の状況の変化によっても変わるため，人目を引く場所に広告版を設置したり，食料品店において野菜・果物を入手しやすくする方法も用いられた。

d 栄養教育を定義する

これまで論じてきた数々の点や，栄養教育や健康教育の様々な定義を考慮し，本書の目的に合致させると，**栄養教育**の定義は次のようになる。栄養教育とは，人々がそれぞれの健康やウェルビーイングにつながるような食物選択と栄養・食関連行動を自発的に取り入れることを促進するために設計された，教育的戦略の組み合わせである。また，栄養教育は多様な場で提供されているため，個人，地域，政策レベルでの活動が含まれる（Contento, et al., 1995; Society for Nutrition Education [SNE], 1995, 2006; ADA, 2003）。

「教育的戦略の組み合わせ（combination of educational strategies）」という用語には，行動には多くの要因が影響するので，食行動変容を促すために，栄養教育には，食物選択や食行動の様々な影響要因や決定要因に適切に対応する，様々な教育的戦略や学習経験を用いる必要があるという意味がこめられている。栄養教育は，健康を増進し，解決を促すことに重点を置いている。教育と情報の普及とは同義ではないが，一般の人々だけでなく，栄養学，生物医学，公衆衛生，政策の各分野に属する人のほとんどが同義であると考えている。「教育」という用語は，「しつける」，あるいは「外へ連れ出す」を意味するラテン語のeducareから来ており，知識，情報，技能を提供すると同時に発達，成長，変容を促すプロセスであると見なされる。後の各章で詳しく説明するが，こうした教育戦略が本書の中心である。本書で扱う教育戦略は，一般の人々，専門家，あるいは国全体にとって重大な多くの問題に働きかける際に使用できる，使用方法の多様なプロセスである。

設計された（designed）という用語を使用するのは，栄養教育が体系的に計画された活動のまとまりであるためである。体系的に計画された栄養教育は，学校，地域，職場，病院，マスメディアなど，様々な場で行われる。体系的な栄養教育計画のモデルについては後述する。体系的に計画された栄養教育は，家庭，会社，新聞社，雑誌社，ラジオ局，テレビ局などの場で行われる付随的な栄養教育と区別されるべきである。後者のような教育は，非公式な栄養教育と呼ばれている。テレビの食品コマーシャル，食品パッケージ上の表示，新聞記事，大衆向けのダイエット本は，どれも非公式な栄養教育に分類される。

促進する（facilitate）という用語は，教育者は食に関連した変容を**支援する**ことしかできないということを強調している。つまり，人々が変わるのは変わることの必要性を認識し，変わりたいと思った時ということである。動機づけは，結局はその人自身の内面から発生するものであり，食物に関する行動は，個人の価値観や人生の目標や状況を踏まえて，任意で選択される。よって，栄養・食に関する教育とは，自己理解や

討議を通して，気づきを高め，積極的な熟考を促し，動機づけを高めることである。また，栄養・食に関係する知識やスキルの獲得や，自己管理や自主的な行動あるいはエージェンシーを通じて，行動を起こす力を育てることである。さらに，適切で可能な場において，助けになるような食環境，制度，政策の支援のために，他者や他組織と連携することでもある。

自発的な（voluntary）は，人間はエージェンシー作用と自由意志をもち，自分のゴールと価値観を踏まえて選択するという点を認識し，尊重していることを意味する（Bandura, 1997; Rothschild, 1999; Deci & Ryan, 2000; Bandura, 2001; Buchanan, 2004）。つまり，各プログラムは，強制力は使わずに，栄養教育活動の目的を参加者に十分に理解してもらった上で実施しているということである。参加者は「変える者」であり「変えられる者」でもある。また，「自発的」は，適切なアプローチが情報の普及のみに限定されていないことを意味する。健康心理学者Leventhal（1973）は，本書が刊行される何年か前に，「強制力を避けるために決定する場合，事実を述べ，警告し，巧みに説得する義務から逃れられない」と指摘した。Leventhalのいう「巧みに説得する」とは，特定の問題の重大性あるいは健康に関する行動に期待できる成果について，を巧みに説得するということである。これは，課題や関心事について論拠を述べるということである。例えば，前出のメッセージは，野菜・果物をもっと食べることを訴えるものであった。アメリカでは，テレビ，レジ袋，印刷物といった様々なチャネルを通じて，「5つの野菜・果物を食べることは，あなたの健康維持のためにできる最も重要な選択の1つです―国立がん研究所」というメッセージが広められた。「地球規模で考え，地元産の食物を食べよう」というメッセージもあった。栄養教育者が問題意識を向上させても，あるいは健康やフードシステムの持続可能性に配慮して食物選択することを説得しても，意志重視主義，人間のエージェンシー，選択の概念は侵されないのである。

実は，消費者が本当のインフォームドチョイスを行えるのは，消費者が議論を全面的に理解する利点がある場合のみといわれている。健康に関して，栄養教育者とやり取りする恩恵がなければ，消費者が得られるのは，社会における栄養教育者以外の勢力の主張のみになってしまう。こうした勢力の主張とは，食品広告・宣伝活動などで伝えられる，おいしい，おもしろいといった，健康以外の理由での食物選択を促すメッセージである。このため，栄養教育者には，人々の目を食と健康に関する問題に向けさせ，これらの問題の論拠を述べる義務がある。論拠を述べるというのは，有益であることを伝えるだけではない。試食で健康に良い食物のおいしさを実感してもらうこと，ツアーを開催してファーマーズマーケットの便利さを実感してもらうこと，会社で「運動会」を開催して運動の楽しさを実感してもらうことも含まれる。いい換えると，栄養教育戦略は，栄養教育者の健康を増進する役割と，学習者の自由意志とエージェンシーの概念とを融合させるような形で設計することが考えられる。

行動（behaviors）は，意図した効果を得るために人々が実行する食物選択や栄養・食関連行動を指し，栄養教育の直接的な主眼である。例えば，野菜・果物を食べること，低脂肪の食事を食べること，カルシウムの豊富な食物を食べること，地元産の食物を食べること，母乳で育てることが，行動に当たる。**実行**（action）は**行動**と同義で使用されているが，前者は行動を構成する特定の行為，あるいは付随的な行動を意味する。例えば，野菜・果物をもっと食べるという行動には，野菜・果物を買う，朝食にオレンジジュースを加える，昼食に野菜を加えるといった具体的な実行が伴う。**習慣**（practice）という用語も，行動および実行と同じように用いられるが，習慣は，食物に関連した養育習慣，バランスのとれた食事を食べること，ファーマーズマーケットで食物を買うことといった，より一般的で継続的な行動を指すことが多い。

健康とウェルビーイング（well-being）はどちらも，人々の栄養面での健康と全般的な意味でのウェルビーイングを指しており，正常に機能している，非常に元気であるといった，病気がなく健康でいるための前向きな性質を意味する。一部の栄養教育者は，健康とウェルビーイングの概念に，誰もが依存しているフードシステムの健全性と持続可能性を含めて考えている。

多様な場（multiple venues）は，集会などの対人活動，会報，印刷物，学校や大学などの公式な場，コミュニティセンター，フードバンク（p. 27 参照），職場，スーパーマーケット，フードスタンプ事務所（p. 27 参照），女性・乳児・幼児（WIC）クリニック（p. 24 参照），診療所などの非公式な場で用いられる視覚教材といった多数のチャネルを通じて，また，マスメディアや広告板，ソーシャルマーケティングのアプローチを通じて，体系的に計画された栄養教育が実施されること示している。

地域レベルと政策レベルでの活動（activities at the community and policy levels）は，健康的な食物選択と食関連行動を支える環境づくりを促進することができる。**環境**とは，問題になっている行動や習慣に関係する，人を取り巻く食環境，物理的環境，社会環境，情報環境，政策環境のことである。関連する環境が支援的であれば，行動変容の実行と維持ができる可能性が高くなる。支援的な環境づくりを促進するために，栄養教育者は普段の学習者とは異なる人々を教育することが多い。すなわち，食物とサービスを実際に提供する人，主な意志決定者，そのほか，影響力のある人である。こうした人々との連携は，栄養教育者が栄養・食に関するゴール（時に身体活動に関するゴールを伴う）を達成するにあたって必要なものである。栄養教育者が連携する人や組織には，地域のリーダー，飲食店従事者，学校長，会社の管理者，地方自治体と国の政策決定者，メディア，政府機関，非政府組織，民間任意組織が含まれるであろう。支援的環境づくりの促進には，時に，栄養，食物，健康について政策決定者に影響を及ぼす活動への従事も含まれる。

e 要約

人間と環境は密接に相互関連している。ある事例によると，人々は必要な資源，また自分自身や環境を効果的に変える力についての知識，スキル，自信をもっているが，変えたいとは思っていない。ほかの事例では，人々は自分の健康や地域の健康を改善する，あるいは持続可能なフードシステムの推進につながる食物を食べる動機があっても，環境的な支援がないために行動を起こさない。

動機づけは，食事に関連した行動にとって重要であるため，栄養教育における動機づけの役割を具体的に認識し，働きかけなければならない。人々は，現在の生活様式を持続または推奨するような個人的・環境的な要因を理解すると，行動を起こしたり，習慣を変えたりしやすくなる。また，自分自身の大きな人生のゴールに関わる健康や食べものについて検討したり話したりする機会があると，行動を起こしやすくなる。変化は，人が「問題の背景にある問題」を理解できる場合に起こりやすい。また，ウェルビーイングや健康に関する関心からも変化が起こる。

栄養教育は，食事が健康に関連することを学習者が理解する際の助けになる。また，健康のために食べるべき食物の情報を伝えることのほかにも，できることがある。栄養教育は，学習者に**近い環境**（人間関係，家庭や職場，意志決定における経済的・時間的制約，地域構造などの生活状況）における基本的な問題に関わる食物選択について考える際に支援できる。また，学習者から**遠い環境**（食料品店や食品産業，政策，食品（飲料を含む）の広告，一般経済状況，農業，貿易など）の要素が食事習慣に与える影響について理解する際にも支援できる。栄養教育は，食物が生産，流通，消費される方法がフードシステムに影響を及ぼし，

また栄養面の結果だけではなく社会的な結果ももたらすという点について，学習者の理解を助けられる。さらに，学習者の連携の構築，エンパワメント，協働を介した環境面での実行もできる。

ここまで述べてきた栄養教育の視点は，主要な栄養教育の専門家組織である栄養教育学会（SNE）の考え方と一致している。SNEの使命は次のように示されている。「個人，地域，国レベルでの健康的な食物選択や生活習慣行動に影響を与える，栄養・食教育の専門性を発展させる。SNEは会員に，優れた実践（ベストプラクティス），科学的根拠に基づいた知識，多様な視野を共有するための機会を提供する」（SNE, 2006）。これはアメリカ栄養士会の見解とも一致している。

E 栄養教育には効果があるか？

前述の視点に基づき，栄養教育に効果があるかどうかを検討したレビューが数多くある。あるレビューでは，1910～1984年の70年以上にわたって行われた303の研究，合計4,108の結果について，メタ分析の統計手法を用いて検討された。このメタ分析の結果，栄養教育は知識を33パーセンタイル，態度を14パーセンタイル，行動を19パーセンタイル増加させるという結果が得られている。

Contentoらは，1980～1995年に実施され，適切に設計された栄養教育の介入研究217件のレビューを行った。このレビューでは，行動変容がゴールとして設定されている場合や，用いられている教育的戦略が目的として設計されている場合に，栄養教育が食習慣改善の重要な要因であることが明らかにされた（Contento, et al., 1995）。このレビューで用いた研究で扱った介入は，効果判定に用いられたすべての基準において必ずしも全面的に成功しているわけではなく，効果が大きくないものも多かった。加えて，多くの構成要素が含まれる場合，栄養教育の構成要素の一部が肯定的な結果を示したとしても，ほかの構成要素では肯定的な結果が見られない介入もあった。ただし，総合的に見ると，栄養教育は様々な栄養・食関連行動の変容に有意に貢献していた。学校ベースの研究のレビューでも，栄養教育の肯定的な効果が見られていた（Lytle & Achterberg, 1995; McArthur, 1998）。

がんのリスクに関わる食行動を変える介入の効果の検討には，1975～2000年頃に行われた，適切に設計され，対照群が設定された研究のレビューが用いられた（Ammerman, et al., 2002）。このレビューでは，脂肪摂取を減らしたり，野菜・果物の摂取を増加させる介入では肯定的な効果が見られていた。1日あたりの野菜・果物の平均摂取量と，1日5サービング以上の野菜・果物を食べるという目標を達成した人の割合がやや増加した。野菜・果物の摂取量を増やすためのメディアキャンペーンや無作為割付比較試験は別の研究により検討され，摂取量の変化は介入によるものであると評価された。世界中で行われた野菜・果物摂取量を増加させる介入研究のレビューでは，多様な場（対面型教育，カウンセリング，電話による動機づけインタビュー，コンピュータによる情報提供，地域ベースの複数構成要素からなるプログラム）において，有意な摂取量増加が見られていた。

栄養教育プログラムでは，費用対効果分析も実施されてきた。この種の分析では，プログラム提供の実費に対する，参加者にとっての栄養教育プログラムの経済的利益を比較する。あるプログラムでは，1ドルの費用に対する参加者の利益の範囲は3～17ドルで，平均10ドルであった。ほかには，1ドルの費用に対する利益の平均が約3.6ドルのプログラムもあった。

このように，介入研究のレビューや費用対効果分析から得られる科学的根拠により，栄養教育プログラムは，適切な戦略を用いれば，食行動の改善に有効であることが示されている。

F 栄養教育者は何を行うのか？ 栄養教育の場，学習者，視野について

これまで述べてきたように，ここ数十年間で，慢性疾患と肥満の増加により，消費者の間で栄養に対する関心が高まっている。さらに，地場産の食品，有機食品，高品質と思われる食品への関心も急上昇している。栄養は，農業と健康とをつなぐものと考えられているため，栄養・食に関する介入教育は，広範囲の問題を扱い，多様な場で多様な学習者を対象として行われる。

a 場：栄養教育はどこで行われるのか？

栄養教育は，多くの場で行われている。その一部については，以下の項目で説明する。

1 コミュニティ

地域における，一般住民全体を学習者とする栄養教育は，普及活動プログラム等の，農務省出資によるプログラムの一環として行われる場合が多い。アメリカ各州には，連邦，州，郡が共同出資した共同公開プログラム事務局がある。共同公開サービスとしては，Expanded Food and Nutrition Education プログラム（EFNEP）をはじめとする栄養教育プログラムを通して，成人，家族，子どもを対象に，健康的な食生活を支援する栄養教育活動を行っている。近年では，Food Stamp Nutrition Education プログラムを通して，フードスタンプ受給者（p. 27 参照）がより健康的に食べるよう支援することの重要性が強調されている。また，ほとんどの州ではフードスタンプ受給者を対象とした公開栄養教育プログラムを策定している。農務省の Woman, Infants, and Children ［WIC］プログラム[*1]では，女性・乳幼児に対して，食物の提供に加え，栄養教育も実施している。Head Start プログラム[*2]では，就学前の幼児に対して，食物の提供とともに，栄養教育も行っている。アメリカ高齢化対策局（Administration on Aging）は国内のほとんどの地域で，集団生活を送る低所得高齢者への食事提供サービスを実施している。栄養教育は，このプログラムでも欠かせない活動になっている。

> [*1] WIC プログラム：低所得で，栄養的リスクを抱える女性（妊婦，授乳婦，出産後の女性）と5歳未満の乳幼児に対する栄養補助プログラム。
> [*2] Head Start プログラム：低所得家庭の3〜5歳児を中心に，就学前教育を行うプログラム。

心臓財団，がん協会，フードバンクなど，多数の機関や民間ボランティア組織，非営利組織（NPO）も，栄養教育を実施している。地域では，栄養と身体活動に重点をおいたソーシャルマーケティング・キャンペーンが普及してきているのである。

2 食物やフードシステムに関連した地域，また，特定の立場や主張をもって活動する組織

地域栄養専門家は，フードパントリー[*3]やスープキッチン[*4]等の緊急食料支援組織に所属し，低所得住

民を対象に必要な教育を行っている。また，ファーマーズマーケット，地域による農業支援，施設への産地直送などのプログラムを通して，食料生産者と消費者を結びつけることにより，個人や地域が，安価で栄養価の高い食品を入手して利用できるように取り組む組織で働く地域栄養専門家もいる。こうしたプログラムでは，低所得地域に働きかける活動も行われる場合が多い。栄養教育者は，このような場で栄養教育集会を開いたり，参加者をファーマーズマーケットや農場見学に連れて行ったり，地域の政策立案者と共同活動を展開したりしている。

> *3 フードパントリー：貧困層や低所得層の地域住民に対し，無料で食料品を提供する拠点。
> *4 スープキッチン：貧困層や低所得層の地域住民に対し，無料で食事を提供する食堂。

3 学 校

学校の保健教育の中で栄養教育が行われる州は多い。このような場合には，学級担任が栄養教育を実施している。栄養教育者の役割は，良い教材を開発し，教師を訓練し，栄養教育を実施する際に支援することであり，これらは何らかの資金を受けたプロジェクトとして実施されることが多い。さらに，学校給食担当者もランチルーム内でポスター掲示や食関連活動といった，親しみやすい栄養教育を実践している。ここ数十年間で，国立健康研究所や農務省等の連邦機関から資金を受けて，学校ベースの栄養教育の研究介入が多数実施されている。

4 職 場

ここ数十年間で，職場におけるヘルスプロモーションが広く推進されるようになった。こうした活動では，循環器疾患やがん等の慢性疾患のリスクを低下させるための各種健康教育とあわせて，栄養教育，体重管理，身体活動も行われる場合が多い。対象となるのは，一般従業員とリスクの高い人々の両方である。栄養教育者は，プログラムを設計したり提供する際に支援を行うことが多い。

5 保健医療機関

保健医療機関では，基本的に1対1の栄養カウンセリングが行われる。このほかに，リスクの高い外来患者を対象に栄養指導プログラムを行う場合も多い。また，健康増進団体や健康保険制度による，加入者への栄養教育プログラムも多い。栄養教育者は，診療所，体重管理機関，摂食障害治療クリニックでも栄養教育に従事している。

b 栄養教育の学習者

栄養教育は，年齢，ライフステージ，社会経済状態（socioeconomic status [SES]），文化的な背景等の特徴が異なる，広範囲な学習者に提供されるものである。

1 ライフステージ別の集団

栄養教育プログラムは，すべての年代の人々を対象として展開され，実施される。すなわち，未就学児と保護者が対象であったり，学校の授業や放課後の活動を通して学童期の児童を対象に行われたり，栄養や健康の講義や，食堂での介入が行われたり，学生健康管理室の活動を通して大学生を対象としたり，地域や職

場のプログラムを通して成人を対象としたり，さらに WIC などのプログラムを通して妊婦・授乳婦を対象としたり，高齢者用の様々なプログラムを通して高齢者を対象としたりして，行われるのである。

2 多様な文化的背景をもつ集団

異なる文化的背景をもつ集団を対象とした栄養教育プログラムも開発されてきた。例えば，アフリカ系アメリカ人の教会や，ラテン系の集団，また，使用言語も様々な，移住して間もない人々の集団を対象とするプログラムなどがあげられる。

3 社会経済的背景

社会経済状態（SES）は，健康状態に関連しており，社会経済状態が低い人は，高い人と比較して，健康上の問題や，乳幼児死亡数が多い。政府のプログラムには，フードスタンプ，WIC プログラムといった食料支援活動や公衆衛生プログラムなどを通して，この健康格差を縮めるために設計されたものが多い。Head Start プログラムは，幼児を無料で学校に通わせることにより（フリースクール），教育格差を縮めることをねらいとしたものである。このような，資源の少ない参加者がより健康に食べられるように支援するプログラムにおいて，栄養教育は常に重要な要素の1つになっている。

4 ゲートキーパー：意志決定者と政策立案者

これまで，**ゲートキーパー**[*1]といえば，家族の中で，食物を購入し，調理する人（通常は母親）のことであった。それはその人が家族が何を食べるかをコントロールしているためであるが，この用語はより広い意味で使うことができる。現在，食物の入手源は多様になってきている。そのため，ゲートキーパーには，食物やサービスを提供する人や組織，または，組織，地域，自治体，国において，栄養・食に関連したサービスのアクセスしやすさや入手しやすさについて政策を決定する人や組織が含まれるようになった。さらには，マスメディアのように社会環境や情報環境に影響を与えるものも含まれるであろう。健康的な食事を推進する上で環境の役割は大きいため，栄養教育者が，個々の消費者だけではなく，政策決定者，マスメディア，食品産業，食習慣に影響する意思決定を行う，経済，農業，政治の分野の人々に教育することも考えられる。栄養教育者は，これらのゲートキーパーに栄養・食の現状（貧血，食品の安全性，肥満など）を教育し，栄養教育と政策代替案との関連性を主張することで，健康的な食事や持続可能なフードシステムを，これまで以上に支援するような行動を起こすよう，政策決定者に働きかけることができるのである。

> *1 ゲートキーパー：流れの管理者のことで，見守り，気づき，声かけ，必要な支援につなぐ人・機構。

c 栄養教育の視野

栄養教育活動の主な役割は，気づきを増やし，動機づけを高め，実行に移すための力を身につけるよう促し，実行に向けての環境的サポートを改善することにより，学習者が健康的な食事をとり，楽しむことを手助けすることである。しかし，栄養教育は，適切な学習者だけではなく，働きかけの内容や用いる戦略の特性についても，視野を広げることができるものでもある。

栄養教育により，栄養・食に関する，非常に広範囲にわたる問題に働きかけることができる。主要な問題

は，もちろん個人の健康に関することである。例えば，食事と健康の関連，**食生活指針**やマイピラミッド（現 マイプレート）で推奨されている健康的な食べ方，予算内で最大限の栄養をとる方法，食品の安全性，母乳育児，どうすれば子どもに健康的に食べさせられるか，朝食摂食，食事と身体活動のバランス，食事に関連した慢性疾患の減少があげられる。実際には，どのような栄養教育プログラムであっても，興味・関心の集まる，あらゆる問題に取り組むことができるのである。

近年，消費者の間で食品の安全性についての興味が高まっている。食中毒事件の増加や，遺伝子組み換え食品，牛乳に含まれる牛の成長ホルモンに対する不安によって駆り立てられているのである。栄養教育者は，消費者がこれらの問題を評価する際に支援できるように準備しておく必要がある。それにより消費者は十分な情報を得た上で意志決定することができるのである。また，食物の生産場所と生産方法の問題に興味をもつようになってきた消費者や栄養学の専門家もいる。新鮮な地場産の食物を食べることは自分の健康にとって，農家にとって，環境にとって良いと信じている人々である。ファーマーズマーケットは，多くの地域で開催されている。資源の少ない人々が地場産の食物にアクセスしやすく，手頃な価格で購入できるように，農務省はファーマーズマーケットでフードスタンプ[*2]を使えるようにした。フードバンク[*3]やスープキッチンと地元農家をつなげる活動を行った地域組織もあちらこちらに見られる。栄養を専門とする組織は，子どもが環境やフードシステムに対する感謝の気持ちを深められるよう，学校における栄養教育と学校菜園等の戦略とを関連付けることを提案している。

> *2 フードスタンプ：低所得層の人が，スーパーマーケット等で電子カード（政府負担）を使用して食料品を購入できる補助制度。2008年，Supplemental Nutrition Assistance Program（SNAP，補助的栄養支援プログラム）と名称を変更している。
> *3 フードバンク：包装不良や形状規格外などの食品を集め，低所得層の人などに無料で配布する活動。

食に関する社会的公正性や持続可能性といわれる問題に興味をもつ消費者もいる。実際，ウォールストリートジャーナル紙やニューヨークタイムズ紙では，消費者の約3分の1は健康と環境に対する不安によって，何を購入しようと思うかが決まるという調査結果を示しており，主流の食品生産者は，この現象に対応し始めている（McLaughlin, 2004; Burros, 2006）。したがって，このような問題への取り組みによって栄養教育の視野を広げることができるであろう。ほかにも，栄養教育者が取り組める興味・不安の集まる問題が多数あることには，疑いの余地がない。

栄養教育者は，マスメディア・キャンペーン，講義，グループ討論，ワークショップ，健康フェア，あるいはニュースレター，ビデオ，リーフレット，そのほかの印刷物や視聴覚教材にとどまらず，さらに広範囲の様々な活動に取り組むことができる。栄養教育者は，批判的な意識を高めるアプローチを使うこともできる。このアプローチはもともと，Freire（1970）によって提案されたもので，学習者は，自分たちが直面する食や健康問題の原因や権力構造について注意深く分析するプロセスに参加し，行動を起こす方法を体系化する計画を練るというものである。このアプローチは，資源の少ない集団が食物へのアクセスの問題の原因を認識することを支援し，栄養面の不公平を軽減するような政治的・経済的行動を起こさせる栄養教育に用いられてきた。

栄養教育者は潜在能力を伸ばすための教育アプローチを用いることもできる。これは，参加者の能力と強

みを積み重ねたり，自主的な学習や活動，またソーシャルサポート構築の機会を提供したりすることにより，自立性を育てることをねらうアプローチである（Arnold, et al., 2001）。これらのアプローチはいずれも，人，地域，組織が自身の生き方に合ったやり方を通して，エンパワーするプロセスに関係している。さらに，栄養教育の目的は，私たち栄養教育者のプログラムに参加する学習者が，徐々に私たちの活動に依存しなくなり，自身の食物選択や習慣をコントロールできるようになり，さらに環境的サポートが得られるように協働的な行動を起こすようになること，つまり，より強力にエンパワーされることである。

　栄養教育者は，ほかの専門家や組織，政府機関と協働して，次のような支援を行うことも可能である。資源の少ない人が食物にアクセスしやすくし，価格を手頃にすること，組織・地域レベルで，健康につながる態度や行動を促進する環境づくりを促進すること，ソーシャルネットワークやソーシャルサポートの形成を支援すること，地域による真の参加と管理を行う栄養・食のプログラムを構築すること，市・郡レベル，州レベル，国レベルで，健康を支援する栄養・食関連政策を推進することである。

　つまり，栄養教育には広範囲の内容，問題，活動を含めることができる。心疾患のリスク軽減に関する集会から資源の少ない学習者がより上手に食べるための支援まで，また，学校や地域グループが菜園で野菜を育てることへの支援から学校，職場，地域での食料政策協議会の推進まで，さらに，すべての人々，特に資源の少ない人々が栄養・食に関する問題について行動を起こす機会が増えるよう，意志決定者や政策決定者への教育や連携体制の構築を行うことなどが含まれるのである。

G　栄養教育，公衆栄養，ヘルスプロモーション：栄養教育の果たす役割とその背景

　環境面と個人的要因の両方に働きかけ，広範囲の学習者や戦略を含む栄養教育は，公衆栄養学やヘルスプロモーションの取り組みと，一部，重なり合うようになってきた。私たち栄養教育者が，食事に関する介入をほかの健康関連行動に焦点を合わせた介入と一体化し，状況を複雑化している場合が多いことに留意しなければならない。循環器疾患のリスク軽減プログラムでは，食生活変容だけでなく，喫煙の中止，血圧コントロール，身体運動の増加にも焦点を合わせていることが多い。今日のヘルスプロモーションや病気の予防が強調される状況においては，栄養教育，公衆栄養学，健康教育，ヘルスプロモーションの役割は確かに重なり合い，絡み合っている。

　同時に，栄養教育の視野は，個人の健康に関する栄養について教育する場合よりも広い。これまで栄養学は，農業と健康をつなげるものと定義されることが多かった。栄養教育者の中には，栄養と健康だけではなく，農業と栄養のつながりに関心を示す者もいる。栄養教育は，食品の安全性や，貧しい人も裕福な人も，すべての人々にとって栄養価が高く健康に良い食品の入手やアクセスのしやすさをいかに確保するか，といった問題にも働きかけることができる。これまでに述べたように，食物がどのように生産されるかについて考えることを重視する栄養教育者と消費者もいる。このことから，栄養教育は 図1-8 に示したように，複数の円が交錯する形で描くことができる。

　すべての人の栄養面のウェルビーイングを改善するには，栄養教育のみでは不十分なことは明らかである。栄養教育は，ほかの様々な関連戦略（教育ではないものも含む）と併せて実施されなければならない。個人の行動変容を促すこと，環境に変化を起こすことは両方とも必要であり，相互に関連するものである。

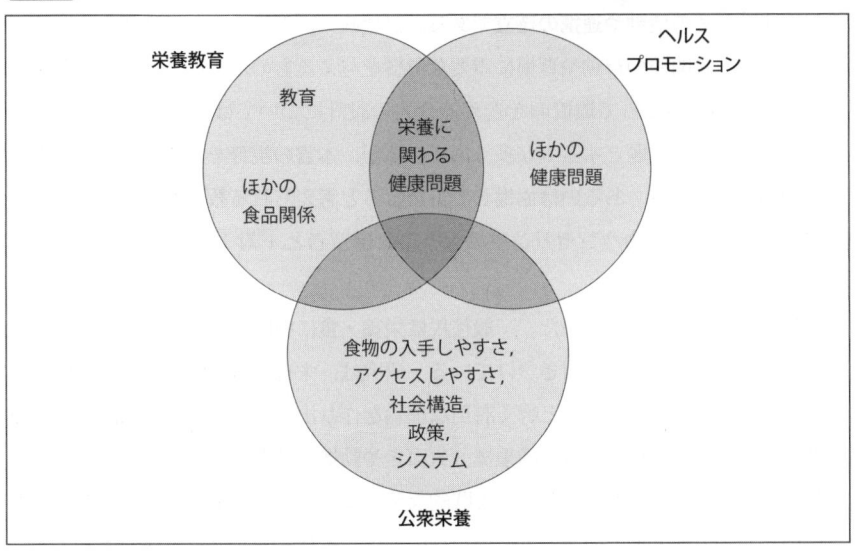

図1-8 栄養教育，公衆栄養，ヘルスプロモーションの役割の重なり

栄養教育は主に，動機づけ，知識，スキル，ソーシャルサポートを高める活動を通して，個人や集団の行動に焦点を合わせていた。しかし，これからの栄養教育には，意志決定者や政策立案者向けの栄養教育活動を行い，一般の人々が健康的な行動を行いやすくなるような特定の環境的サポートを推進することも含まれる。一方で，公衆栄養における取り組みや食料支援プログラムは，主に食物の入手やアクセスのしやすさ，医療制度，政策，法律に定められた栄養サービスへのアクセスといった環境的，組織的，政策的要因に焦点を合わせて，その次に個人的，行動的要因に焦点を合わせている。さらに，栄養教育，公衆栄養，ヘルスプロモーションの分野にいる人々は皆，地域における集団レベルのエフィカシー（p. 184 参照）や能力形成を促すことへの関心を共有しており，このことにより，長期にわたって地域が栄養・食問題への取り組みに向けてエンパワーされるであろう。

H 本書の目的

　本書のねらいは，効果的な栄養教育介入と行動変容戦略の設計，実施を導くことである。効果的な介入と戦略とは，人々が上手に食べるための動機づけ，力，機会を効果的に高めるものである。本書は，行動に焦点を合わせた栄養教育の設計，実施，評価のシステムであり，科学的根拠に基づく，理論，研究，実践の統合に基礎を置く点に主眼を置いている。
　ここまでに，栄養教育は様々な場で実施され，その視野はとても広いことを述べた。1 冊の本で，栄養教育のすべての側面を取り上げることはできない。したがって，本書では，多くの栄養教育者が各自の現場で行っているであろう種々の教育的介入やプログラムを設計し実施することに焦点を合わせる。すなわち，地域，外来クリニック，保健機関，フィットネスセンター，学校，職場，民間の NPO 団体といった，様々な場における，拠点ベースの，対面による**教育活動の提供**，印刷物，視覚教材，マスメディアや，ソーシャル

マーケティング活動，健康フェアといった**付随する教材や活動の開発**，人々が健康的に食べる力を支援する環境や政策を推進するための**活動や連携の確立**である。公衆政策，システム，構造変化などの，比較的広い社会の要因には，栄養・食関連の行動や習慣に重要な影響を与えるものが多い。このような，地域や国レベルで実施される，広範囲にわたって環境面を変える介入の設計については，ヘルスプロモーション計画やソーシャルマーケティングを主題とする本が多く出ているが，本書の視野を超えている。本書の焦点は，大規模プログラムの中で行われる，あるいは協働して行われると考えられる教育的セッションをどのように設計し，実施するかにある。栄養カウンセリングのように，学習者と1対1で進める内容は既存の教科書の主題であり，本書では扱わない。

　栄養教育分野に，わくわくする時が来た。一般住民は栄養・食に興味をもっている。研究は非常に活発に行われていて，多くの分野の研究者を引きつけている。研究は，栄養教育の効果的なアプローチについて，たくさんの科学的根拠を生み出し実践へと導く有用な理論を作り出してきた。次章以降では，理論についての議論，栄養教育の研究による新しい科学的根拠，気づきや動機づけを高め，実行する力を身につけることを促し，支援的な環境づくりを促進するための実践的なテクニックを取り上げている。これにより学習者が長期的な健康につながる栄養・食に関連する習慣を身につけ，維持することを支援できるようにする。

　効果的な栄養教育を設計するために，私たち栄養教育者は，まず食物選択や栄養関連行動に影響する様々な要因や食生活変容のプロセスを十分に理解しなければならない。第Ⅰ部では，研究や理論がどのように栄養教育実践を促すことができるかについての概要とともに，行動栄養学や栄養教育研究，食物選択の決定要因を理解するための理論の背景や，食行動変容のプロセスを扱う。第Ⅱ部では，理論や研究による科学的根拠に基づいた，実践的な栄養教育戦略を設計するための6段階のプロセスを提示する。

◆◆◆◆◆◆　**演習問題**　◆◆

1. 一般の人々に向けた栄養教育がなぜ必要なのか，理由を5つ述べよう。
2. 選択肢がたくさんあるにもかかわらず，健康的に食べることが人々にとって難しい理由を3つ，説明してみよう。
3. アメリカにおける様々な疾病には社会的・行動的要因が関連している。このことは栄養教育にとってどのような意味があるだろうか？
4. 本章では，栄養教育におけるアプローチとして，情報伝達のみを行うこと，行動変容を促進すること，環境面の変化へ焦点を合わせること，の3つについて説明した。各アプローチにおける中心的な考え方と批判点（異なる考え方）について簡潔に説明しよう。
5. 本章を読む前に皆さんが書いたことを見直そう。
   - 皆さんが今考える栄養教育の定義は何か？　皆さんの定義は本章で説明した3つのアプローチにどのように関連しているか？
   - ここまで読んできた内容を踏まえると，栄養教育のゴールは何であるべきであろうか？　どのような種類の内容が栄養教育にとって適切であると考えるであろうか？

文 献

Agricultural Research Service, U.S. Department of Agriculture. 2000. *Continuing survey of food intakes by individuals 1994-1996 (CSFII 1994-1996).* Washington, DC: Author.

Allegrante, J.P., and L.W. Green. 1981. Sounding board: When health policy becomes victim blaming. *New England Journal of Medicine* 305:1528-1529.

American Dietetic Association. 1990. Position of the American Dietetic Association: Nutrition education for the public. *Journal of the American Dietetic Association* 90(1):107-110.

American Dietetic Association. 2003. Nutrition services: An essential component of comprehensive health programs. *Journal of the American Dietetic Association* 103:505-514.

Ammerman, A.S., C.H. Lindquist, K.N. Lohr, and J. Hersey. 2002. The efficacy of behavioral interventions to modify dietary fat and fruit and vegetable intake: A review of the evidence. *Preventive Medicine* 35(1): 25-41.

Antonovsky, A. 1995. The moral and the healthy: Identical, overlapping or orthogonal? *Israel Journal of Psychiatry and Related Sciences* 32:5-13.

Arnold, C.G., P. Ladipo, C.H. Nguyen, P. Nkinda-Chaiban, and C.M. Olson. 2001. New concepts for nutrition education in an era of welfare reform. *Journal of Nutrition Education* 33:341-346.

Astrand, P. 1982. Diet, performance, and their interaction. In *The Psychobiology of Human Food Selection*, edited by L.M. Barker, 17-32. Westport, CT: Avi Publishing Company.

Balzer, H. 1997. *The NPD Group's 11th annual report on eating patterns in America: National Eating Trends tracking.* Port Washington, NY: The NPD Group.

Bandura, A. 1986. *Foundations of thought and action: A social cognitive theory.* Englewood Cliffs, NJ: PrenticeHall.

―――. 1997. *Self-efficacy: The exercise of control.* New York: WH Freeman.

―――. 2001. Social cognitive theory: An agentic perspective. *Annual Review of Psychology* 52:1-26.

Bastiosis, P. P., A. Carlson, S.A. Gerrior, W.Y. Juan, and M. Lino. 2004. The Healthy Eating Index, 1999-2000: Charting dietary patterns of Americans. *Family Economics and Nutrition Review* 16(1):39-48.

Becker, W.C. 1986. *Applied psychology for teachers: A behavioral cognitive approach.* New York: Macmillan. (Originally published by Science Research Associates.)

Birch, L.L. 1999. Development of food preferences. *Annual Review of Nutrition* 19:41-62.

Blanchette, L., and J. Brug. 2005. Determination of fruit and vegetable consumption among 6- to 12-year-old children and effective interventions to increase consumption. *Journal of Human Nutrition and Dietetics* 18(6):431-443.

Brillat-Savarin, A.S. 1825. *The physiology of taste: Meditations on transcendental gastronomy.* Reprint. Translated by M. F. K. Fisher. New York: Heritage Press, 1949. Reprinted Washington, DC: Counterpoint Press 2000.

Buchanan, D. 2004. Two models for defining the relationship between theory and practice in nutrition education: Is the scientific method meeting our needs? *Journal of Nutrition Education and Behavior* 36:146-154.

Burros, M. 2006, January 11. Idealism for breakfast: Serving good intentions by the bowlful. *New York Times*, p. Fl.

Campbell, C.C. 1988. Fostering a supportive environment for health. In *Professional Perspectives*. Ithaca, NY: Division of Nutritional Sciences, Cornell University.

Campbell, M.K., W. Demark-Wahnefried, M. Symons, et al. 1999. Fruit and vegetable consumption and prevention of cancer: The Black Churches United for Better Health project. *American Journal of Public Health* 89(9):1390-1396.

Center for Nutrition Policy and Promotion, U.S. Department of Agriculture. 2001, September. *Report card on the diet quality of children ages 2 to 9* (Nutrition Insights 25). Alexandria, VA: Author.

Center for Science in the Public Interest. 2003. *Pestering parents: How food companies market obesity to children*. Washington, DC: Author.

Clancy, K. 1999. Reclaiming the social and environmental roots of nutrition education. *Journal of Nutrition Education* 31(4):190-193.

Contento, I. 1980. Thinking about nutrition education: What to teach, how to teach it, and what to measure. *Teachers College Record* 81(4):422-424.

Contento, I., G.I. Balch, S.K. Y.L. Bronner, et al. 1995. The effectiveness of nutrition education and implications for nutrition education policy, programs, and research: A review of research. *Journal of Nutrition Education* 27(6):279-418.

Cook, A.J., and J.E. Friday. 2004. *Pyramid servings intakes in the United States 1999-2002, 1 day* (CNRG Table Set 3.0). Beltsville, MD: U.S. Department of Agriculture, Agricultural Research Service, Community Nutrition Research Group. http://www.ba.ars.usda.gov/cnrg.

Davis, C.M. 1928. Self selection of diet by newly weaned infants. *American Journal of Diseases of Children* 36:651-679.

Deci, E.L., and R.M. Ryan. 2000. The "what" and "why" of goal pursuits: Human needs and the self-determination of behavior. *Psychological Inquiry* 11(4):227-268.

Dietary Guidelines Alliance. 1996. It's all about you [Fact sheet]. Dietary Guidelines Alliance.

Drewnowski, A., N. Darmon, and A. Briend. 2004. Replacing fats and sweets with vegetables and fruits—a question of cost. *American Journal of Public Health* 94(9):1555-1559.

Elitzak, H. 2001. Food marketing costs at a glance. *Food Review* 24(3):47-48.

Flegal, K.M., M.D. Carroll, C.L. Ogden, and C.L. Johnson. 2002. Prevalence and trends in obesity among US adults, 1999-2000. *Journal of the American Medical Association* 288:1723-1727.

Food Marketing Institute. 2004. *Supermarket facts: Industry overview 2003*. Washington, DC: Author.

Food and Nutrition Board, National Research Council. 1989. *Diet and health: Implications for reducing chronic disease risk*. Washington, DC: National Academy Press.

Frazão, E. 1996. The American diet: A costly health problem. *Food Review* 19(1):1-6.

———. 1999. High costs of poor eating patterns in the United States. In *America's eating habits: Changes and consequences*, edited by E. Frazão. Washington, DC: U.S.Department of Agriculture.

Freire, P. 1970. *Pedagogy of the oppressed*. New York: Continuum.

Gallo, A.E. 1998. *The food marketing system in 1996*. Washington, DC: USDA Economic Research Service.

Gillespie, A.H. 1987. Communication theory as a basis for nutrition education. *Journal of the American Dietetic Association* 87(Suppl.):S44-52.

Green, L.W., and M.W. Kreuter. 1999. *Health promotion planning: An educational and ecological approach*. 3rd ed. Mountain View, CA: Mayfield.

Gussow, J.D. 1999. Dietary guidelines for sustainability: Twelve years later. *Journal of Nutrition Education* 31(4):194-200.

Gussow, J.D. 2006. Reflections on nutritional health and the environment: The journey to sustainability. *Journal of Hunger and Environmental Nutrition* 1(1):3-25.

Gussow, J.D., and K. Clancy. 1986. Dietary guidelines for sustainability. *Journal of Nutrition Education* 18(1):1-4.

Gussow, J.D., and I. Contento. 1984. Nutrition education in a changing world. *World Review of Nutrition and Diet* 44:1-56.

Hedley, A.A., C.L. Ogden, C.L. Johnson, M.D. Carroll, L.R. Curtin, and K.M. Flegal. 2004. Prevalence of overweight and obesity among US children, adolescents and adults, 1999-2002. *Journal of the American Medical Association* 291:2847-2850.

Hegsted, M. 1979, March 26. Interview quoted in *Nutrition and Health.* In *Chemical and Engineering News,* 27.

Hill, J.O., H.R. Wyatt, G.W. Reed, and J.C. Peters. 2003. Obesity and the environment: Where do we go from here? *Science* 299(7):853-855.

IFIC Foundation. 1999, September/October. Are you listening? What consumers tell us about dietary recommendations. *Food Insight: Current Topics in Food Safety and nutrition.*

Institute of Medicine. 2000. *Promoting health: Intervention strategies from social and behavioral research,* edited by B.D. Smedley and S.L. Syme. Washington, DC: Division of Health Promotion and Disease Prevention, Institute of Medicine.

Israel, B.A., B. Checkoway, A. Schulz, and M. Zimmerman. 1994. Health education and community empowerment: Conceptualizing and measuring perception of individual, organizational, and community control. *Health Education Quarterly* 21:149-170.

Johnson, D.W., and R.T. Johnson. 1985. Nutrition education: A model for effectiveness, a synthesis of research. *Journal of Nutrition Education* 17(Suppl.):S1-S44.

Kent, G. 1988. Nutrition education as an instrument of empowerment. *Journal of Nutrition Education* 20: 193-195.

Leading advertisers. 2001, September 24. 100 leading advertisers. pp.1-36.

Leiss, W. 1976. *The limits to satisfaction: An essay on the problem of needs and commodities.* Toronto: University of Toronto Press.

Leventhal, H. 1973. Changing attitudes and habits to reduce risk factors in chronic disease. *American Journal of Cardiology* 31:571-580.

Levy, L., R.E. Patterson, and A.R. Kristal. 2000. How well do consumers understand percentage daily value on food labels? *American Journal of Health Promotion* 14(3):157-160.

Lipton, K.L., W. Edmondson, and A. Manchester. 1998. *The food and fiber system: Contributing to the U.S. and world economies.* Washington, DC: Economic Research Service, U.S. Department of Agriculture.

Luepker, R.V., C.L. Perry, et al. 1996. Outcomes of a field trial to improve children's dietary patterns and physical activity. The Child and Adolescent Trial for Cardiovascular Health. CATCH Collaborative Group. *Journal of the American Medical Association* 275(10):768-776.

Lytle, L., and C. Achterberg. 1995. Changing the diet of America's children: What works and why. *Journal of Nutrition Education and Behavior* 27:250-260.

Mayer, J. 1986. Social responsibilities of nutritionists. *Journal of Nutrition Education* 116:714-717.

McArthur, D.B. 1998. Heart healthy eating behaviors of children following a school-based intervention: A metaanalysis. *Issues of Comprehensive Pediatric Nursing* 21(1):35-48.

McKenzie, T.L., P.R. Nader, P.K. Strikmiller, et al. 1996. School physical education: Effect of the child and adolescent trial for cardiovascular health. *Preventive Medicine* 25(4):423-431.

McKinley, J.B. 1974. A case for refocusing upstream—the political economy of illness. In *Applying behavioral science to cardiovascular risk,* edited by A.J. Enelow and J.B. Henderson. Seattle, WA: American Heart Association.

McLaughlin, K. 2004, February 17. Food world's new buzzword is "sustainable" products; fair trade certified mangos. *Wall Street Journal.*

McNeal, J.U. 1992. *Kids as customers: A handbook of marketing to children.* New York: Lexington Books.

Minkler, M., and N.B. Wallerstein. 2002. Improving health through community organization and community building. In *Health behavior and health education: Theory, research, and practice,* edited by K. Glanz, B.K. Rimer, and F.M. Lewis. San Francisco: Jossey-Bass.

Molitor, G.T. 1980. The food system in the 1980s. *Journal of Nutrition Education* 12(Suppl.):103-111.

Monteiro, C.A., W.L. Conde, and B.M. Popkin. 2004. The burden of disease from undernutrition and overnutrition in countries undergoing rapid nutrition transition: A view from Brazil. *American Journal of Public*

Health 94(3):433-434.

National Center for Health Statistics. 2003. *Deaths: Final data for 2001* (National Vital Statistics Report). Hyattsville, MD: National Center for Health Statistics, Division of Vital Statistics.

Pomerleau, J., K. Lock, C. Knai, and M. McKee. 2005. Interventions designed to increase adult fruit and vegetable intake can be effective: A systematic review of the literature. *Journal of Nutrition* Oct; 135(10):2486-2495.

Potter, J.D., J.R. Finnegan, J.X. Guinard, et al. 2000. *5 A Day for Better Health program evaluation report.* Bethesda, MD: National Institutes of Health, National Cancer Institute.

Rajopal, R., R.H. Cox, M. Lambur, and E.C. Lewis. 2003. Cost-benefit analysis indicates the positive economic benefits of the Expanded Food and Nutrition Education Program related to chronic disease prevention. *Journal of Nutrition Education and Behavior* 34:26-37.

Reed, D.B., M.K. Bielamowicz, C.L. Frantz, and M.F. Rodriguez. 2002. Clueless in the mall: A Web site on calcium for teens. *Journal of the American Dietetic Association* 102(3 Suppl.):S73-S76.

Rody, N. 1988. Empowerment as organizational policy in nutrition intervention programs: A case study from the Pacific Islands. *Journal of Nutrition Education* 20:133-141.

Rolls, B. 2000. Sensory-specific satiety and variety in the meal. In *Dimensions of the meal: The science, culture, business, and art of eating*, edited by H.L. Meiselman. Gaithersburg, MD: Aspen Publishers.

Rothschild, M.L. 1999. Carrots, sticks, and promises: A conceptual framework for the management of public health and social issue behaviors. *Journal of Marketing* 63:24-37.

Rozin, P. 1982. Human food selection: The interaction of biology, culture, and individual experience. In *The psychobiology of human food selection*, edited by L.M. Barker. Westport, CT: Avi Publishing Company.

Schuster, E., Z.L. Zimmerman, M. Engle, J. Smiley, E. Syversen, and J. Murray. 2003. Investing in Oregon's Expanded Food and Nutrition Education Program (EFNEP): Documenting costs and benefits. *Journal of Nutrition Education and Behavior* 35:200-206.

Sims, L. 1987. Nutrition education research: Reaching towards the leading edge. *Journal of the American Dietetic Association* 87(Suppl.):S10-S18.

Society for Nutrition Education. 1995. Joint position of Society for Nutrition Education, the American Dietetic Association, and the American School Food Service Association: School-based nutrition programs and services. *Journal of Nutrition Education* 27(2):58-61.

———. 2006. Society for Nutrition Education mission and identity statement. Indianapolis, IN: Author. http://www.sneb.org.

Stewart H., N. Blisard, and D. Jolliffe. 2006. Let's eat out: Americans weigh taste, convenience, and nutrition. Economic Information Bulletin No. EIB-19.

Travers, K.D. 1997. Reducing inequities through participatory research and community empowerment. *Health Education and Behavior* 24:344-356.

U.S. Department of Health and Human Services. 1979. *The surgeon general's report on health promotion and disease prevention.* Washington, DC: Author.

———. 1988. *The surgeon general's report on nutrition and health.* Washington, DC: Author.

———. 2000. *Healthy People 2010: Understanding and improving health.* 2nd ed. Washington, DC: Government Printing Office.

———. 2001. *The surgeon general's call to action to prevent and decrease overweight and obesity.* Washington, DC: Author.

Yudkin, J. 1978. *The diet of man: Needs and wants.* London: Elsevier Science.

第Ⅰ部

研究，理論，実践のつながり：基礎

第2章

食物選択と食行動変容の概要:
栄養教育への示唆

An Overview of Food Choice and Dietary Change: Implications for Nutrition Education

---

本章の概要

食物選択と食行動に影響を及ぼす数多くの要因を概観し，こうした要因の栄養教育における密接な関係を示す。また，栄養学の専門学会が栄養教育の専門家に望むコンピテンシー（適性）について説明する。

本章のねらい　読み終えた時に，以下ができること。

- 食物選択や食行動に影響を及ぼす要因の3区分（食物，人，環境）について説明する。
- 人間の食物選択や食行動に影響を及ぼす生物学的な準備要因，食体験，個人的要因，環境要因に関する研究に基づく科学的根拠を説明する。
- 食物選択や食行動における個人内，ならびに個人間のプロセスの主要な役割を理解する。
- 上記の要因の理解が，栄養教育者にとって重要であることを正しく認識する。
- 効果的に栄養教育を行うために必要とされるコンピテンシーを述べる。

シナリオ

昨日行った「食物選択」について考えてみよう。いつ，何を，どのくらい，誰と食べるかの選択に影響を与えた要因を5〜10点，紙に書き出してみよう。本章を読む間，その一覧を手元に置き，本章で述べる食物選択の影響要因と皆さんの一覧を比較してみよう。

A　はじめに

　誰もが，ここに登場するアリシアやレイのような人をよく知っている。アリシアは，栄養についてよく知っており，特に野菜や果物をもっと食べるべきであるとわかっている。しかし，できないだけである。また，レイは，減量したいと思い，実行したほうが良いとわかっているが，できないだけである。私たちも同じかもしれない。すなわち，変えたい食習慣があっても，なかなか変えられないのである。

　栄養教育は，教育学やコミュニケーション学分野の方法を用いて，様々な栄養科学の発見を，様々な学習者に説明するプロセスであると考えられることが多い。私たちが研究したことを人々がすべて理解すれば，より良く食べるようになるのに，と栄養教育者は思うであろう。したがって，私たちの使命は，皆により良く食べるための情報を提供することだと考える。私たちはよく，フードガイド（マイピラミッドやマイプレート）や食品表示の読み方についての講習会を計画する。高脂肪または高食物繊維食品，あるいはカルシウムやビタミンのような栄養素を多く含む食品のリストを提供する。食費の管理について論議する。しかし，単にこの種の知識を提供するだけでは十分でないことをこれまでの研究が示している。より良く食べることが大事なのは皆が知っているが，実践しないことが多い。まさに，アリシアやレイと同様なのである。

　ある研究班の消費者調査によると，4分の1の人は，栄養は非常に大切であると思い，自分が食べるものにとても気をつけている一方で，残りの人々はそのようことで悩みたくない，またはすべきとわかっていても行わないか，できないというように，2つのグループに分かれるという（Balzer, 1997）。農務省の分析によれば，対象者の40%は，自分の食事に改善の必要がないと回答していた。残りの60%のうち，23%は食事を改善することに関心があったが，37%は関心がなかった（USDA, 2000）。同様に別の調査では，10人中7人が自分の食事には何らかの改善が必要であると回答した。自責，心配，恐れ，無力，怒りは，人の食事を表現する基本的な感情である。しかし，人々は栄養については十分知っているから「それ以上は何もいわないでほしい」という（IFIC Foundation, 1999）。つまり，多くのアメリカ人は自分たちの食事に「改善が必要だ」といい，栄養について知識があるが，変更できないだけ，または変更することに関心がないということである。このように，知識以外の多くの要因が人々の食物選択や食行動に影響を与えているのであろう。

　これは知識が重要でないという意味ではない。ある種の知識は，意識して健康的に食べるための準備に必要である。しかし，食物には単なる栄養素摂取以上の意味があり，食べることには単に健康のため以上の意味がある。食べることは，楽しみの源であり，多くの社会生活機能に関わる。食べる行動は生涯にわたって身につくものであり，長い期間（実際には永久的に）修正を必要とし，変化していく。喫煙のような，ほかの健康行動と違って，食べることは任意ではない。私たちは食べなければならないし，何かを変えようとすると，非常に多くの双価性が関わってくる。私たちは物理的な空腹や，心理的な欲求を満たすために食べたいと思うが，健康的になりたいとも願う。そのためには，自らの欲求と矛盾する摂食パタンを選ぶことも必要になってくる。

　栄養教育は，究極的には食物と食べることを扱わなければならない。人々，人々の行動，行動の背景を理解することは，効果的な栄養教育プログラムの1つの鍵である。このように，個人やコミュニティがある特定の方法で食べることを決定する上で影響を及ぼす様々な要因を理解することは，栄養教育者にとって，

大変重要である。本章では，より効果的な栄養教育プログラムの設計を支援するために，食物選択や食行動に影響を与える諸要因について紹介する。

B 食物選択や食行動の影響要因：概要

人は皆，1日に数回，食に関する決定を下す。すなわち，いつ食べるか，何を食べるか，誰と食べるか，どれくらい食べるか等である。正式の食事であれ軽食であれ，決定すべきことは複雑で，影響を与える要因は多岐にわたる。特定の味を好むといった，生物学的に決定された行動の準備要因は，もちろん重要である。しかし，これらは食体験や様々な個人間と個人内の要因によって補正される。加えて，環境は生物学的な準備要因による人々の行動，嗜好，または個人の義務感を促したり妨げたりする。それらの影響要因を理解しようにも，圧倒的に数が多い！　本章では，食物選択について学ぶ上で一般的に用いられる3項目における影響要因を検討する。3項目とは，①食物に関連する要因，②個人の選択に関連する要因，③外部の物理的・社会的環境に関連する要因―いい換えると食物，人，環境に関連する要因―である（Shepherd, 1999）。各項目内の多くの要因が，食べる行動に影響する。図2-1 に，食物選択や食行動への影響要因の複雑さを示す。これらの影響要因については次項以降でさらに詳しく説明する。

a 食物に関する要因：生物学的機能と学習

多くの人が，食物選択は主に「味」によって決定されるという（Food Marketing Institute［FMI］, 2002; Glanz, et al., 1998; Clark, 1998）。**味**（taste）とは，香りや食物のテクスチャーと同時に，認知を含む**風味**（flavor）を意味する（Small & Prescott, 2005）。食物の味，香り，見た目，テクスチャーに対する感覚・感情反応は，食嗜好と食物選択への主な影響要因である。私たちは何を生まれながらに備え，何を獲得してきたのであろうか。

1 生物学的に決定された行動の準備要因

人間は，甘味を好み，酸味や苦味を拒むという準備要因を生まれながらにしてもっているようである。このような物質に対する嗜好性は，生まれたばかりの赤ん坊の表情からもわかり，早産の赤ん坊を対象にした研究や，ほかの科学的根拠からも明らかになっている（Desor, et al., 1977; Mennella & Beauchamp, 1996）。塩味の嗜好は，赤ん坊が少し成長した生後数カ月から発達するようである（Bernstein, 1990）。これらの準備要因は，順応するための判断指標といわれてきた。すなわち，甘味を好むのは安全な炭水化物エネルギー源であるという信号であり，苦味の拒絶は毒の可能性があるという信号ともいえる。

甘味を好むこと（習癖）は，一生涯続き，すべての文化に共通しているように思われる。しかし，成人は広範囲の甘味度を好むのに対し，幼児や思春期の子どもは極端に甘い飲料を好む傾向がある（Desor, et al., 1977; Pepino & Mennella, 2005）。このような嗜好が体験によって修正されるということは，後ほど説明する（p.40〜）。私たちにとって食塩は生物学上必要であり，思春期の子どもは，成人よりも強い塩味を好む。脂肪に対する嗜好は，乳児期または幼少期の早期にあらわれる。脂肪の嗜好は，風味よりテクスチャーが誘因となる。アイスクリームのような乳製品はなめらか，肉はジューシーで軟らか，パイ生地はサクサ

図 2-1　食行動に影響する要因の複雑性

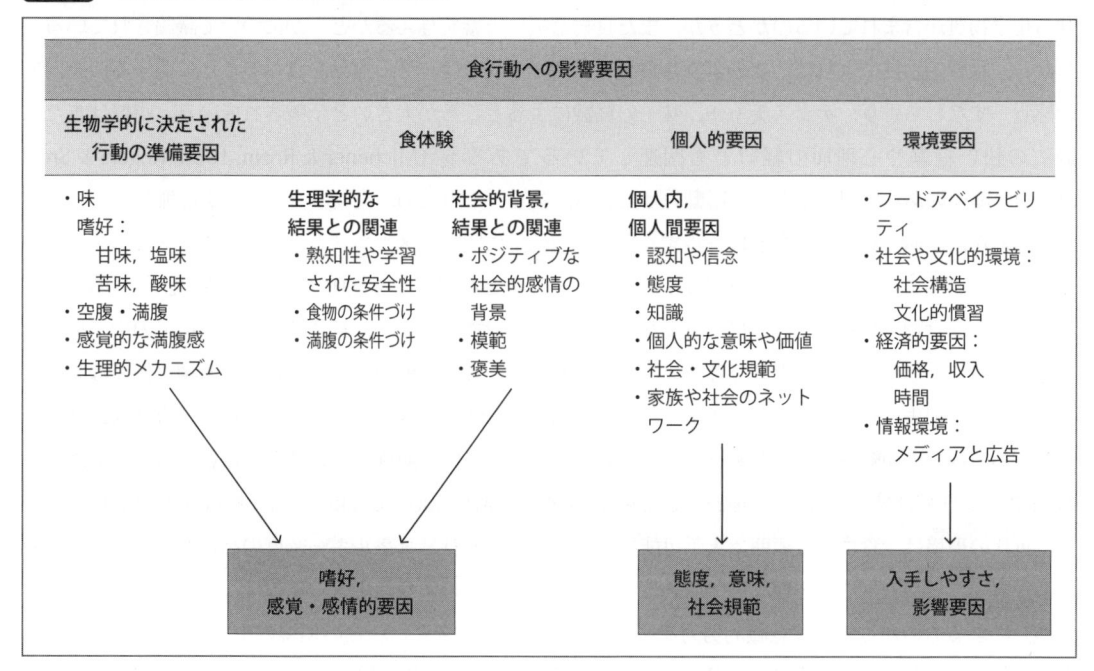

食行動への影響要因			
生物学的に決定された行動の準備要因	**食体験**	**個人的要因**	**環境要因**
・味 　嗜好： 　　甘味，塩味 　　苦味，酸味 ・空腹・満腹 ・感覚的な満腹感 ・生理的メカニズム	生理学的な 結果との関連 ・熟知性や学習 　された安全性 ・食物の条件づけ ・満腹の条件づけ	社会的背景， 結果との関連 ・ポジティブな 　社会的感情の 　背景 ・模範 ・褒美	個人内， 個人間要因 ・認知や信念 ・態度 ・知識 ・個人的な意味や価値 ・社会・文化規範 ・家族や社会のネット 　ワーク	・フードアベイラビリ 　ティ ・社会や文化的環境： 　　社会構造 　　文化的慣習 ・経済的要因： 　　価格，収入 　　時間 ・情報環境： 　　メディアと広告

嗜好，感覚・感情的要因　　　態度，意味，社会規範　　　入手しやすさ，影響要因

ク，ケーキはしっとり，といったように，食品によって異なるテクスチャーをもたらす。多くの高脂肪食品は，砂糖（デザート），または食塩（ポテトチップス）と組み合わさり，おいしさを高めている。脂肪を含んでいる食品は，無脂肪食品よりも変化に富み，豊かな味わいがあり，エネルギー密度が高い。そして，それゆえに一層魅力的である。

　5番目の基本味である旨み（umami）は，おいしさを意味する日本語であり，スープのだし汁，きのこの肉厚部分のだし汁と関連している。また，旨みはアミノ酸の1つであるグルタミン酸と関連し，食品中のたんぱく質の味として説明されている（De Araujo, et al., 2003）。加えて，いくつかの味蕾は三叉神経の自由神経終末に囲まれているので，唐辛子からは燃えるように熱い感覚，メントールからは涼しさを感じ取ることができる（Mela & Mattes, 1988）。さらに，特定の味にはかの風味が加えられると，味が消えたり，変わったりする。例えば，苦い味の食品に砂糖を加える（例えば，コーヒーに砂糖を加える）と，苦味がより受け入れやすく好ましい味になる（Nasser, et al., 2000）。そして，食塩は苦味を削除できる。このようなマスキング効果は，多くの複合食品で見られる。

　味の感受性には遺伝的に相違がある。PTC（phenylthiocarbamide）やPROP（6-*n*-propylthiouracil）と呼ばれる2つの苦味物質への反応は，人によって異なることが研究から明らかになっている。PTCに浸した紙，または液状のPROPをとった時，苦味を感じない人がおり，non-taster（味盲）と呼ばれている。それ以外の人は中程度のtaster，さらに一部は優れたtasterである。これらの人々では，味蕾数も異なり，優れたtasterは最も多く，non-tasterは最も少ない（Tepper & Nurse, 1997）。そのような個人間の違いは，食品中の脂肪含有量の違いを識別できる能力や，苦い，油っこい，甘ったるいといった特定の食品の好みの相違と関連すると考えられている（Duffy & Bartoshuk, 2000; Tepper & Nurse, 1997; Kaminski, et al., 2000）。このような相違は，食物パタンにも関連している可能性がある（Tepper 1998; Keller & Tepper, 2004）。

チョコレート（多くの女性に共通）や肉（多くの男性に共通）のような食品には，生物学的に「依存」させる化学物質が含まれているのかどうか，また食物選択に影響を与えるかどうかについて議論されている。しかし，科学的根拠によれば，このような食品への嗜好や欲求は，その食品を食べることに関する口腔内での感覚—すなわち香り，テクスチャー，味—の経験によるところが大きいと示唆されている。嗜好はまた，過去の快い経験や心理面の経緯とも関連しているであろう（Michener & Rozin, 1994; Rogers & Smit, 2000）。関連のある状況が生み出す影響力はたいへん強く，このため，食物パタンの変更は難しい。

　もちろん，飢餓や満腹をコントロールする多くの遺伝子に関するメカニズムや生物学的なメカニズムがあり，それは必要エネルギーに見合う量が十分摂取できることを保証する（De Castro, 1999）。生涯の大半にわたり十分な食物を得ることは，最も重要な課題である。食物が乏しく，身体活動が多い環境の中で機能を発達させることは，人間が生き延びるために必須であった。この状況が，エネルギーの蓄積（例えば脂肪）とエネルギー損失に対する防御を促す様々な生物学的メカニズムを発達させた。これらのメカニズムは，あたかもある種の「節約遺伝子」をもっているかのようにふるまい，飢餓に備えるために私たちの体に脂肪を蓄積するよう機能する（Neel, 1962; Eaton, et al., 1997; Lowe, 2003; Chakravarthy & Booth, 2004）。しかし，近代の環境は，食物が広範囲で入手可能であり，安価であり，エネルギー密度の高いものがほとんどである一方で，日々の生活に必要な身体活動は非常に少ない。このような現代の環境は，体重管理を本能（無意識）によるものから相当な意識的努力を必要とする状況へと変えた。今の環境の中で，「体重管理に相当な意識的努力をしていない人は，おそらく体重が増えている」と研究者たちは提言している（Peters, et al., 2002）。このことは，栄養教育が重要な役割をもつことを意味する。

　人はまた，食事をしているような短時間であっても，1つの味に飽き，別の味に移っていくような，生物学的に決定された感覚的な満腹（sensory-specific satiety）メカニズムをもっているようである（Rolls, et al., 2000）。このようなメカニズムはおそらく，適応をもたらした。なぜなら，変化に富んだ異なる味の食物をとることによって，必要なすべての栄養素を食物から摂取することが保証されたためである。また成人にとって，利用できる食物の多様性は食事量に影響を及ぼし，多様であればあるほど摂取量を増す刺激になることも研究から明らかになっている。繰り返しになるが，このメカニズムは，食物供給が乏しかった状況ではたいへん役立ったことであろう。しかし，広範囲にわたる食物への入手可能性によって様々な食事ができる，今日の食環境では，過体重の一因となる。

　これらの生物学的に決定された準備要因は，特に子どもたちにおいて，嗜好と食物摂取にある程度貢献する。しかし，下記の「2. 食体験」で見ていくように，ほとんどの嗜好は学習によって形成され，または条件づけされる。これは，嗜好は修正できることを意味するので，栄養教育者にとっては良い知らせである。

2　食体験

　この分野の研究者は，食嗜好と食受容のパタンの多くは学習されると提言している（Birch, 1999; Mennella, et al., 2004; Pepino & Mennella, 2005）。このような学習は早くに始まり，実際には胎生期からとされる。研究では，妊娠時ににんじんを食べた母親から生まれた乳児は，離乳時に水よりもにんじんジュースの入ったシリアルを好んだ（Mennella, et al., 2001）。生後2週め，乳児はミルクを受容するのと同様に，快い味ではない酸味と苦味のあるたんぱく質加水分解物で作られた調製乳（フォーミュラ；乳児用ミルク）を受け入れた。しかし，7カ月めに加水分解調製乳を用いて試験した時には，7カ月間加水分解調製乳を与え

続けた幼児はよく飲んだのに対して，ミルクを与え続けた乳児は加水分解調製乳を拒絶した（Mennella, et al., 2004）。加水分解調製乳を与えられた乳児は児童期まで酸味を好んだ（Liem & Mennella, 2002）。

したがって，人が第一に受け継ぐのは，特定の食物を食べた結果を学習する先天的な能力である。この文脈において学習するとは，認知的な学習ではなく，むしろ食物を食べることから経験するポジティブまたはネガティブな結果に起因する生理的な学習や条件づけのことである。食嗜好の条件づけは，生涯を通じて続くが，食物と食べることの早期の経験はどのような種類の食物をより好むか，どのくらいの量を食べるかの摂食パタンの発達において，特に重要である。食体験は様々な方法で，子どもと成人の摂食パタンの発達に影響を与える。

① 目新しい食物に順応するための曝露，熟知性，学習

ほかの雑食動物と同様に，人は「雑食動物の矛盾」を経験する。すなわち，人々は栄養的な必要量を満たすため，食事に多様性を探求する必要があるが，今まで食べたことがないものを食べると，もしかすると危険かもしれないということである（Rozin, 1988）。新しいもの嫌い（food nephobia），すなわち目新しい食物に対する否定的な反応は，乳児では最小であるが，幼児期を通じて増加し，ほかの雑食動物と同様に2〜5歳時に新しいもの嫌いを示す（Birch, 1999）。これは適応である。なぜなら，乳児は大人に食物を与えられるが，1〜3歳児は自らの世界を探し始めつつあり，食べて安全なもの，そうでないものはまだ学習していない。しかし，食体験を通して，おそらく「学習された安全性のメカニズム」を通じて新しいもの嫌いは軽減される（Birch & Marlin, 1982; Birch, 1998）。すなわち，食物を食べることの負の結果が続かないうちに，食受容の結果は増大するのである。子どもを対象とした研究では，食べたことのない食物を繰り返し（約12〜15回必要）試食する機会によって，嗜好は増大することが明らかになっている（Birch, 1999）。いったん食物となじみになると，嗜好は持続する傾向がある（Skinner, et al., 2002）。同様の結果は成人でも見られた（Pliner, et al., 1993; Pelchat & Pliner, 1995）。加えて，ただ食物を見たり，匂いを嗅ぐのではなく，試食したり，実際に食べることが必要だということがわかった（Birch, et al., 1987a）。

つまり，食べることの繰り返しによって，最初の目新しい食物への嗜好は増加する傾向がある。したがって，子どもが家，学校等の場面で，多くの高糖分，高脂肪，高食塩の食物にさらされたとしたら，これらを熟知し，野菜や全粒穀物のような相対的に慣れていない食物に比べて好きになるであろう。

同様に，生物学的に決定された行動の準備要因は，熟知性（familiarity）と学習された嗜好のメカニズムを通じて修正することができる。例えば，減塩食を食べる人は，減塩食をより好むようになる（Beauchamp, et al., 1983; Mattes, 1997）。先述した乳児の研究や，人がコーヒー，ダークチョコレートや，ブロッコリーのような苦い野菜の苦味を好むようになる事実から，苦味を嫌うことは克服できる。酢やグレープフルーツのような酸味もまた，好まれるようになる。脂肪を好むことに関しては，12週間，高脂肪食から低脂肪食へと切り替えた人々は，もともと穀粒や野菜のような低脂肪の食物を食べていたかのように，より低脂肪の味を好むようになったという研究がある（Mattes, 1993）。脂肪の味を感情的に好むことに対するこのような変化は，味や口当たりを同じにした脂肪代用品でつくられた低脂肪食品を食べた場合では起こらなかった。前者は行動変容をもたらしたが，後者はもたらさなかったのである。変化した嗜好の維持は，目新しい食物を食べ続ける行為を伴う。

② 食べることによる生理学的結果からの学習：これらの嗜好，嫌悪，満腹の条件づけ

　食物を食べることによる生理学的な結果は，私たちの食嗜好に強力な影響を及ぼす。これらの結果はポジティブにもネガティブにもなり得る。もし，食べることでネガティブな効果，例えば吐き気のような気分を生じれば，嫌悪の条件づけが伴う。嫌悪の条件づけはかなり強力になり得る。一度，ある食物を食べて具合が悪くなるといった体験をすると，何十年もその食物を食べなくなる。一方で，食嗜好は**学習された**，あるいは**条件づけされた嗜好**のプロセスを通じてゆっくり形成されるので，ある食物を繰り返し食べることはいつも満足感や満腹感のような快い結果をもたらす。このように，食物の味をその結果と関連づけて学習することを，**連合的条件づけ**（associative conditioning）と呼ぶ（Birch, 1999; Sclafani, 2004, Sclafani & Ackroff, 2004）。

　人は甘味のような，すでに好まれている味と目新しい味を組み合わせることにより，新しい味を好むことを学習する。それは味・味学習と呼ばれる。一例をあげると，砂糖と一緒に出すことによって，人は特定の風味の紅茶を好むようになるという研究がある。コーヒーに砂糖とクリームを組み合わせることは一般的に行われている。また，エネルギー密度（またはカロリー）と組み合わせられれば，新しい味を好むことを学ぶ。それは味・栄養素学習と呼ばれる。例えば，子どもは目新しい味（例えば，チョコレートとオレンジ）を，同じ食物の高エネルギーのもの（高でんぷん，高脂肪による）と低エネルギーのものを組み合わせて，新しい味への嗜好を発達させることが明らかにされてきた。なぜなら，特に子どもたちが空腹の時，高エネルギーのものは快く満たしてくれると感じられるためである（Birch & Deysher, 1985; Johnson, et al., 1991; Birch, 1992）。

　幼児も成人も，満腹感（satiety）や満足感は連合的学習に影響されること，そして条件づけられることが研究から明らかになっている（Johnson, et al., 1991; Birch & Fisher, 1995）。プリン味は高エネルギーで，別のものは低エネルギーであることを学習した幼児は，特定のプリンを食べた後に出される食事量を調節するであろう。もし，前述の高エネルギーのプリンと同じ味であるが実際には低エネルギーのプリンを幼児に与えたとしたら，あたかも高エネルギーのプリンを食べた後のような食事量にするであろう。この，慣れた食物の満腹度を学習する能力は，満腹を知らせる生理学的な合図を経験する前に，人がどのように食事を終わらせることができるかを説明できる。したがって，食べ慣れた食物を繰り返し摂取した結果，人は食べ慣れた食物での「満たされること」や「太ること」の特性について学習し，通常は食事の終わりを予想した上で食べるものを調節する（Stunkard, 1975）。

　また，同じ食物でも，エネルギー密度の低いものより高いものを好むことを学習する。そのような高エネルギー密度の食物に対する嗜好の学習は，始めはラット（Sclafani, 1990），そして幼児（Birch, et al., 1987b）において観察された。子どもに同じ食品で，高脂肪高エネルギー密度のものと，無脂肪低エネルギー密度のものを繰り返し食べさせると，無脂肪低エネルギー密度のものよりも高脂肪高エネルギー密度のものを好むように学習する（Birch, 1992）。高エネルギー密度の食物を好むことを促進する生物学的なメカニズムは，食物，特に高エネルギー密度の食物が少ない時に大変適応性があり，おそらく大人が高エネルギー密度食品を普遍的に好むことも説明できるであろう。しかし，高脂肪，高糖分の食物は，動物に過食と肥満を生じさせる（Sclafani, 2004）という発見は，高エネルギー密度の食物が広く利用できる今日の環境において，人間にとっての適応性が少ないことを示している。

　つまり，これらの研究は食嗜好と満腹感は食物に繰り返しさらされることを通じて，またこれらの食物を

食べることの生理的な結果から，学習されることを示している。

③ 社会的・感情的背景，食嗜好，摂取量

　社会環境もまた，食嗜好や摂取量の調節に強い影響を与える。食物は1日に何度も食べられ，食べることの社会的背景にある感情的な反応が，食べている特定の食物に影響を与えている。特に子どもに当てはまる。子どもの好みは友達や大人の影響を受ける（Birch, 1999）。子どもにとって親しい大人の方が，親しくない人より影響が大きく，また大人が同じものを食べている状況の方が，食べていない状況よりも影響が大きいことが明らかになっている（Harper & Sanders, 1975; Addessi, et al., 2005）。また，親しい雰囲気で大人が食物を与えると，食嗜好が増大する（Birch, 1999）。

　しかし，褒美の使用はさらに複雑である（Birch, 1999）。「おもちゃを上手に片づけられたから，ピーナッツを食べていいよ」といったように，ある食物が褒美として与えられると，嗜好は顕著に増大する。逆に，「もしほうれん草を食べれば，テレビを見てもいいよ」と，褒美を得るために食べるよういわれると，反対になる。特に，より好きなものを食べるために，あまり好きでないものを食べる必要を生じさせると（ほうれん草を食べたら，デザートが食べられる），もともとそれほど好きではなかった食物に対する嗜好を一層低下させる。なぜならば，大人が無理やり食べさせるものはまずいに違いないと子どもは決めつけるためである（大人も同様である）。加えて，褒美として用いられる食物は，主として高糖分，高脂肪，高食塩（例えば，デザートや塩辛いスナック）なので，さらにこのような食物の嗜好を増すかもしれない。

　高エネルギー密度，高脂肪，高糖分の食物が私たちの環境では広範囲に利用でき，祝いごとや休暇のような明るい（前向きな）社会背景においてよく提供されること，ほかの家族にも好まれ，生物学的準備要因を満たし，充実しているという積極的な感覚を生み出すことを考えると，これらの食物が大人にも子どもにも非常に好まれるのは当たり前である。一方，同様の環境で全粒穀物，果物，野菜を好むように学習するような機会はほとんどない。

　摂取量に関しては，本書で見てきたように，幼児は食べ慣れたものに対する満腹感について連合的条件づけから学び，どのくらい食べるか自己調節する方法を学習する。しかし，社会環境での子育ての実践や影響は，その学習反応を修正・妨害できる。例えば，体内信号（空腹や満腹を感じること）に注意を払うようにいわれてきた子どもは，時間や皿の上に残っている食物量のような外部信号に集中するようにいわれてきた子どもに比べて，食べる量を適切に調節できる（Birch, et al., 1987b; Birch, 1999）。3歳児は，提供された食物ポーションにかかわらず，いつも同じ量を食べた。しかし5歳までには，多く提供すれば多く食べるようになった（Rolls, et al., 2000）。

　脂肪を蓄えた体の大きい子どもは，エネルギー摂取を適切に調整することができず，また親が強く食事制限している場合には，エネルギー摂取の自己調整能力がさらに低いことが明らかになっている（Johnson & Birch, 1994）。食物を制限することは，制限された食物をより一層魅力的に見せる。したがって，非常に制限が多い親は，子どもが自己調整を実践したり，健康的な体重を維持したりする機会を制限することになる（Birch, et al., 2003; Faith, et al., 2004）。飢餓がない状態での過食も条件づけられる（Birch, et al., 2003）。一方，親自身が野菜や果物をより多く食べるよう実践していると，娘たちの食べ方に強い影響を及ぼす（Fisher, et al., 2002）。しかし，ある集団では，母親の自制心が柔軟であると，自分や子どもに健康的な食物選択をもたらすこともあり（Robinson, et al., 2001; Contento, et al., 2005），このような制限は親の責任

と育児姿勢の表れと解釈される（Lin & Liang, 2005）。最良の実践は，大人が健康的な食物を並べて提供し，子どもがどれを食べるか選ばせることと結論づけられている（Satter, 2000）。したがって，幼児と関わる親，保育関係者，栄養教育実践者は，子どもの体重と食習慣に重要な影響を与えるであろう（Birch & Fisher, 2000）。これらの発見の多くは，大人にも同様に当てはまり，栄養教育者の職務に役立つ（Pliner, et al., 1993）。

④ 要　約

生理的なメカニズム，遺伝的に決定された行動の傾向，食体験を通じた条件づけはすべて，食物感覚の体験と食嗜好に影響する。これらの影響要因を 図2-1 （p. 39）に要約している。食嗜好は，子どもたちの食物摂取に大いに直接的影響を及ぼす。なぜなら，子どもたちは味，におい，テクスチャーが気に入った食物を食べ，嫌いなものは拒絶する傾向にあるからである。嗜好と食物選択との関連は，年長の子どもや大人では，より間接的である。なぜなら，食体験や体重，見た目，健康，または重大な結果をもたらすことへの信念が，高脂肪，高糖分食物の嗜好から行動する傾向を是正できるためである。このことにより，下記の「b. 個人的要因」で論議するように，たとえその食物が魅力的ではなくても，人々はより健康的に食べるようになるであろう。

b　個人的要因

1　個人内要因

① 認知，信念，態度

私たちの生物としての機能や食についての個人的な経験だけが，食物摂取に影響を与えるわけではない。私たちは，食物についての認知（perceptions）や期待，すなわち食べものはどのような味がすべきか，何が健康感に影響を与えるか，といった感覚を発達させる。これらの認知は食物に対する**感覚・感情的反応**（sensory-affective responses）と呼ばれる。

私たちは，食物の諸側面に優先して価値を置くこともある。アメリカでは，食物選択の際，主に味，利便性，費用に価値を置く（Glanz, et al., 1998）。ヨーロッパでは，質や新鮮さ，価格，栄養価，家族の嗜好の順番であった（Lennernas, et al., 1997）。私たちは，食物について信念（beliefs）をもつが，これが正確な場合もあれば，そうではない場合もある。また，肉を食べることや母乳といった食物や食事に対してある態度（attitudes）が形成されると，そのうちのいくつかは持続する。私たちは，特定の食物に個人的な意味をもたせる。例えば，チョコレートを食べることは多くの人にとって楽しみであり，中毒といわれるくらい快く，強烈な感情や個人的な意味合いと関連している（自分への褒美，思い出など）。社会環境の中で人が他者と相互作用するように，これらの認知，態度，信念，価値観，個人的な意味は，すべて食物選択や食行動に強く影響する要因である。

食物の拒絶もまた，心理的プロセスに強く影響され，以前の体験と信念の両者に基づく。Rozin & Fallon（1987）は，食物の拒絶の動機づけを3つに分類した：①嫌悪感をもたらす感覚・感情的信念（例えば，においや味が悪い），②ある食物を食べることで起こり得る有害な結果が予期される結果や信念（例えば，嘔

吐，病気，社会的非難），③反感を招く，食物の起源や性質についての観念化または観念。これら多数の個人的要因に関連する知識は，栄養教育者にとってきわめて重要であり，それゆえ私たちは学習者をより理解し，より健康的に食べられるように支援することができる。

　食物を獲得し，準備・調理し，摂取する過程は，人の普遍的な行動であるため，食に関する行動に対する影響要因は，人類学から経済学に及ぶ多くの行動科学の学問分野の研究者によって研究されてきた。それらの研究成果は，栄養教育者にとって有益となり得る。食物は健康にも関連しているので，健康心理学，健康教育，ヘルスプロモーション分野の研究成果もまた，栄養教育者の仕事に直接役立つような健康行動への理解を提供することができる。

　行動科学の分野には，人間の行動の決定要因に関する多くの学説がある。栄養教育学に関連した主要な学説の概略について説明する。初期に特に優勢だったある学説によると，人間の行動は，意識レベルよりも下位に作用している，ニーズ，意欲，衝動のような内的要因に動機づけられると見なされていた。後に Maslow (1968) は，いったん基本的なニーズが満たされると，人々は感情，自尊心，自己実現へのニーズによって動機づけられると提言した。この**人間主義または自己実現の学説**によると，人々は自律的で，基本的にうまく合理的に考え選択する存在であり，認知した最も興味深いことに基づき行動する，と見なされている。この学説によれば，選択の受容と自由を与えられる時，人は健康的で自己実現可能な行動を取り入れる。

　対照的に，Watson (1925) と Skinner (1953, 1971) によって導かれた同時代の心理学者の多くは，自律的な内在物は存在しないという考えを支持していた。この学派によると，私たちは観察できることだけを測定できる。よって，行動の原因についての論述は，観察可能で，測定可能なもののみであるとする。感情，態度，意志，思考は単に行動に付随する，または続くだけであり，それらは行動を起こさない。代わりに，人間の行動は環境的な刺激，または行動の結果や強化によって決定される。すなわち，環境により強化されたり与えられたりした行動は，再度とられる可能性が高い。簡単にいえば，「行動はその結果によって決定される」ということである。刺激も強化も外部環境において起こるため，行動を形づくり，変えるのは環境である。こうした考えを**行動主義派**という。この観点から，栄養教育の役割は，行動主義の法則を用いて人々の行動を変容させ，あるいは形成するために，環境や社会状況を構造化（変容）することである。栄養学者による初期の体重管理プログラムの多くは，この学派から取り入れた行動変容の法則に基づいていた。クライアントやプログラム参加者は，より小さい皿を用い，よりゆっくり食べ，家に誘惑する食物を置かないようにするといった訓練を受けた。

　人類学においてもまた，人間の行動の決定因子についての主な学派が2つあった。**観念的または精神主義学派**は，文化を，認識の体系に基礎が置かれた包括的な構成要素であるとし，人間の行動の相違は，認識の体系の相違の結果であるとした。人々の食行動を変えるためには，彼らの文化や考え方を変えることが必要となる。一方，**行動主義者・唯物主義者学派**は，人々の行動を資源，技術とエネルギー因子，生物学的な特徴へのアクセスのような物質的な状況によって主に決定されると見なす。したがって，行動変容は，地場産の食物を食べることの重要性のような認知や信念における変化の結果というより，コミュニティ内でファーマーズマーケット計画を開始するといった，資源における変化の結果であろうと見なされた (Pelto, 1981)。

　しかし，心理学者の間で「人間の行動は，単に物理的環境における外部刺激の結果ではない。それと同様に，意志力または自己実現の意欲と呼ばれる仮説に基づく本質の排他的機能でもない。むしろ，人間の行動は内部にある，隠された過程……　そして，生理学的な反応によって部分的に決定され，また外部的な出来

事によっても決定される」という認識の高まりがあった（Thorsen & Mahoney, 1974）。これは個人の考えと環境の影響のどちらも考慮に入れて行動を理解するための，様々な認知行動的アプローチや社会認知的アプローチへと導いた（例：Lewin, 1936; Bandura, 1986）。人類学者もまた，資源，経済状況と同様に思考や信念も重要であるとし，より人間の本質を全体的あるいは体系的にとらえるようになってきた。したがって，行動科学者の多くは，現在は，行動は個人と環境の相互作用の結果であり，それらの相互作用はかなり複雑なはずであるということに同意している。

　この人間の行動の決定要因をより包括的にとらえる視点は，人々の食行動に適応することができる。私たちの食物選択と食実践は，選択することから何が得られるかという信念のような，様々な個人的要因に影響される。私たちは自分が選択した食物がおいしく，便利で，手頃で，満足感があり，慣れたもの，快いものであってほしいと考える。私たちの食物選択は，病気の時のチキンスープや自分勝手にしたい時のチョコレートのような，ある食物や実践に与えた個人的な意味合いによって決定されるであろう。私たちはまた，太るかどうか，反対に外見が良くなるかのような，その食物がどのように見た目に貢献するかによっても動機づけられるであろう。私たちの栄養・食に関連する行動は，例えば母乳育児や食品安全の実践に対する態度といったような，行動に対する態度によっても決定づけられる。食に関連する私たちのアイデンティティもまた，行動に影響するであろう。例えば，10代の若者たちは，自分は健康意識が高いと考えている人もいるが，多くはジャンクフードを食べる大勢の一部として自分たちを見ているであろう。私たちはより健康的に食べることは健康に利益があるが，価格の高さや，健康的な方法で食物を調理することに必要な労力のような，大変すぎて行動に移せない障害についても考えるであろう。または，おいしく，健康的な方法で食物を調理する自信がないのかもしれない。または繰り返しになるが，何を食べるかに影響を与える特定の文化に関連した健康に対する信念をもっているかもしれない。例えば，バランスや適度という概念は多くの文化において共通しているが，食物は温と冷の特性をもっていて，体の冷と温の状態に合わせて食べるべきとする食文化をもつ人もいるであろう。こうした文化的信念は，食物選択に影響を与える主な要因である。

　これらの個人的要因は，環境要因と相互に影響し合う。例えば，私たちはがんのリスクを減らす上での野菜と果物の役割についての記事を読むかもしれないし，あるいは，友人が大腸がんになるかもしれない（外部刺激）。私たちは，そのような環境的な刺激または外部の出来事を認知的かつ感情的に処理する。これらの刺激は，認知，信念，価値観，期待，情動といった種類の個人内の反応を通してフィルターにかけられる。そして，それらのフィルターは私たちがどのような行動を取るかを決定する。例えば，がんの発症についての関心に加えて，私たちは味，利便性，期待される利益，知覚された障害，または友人たちや親戚が何をするかに基づいて，もっと野菜と果物を食べることへの考えを処理するであろう。その結果，私たちががんのリスクを減少させるためにもっと野菜や果物を食べるかどうかの決心は，（野菜と果物を食べることから）**期待される結果**，（がんのリスクを下げたいという）**望ましい結果**に関する動機づけや価値観，（がんを発症することについての）**個人的な意味や価値観**についての信念や知識に基づいている。

　食物選択の過程の中で，多くの場合，健康に対する考え，味，文化的期待のような食物選択の様々な基準または理由の間で妥協点をつくる必要が出てくるであろう。また，1食の中で，あるいは複数の食事の間で調整するであろう。例えば，満腹を満たすためにある品目（例えば，ドーナッツ）を選ぶが，バランスを保とうと，より健康的と認識している品目（例えば，オレンジジュース）を一緒に選ぶかもしれない。それとも，昼食でバランスが良くなかったことを考慮して，夕食ではバランスをとるために「健康的」な食事を選

択するかもしれない（Contento, et al., 2006）。

　人々の食に関する知識とスキルもまた，何を食べるかに影響する。特に，誤った考えは重要な役割を果たすであろう。例えば，国レベルでの調査では，約3分の1の人々は，1日あたりの野菜と果物の推奨サービング数は1つ，残りの3分の1は2つであると思っており，たった8%の人だけが5つであると思っていた，ということが明らかになった（Krebs-Smith, et al., 1995）。大部分の消費者は，一般的な食物や自分の食事に含まれる脂肪やエネルギーの量について，大きな誤解をしている（Mertz, et al., 1991; Mela, 1993, Brug, et al., 1997）。食事を準備する上でのスキルの欠如もまた，食べるものに影響を与える。

② 社会と文化規範

　人は社会的な創造物である。私たちは皆，社会と文化的な背景の中で生き，非常に強固になり得る社会規範や文化的期待を経験する。私たちは，程度は様々であれ，これらの規範や期待に従うことを強制されているように感じる。例えば，13～19歳（ティーンエイジャー）の人は，友人と選択する状況（例えば，放課後）において，栄養価の低いファストフードを食べることに後ろめたさを感じるであろうし，あるいは特定の方法で食べることに対する家族の期待を経験するであろう。母乳で育てるかどうかは，女性の家族の希望から多大な影響を受けるであろう。地域内での地位や役割についての認識もまた，重要である。有名人の食物選択や摂食パタンは私たち皆に社会的期待をつくり出す。地域内のほかの人々が様々な状況において，何が食べるのに適切な食べものであるかと考えることは，社会的重圧をつくり出すであろう。したがって，私たちの食物選択は，このような私たち周囲の社会と文化的期待の認識に強く影響されていると考えられる。

2　個人間要因

　社会の中で，私たちは皆，個人により範囲や濃密さは異なるものの，社会的なつながり（ネットワーク）に参加する。これらのネットワークは家族，仲間，同僚，所属する様々な組織内にいる人々が関わっている。例えば，ある研究では，食物選択は配偶者間で94%，思春期の子どもと親の間では76～87%，思春期の子どもと友人では19%の割合で似ることを示した（Feunekes, et al., 1998）。食物選択と摂食パタンは，何を買ったり，食べたりするかについて家族と交渉する必要性にも影響される（Connors, et al., 2001; Contento, et al., 2006）。仲間との関係や一緒に仕事をする人々もまた，日々の食物選択に影響を及ぼす（Devine, et al., 2003）。

　実際に，これらの数多くの文脈において，食べることの状況と社会関係のマネジメントは，私たちが何を食べるかに大きな役割を果たす。例えば，女性が普通牛乳の代わりに脂肪分1%または無脂肪の牛乳を飲むことによって脂肪摂取を減らそうと動機づけられたとしたら，彼女は，ほかの家族が普通牛乳を好み，変えたくないと思っていることに気づくであろう。彼女は，家族の意向に沿うか，もしくは自分だけ別に低脂肪または無脂肪の牛乳を購入するかを決めなければならない。彼女はまた，冷蔵庫にどちらの牛乳も置ける場所があるかを考える必要があり，これが変化を起こす上での障害になる。

　食物選択や食行動に影響する個人内，個人間要因を　図2-2　（p. 53）にまとめた。

c　環境要因

　環境要因は食物選択と栄養関連行動に強い影響を及ぼす。そのため，栄養教育者はプログラムを考える時

に環境要因を考慮しなければならない。

1　物理的環境：フードアベイラビリティとアクセシビリティ

　先進国だけでなく発展途上国においても増えている食品と加工食品は，これまでになく広い選択範囲で入手可能である。アメリカのスーパーマーケットでは5万品目以上の食品が購入可能であり，新しいブランド名の加工食品が毎年9,000品目紹介されている（Gallo, 1998; Lipton, et al., 1998）。典型的な買物客は，週に平均2.2回スーパーマーケットに通う（FMI, 2005）。概して**アベイラビリティ**（availability）は，受け入れ可能で購入可能なフードシステムにおいて存在する食物の選択肢の範囲であると説明されるであろう。**アクセシビリティ**（accessibility）は，食物の準備性と利便性——すなわち，その食物は調理の必要が少ない，またはないか，どこでも食べられように簡便に包装されているか，腐敗せずにある一定期間保存できるか——に関連する，「即座」のアベイラビリティであると考えられるであろう。近所の食料品店における，野菜や果物，低脂肪牛乳といった，より健康的な選択肢のアベイラビリティは，家庭でのそれらの食物のアベイラビリティをより高くすること，その結果，食物選択や食物摂取の質をより高めることに関連することが明らかになってきた（Cheadle, et al., 1991; Morland, et al., 2002）。したがって，地域で何が入手可能かは，何を購入し，何を食べるかに影響する。家庭や学校における野菜や果物のアベイラビリティとアクセシビリティは，子どもたちの摂取量を高める（Hearn, et al., 1998）。

　アクセシビリティはまた，食物が物理的にどこに位置しているかにもよる。広範囲の食物が入手可能なスーパーマーケットにたどり着くには交通手段が必要であり，車を運転することができない高齢者や自動車を所有していない低所得者のような多くの人々にとっては，このことが食物へのアクセシビリティを制限しているであろう。地域内にある地元の食料品店，小さな地元の店，レストランで手に入りやすい食物の種類は，潜在的な利益，消費者の需要，十分な貯蔵所と冷蔵設備に依存するであろう。したがって，それらの場で提供される食物や貯蔵される製品は，よく売れるものになる傾向があり，栄養価が高いものとは限らない。ファーマーズマーケットには新鮮な，地場産の食物が提供されるが，そこへ行くためには交通手段が必要であるし，旬のものに限られるということがよくある。このように，野菜や果物のような健康に非常に大切な食物は，必ずしも入手しやすいわけではなく，もしくはより高い価格でのみ入手可能である。

　職場やその近くで入手可能な食物もまた，便利で，安価で，よく売れるものである傾向がある。ほとんどの学校において，食物は利用でき入手可能である。National School Lunch プログラムでは，栄養素基準を明記している政府のガイドラインに沿った食事を提供する。しかし，単品（アラカルト）で提供される料理，自動販売機，売店は生徒に購入してもらえるよう競合するが，これらで入手可能な食物はガイドラインに従う必要はない。National School Lunch プログラムへの参加率は，年齢が上がるにつれて低下し，高校までに3分の2の生徒がプログラム以外から昼食を入手している。このプログラム以外の場で提供される競合食品の大多数は，チップス，キャンディ，炭酸飲料を含む脂肪や砂糖の多い食物であることがわかってきた。家庭内でのアクセシビリティとは，野菜が単に冷蔵庫の中にあるだけでなく，すでに切ってあり，すぐに食べられるように準備されていること，または果物はすでに洗ってあり，すぐに食べられるように食卓に並べられていることを意味する。多くの場において健康的で便利な食物へのアクセスが限られているということは，好ましい選択を狭め，健康的に食べることを困難にしているであろう。

2　社会構造と文化的環境

社会環境と文化的背景は，物理的環境に劣らず重要である。社会影響と文化的慣習はすべて食物選択と食行動に影響する（Rozin, 1996）。

①　社会的影響

社会は慣習，特有の関係，共通の文化を共有する，共通の領域の中で相互に作用し合う人々の集団であると説明されてきた。食べる状況はほとんどが，ほかの人々が存在する中で生じる。家族と友人は，仲間の重圧の源となると同時に，模範としての役目も果たすので，健康的に食べるということにおいて，影響は積極的にも消極的にもあらわれる。例えば，他者といっしょに食べることにより，特に他者が親しい場合，一人で食べるよりも多く食べるという科学的根拠がある（De Castro, 1995, 2000）。他者といっしょに食事をする時間を費やすことは，摂取量を増加させる。他者といっしょに食べることは，より高脂肪食品を食べることへの重圧にもつながり得る。その一方で，他者といっしょに食べることは，健康的な目新しい食物を食べようとする圧力にもなり得るであろう（MacIntosh, 1996）。両親自体の摂食パタンは子どもたちに影響を与えるようであり（Fisher, et al., 2002; Contento, et al., 2005），毎週，ほとんど毎日，家族といっしょに食べる学童期・思春期の子どもは，家族との食事回数が少ない子どもに比べて食事の質が高いことも明らかになっている（Gillman, et al., 2000）。

②　文化的慣習と家族の起源の影響

文化とは，集団（グループ）・構成員によって形成され，学習され，共有され，伝達された知識，伝統，信念，価値観，行動パタンであることが示されてきた。文化はグループが共有する世界観であるため，食物や健康についての認識に影響する。文化的慣習と家族の起源は，多くの異なる種類の料理が入手可能な現代の多民族社会であっても，食物選択と食習慣に重要な影響を与える。同じ国内でも異なる地方出身の人々は，異なる慣習をもつであろう。例えば，アメリカ南部出身の人々にとって家庭料理は，フライドチキン，マッシュポテト，コーンブレッド，そしてベーコンと玉ねぎをたっぷり入れたグリーンビーンズ，デザートにパイであるが，テキサスに住む人々は，バーバキューや辛くてスパイシーなテキサス・メキシコ風の食物を食べることを望む。世界中の別の国から移民してきた人々は，伝統的な文化的慣習の一部を多かれ少なかれ維持し，これらの伝統が摂食パタンに影響する。

文化の規則は，受け入れ可能で好ましい食物や，様々な機会に適した様々なカテゴリーの食物の量と組み合わせを特定することがよくある。家族や友人の文化的慣習は，特別な祝い事や休暇の時に，文化的または民族的に決まった食物を食べる機会を提供し，それらの食物の重要性を強化する。もし，健康への配慮に基づく食事の勧告が，家族や文化の伝統と相反していたら，食事を変えたいと思っている人々は，文化的な期待と健康不安について考え，統合しなければならないことに気づく。これらの考えすべてが，食事を変えることへの意志と能力に影響を与える。それらの信念や慣習は十分に理解されなければならない。これにより，栄養教育者は，文化的に十分な能力をもつことができ，文化面に配慮した栄養教育プログラムを設計することができる。

③　社会構造：組織と機構

　所属する組織は，私たちの摂食パタンに深い影響を与えるであろう。宗教的，社会的，地域組織のような自発的な組織もあれば，所属しなければならない職場や専門団体も含まれる。慣習や政策（ポリシー）と同様に，これらの組織の社会規範も私たちに影響を及ぼす。

3　経済環境

　経済環境における多くの要因のうち食物の価格，収入，時間，学校教育は，食物選択と食行動に影響を与える。これらの要因は栄養教育プログラムを設計する際に考慮する必要がある。

① 価　格

　経済学の理論では，価格における相対的な差は，食物選択と食行動についての個人間の差を部分的に説明できると仮定する。

　購入される食物の価格はたいてい，品目，重量，容量の単位ごとに設定されている。しかし，価格は1ドルごとに得られるエネルギーの量としても考えられる。脂肪や砂糖を付加した加工食品は，傷みやすい肉や乳製品，生鮮品に比べて，製造，輸送，貯蔵に要する費用が安価である。これは1つには，政府の農業政策のために糖分と脂肪はどちらもそれ自体が非常に安価であるためである。精製された穀物や砂糖や脂肪を加えた加工食品で構成される食事は，かなり安価になり得る（1日のエネルギー値が1～2ドル）。豆の価格はおよそ同じであるが，高脂肪，高糖分で，大量生産食品に比べると，動物性のたんぱく質源は1 kcalあたり5～10倍以上，野菜や果物（じゃがいもとバナナを除いて）では1 kcalあたり50～100倍も高価である（Drewnowski & Barrett-Fornell, 2004）。自由選択された食事について研究すると，脂肪と甘い菓子を加えることは，5～40％食費を下げることに関連していたが，野菜や果物を加えることは，20～30％食費を上げることに関連することが明らかになった（Drewnowski, et al., 2004）。驚くことではないが，低所得者において野菜や果物の摂取が少ない。これらの価格における格差も，社会経済状態の低い人々に肥満者が増加していることに寄与しているであろう。

② 収　入

　アメリカの人々は，自由に使える収入のたった10％ほどしか家で準備し摂取する食物に費やしておらず，同様のことがヨーロッパや日本では15％，所得が中程度の国々では35％，所得が低い国々では53％である（Seale, et al., 2003）。しかし，これは平均である。食物に費やす金額は，所得水準によって異なる。高所得者はより多く食物に支出するが，収入に対する割合は低く約8％である。低所得世帯は，値下げ品やノーブランドの製品を購入することで節約し，あまり食費をかけない。それにもかかわらず，食費は彼らの収入の20～30％を占める（Putnam & Allshouse, 1999）。ほかの経済変動要因と比較して，収入は食行動に最も強い限界影響（付加効果）を及ぼす。つまり，高所得の人々は，より良質の食事をとっているのである（Mancino, et al., 2004）。

　このような背景で，アメリカ人世帯の約11～12％は**食料の安全が保障されていない**（food insecure）状況にあることが統計データから明らかになっている。これは，彼らは家族全員の活動的で健康的な生活のために十分な食物へのアクセスを日常的に保持できていないことを意味している。食料の安全が保障されない

飢餓状態の人は3～4％いる。ここでの飢餓とは，食物の不足により起きている不安な，または心細い気持ちと定義されている（Food Research and Marketing Center, 2005）。

③　時間使用と世帯構成

　今日，栄養教育者が支援する多くの人々は，忙しいので健康的な食事を準備できない，あるいは全く調理できないといわれている。調査と生活時間記録によれば，人々が家での食に関する活動に費やす時間は，男性または女性が家庭外で働いているか，子どもがいるかといった多くの要因によることを示している（Robinson & Godbey, 1997; National Pork Producers Council, 2002; Cutler & Glaeser, 2003）。1965～1985年，独身女性が食事を準備したり後片付けする時間は，1日あたり平均40分であった。その後，1995年には30分に減少した。同時期に，家庭外で働く既婚女性の同様な消費時間は1時間が40分に減り，外で働いていない女性は2時間が1時間へと減少した。1965～1995年に男性が同様の活動に費やす時間は，1日あたり10分が18分に増加した。1965年，1995年どちらも，男性・女性とも週に7～8時間は食べることに費やしているという報告がある。同時期，テレビ視聴は，女性で週に9時間が15時間に，男性で週に12時間が17時間に増加した。家族の買物に費やされる時間は，週に3～4時間で変わっていない。食事の準備に関する作業に費やす時間が減り，代わりにテレビ視聴の時間となっているようである。したがって，食物の大量生産により，食物を入手するためにかける時間は減少した（Cutler & Glaeser, 2003）。経済理論によれば，人々，特に女性のように，以前は食事の準備に時間を費やしていたが，今はその必要がない人が食べる量は増えているはずである。これが実態のようである。

　収入にかかわらず，時間はすべての世帯で不足している。ある世帯にとって，時間的制約は，より健康な行動に費やすことを限定するかもしれない。例えば，子どもがいる既婚の男性と女性は，子どものいない夫婦より質の高い食事をとっており，おそらくその夫婦は健康により注意を払うことができるからであろうということが明らかになった（Mancino, et al., 2004）。これらの時間的制約は，栄養教育介入を開発する場合に考慮する必要がある。

④　教　育

　一般的に，学歴が高い人ほど，質の高い食事をとり，いつも座っていることが少なく，当然テレビ視聴時間がより短い（Mancino, et al., 2004）。より多くの教育を受けた人は，自分がより健康的に食べられるような情報をさらにうまく入手したり，処理したり，判断したり，適用することができる。また，より一歩先を見つめ，将来について楽天的であり，健康情報を求めようとし，健康により多く投資する（Mancino, et al., 2004）。

⑤　食料品店での買物の傾向

　前述の影響要因は，人がどのように食物を買うかに影響を及ぼす。食料品店における買物客の調査から，3分の1の買物客は節約家で，予算を意識し，一般に低所得世帯であるということが明らかになった。彼らは1週間のメニューを立て，セール品をチェックし，クーポン券を使用する。別の3分の1はのんきな浪費家で，最も価格を意識せず，価格を比べたりクーポンを使用したりといったことを一切しない人々である。残りの3分の1は時間勝負型の人々で，非常に忙しく，いくつもの仕事を行うライフスタイルのために

便利さを気にする買物客である。世帯規模が大きく，9〜12歳の子どもがいる世帯が多いようである（FMI, 2002）。

4　情報環境

学習者について知ることは，適切なメッセージやプログラムを設計するために重要である。

①　メディア

私たちは皆，過去20年間で革命的な変化を成し遂げてきたメディアに満ちた環境に生きており，このことは多数のテレビ・ラジオ局，ウェブサイト，ほかの初期段階のコミュニケーション経路が個人や家族で利用可能になるという結果をもたらした。それらの様々なメディアに費やされる時間は長い。2〜4歳の子どもは，様々なメディアに1日約4時間さらされる。中学校では，思春期の子どもは同時にいくつものメディアを使用すると考えられ，1日8時間に増加する。テレビ視聴は，学童期までは優勢で週25時間にまで増加するが，思春期になると音楽がより重要になるので，19時間といくらか減少する。先に言及したとおり，成人は週に15〜17時間をテレビ視聴に費やす。メディアは多くの人にとって，栄養・食についての主要な情報源であり，非公式な栄養教育を集合的に行う主要な場となっている。栄養・食についての情報は現在，新聞記事，雑誌，テレビ番組の中で幅広く扱われている。多くの雑誌は健康と栄養に関する内容を割り当てられ，テレビチャンネルも全体的に食に関する番組が割り当てられている。

②　広　告

メディアは，強い説得力を示してきた。広告が食品の売り上げに及ぼす影響についての情報は，極秘であるため簡単に入手できない。しかし，広告主は効果がないものに年間260億ドルも費やしたりしないと推測することは妥当である。公的に報告されたある研究は，広告は効果があると示した（Levy & Strokes, 1987）。加えて，牛乳やチーズ，グレープフルーツジュース，オレンジジュースのような，政府が後援者となっている販売促進商品は，売上が良い（Gallo, 1996）。

アメリカのフードシステムは，経済の最も大きな広告主である（Gallo, 1995）。食品産業は1年に約260億ドルをマーケティングと広告に費やし（Elizak, 2001），そのうち150億ドルは子どもたち向けである。このほとんどは高度に加工され，包装された高脂肪かつ・または高糖分の製品を生産する会社によって費やされる。例えば，棒つきキャンディには1億5,000万ドル，炭酸飲料には5億8,000万ドル，ファストフードには15億ドル以上が費やされている（CSPI, 2003）。これらのマーケティング活動は，明らかに食物選択に影響を与える（IOM, 2006）。比較のためのみに示せば，国立がん研究所の5 A Dayプログラムの予算は400万ドルであり，国立心肺血管研究所は，全国コレステロール教育プログラムに150万ドル費やしている。広告は至るところにあり，人々がテレビ視聴に費やす時間，マーケティングにさらされている時間を合わせると，これらの影響はかなり重要である。

食物選択と食行動における環境的な影響要因を 図2-2 にまとめた。

図 2-2 食物選択・食行動に影響する諸要因

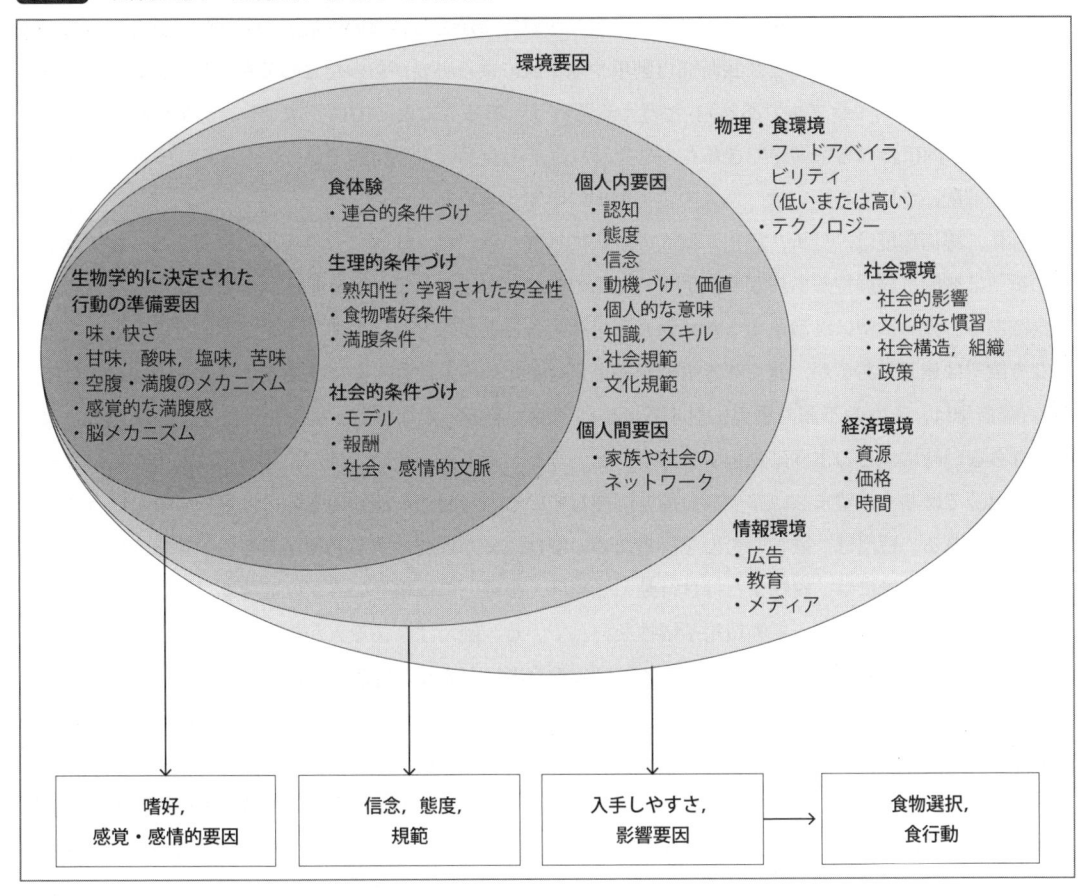

環境要因

- 物理・食環境
  - フードアベイラビリティ（低いまたは高い）
  - テクノロジー
- 社会環境
  - 社会的影響
  - 文化的な慣習
  - 社会構造，組織
  - 政策
- 経済環境
  - 資源
  - 価格
  - 時間
- 情報環境
  - 広告
  - 教育
  - メディア

食体験
- 連合的条件づけ

生理的条件づけ
- 熟知性；学習された安全性
- 食物嗜好条件
- 満腹条件

社会的条件づけ
- モデル
- 報酬
- 社会・感情的文脈

個人内要因
- 認知
- 態度
- 信念
- 動機づけ，価値
- 個人的な意味
- 知識，スキル
- 社会規範
- 文化規範

個人間要因
- 家族や社会のネットワーク

生物学的に決定された行動の準備要因
- 味・快さ
- 甘味，酸味，塩味，苦味
- 空腹・満腹のメカニズム
- 感覚的な満腹感
- 脳メカニズム

↓
| 嗜好，感覚・感情的要因 | 信念，態度，規範 | 入手しやすさ，影響要因 | → | 食物選択，食行動 |

C　まとめ

　図 2-2 は，食物選択，食行動に影響する食物，個人的要因，環境要因を図式的に表したものである。それぞれ独立しているのではなく，すべて関連し，より大きな円が小さい円を包含することを表すために，一連の同心円で示した。これらの同心円は，影響のレベル，または影響の範囲の重複を反映している。

　私たちは，遺伝的に決定された準備要因と食体験が味の嗜好と満腹感へと導くことを見てきた。また，飢餓，満腹，体重を調節したり，多様な食事を促進したり，平衡を保ったりする生理的なメカニズムもある。これらのメカニズムは直接的に食行動に影響するだけでなく，心理的過程を通じても影響を及ぼし，おそらくさらに強力であろう。人々は食に関しての認識を発達させる。すなわち，その食物に特定の味がすること，また健康づくりに何らかの影響があることを期待する。これらの食物に対する嗜好や感覚・感情反応は，前掲の 図 2-1（p.39）で示したように食物選択と食行動に影響する。同時に，人々は食物選択，摂食パタンに影響する食態度，価値観，信念，個人的な意味，個人内，個人間要因も発達させる。

　私たちはまた，外部環境がフードアベイラビリティとアクセシビリティ，社会のネットワーク，文化的慣習，経済要因，情報のような要因を通じて食物選択，食行動に影響することも見てきた。しかし，これらの

環境要因もまた，人々の態度，信念，価値観というフィルターを通り，その結果，食物選択，食行動に影響する。例えば，アベイラビリティは人によって意味が異なるかもしれない。最近の移民は，欲しいものが置いてある店に行くために，たとえ長時間自動車や地下鉄に乗る必要があったとしても，食べ慣れた加工食品を「入手可能（アベイラブルである）」と考えるだろう。ある人にとっては，電子レンジで温めることができて，5分以内に食べる準備ができるものでなければその食品は入手可能ではない。そのようなアベイラビリティの解釈についての違いは，個人の食物選択に影響するであろう。

　同様に，経済環境は，分析，価格，個人の解釈に基礎が置かれ，すべて食物選択に影響する。経済学は，人の欲望は無限に発展性があるが，満足するための方法は有限であるという基本的な概念に基礎を置く行動科学である。人の欲望は，満足するための方法を超えることができないので，不足である（これは，人の飽くなき欲望は無限であるが，飽くなき欲望を満足させるための方法は有限であるという論述を簡単にしている）。経済学は，人々の不測の事実に対する反応の学問である。すなわち，欲望を満たすために選択しなければならない時に，どのように選択するのか，ということである。経済学は，自然の場にある空気のような無料の資源ではなく，望ましい希少な資源と関連している。なぜなら無料のものには選択するという問題がないからである。費用は，欲しいものを得るための犠牲，または交換する必要があるものとして見なすことができる。この背景には，食物または食行動の総額は，金銭上の価格というだけでなく，旅費，時間，育児といった買物中に生じたすべての費用や犠牲を含んでいる。例えば，ある人が調理済み食品を購入することによって，お金を時間と交換することである。栄養教育者は，人々が健康行動をとるために伴うであろう犠牲について学ぶ必要がある。人は，より健康的な食事のために，どのように便利さを犠牲にしようとするのであろうか？

　同じように，料理することや食べることのような食に関する作業の時間は，時間や分といった単位で簡単に数量化できるが，時間に対する認識や異なる作業の個人にとってのその価値はかなり多様である。食物選択や食行動に影響を及ぼすのは，この認識である。時間は，社会的に構成されている。人を含むすべての生きものは，1日，季節，1年のサイクルを経験する。そして，初期の時間の概念は，そのような自然のサイクルを基礎に置く。しかし欧米では，時間と歴史は周期的というより，始めと終わりのある直線的なものであると見られてきたので，時間は有限の貴重なものとなった（Robinson & Godbey, 1997）。時計は産業労働を可能にし，時間が足りなくなり，そのために経済的な問題もつくった。時間は，伸縮自在な境界線をもたない。十分な金銭があると，人々は欠乏が発生する前に，貴重なもののために境界線を広げることができる。例えば，人々は，各部屋にテレビを置き，複数の電話や自動車を所有することができる。私たちはまた，たくさんのクラブに加入したり，たくさんの委員を務めたりすることができる。しかし，時間は伸ばすことができない。効率，すなわちより高い生産性や活動性を時間の単位に詰め込むことが，重要な価値をもつようになってきた。1890年代における時間や動作の研究は，工場の作業をより効率的にした。効率性の概念はすぐに家の建築，料理，台所設計へと広がった。

　効率が良くなり，利用可能な時間が増えたとしても，情報がより複雑になるため，食についての決定に必要な時間もまた増大する。例えば，市場には約5万品目が並び，人々が学ばなければならない，新たに導入される食品が毎年約9,000品目もある。もはや人々は3, 4種類のシリアルから選択するのではなく，スーパーマーケットのシリアルが並ぶ通路全体から選択する。これは，時間がかかる。加えて，人々はより熱心な消費者になり，摂取にも時間を必要とする。つまり，人々が獲得した道具やモノをすべて用いるには

時間がかかる。人々はすべてを手にすることができると考え，時間に関する費用や犠牲を払うことを嫌がる。時間不足を克服するために，人々は一度に2つ以上のことをする，マルチタスキングを行う。むしろ，その時，人々はどちらかではなく，どちらもやりたい。例えば，「自由時間」を使って，正職員として働き，正規の学生として学校に通う。多くの人にとって，2つの仕事の経済的必要性に加え，時間が不足しているだけでなく，時間に飢えているという認知は驚くことではない。ある調査において，約30%の人はいつも忙しいと感じ，55%は時々忙しいと感じ，たった17%だけ，ほとんど忙しさを感じなかった（Robinson & Godbey, 1999）。したがって，時間の欠乏は現実であり認知でもある。忙しさや慌しさを感じることは，栄養教育活動を設計する時に考慮の必要な期待，価値観，意味に関連する個人内要因である。

収入もまた，選択や決定に影響する。個人の賃金が増加するにつれて，より質の高い食物と身体活動を含むすべてのものに費やすお金が多くなる。賃金の上昇はまた，時間をより貴重なものにする。この賃金上昇は，不健康のコストを上げるので，より健康的に食べる，より身体的な活動を行うといった自身の健康に投資する動機を一層もつようにする。一方で，仕事に費やす時間がより貴重になるので，仕事をすることにより多くの時間を当て，身体活動に時間を費やすことは少なくなるであろうし，より便利で，準備された食物を購入することを強制されているように感じるであろう。もしそれらの食物のエネルギー量が高い，または栄養価が低い，あるいはその両方であったとしたら，健康に消極的な影響を及ぼすであろう。繰り返しになるが，栄養教育を設計する中で，個人が考慮することや妥協点を理解することは重要である。したがって，環境要因は，私たちの食物選択と食行動に直接的だけでなく，思考，判断，決意を通じて影響を与える。

この重なり合った複数の影響要因の概念は，アメリカにおける母乳育児の割合が低いことを理解しようとする例に当てはめることができる。ある研究は，すべての影響の度合いが低所得女性の母乳育児に影響していることを発見した（Bentley, et al., 2003）。メディアのイメージやメッセージ，政策，コミュニティレベルの影響要因は重要である。しかし，家族に関連する個人間要因と個人の信念のような個人内要因のほうが優位であり，これらは多くの場合，大きな社会的価値，メディア情報，政策の解釈の影響を受ける。

栄養教育者にとって重要な点は，食に関する要因と環境的な背景は食事にとってそれぞれ重要な影響要因であるが，それらは行動に影響する信念，態度，判断，感覚，意味の発達にも影響するということである。また，認知，態度，信念，意味が食行動において中心的な役割を果たすことが明らかになっている。これは栄養教育者にとって良いニュースである。なぜなら，これらの認知，態度，信念は教育を通じて修正できる範囲であるためである。

D 栄養教育への示唆

栄養教育は，食物選択と食行動に影響する，3つすべてのカテゴリー――食物，人，環境――に働きかけ，また，食に関する要因と環境要因が個人の心理的過程を通して媒介されるということを認識した時，より効果的になるであろう。何百年も前にEpictetusがいったように，「私たちは事象に悩まされるのではなく，私たちの見方に悩む」のである。

食に関する要因に働きかけることは，栄養教育を行う上で非常に重要である。食物は味，満足感，満腹感において即座に満足感を生み出す，主要な強化因子である。味や嗜好も，食物を食べることの繰り返しの経

図 2-3 栄養教育

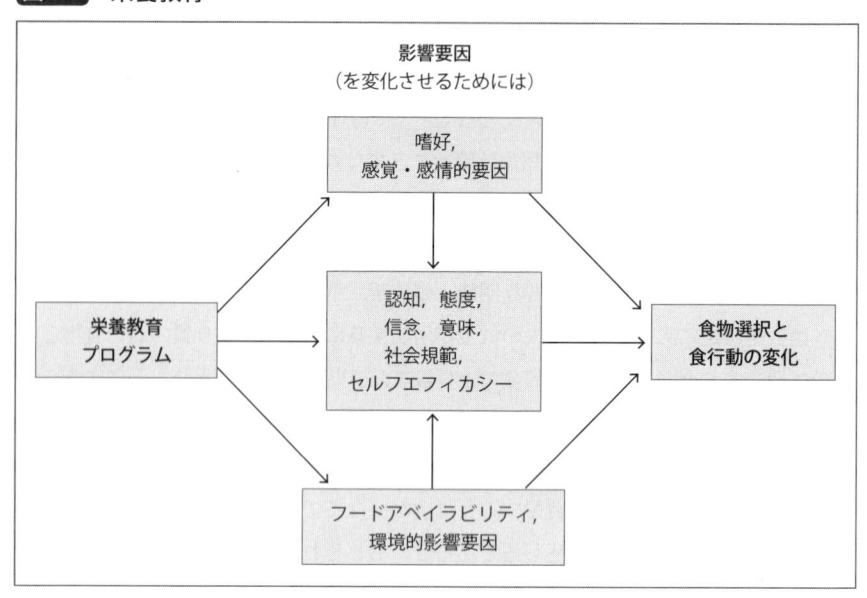

```
影響要因
（を変化させるためには）

                嗜好,
                感覚・感情的要因

栄養教育      →  認知, 態度,        →  食物選択と
プログラム         信念, 意味,           食行動の変化
                社会規範,
                セルフエフィカシー

                フードアベイラビリティ,
                環境的影響要因
```

験によって形成されるので，どの年齢層を対象としている栄養教育者も，積極的な社会的感情の状況において，人々が栄養的な食物を好むようになるように，野菜や果物といった栄養価が高く健康的な食物を頻繁に提供する機会をつくり出す必要がある。同様に，脂肪や食塩等を含む食物の摂取を減少させる介入においては，人々が脂肪や食塩の少ない食物に慣れ，好きになるよう十分に長い時間をかけて，彼らが自然にそうした食物を含む食事計画を取り入れられるよう支援するべきである。実際に，女性を対象とした長期間の栄養教育の介入において，彼女たちは 2 年間以上，低脂肪食で過ごすことができ，脂肪の味が嫌いになった（Bowen, et al., 1994）。

　褒美や楽しみとしての積極的な状況での食物の利用は，それらの食物を好きになることを強化するであろう。一方，褒美を得るために食物を食べることは，その食物に対する嗜好を減少させてしまうであろう。高脂肪，高糖分，高食塩の食物は，特に祝い事のような積極的な社会的感情の状況において，広く利用可能であるので，栄養教育者はそのような摂食パタンに影響を及ぼす社会的環境要因を認識し，それらに働きかけるための能力を身につけるよう支援する必要がある。

　栄養教育は，健康に良く，健康を増進させるような選択肢を広げるためにアベイラビリティとアクセシビリティを高めることによって，また人々がもっている資源，社会的なネットワークや関係，メディアや広告の影響を考慮に入れることによって，環境要因に働きかける必要がある。私たちはまた，人々の実際の，あるいは認知された時間の制限や，どのようにその制限を鑑みて選択するのかを念頭に置く必要がある。ほかの重要な考慮すべき点は，人々の実際の，あるいは認識された経済的欠乏に対する反応である。栄養教育者は，人々が健康行動を実行するためにするであろう交換，または犠牲について学ぶ必要がある。

　これまで見てきたように，認知，信念，態度のような人に関連した要因は，摂食パタンや食行動への影響において中心的な役割を果たすため，これらの認識や態度は，栄養教育のほとんどの焦点の中心をなす。したがって，栄養教育は，図 2-3 に示したプロセスと見なすことができる。栄養教育活動を通じてどのように影響要因に効果的に働きかけることができるかについては，次章以降で述べる。

E 栄養教育者のコンピテンシーとスキルへの示唆

　栄養学者と栄養士は，栄養科学と臨床栄養学を基盤としている。しかし，わくわくする方法で様々な学習者に知っていることを伝達することについて，不安を感じている。彼らは，社会科学，特に行動科学やコミュニケーションの分野はあまり基盤としていない。さらに，私たちが見てきたように，食物選択と食行動は，多数の要因に影響される。行動とその背景を理解することは，効果的な栄養教育を行う上できわめて重要である。1つのアプローチは，チームの利用による栄養教育を提供することであろう。栄養士や栄養学者は，栄養科学に関する内容にのみ焦点を合わせ，行動科学者は教育セッションを実際に設計し，提供するであろう。しかし，それは実用的でも好ましくもない。この分野に必要なのは，行動科学とコミュニケーションに十分に精通している栄養士や栄養学者が効果的な栄養教育プログラムを考案できることである。

a 栄養教育学会が考える栄養教育の専門家のコンピテンシー

　栄養教育学会（SNE）は，栄養教育の専門家がもつべきコンピテンシーの一覧を導入した（SNE, 1987）。栄養教育学会は，栄養教育の専門家は以下の5領域のコンピテンシーをもっているべきであると考えている。

① **栄養・食に関する内容**

　栄養科学，食品科学，臨床栄養学の基本を理解する。個人や集団の栄養状態を正確に評価できる力をもつ。食事に関する提案をする際に，適切な食生活指針を用いる。

② **食行動**

　食物供給システムの複雑さと食物選択における影響を理解する。生理学的，心理的，環境的（社会，文化，経済）な食行動の決定要因を理解する。

③ **行動と教育の理論**

　栄養教育に学習理論，教育理論，行動変容理論を適応する力。特に，食行動を修正するために行動科学の理論と技術（テクニック）を用いる。

④ **研究方法とプログラム評価**

　広く普及している科学的な文献を分析し評価する力と，栄養教育において研究とプログラム評価を遂行する上で適切なデザインと方法を用いる。

⑤ **栄養教育の設計と提供**

　栄養教育プログラム，カリキュラム，資料を設計する。個人，小集団，組織と多数の聞き手とのコミュニケーションを図る力，明瞭に書く力，適切に補足資料を用いる力を含む栄養教育を提供する。栄養教育プログラムを実施，管理する。

b　アメリカ栄養士会が考えるコンピテンシー

アメリカ栄養士会（ADA）の新人栄養士教育の基準（ADA, 2002）にも，栄養教育に関連するコンピテンシーが含まれている。

1　コミュニケーション
- 栄養士会の新人教育修了者は交渉する**技術**，専門的・一般的な文章の書き方，メディア・プレゼンテーション，対人コミュニケーションのスキル，カウンセリング理論と方法，聞き取り（面接）の技術，教育的理論と技術，人や集団のダイナミックスの概念，演説法，教材開発に関する知識がある。
- 修了者は集団を対象に教育セッションを行う時に口頭や文書でコミュニケーションをとる，栄養についてのカウンセリングを行う，様々な活動を適切に文書化する，栄養学に関する公共政策の立場を説明する，最近の情報技術を用いる，チームの一員として効果的に働くための**力を発揮する**。

2　社会科学
- 修了者には，公共政策の開発，心理学，多様な住民の健康行動と教育ニーズに関する**知識**がある。

3　栄養学
- 修了者には，ヘルスプロモーションや疾病予防に関する理論やガイドラインの**知識**がある。

F　結　論

本書は，行動や教育の理論と，行動栄養学や栄養教育研究における十分な背景を提供することをねらっている。したがって，皆さんは根拠に基づいた，より効果的であろう栄養教育のセッションやプログラムを計画，実施，評価するためにこの知識を適用することができる。栄養教育研究は，活動的で継続的である。本書を読むと同時に，栄養教育の研究の最新の雑誌記事を読むことや，ベストプラクティスについて学ぶことによって，理解を広げ，スキルを深めることができるであろう。

◆◆◆◆◆◆　**演習問題**　◆◆◆

1. 生まれもった生物学的準備因子を5つ以上あげ，文章等でそれぞれを説明してみよう。それらは修正可能であろうか？　もし可能なら，根拠を提示しよう。どのようにしたら栄養教育者にその情報が役に立つか？
2. 親が，自分の子どもは，野菜のような特定の健康的な食物を食べないといっているのを聞くことがよくある。彼らはそのような好き嫌いは，変えられないと考える。根拠に基づいて，皆さんはそのような親に何というだろうか？
3. 栄養教育者は，幼児が食べる量を自己調節する学習をどのように支援できるであろうか？
4. 「もしほうれん草を食べたら，デザートを食べてもよい」。この戦略を皆さんは親や保育者に，子どもた

ちがほうれん草を好きになるために勧めるか？　なぜ勧めるのか？　なぜ勧めないのか？

5. 個人内から生じる食行動への影響要因は，私たちの食物選択，食行動の中心に位置すると論じられてきた。それはなぜか？　それらの影響要因のうち3つについてそれぞれ文章等で説明し，なぜそれらがとても重要なのか説明してみよう。それらの個人的要因の理解は，どのように食行動変容につながるのか？

6. 食物のアベイラビリティとアクセシビリティを区別してみよう。それらはどのように食物選択に影響を与えることができるのか？　どのように栄養教育者はそれらの問題に対処することができるのか？

7. 人々は社会的ネットワークの中で生活し，どのように，何を食べるのかについての文化的期待を経験しているであろう。これらは栄養教育によって変えることができるわけではないのに，なぜ私たちは学習者に関するそのような情報に興味をもつべきなのか？

8. 人々の食物選択と食行動に影響する4つの環境要因を説明してみよう。そのような情報を用いて，栄養教育者は何ができるのであろうか？

9. 本章の初めに皆さんが書いた，食行動と身体活動行動に影響する潜在的な要因の一覧をもう一度見よう。それらと本章で説明した影響要因のカテゴリーを比較してみよう。どのカテゴリーが皆さんの一覧から抜け落ちていたであろうか？　どんな驚きがあったであろうか？　どのように自分の摂食パタンへの動機づけを説明するであろうか？

10. 栄養教育学会による栄養教育者にとってのコンピテンシーを見直す時に，どのコンピテンシーをすでにもっていると考えるであろうか？　どのコンピテンシーをさらに高めたいか？　次章以降を読む時，それらを心にとどめておこう。

文献

Addessi, E., A.T. Galloway, E. Visalberghi, and L.L. Birch. 2005. Specific social influences on the acceptance of novel foods in 2-5-year-old children. *Appetite* 45:264-271.

American Dietetic Association. 2002. *CADE accreditation handbook*. Chicago: American Dietetic Association, Commission on Accreditation for Dietetics Education (CADE).

Balzer, H. 1997. *The NPD Group's 11th annual report on eating patterns in America: National Eating Trends tracking*. Port Washington: The NPD Group.

Bandura, A. 1986. *Foundations of thought and action: A social cognitive theory*. Englewood Cliffs, NJ: Prentice-Hall.

Beauchamp, G.K., M. Bertino, and K. Engelman. 1983. Modification of salt taste. *Annals of Internal Medicine* 98(5 Pt 2):763-769.

Bentley, M.E., D.L. Dee, and J.L. Jensen. 2003. Breastfeeding among low-income, African-American women: Power, beliefs, and decision-making. *Journal of Nutrition* 133:305S-309S.

Bernstein, I. 1990. Salt preference and development. *Developmental Psychology* 2(4):552-554.

Birch, L.L. 1992. Children's preferences for high-fat foods. *Nutrition Reviews* 50:249-255.

―――. 1998. Psychological influences on childhood diet. *Journal of Nutrition* 128:407S-410S.

―――. 1999. Development of food preferences. *Annual Review of Nutrition* 19:41-62.

Birch, L.L., and M. Deysher. 1985. Conditioned and unconditioned caloric compensation: Evidence for self regulation of food intake by young children. *Learning and Motivation* 16:341-355.

Birch, L. L., and J.A. Fisher. 1995. Appetite and eating behavior in children. In *The pediatric clinics of North America: Pediatric nutrition*, edited by G.E. Gaull. Philadelphia: WB Saunders.

Birch, L.L., and J.O. Fisher. 2000. Mothers' child-feeding practices influence daughters' eating and weight. *American Journal of Clinical Nutrition* 71(5):1054-1061.

Birch, L.L., J.O. Fisher, and K.K. Davison. 2003. Learning to overeat: maternal use of restrictive feeding practices promotes girls' eating in the absence of hunger. *American Journal of Clinical Nutrition* 78(2): 215-220.

Birch, L.L., and D.W. Marlin. 1982. I don't like it; I never tried it: Effects of exposure on two-year-old children's food preferences. *Appetite* 3:353-360.

Birch, L.L., L. McPhee, B.C. Shoba, E. Pirok, and L. Steinberg. 1987a. What kind of exposure reduces children's food neophobia? *Appetite* 9:171-178.

Birch, L.L., L. McPhee, B.C. Shoba, L. Steinberg, and R. Krehbiel. 1987b. Clean up your plate: Effects of child feeding practices on the conditioning of meal size. *Learning and Motivation* 18:301-317.

Bowen, D.J., M.M. Henderson, D. Iverson, E. Burrows, H. Henry, and J. Foreyt. 1994. Reducing dietary fat: Understanding the success of the Women's Health Trial. *Cancer Prevention International* 1:21-30.

Brug, J., K. Glanz, and G. Kok. 1997. The relationship between self-efficacy, attitudes, intake compared to others, consumption, and stages of change related to fruit and vegetables. *American Journal of Health Promotion* 12(1):25-30.

Center for Science in the Public Interest. 2003. *Pestering parents: How food companies market obesity to children*. Washington, DC: CSPI.

Chakravarthy, M.V., and F.W. Booth. 2004. Eating, exercise, and "thrifty" genotypes: Connecting dots toward an evolutionary understanding of modern chronic diseases. *Journal of Applied Physiology* 96:3-10.

Cheadle, A., B.M. Psaty, S. Curry, et al. 1991. Communitylevel comparisons between the grocery store environment and individual dietary practices. *Preventive Medicine* 20:250-261.

Clark, J.E. 1998. Taste and flavour: Their importance in food choice and acceptance. *Proceedings of the Nutrition Society* 57:639-643.

Connors, M., C.A. Bisogni, J. Sobal, and C.M. Devine. 2001. Managing values in personal food systems. *Appetite* 36:189-200.

Contento, I.R., S.S. Williams, J.L. Michela, and A. Franklin. 2006. Understanding the food choice process of adolescents in the context of family and friends. *Journal of Adolescent Health* 38:575-582.

Contento I.R., P.A. Zybert, and S.S. Williams. 2005. Relationship of cognitive restraint of eating and disinhibition to the quality of food choices of Latina women and their young children. *Preventive Medicine* 40:326-336.

Cutler, D.M., and E.L. Glaeser. 2003. *Why have Americans become more obese?* Cambridge, MA: Harvard Institute of Economic Research, Harvard University.

De Araujo, I.E., M.L. Kringelbach, E.T. Rolls, and P. Hobden. 2003. Representation of umami taste in the human brain. *Journal of Neurophysiology* 90:313-319.

De Castro, J.M. 1995. The relationship of cognitive restraint to the spontaneous food and fluid intake of free-living humans. *Physiology and Behavior* 57:287-295.

———. 1999. Behavioral genetics of food intake regulation in free-living humans. *Journal of Nutrition* 7/8: 550-554.

———. 2000. Eating behavior: Lessons learned from the real world of humans. *Nutrition* 16:800-813.

Desor, J.A., O. Mahler, and L.S. Greene. 1977. Preference for sweet in humans: Infants, children and adults. In *Taste and development of the genesis of the sweet preference*, edited by J. Weiffenback. Bethesda: U.S. Department of Health, Education and Welfare.

Devine, C.M., M.M. Connors, J. Sobal, and C.A. Bisogni. 2003. Sandwiching it in: Spillover of work onto food choices and family roles in low- and moderate-income urban households. *Social Science and Medicine* 56(3):617-630.

Drewnowski, A., and A. Barrett-Fornell. 2004. Do healthier diets cost more? *Nutrition Today* 39:161-168.

Drewnowski, A., N. Darmon, and A. Briend. 2004. Replacing fats and sweets with vegetables and fruits—a question of cost. *American Journal of Public Health* 94:1555-1559.

Duffy, V.B., and L.M. Bartoshuk. 2000. Food acceptance and genetic variation in taste. *Journal of the American Dietetic Association* 100(6):647-655.

Eaton, S.B., S.B. Eaton III, and M.J. Kanner. 1997. Paleolithic nutrition revisited: A twelve-year retrospective on its nature and implications. *European Journal of Clinical Nutrition* 51:207-216.

Elitzak, H. 2001. Food marketing costs at a glance. *FoodReview* 24(3).

Faith, M.S., K.S. Scanlon, L.L. Birch, L.A. Francis, and B. Sherry. 2004. Parent-child feeding strategies and their relationships to child eating and weight status. *Obesity Research* 12(11):1711-1722.

Feunekes, G.I.J., C. De Graff, S. Meyboom, and W.A. Van Staveren. 1998. Food choice and fat intake of adolescents and adults: Association of intakes within social networks. *Preventive Medicine* 26:645-656.

Fisher, J.O., D.C. Mitchell, H. Smiciklas-Wright, and L.L. Birch. 2002. Parental influences on young girls' fruit and vegetable, micronutrient, and fat intakes. *Journal of the American Dietetic Association* 102(1):58-64.

Food Marketing Institute. 2002. *Shopping for health 2002*. Washington, DC: Author.

———. 2005. *Supermarket facts: Industry overview 2004*. Washington, DC: Author.

Food Research and Marketing Center. 2005, December. Hunger in the U.S. http://www.frac.org/html/hunger_in_the_us/hunger_index.html. (Food Research and Action Center　2014年11月現在)

Gallo, A.E. 1995. *The food marketing system in 1994* (Agricultural Information Bulletin No. 717). Washington, DC: U.S. Department of Agriculture.

———. 1996. *The food marketing system in 1995* (Agricultural Information Bulletin No. AIB731). Washington. DC: U.S. Department of Agriculture.

———. 1998. *The food marketing system in 1996* (Agricultural Information Bulletin No. AIB743). Washington, DC: U.S. Department of Agriculture Economic Research Service.

Gillman, M.W., S.L. Rifas-Shiman, and A.L. Frazier. 2000. Family dinner and diet quality among older children and adolescents. *Archives of Family Medicine* 9:235-240.

Glanz, K., M. Basil, E. Maibach, J. Goldberg, and D. Snyder. 1998. Why Americans eat what they do: Taste, nutrition, cost, convenience, and weight control concerns as influences on food consumption. *Journal of the American Dietetic Association* 98(10):1118-1126.

Harper, L.V., and K.M. Sanders. 1975. The effect of adults' eating on young children's acceptance of unfamiliar foods. *Journal of Experimental Child Psychology* 20:206-214.

Hearn, M.D., T. Baranowski, J. Baranowski, et al. 1998. Environmental influences on dietary behavior among children: Availability and accessibility of fruits and vegetables enable consumption. *Journal of Health Education* 19:26-32.

IFIC Foundation. 1999, September/October. Are you listening? What consumers tell us about dietary recommendations. *Food Insight: Current Topics in Food Safety and Nutrition*.

Institute of Medicine. 2006. *Food marketing to children and youth: Threat or opportunity?* Washington, DC: Institute of Medicine, National Academy Press.

Johnson, S., and J. Birch. 1994. Parents' and children's adiposity and eating style. *Pediatrics* 94(5):653-661.

Johnson, S.L., L. McPhee, and L.L. Birch. 1991. Conditioned preferences: Young children prefer flavors associated with high dietary fat. *Physiology and Behavior* 50:1245-1251.

Kaminski, L.C., S.A. Henderson, and A. Drewnowski. 2000. Young women's food preferences and taste responsiveness to 6-n-propylthiouracil (PROP). *Physiology and Behavior* 68:691-697.

Keller, K.L., and B.J. Tepper. 2004. Inherited taste sensitivity to 6-n-propylthiouracil in diet and body weight in children. *Obesity Research* 12:904-912.

Krebs-Smith, S.M., J. Heimedinger, B.H. Patterson, A.F. Subar, R. Kessler, and E. Pivonka. 1995. Psychosocial factors associated with fruit and vegetable consumption. *American Journal of Health Promotion* 10: 98-104.

Lennernas, M., C. Fjellstrom, W. Becker, I. Giachetti, A. Schmidt, A. Remaut de Winter, and M. Kearney (AU: Is Giachetti a separate reference?). 1997. Influences on food choice perceived to be important by nationally-representative samples of adults in the European Union. *European Journal of Clinical Nutrition* 51(Suppl. 2):S8-S15.

Levy, A., and R. Strokes. 1987. Effects of a health promotion advertising campaign on sales of ready-to-eat cereals. *Public Health Reports* 102:398-403.

Lewin, K. 1936. *Principles of topological psychology.* New York: McGraw-Hill.

Liem, D.G., and J.A. Mennella. 2002. Sweet and sour preferences during childhood: Role of early experiences. *Developmental Psychobiology* 41:388-395.

Lin, W., and I.S. Liang. 2005. Family dining environment, parenting practices, and preschoolers' food acceptance. *Journal of Nutrition Education and Behavior* 37(supplement 1):P47.

Lipton, K.L., W. Edmondson, and A. Manchester. 1998. *The food and fiber system: Contributing to the U.S. and world economies.* Washington, DC: Economic Research Service, U.S. Department of Agriculture.

Lowe, M.R. 2003. Self-regulation of energy intake in the prevention and treatment of obesity: Is it feasible? *Obesity Research* 11(Suppl.):44S-59S.

MacIntosh, W.A. 1996. *Sociologies of food and nutrition.* New York: Plenum Press.

Mancino, L., B.H. Lin, and N. Ballenger. 2004. *The role of economics in eating choices and weight outcomes* (Agriculture Information Bulletin No. 791). Washington DC: U.S. Department of Agriculture, Economic Research Service.

Maslow, A.H. 1968. *Towards a psychology of being.* Princeton: Van Nostrand Reinhold.

Mattes, R.D. 1993. Fat preference and adherence to a reduced-fat diet. *American Journal of Clinical Nutrition* 57(3):373-381.

———. 1997. The taste for salt in humans. *American Journal of Clinical Nutrition* 65(2 Suppl.):692S-697S.

Mela, D. 1993. Consumer estimates of the percentage energy from fat in common foods. *European Journal of Clinical Nutrition* 47:735-740.

Mela, D.J., and R.D. Mattes. 1988. The chemical senses and nutrition: Part 1. *Nutrition Today* 23(March/April):4-9.

Mennella, J.A., and G.K. Beauchamp. 1996. The early development of human flavor preferences. In *Why we eat what we eat,* edited by E.D. Capaldi. Washington, DC: American Psychological Association.

Mennella, J.A., C.E. Griffen, and G.K. Beauchamp. 2004. Flavor programming during feeding. *Pediatrics* 113: 840-845.

Mennella, J.A., C.P. Jagnow, and G.K. Beauchamp. 2001. Prenatal and postnatal flavor learning by human infants. *Pediatrics* 107:e88.

Mertz, W., J.C. Tsui, J.T. Judd, et al. 1991. What are people really eating? The relationship between energy intake derived from estimated diet records and intake determined to maintain body weight. *American Journal of Clinical Nutrition* 54(2):291-295.

Michener, W., and P. Rozin. 1994. Pharmacological versus sensory factors in the satiation of chocolate craving. *Physiology and Behavior* 56:419-422.

Morland, K., S. Wing, A. Diez Roux. 2002. The contextual effect of the local food environment on residents' diets: The atherosclerosis risk in communities study. *American Journal of Public Health* 92:1761-1767.

Nasser, J.A., H.R. Kissileff, C.N. Boozer, C.J. Chou, and X. Pi-Sunyer. 2000. PROP status and oral fatty acid perception. *Eating Behaviors* 2:237-245.

National Pork Producers Council. 2002. The kitchen survey. In *The kitchen report.* Urbandale, IA: Author.

Neel, J.V. 1962. Diabetes mellitus a "thrifty" genotype rendered detrimental by "progress"? *American*

Journal of Human Genetics 14:352-353.

Pelchat, M., and P. Pliner. 1995. Try it. You'll like it. Effects of information on willingness to try novel foods. *Appetite* 24:153-166.

Pelto, G.H. 1981. Anthropological contributions to nutrition education research. *Journal of Nutrition Education* 13(Suppl.):S2-S8.

Pepino, M.Y., and J.A. Mennella. 2005. Factors contributing to individual differences in sucrose preference. *Chemical Senses* 30(Suppl. 1):i319-i320.

Peters, J.C., H.R. Wyatt, W.T. Donahoo, and J.O. Hill. 2002. From instinct to intellect: The challenge of maintaining healthy weight in the modern world. *Obesity Reviews* 3:69-74.

Pliner, P., M. Pelchat, and M. Grabski. 1993. Reduction of neophobia in humans by exposure to novel foods. *Appetite* 7:333-342.

Putnam, J.J., and J.E. Allshouse. 1999. *Food consumption, prices, and expenditures, 1970-97* (Statistical Bulletin No. 965). Washington, DC: U.S. Department of Agriculture, Food and Rural Economics Division, Economic Research Service.

Robinson, J.P., and G. Godbey. 1997. *Time for life: The surprising ways Americans use their time.* University Park, PA: Pennsylvania State University Press.

———. 1999. *Time for life: The surprising ways Americans use their time.* 2nd ed. University Park: Pennsylvania State University Press.

Robinson, T.N., M. Kiernan, D.M. Matheson, and K.F. Haydel. 2001. Is parental control over children's eating associated with childhood obesity? Results from a population-based sample of third graders. *Obesity Research* 9:306-312.

Rogers, P.J., and H.J. Smit. 2000. Food craving and food addiction: A critical review of the evidence from a biopsychosocial perspective. *Pharmacology, Biochemistry and Behavior* 66:3-14.

Rolls, B.J., D. Engell, and L.L. Birch. 2000. Serving size influences 5-year-old but not 3-year-old children's food intakes. *Journal of the American Dietetic Association* 100:232-234.

Rozin, P. 1988., Social learning about food by humans. In *Social learning: Psychological and biological perspectives*, edited by T.R. Zengall and G.G. Bennett. Hillsdale, NJ: Lawrence Erlbaum Associates.

———. 1996. Sociocultural influences on human food selection. In *Why we eat what we eat: The psychology of eating*, edited by E.D. Capaldi. Washington, DC: American Psychological Association.

Rozin, P., and A.E. Fallon. 1981. The acquisition of likes and dislikes for foods. In *Criteria of food acceptance: How man chooses what he eats*, edited by J. Solms and R.L. Hall. Zurich: Forster Verlag.

———. 1987. A perspective on disgust. *Psychology Review* 94(1):23-41.

Satter, E. 2000. *Child of mine: Feeding with love and good sense.* 3rd ed. Boulder, CO: Bull Publishing Co.

Sclafani, A. 1990. Nutritionally based learned flavor preferences in rats. In *Taste, experience, and feeding*, edited by E.C.T. Powley. Washington, DC: American Psychological Association.

———. 2004. Oral and post-oral determinants of food reward. *Physiology and Behavior* 81:773-779.

Sclafani, A., and K. Ackroff. 2004. The relationship between food reward and satiation revisited. *Physiology and Behavior* 82(1):89-95.

Seale, J. Jr., A. Regmi, and J. Bernstein. 2003. *International evidence on food consumption patterns* (Technical Bulletin No. 1904). Washington, DC: U.S. Department of Agriculture, Economic Research Service.

Shepherd, R. 1999. Social determinants of food choice. *Proceedings of the Nutrition Society* 58:807-812.

Skinner, B.F. 1953. *Science and human behavior.* New York: Macmillan.

———. 1971. *Beyond freedom and dignity.* New York: Knopf.

Skinner, J.D., B.R. Carruth, W. Bounds, and P.J. Ziegler. 2002. Children's food preferences: A longitudinal analysis. *Journal of the American Dietetic Association* 102:1638-1647.

Small, D.M., and J. Prescott. 2005. Odor/taste integration and the perception of flavor. *Experimental Brain Research* 166:345.

Society for Nutrition Education. 1987. Recommendations of the Society for Nutrition Education on the academic preparation of nutrition education specialists. *Journal of Nutrition Education* 19(5):209-210.

Stunkard, A. 1975. Satiety is a conditioned reflex. *Psychosomatic Medicine* 37:383-389.

Tepper, B.J. 1998. 6-n-Propylthiouracil: A genetic marker for taste, with implications for food preference and dietary habits. *American Journal of Human Genetics* 63:1271-1276.

Tepper, B.J., and R.F. Nurse. 1997. Fat perception is related to PROP taster status. *Physiology and Behavior* 61:949-954.

Thorsen, C., and M. Mahoney. 1974. *Behavioral self-control*. New York: Holt, Rinehart, & Winston.

U.S. Department of Agriculture. 2000. *Beliefs and attitudes of American towards their diet* (Nutrition Insight No. 19). Washington, DC: Center for Nutrition Policy and Promotion, U.S. Department of Agriculture.

Watson, J.B. 1925. *Behaviorism*. New York: Norton.

第3章

栄養教育概論：
実行に移すための「なぜ」と「どのように」を引き出す

An Overview of Nutrition Education: Facilitating Why and How to Take Action

本章の概要

行動に焦点を合わせた栄養教育の例を紹介し，行動科学理論や栄養教育研究が栄養教育の効果を高めるためにどのように役立つかを概説する。

本章のねらい　読み終えた時に，以下ができること。

- 栄養教育における，行動や実行に焦点を合わせたアプローチの意義を説明する。
- 栄養教育の基本的な役割を認識した上で，行動に影響を及ぼす要因に働きかける。
- 栄養行動に関する理論や栄養教育研究が，効果的な栄養教育を設計するためのマップをどのように提供できるかを述べる。
- 研究や実践における理論の重要性について議論する。
- 栄養教育の3つの構成要素とそれぞれの教育目標を説明する。
- 理論に基づく栄養教育の概念枠組みを説明する。

シナリオ

前章のアリシアとレイを覚えているであろうか。アリシアは19歳で，高校を卒業し，診療所で事務アシスタントとして忙しく働いている。野菜や果物をたくさん食べなければならないことをわかっているが，昼食時には，満腹になり，さっとつまめ，すばやく食べられるものを好んで食べる。また，りんごよりもアップルパイを食べることの方がずっと多い。それでも，過体重ではなく，元気だと感じ，何かを変える必要があるとはあまり思ってはいない。

レイは40代半ばである。毎年1, 2ポンド（約450～900 g）ずつ体重が増え，現在40ポンド（約18 kg）ほどの過体重で，糖尿病のリスクがある。主治医は，リスクを減らすために減量すべきだと話している。レイも体重を減らしたいと本当に思っているが，非常に難しいようである。小売店の店員として，電話や立ち仕事をしてあまり動かずに過ごし，1日の仕事を終えて帰宅すると，座ってテレビを観たがる。妻は，より健康的な食事をしたいと思っているが，レイは満腹になる肉の多い，たっぷりした食事を好み，常にデザートを食べたがる。

栄養教育が健康につながる行動を引き出す戦略の組み合わせであるとすれば，栄養教育者は，アリシアを支援し，レイがより健康的な食べ方をするために何ができるであろうか。

A　はじめに

　健康の専門家が健康増進や健康関連行動の変容を促すことに関心をもち始めた当初は，患者や大衆に情報を提供することが重要視されていた。アリシアやレイのような人々が十分な情報をもっていれば，予防接種を受け，健康的に食べ，健康診断に行き，禁煙するといった，疾病予防と健康の改善のために必要な行動をとるだろうと思われていた。しかしながら，健康キャンペーンの結果を分析すると，情報だけでは望ましい行動に導けないことが明らかになった。多くの人にとって健康自体が目的ではなく，目的を達成するための手段，すなわちゴールに到達するために人生においてしたいことをするための能力にすぎない。このため，病気の症状のない段階では，健康関連行動の優先順位が高くないことが多い。食物についても同様で，健康的に食べること自体は目的でないことが多い。食べることは，生命の多様な活動に必要な栄養分を供給することであり，喜びや楽しさの源である。ここで問題となるのは，健康的に食べることを支援する栄養教育プログラムの効果を最大にするにはどうすればよいか？　ということである。健康的に食べることを喜びや楽しさの源にするにはどうすればよいか？　健康行動の変容プログラムの効果を高める要因にはどのようなものがあるか？　といったことである。

　これらは，栄養専門家が何十年にもわたって取り組んできた問いである。1900年代初頭，アメリカやヨーロッパ諸国において，栄養教育は公式な活動として，ビタミンのような食品成分の同定や，それらの健康に対する重要性の認識という形で始まった。1965年，McKenzieとMumfordは，栄養教育に関して公表された世界中の文献をレビューした。客観的評価が含まれた調査研究は22件のみで，そこから，栄養教育が成功するか失敗するかを決める要素を見出した。そして「使われた手法，関連するパーソナリティ，あるいはその地域全体の状況……，しかしまだ，これ以上はっきりと特定する状況にはない……，それは，評価された研究がほとんどないためであり，単に，評価のための技術的手段が十分に開発されていないためでもある」と指摘した（McKenzie & Mumford, 1965）。1900〜1970年の間には栄養教育についての包括的レビューが世界各地で行われ，Whitehead（1973）は，いくつかの結論に至った。すなわち，変えようとする行動が明確なゴールとされている時や，適切な教育的手法が用いられた時，学習者自身が積極的に問題解決に取り組む時，そして統合されたコミュニティアプローチが用いられた時に，栄養教育は食行動改善の要因になることがわかったのである。Whiteheadはまた，栄養教育の効果的な手法や技術に関して具体的な情報を提供するためには，よりうまく設計された研究が必要であることにも言及している。

　ヘルスプロモーションや慢性疾患予防への関心の高まりを受けて，アメリカ政府は1980年に「アメリカ人のための食生活指針」初版，1993年に「フードガイドピラミッド」（現マイプレート），1990年に初めての「ヘルシーピープル」政策文書を公表した。どれも，健康改善や慢性疾患予防のためにより健康的な食べ方をするよう，人々を支援することに焦点を合わせたものである。栄養素不足の予防には食事に特定の食物を「添加」することが関与するのに対し，ヘルスプロモーションや慢性疾患予防には，何をどれだけ食べるかの行動を「変容」させるという，より困難な課題が求められる。1980年代，1990年代には，栄養教育専門家側でも活発な活動が起こった。すなわち，行動栄養学の専門家，栄養教育研究者，行動科学者，栄養実践家によるワークショップや会議，また文献レビューが行われたのである。これは，栄養教育者が，「何が」役立つかだけでなく，**なぜ，どのように**役立つかについて理解を深めようとするにつれて起こった

活動であった（Contento,1980; Olson & Gillespie,1981; Zeitlin & Formation, 1981; Gussow & Contento,1984; Johnson & Johnson,1985; Contento, et al., 1992）。これらの会議やレビューの結果はどれも，より効果的な栄養教育のために，さらなる栄養教育研究や，食物選択研究，健康教育，行動科学研究の理論や成果を，より系統的に適用する必要があるというものであった。

　研究者たちは，ここ数十年の間に大変活動的になり，政府の研究基金やプログラムによって大きく後押しされた。政府も，過体重予防だけでなく慢性疾患予防にも関心をもつようになったためである。こうして進められた研究は，栄養教育の実践にとって大変有意義な発見をもたらしてきた（Achterberg & Lytle, 1995; Contento, et al., 1995; Potter, et al., 2000; Ammerman, et al., 2002; Baranowski, et al., 2003; Pomerleau, et al., 2005; Doak, et al., 2006）。これらの研究は，様々な方法でWhiteheadによる過去の発見を発展させ，以下の条件により，栄養教育の効果が上がる可能性があるという点において一致していた。

- 単に一般的な情報を広めるより，特定の行動あるいは実践に焦点を合わせること。
- 特定の集団に関連する個人の行動への影響を明確にし，働きかけることを主要な使命としていること。これらの影響要因は，動機を与え，強化し，行動を可能にするものであり，行動の決定要因，あるいは食関連行動の変容や実行の潜在メディエーター（p. 69 参照）と呼ばれる。
- 栄養教育，行動栄養学，関連分野における理論と研究に基づき，行動変容の潜在メディエーターに働きかけるための教育的戦略を設計していること。
- 食物選択や食行動に関する多様なレベルの影響要因に働きかけ，多様なチャネルを利用し，十分に時間をかけてメッセージを伝えていること。

B　栄養教育：行動とその影響要因に焦点を合わせる

a　行動または実行に焦点を合わせる

　栄養教育は，行動に焦点を合わせた時に効果が上がる可能性が高い。これは何を意味するのか？　栄養教育において**行動に焦点を合わせたアプローチ**（behavior-focused approach）とは，一般的な方法で食物や栄養に関する情報を単に広めるよりむしろ，健康やウェルビーイングに影響を及ぼす特定の個人の食物選択行動や栄養関連活動，地域における食の実践への働きかけに焦点を合わせたプログラムや活動をいう。一連の教育的戦略と，関連する環境的サポートを用い，食行動変容や健康に資する実行を促すのである。栄養関連行動には，以下のものがある。

- 1日に十分な量の野菜や果物を食べること，低脂肪の食事（その意味を明確にしたもの）をとること，ポーションサイズを小さめにすること，規則正しく朝食をとることといった，食物選択や健康に関連した観察可能な行動。
- 食品の安全，食事づくりや調理，食物に関する資源の管理，ファーマーズマーケットからの食物や，そのほか，食物に対する関心事に関連した行動や実践。
- 上記に加えて，母乳育児といった，栄養に対する関心事に関連した行動。

- ランニング，サイクリング，ソフトボールといった特定の身体活動。これは，健康的な体重を維持する上でエネルギーバランスが考慮されるため，栄養関連行動に含まれる。

したがって，心疾患やがんのリスクを減らそうとする介入を行う際には，野菜，果物，全穀粒穀物の摂取量を増やし，飽和脂肪酸の高い食物を減らす行動に焦点を合わせるようになるであろう。体重増加を抑制しようとする介入であれば，エネルギー密度の高い食物のポーションサイズを制限し，身体活動を増やす行動に焦点を合わせることができる。行動に焦点を合わせたアプローチにおいて期待されるアウトカムは，行動または実践の変容である。長期的なアウトカムとしては，健康または生活の質，もしくはその両方を改善することが望ましい。

働きかけの対象となる行動の特定は，国が提示する栄養・健康ゴールや栄養科学に基づく研究の知見だけでなく，学習者のニーズや認知，願望によっても行われる。行動は，社会や環境の状況と相互に影響し合うものであるため，社会状況の中で働きかけられ，つくり上げられるのが自然である。

特定の個人の行動や地域における実践に焦点を合わせることは，健康増進と慢性疾患や肥満の予防が栄養教育の主要目的になっている現在，特に重要である。アメリカで最初の食生活指針が発表された時，ある研究者が次のように述べた。「これまでのメッセージは，本質的にすべてのものについて食べる量を増やすことであった。今，私たちは，多く食べるもの，少なく食べるものの区別を大衆に教えるという，難しい課題に直面している。メッセージはだんだんと，食べる量を減らす内容になっていくだろう」(Hegsted, 1979)。識別力を高めることや，食べる量を減らすことは，より健康的になるために，食物の質を改善し量を減らすことを意味する。生物学的準備要因や幼少期の条件づけにより，甘くエネルギー密度の高い食物を好むこと，また，そのような食物を広く入手でき，さかんに販売促進される環境があることを考慮すると，上記のような変容は容易ではない。研究者たちは，人間生理学は食物が不足し，身体活動の多い環境で機能するよう発展したといっているが，現在はその反対の状況にある（Peters, et al., 2002）。このように現代の環境により，体重管理は，本能的な（無意識の）プロセスから，実態を踏まえた意識的な取り組みを必要とするプロセスに変わった。かなり意識して体重管理に取り組まなければ，十中八九，体重が増えるのである。質の高い食事をとることにも，相当に意識して取り組まなくてはならない。前章で見てきたように，生物学的メカニズムには，その日に供給される食物から栄養価の高い食事を自動的に選択させるようなものは組み込まれていない。意識的な取り組みが必要なのである。

一般的な意味で上手に食べること，食品群，栄養素や，これらが身体に与える影響に関する情報は，真に行動変容を支援するにはあまりに拡散しすぎている。栄養教育が影響力を発揮するためには，明確化された行動あるいは地域における実践に焦点を合わせなければならない。例として，小学3年生と5年生を対象とした Children and Adolescent Trial for Cardiovascular Health（CATCH）研究を取り上げよう（Luepker, et al., 1996）。これは，健康的な食事をとることと身体活動を増やすことを推奨した栄養教育介入である。低脂肪や高食物繊維の食物を選択することに焦点を合わせた結果，ねらいとする行動に肯定的な影響が見られた。さらにデータを分析し，プログラムが野菜や果物の摂取（高食物繊維のカテゴリーに含まれるが，この介入の対象ではない）に影響を与えたかを調べたところ，ネガティブな結果が得られた（Perry, et al., 1998）。後に，特に野菜や果物に焦点を合わせて，同様に行われた別のプログラムでは，野菜や果物の摂取が増加するという結果が得られ（Perry & Bishop, 1998），行動を明確化することの重要性が示された。

行動に焦点を合わせてアプローチするといっても，食物や栄養に関する情報が重要でないというわけではない。それどころか，複雑な栄養・食行動には，たくさんの情報と批評的思考スキルが必要となることが多いであろう。ただし，介入によって提供される情報は，ねらいとなる行動や実践に関連したものであり，また，個人が行動する意志をもち，実際に行動に移せるよう支援するために設計されたものであるべきである。また，かつての行動主義者のように，より健康的にするために，栄養教育によって人々の行動を操作することをめざしているわけでもない。個人の行動変容が起こるのは，自分自身が変容する必要性を感じ，変容したいと思う時のみである。栄養教育は，意見交換や討論を通して，自主性や自己責任の意識を尊重し，育成しなければならない（Buchanan, 2004）。有名な著作者であるJohn C.Maxwell（2000）は，次のように述べた。「人々はしなければならないと感じるほど必要性に迫られ，自らしたくなるほど学び，できるようになるほど受けとめると，変容する」。

b　行動や行動変容への影響要因に働きかける

　研究によると栄養教育は，健康的に食べることに関する一般的な情報を単に広めるよりも，行動に影響を及ぼす要因に働きかける方が効果的なことがわかっている。したがって，行動に焦点を合わせたアプローチでは，行動への影響要因を理解することや，行動変容を促すことが栄養教育のねらいとなる。「栄養教育のターゲットを，知識を増やすというゴールから食行動に影響を及ぼす要因を修正するというゴールへ変えたことは，大きな方向転換である」といわれてきた（Baranowski, et al., 2003）。確かに，栄養教育の主要な使命は，特定集団に対して，個人として関連のある行動に影響を及ぼす多くの要因に働きかけるような活動を設計することである。このため，効果的な栄養教育プログラムを設計しようとした場合に，まず，食に関する行動と，その変容を理解しなければならない。この点で最も有益であったのは行動科学研究である。知識に基づく栄養教育では食行動変容が起こらないのが一般的であるが，行動科学研究は，その理由を理解するのに役立つ。第2章（p.36〜）で，知識のほかにも食物選択や栄養関連行動に影響を及ぼす様々な要因があることを述べたが，栄養教育を効果的にするためには，こうした多くの影響要因に働きかけなければならない。これらの影響要因には，数々の名称がある。ある食べものを，なぜ食べるのかに関する影響要因は，通常，**行動の決定要因**と呼ばれる。栄養教育において行動の決定要因とは，社会経済状態や教育レベルといった修正不可能な決定要因に対し，認知，態度，感情といった**修正可能**な決定要因を指す。私たちは，現在の食パタンの決定要因だけではなく，なぜ，そしてどのように食パタンを変えるのかを理解しようとしている。変容の決定要因は，栄養教育プログラムで働きかけの対象となる場合，行動変容の**潜在メディエーター**と呼ばれることが多い。食実践の変容を支援する際には，行動変容につながる決定要因と同様に，現在の食事の決定要因を特定する方法が最も効果的である。

　栄養教育において，**行動**は，健康を改善するための実行を指す。この実行は，どのように提示されたかによって行動あるいは行動変容と呼ばれる。例えば，推奨されるサービング数の野菜や果物の摂取を促進する介入の場合，行動のことを**実行すること**（taking action），また，影響を実行の**決定要因**（determinants）または**メディエーター**（mediators）と呼ぶことができる。また，**もっと野菜や果物を食べるよう勧める場合には，行動を行動変容**，影響要因を**行動変容のメディエーター**と呼ぶことができる。これらの用語はどれも文脈に合わせて用いられる。

　前章で，行動に関する影響要因には重なる領域が多くあることを説明した。栄養教育では，図3-1に示

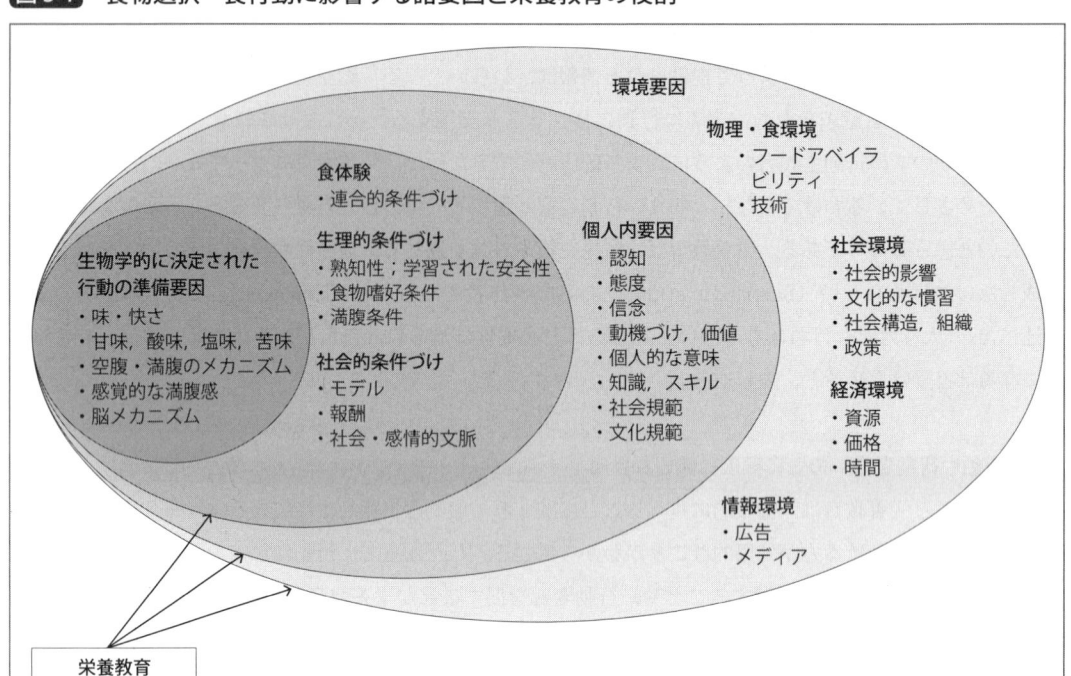

第Ⅰ部 ● 研究，理論，実践のつながり：基礎

図3-1 食物選択・食行動に影響する諸要因と栄養教育の役割

```
環境要因
  物理・食環境
    ・フードアベイラビリティ
    ・技術
  食体験
    ・連合的条件づけ
  生理的条件づけ
    ・熟知性；学習された安全性
    ・食物嗜好条件
    ・満腹条件
  個人内要因
    ・認知
    ・態度
    ・信念
    ・動機づけ，価値
    ・個人的な意味
    ・知識，スキル
    ・社会規範
    ・文化規範
  社会環境
    ・社会的影響
    ・文化的な慣習
    ・社会構造，組織
    ・政策
  生物学的に決定された行動の準備要因
    ・味・快さ
    ・甘味，酸味，塩味，苦味
    ・空腹・満腹のメカニズム
    ・感覚的な満腹感
    ・脳メカニズム
  社会的条件づけ
    ・モデル
    ・報酬
    ・社会・感情的文脈
  経済環境
    ・資源
    ・価格
    ・時間
  情報環境
    ・広告
    ・メディア

栄養教育
```

すとおり，そうした複数の影響要因に働きかけなければならない。さらに具体的にいうと，前章で述べたように，研究から得られた科学的根拠により，食物，生理的要因，環境的要因が，食物選択や食実践に対して，直接的にだけでなく，世の中の解釈を通しても影響を及ぼすことがわかっている。これらの強力な心理学プロセス（認知，信念，価値観，態度）は，私たちが行うことに鍵となる影響を及ぼす要因である。このように栄養教育は，主として行動に強力な影響を及ぼす要因や，環境における支援的活動を対象として行われる。

栄養教育の主たる課題は，食行動に影響する多くの要因に気がつくような活動を設計することや，個人が選択を行う場合に，行動変容のための動機づけや能力，機会を得られるよう，やる気を活性化し，スキルを増強し，支援を提供することである（p.56, **図2-3**）。

より詳しいまとめを**図3-2**に示した。右から見ていくと，栄養学的なウェルビーイング（nutritional well-being）は栄養状態や慢性疾患の危険因子に左右され，栄養状態や慢性疾患の危険因子は，栄養・食に関する行動に大きな影響を受けていることがわかる。さらに栄養・食に関する行動は膨大な要因の影響を受けている。第2章において，行動に関する影響要因を，食物，人，環境の3つのカテゴリーに整理できることを述べた。食物に関する準備要因や経験が個人的に，または個人の心の中に感覚・感情的な反応を引き起こすことから，食物や人に関連した要因は，一緒に整理されることが多い。**図3-2**は，年齢，性別，遺伝といった生物学的要因や身体活動，流行性感染症等の身体的外部要因，さらにそのほかの課題が，健康や，栄養教育では修正できない行動に影響を与えることを示している。同時に，消費者としての要求を通して，私たちの行動は，一種のフードシステムにも影響を及ぼすであろう。例えば，私たちが主に味，低価格，便利さに基づいて食物選択を行えば，フードシステムはそうした食物を提供するであろう。質や地元農

図 3-2 栄養学的なウェルビーイングに影響する諸要因と栄養教育の役割

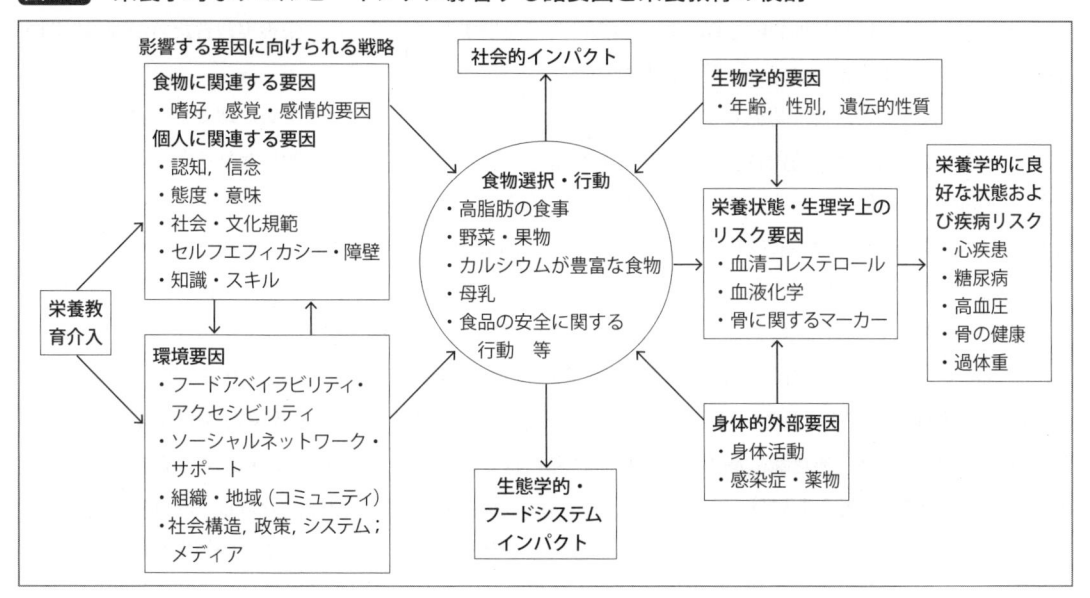

影響する要因に向けられる戦略

- 食物に関連する要因
  - 嗜好，感覚・感情的要因
- 個人に関連する要因
  - 認知，信念
  - 態度，意味
  - 社会・文化規範
  - セルフエフィカシー・障壁
  - 知識・スキル
- 環境要因
  - フードアベイラビリティ・アクセシビリティ
  - ソーシャルネットワーク・サポート
  - 組織・地域（コミュニティ）
  - 社会構造，政策，システム；メディア

栄養教育介入

食物選択・行動
- 高脂肪の食事
- 野菜・果物
- カルシウムが豊富な食物
- 母乳
- 食品の安全に関する行動　等

社会的インパクト

生態学的・フードシステムインパクト

生物学的要因
- 年齢，性別，遺伝的性質

身体的外部要因
- 身体活動
- 感染症・薬物

栄養状態・生理学上のリスク要因
- 血清コレステロール
- 血液化学
- 骨に関するマーカー

栄養学的に良好な状態および疾病リスク
- 心疾患
- 糖尿病
- 高血圧
- 骨の健康
- 過体重

場の生産力への関心に基づいて食物選択を行えば，フードシステムはそうした選択を反映するであろう．食物に関する行動や実践は，農家に対してと同様に社会に対して，また，農場労働者や，どのように食に関する社会構造やコミュニティが形成されるかに対しても強い影響を与える．図 3-2 は，行動が栄養教育の焦点であり，行動あるいは行動のメディエーターに影響を及ぼす要因への働きかけが栄養教育の主要な使命であることを示している．

こうした理由から，栄養教育を設計し実施するためには，学習者の食行動への影響要因や行動変容の潜在メディエーターを明らかにし，優先順位をつけなければならない．そうすることで，影響要因や潜在メディエーターに働きかけるような戦略が開発され得るであろう．

c 栄養教育を方向づけるために理論と根拠を用いる

それでは，どのように教育的戦略と環境的サポート活動を設計すればよいのであろうか？　どのような原理に従うとよいのであろうか？　行動の決定要因や行動変容のメディエーターのリストをよく読んでいるだけでは，より効果的な栄養教育戦略を計画することに役立つとは限らない．学習者や特定の行動について行動変容を真に媒介する際に，ほかの要因より重要な要因がある．限られた時間や資源の中では，食行動変容を媒介する上で最も関連の深い要因を選択し，それらの要因を対象として，適切な教育的戦略を用いて進めていかなくてはならない．それでは，どのようにして潜在メディエーターの重要度を比較するとよいであろうか？　これらのメディエーターは互いに関連しているであろうか？　そうであれば，どうすれば互いの関係性がわかるであろうか？

ここで，理論がガイドとしての役割を果たす．理論のねらいは，行動変容や実行への潜在メディエーターの相互関係の本質や強さを伝えることにある．理論は栄養教育分野の研究から得られた科学的根拠に基づくものであるが，栄養実践者は，研究や理論は日々の栄養教育に用いるにはあまりに抽象的で，実践的ではないため，理論は「真（real）」ではないという見解を示すことが多い．一般の人々が「理論では 1 週間しか

かからないことになっているが，実際には2, 3週間かかるだろう」というように，実践者たちは，理論という用語は抽象的な推測や理想的な環境の中のものだけを指すと考えている。栄養実践者たちが理論に関する議論にいらいらするといっても，驚きはしない。

しかし，栄養教育者は皆，認識するしないにかかわらず，仕事を方向づけるために理論や研究，科学的根拠を用いている。例えば，消費者や学生，患者と議論する際，栄養に関して議題になりそうな課題が何百とあり，議論の方法は何十とある。また，トピックや方法を選ぶ時，選択を方向づけるために一連の前提（すなわち「理論」）を用い，蓄積された経験（すなわち「科学的根拠」）を活用したことをはっきりと示している。実際，取り上げる内容やその方法を選択する時に，何の理論も用い**ない**ことは不可能である。このように活用される理論は，専門的経験から導き出されたものであり，**実践的理論**と呼ぶことができる（Gillespie & Gillespie, 1991）。戦略を用いて子どもに野菜を食べさせる時のような日常生活のサービスで用いられる理論は，**日常的理論**と呼ばれる。経験（すなわち「研究」）から導き出される普遍化や経験に基づく方法（すなわち「理論」）は，無意識に適用され，理論と思われていないことが多いが，私たちの存在そのものに不可欠なものである。私たちには，あらゆる人やあらゆる状況を個別に観察し，分析し，評価する時間がない。そのため，世界がどう作用しそうか，あるいは人類がどうありそうかについて，普遍化を進めなければならない。通常，理論と考えられているものは**科学的理論**と呼ばれる。科学的理論は，より系統的に定義され，検証され，さらに精緻化されてきた点において，日常的理論や実践的理論とは異なる。

1 理論とは何か？

ちょうどフィジカルマップが地理学上の空間の抽象的表現であるように，理論を最も簡潔に説明するならば，物理学的，生物学的，心理学的，社会的，政治的な世界の一部がどのように作用するかを理解するのに役立つ，科学的根拠から導き出された**メンタルマップ**といえる。フィジカルマップでは，二重線でつながる四角形などの図形が道路によってつながる建築物を表すが，理論も同じように，互いに結びついた概念で構成されている。栄養教育において理論は，食物選択や栄養に関する行動と，こうした行動がどのように変容するかを説明するとともに，「構成概念」（p. 76）と呼ばれる概念をつなぐメンタルマップを提供する。社会心理学者は理論によって，現実であると考えられることを抽象的，象徴的に表現する。すなわち理論は，現実世界のある部分に合致するように設計された，一連の抽象的記述あるいは概念なのである（Zimbardo, et al., 1977）。より包括的で，幅広く用いられている社会科学における定義では，理論を，相互に関係する一連の構成概念（あるいは概念）であり，現象（例えば，野菜や果物を食べること）を説明し，予測するために構成概念間の関係性を明確にし，現象に対する系統的視点を示すものであるとしている（Kerlinger, 1986）。行動栄養学や身体活動の分野では，理論は，「一般化され注意深く説明された，経験的な科学的根拠の系統的概要」と，より簡潔に説明されてきた（Brug, et al., 2005）。

以上のようにどの定義も，理論の，世の中のある部分についての**メンタルマップ**，**概念モデル**，あるいは**像**としての面に焦点を合わせており，①経験的な科学的根拠から導き出されたもの，②現実のある側面を抽象的に表現するもの，③ここでいう構成概念（概念）の相互関係を特定するもの，としている。簡潔にいうと，栄養教育において理論はメンタルマップであり，「構成概念」は現実世界の「行動あるいは行動変容の潜在メディエーター」を抽象的に表現したものである。このため，科学的根拠から導き出された理論は，潜在メディエーター（構成概念）が栄養・食に関する行動変容にどのように関連するかを理解するのに役立つ

のである。

図3-1（p.70）に示した信念や態度，文化規範のように，食物選択や栄養・食に関する行動変容のメディエーターの決定要因は数多くあるが，上記のように，理論はこれらの決定要因がどのように関連し合い，行動に関連するかを教えてくれるものである。前述のように，現実世界における実行または行動変容の潜在メディエーターは，理論において**構成概念**と呼ばれる。さらに，行動栄養学や栄養教育における研究の科学的根拠により，どの行動に，また誰の行動にとって，どのメディエーター，すなわち構成概念が比較的重要かがわかる。例えば理論が，健康に関する行動を実行に移す上で，行動を起こすことの有益性に関する信念と，仲間のプレッシャーの知覚の両方ともが大変重要である，としているとする。科学的根拠は，野菜や果物を食べるといった行動に関しては，有益性に関する信念が仲間のプレッシャーより重要であることを示すであろう。しかし，母乳育児に関しては，母乳育児の有益性に関する信念よりも周囲のプレッシャーがより重要であることが示されるであろう。こういった情報は，適切な栄養教育を提供する上で大変重要である。

2 本当に理論は必要か？

社会心理学分野の創始者，Lewin（1935）は「良い理論ほど実践的なものはない」といった。しかし，理論は役に立つものというよりは制限するものであると考えられることがある。実際に，栄養に関する行動を理解するための理論の予測性，有用性，適切性について，意見交換や議論がなされてきた。

しかし，理論が明らかに有用とされる理由が少なくとも2つある。1つめの理由は，理論を活用することで，より効果的な栄養教育を設計できることである。2つめは，私たち栄養教育者は誰でも，意識するしないにかかわらず理論を用いるし，自分なりの理論を理解している場合に介入の効果が上がる可能性が高いことである！　これらの理由をさらに詳細に探求していく。

栄養教育を実施するには，相当な時間，費用，人といった資源が必要であるが，これらはたいてい不足している。したがって，資源を最も効果的に活用できる栄養教育活動の実施が求められる。これが可能になるのは，栄養教育プログラムが科学的根拠に基づいている場合だけである。科学的根拠を解釈し，その概要を概念マップに示したものが理論であるとすれば，取り組みを方向づけるために理論が必要となる。科学的根拠は，質的研究または解釈的研究（本章で後述，p.74）によって得られる。科学的根拠に基づく理論を用いない場合は，日常的で実践的な理論に頼ることになる。そうした理論は大変効果的かもしれないが，効果的でない可能性もある——科学的根拠がないことが多いため，わからないのである。科学的根拠は実践によって蓄積され，時には，ほかの実践でも活用できる「ベストプラクティス」として普遍化されることもある。

行動科学理論では，潜在メディエーターと行動との因果関係を検証するために，実験的デザインを用いることが多い。栄養教育介入の研究においても，交絡要因を調整できる無作為割付比較試験がゴールドスタンダードと考えられることがほとんどである。この研究デザインでは，対象者は大規模な集団の中から無作為に選ばれ，さらに無作為にグループに割り付けられる。一方のグループに栄養教育介入を行い，もう一方は対照群として介入を行わない。事前調査と事後調査は両グループに対して実施し，比較する。対照群に比べ介入群で統計的に有意に大きい変化が見られれば，介入の効果とされる。

しかし，教育学分野の研究者たちは，フィールドでの教育的介入に関する研究には別の実験的デザインの方がふさわしい可能性があると議論してきた（Chatterji, 2004）。特に，堅実なフィールド実験を行おうとする場合は，形式的に研究すること，また，教育を行う組織的，地域的な場における背景やその場特有の要

因を考慮することが必要になる。

　他方，人にはエージェンシー（agency），すなわち自由意志があり，道徳的な推論や価値観に基づいて選択できることから，決定や実行が予測どおりにならないことも議論されてきた。そのため，科学的方法に基づいた健康行動の理論やモデルでは起こりそうな行動をとらえることはできないが，人間主義的アプローチによってとらえることができそうである。Buchanan（2004）は，食物や行動の選択は，正しいと考え，そうすべきと思うことに基づいて行われると論じている。人々は，自分たちの願望や欲求に則って行動するかどうかを含め，自分のしたいことを選択する。この公式において理論が発展するのは，予測するような力があるためでなく，人々が自分自身の生活状況をより明確に理解し，新たな見方で自分自身や自分を取り巻く世界を知るのに役立つためであり，理論のこうした面により，人々の行動が変容する可能性がある。このような場合は，グラウンデッドセオリーや解釈的アプローチの方が適切だと考えられている。この場合，人々が自分自身の価値観や解釈を組み込みながら食に取り組む方法について記述するのに用いられるのは，研究から得られた情報を縮小して小規模構成概念にまとめ，構成概念の量的な関係性を調べる方法でなく，詳細な面接などの質的な方法である（Strauss & Corbin, 1990）。主題が出現すると記録され，解析され，解釈される。発見したことが信頼に値すると保証するためには，様々な手続きが用いられる。

　解釈的研究により，食物に関する動機づけや行動について，実に豊富な記述がなされている。例えば，食物選択プロセスのモデルや，食物選択プロセスが食物選択を行う際にどのように用いられるかが記述されてきた（Furst, et al., 1996; Blake & Bisogni, 2003）。ある研究においてインタビュアーは，食物を無駄にすまいと，出されたものをすべて食べるようにした人が多かったことを発見した。皿に食べものを残すことが，自分たちにとって重要でより大きな，資源を無駄にすべきではないという価値を犯すことになると感じていたためである（Pelican, et al., 2005）。実験的アプローチ，解釈的アプローチはどちらも，栄養・食に関する動機づけや実行を明確に理解しようとする試みであり，本質的に経験によるものであることから，両方を用いることが重要であり，2つのアプローチが一体化することもある。例えば，食物を無駄にしないという発見は，いくつかの理論で用いられる**道徳的・倫理的責務**の構成概念と類似している。さらに，ヒューマンエージェンシーも社会的認知理論（次章以降で述べる）の主要な推進力であり，ヒューマンエージェンシーが個人や地域においてどのように育成され得るのかについて，戦略が示されている（Bandura, 2001）。

　このように，実験的研究によっても，解釈的研究によっても，現実のある側面についての理論や抽象的描写——すなわち概念モデルやメンタルマップ——をつくることができる。これらは，栄養教育者が学習者を取り巻く世界への理解を深め，健康や人生のゴールを達成するよう支援する上で役立つものである。このようなメンタルマップは，制限する面より，有用な面が多い。実際に，活動の選択を方向づける際に適切な理論や科学的根拠を用いた場合にプログラムが成功する可能性が高いことが，栄養教育のレビューから明らかになっている（Achterberg & Lytle, 1995; Contento, et al., 1995; Baranowski, et al., 2001; Baranowski, et al., 2003）。本章以降で，質的研究と量的研究の両者から生まれた，栄養教育計画を方向づけるのに役立つ理論について説明する。

　研究や，研究から引き出された理論では，食物選択や食行動変容を完全に説明しきることはできない。研究者たちは，人のある行動について，その人の言動から真の理由を推測することしかできないのである。一般の人々は，あるものを食べる理由について嘘をついているわけではない。むしろ，自分たちがある行動をとる理由や，健康的な変容を進める方法を知らないことが多いのである。例えば，特に青年に多いが，自分

は周囲の人々に影響を受けないと主張する人がいる。しかし誰でも，自分が周囲の人々から影響されることをわかっているものである。自分自身を知ることは容易ではないのだ！　加えて，私たちが何かをする理由は時代によって変化し，行動によっても異なるであろう。

　個々の理論や行動にもよるが，たいていの理論は，研究中の栄養・食行動の 30〜50% を説明することができる（Staffleu, et al., 1991-1992; Baranowski, et al., 1999）。理論が比較的完全である場合（例：影響要因を比較的多く組み込んでいる場合），あるいは行動が比較的具体的である場合（例：炭酸飲料を飲む場合），理論の説明力は高まる傾向がある。それでも食行動について説明されない部分が残るが，人間の行動は複雑でダイナミックであり，行動変容を説明することは容易ではない。特に，通常の研究が行われるような短期間ではさらに難しくなる。食物に関する行動をどの程度説明できるかは，ほかの行動について明らかになっている程度と類似しているため，栄養教育を設計する上で良い基盤となる。

　栄養教育において理論を用いることが重要となる 2 つめの理由は，先述したように，研究者や実践者は誰でも，明確にするしないにかかわらず，仕事を方向づけるために理論を用いるということである。仕事を方向づけている理論を明確にすることは，栄養教育者にとって有益である。そうすることで，その理論に基づく特定の構成要素を組み込んだり，役立つ構成要素と役立たない構成要素を観察できるようになるためである。例えば，母乳育児について，理論で重要とされる周囲のプレッシャーを扱うモジュールを加えると，母乳育児の栄養学的利点について基礎的モジュールのみを教える場合よりも母乳育児の成果が高まるかを検討する際に活用できる。さらに，理論を明確にすることは，実践者が適切な教え方，例えば，周囲のプレッシャーがある状況のロールプレイングや，どのように反応するかのグループ提案や評価手段（例：栄養知識と同様，周囲のプレッシャーについても測定する）を開発する際にも役立つ。その結果，次回役に立つであろうと結論づけることができる。

　Johnson & Johnson（1985）が行った 303 件の栄養教育に関する研究やプログラムの包括的レビューとメタ分析により，基礎的前提や理論を明確にすることの重要性が明らかになっている。Johnson & Johnson は，栄養教育は全体的に，ある程度は効果的であることに言及している。ところが，レビュー時点までに実施されていた研究やプログラムは概して，教育的介入のねらいとなる要因の選択を方向づけるような理論的枠組みや研究に基づく理由づけが明確に設計されていなかったことも指摘している。Johnson & Johnson の研究結果としては，プログラムは成功したとしても，研究者たちは**どのように**あるいは**なぜ**，教育的取り組みが実を結んだのかを説明できるような要因を測定していなかったということであった。そのため，この研究結果は将来，栄養教育の効果を高めるような方向性を示す可能性があったが，それを示すことはできなかったのである。

3　なぜ多くの理論やモデルが存在するのか？

　なぜ食行動についてこれほど多くの理論があるのかという疑問が生じることがよくある。なぜ 1 つではないのか？　栄養教育で用いられる理論は，行動科学，食物選択研究，健康教育や，関連分野でつくり出されたものが多い。これらの理論は様々な理由で，特定の行動を説明するために開発された。例えば，公衆衛生学に関心のある心理学者が開発した，なぜ人々が，例えばポリオ予防のための予防接種や HIV 感染のスクリーニングへの参加といった負の健康状態を予防する行動をとるのか，あるいはとらないのかを説明するために開発された理論は，健康信念を強調するものであった。また，食物選択に関心をもつ研究者たちは必

ずしも健康に関心があるわけではなく，そのため，同じように人々が食物に求める味，費用，手軽さ，テクスチャーなどを明らかにしようとしても，研究者によって健康が重要な課題とされる場合と，そうでない場合があった。こうした研究から，食物選択の理論が生み出された（Conner & Armitage, 2002）。さらに，多様な品物の購入や，投票，組織参加といった社会行動を説明しようとして開発された理論もある。これらは，社会行動に影響を及ぼす個人内と個人間の両者の要因を明らかにし，理解することをねらいとしたものである。

栄養教育者として，私たちは食行動が複雑で多くの場や状況と関連し，相反する多くの内的・外的要因にたびたび影響を受けることを認識している。また，食物，栄養，身体活動に関連した健康信念に関心をもっている。しかしまた，一般になぜ，どのように食物選択が行われるかにも関心がある。食物が食べられることが最も多いのは社会的背景の中であり，他者との交渉も関わるので，社会的相互作用についての理論にも，大きな関心を寄せている。したがって，人々がなぜある食べものを食べ，どのように変容するのかについて，より完全な像を示すためには，上記の理論をすべて引き出すことになる。

さらに，野菜や果物，カルシウム豊富な食物といった，食事に食物を**加える**ことに関わる行動変容に影響を及ぼす要因は，飽和脂肪酸の多い食物を減らすといった習慣の**変容**に関わる要因とは異なるであろう。行動理論は事実の抽象的表現であるが，たった1つの行動理論では，すべての要因をとらえることはできない。行動や場によっても有用な理論は異なる。しかし，様々な理論の中には重なり合う部分もある。それゆえ，複数の理論を用いること（Achterberg & Miller, 2004）や，より包括的な理論を用いること（Triandis, 1979; Kok, et al., 1996; Fishbein, 2000; Institute of Medicine, 2002）が必要とされてきた。

上記の影響要因は，それぞれが行動の決定要因あるいは行動変容の潜在メディエーターであり，したがって，理論においては構成概念と呼ばれることを思い出そう。ある理論はほかの理論よりさらに複雑で，またある理論はほかの理論よりも綿密に概念化され，集中的に研究されてきている。理論では，行動に影響を及ぼす要因や理論の出所によってそれぞれ異なる重要な概念が，特有の用語で説明される。なかには理論を超えて類似している用語もあるが，この点についてはそれぞれ適切な箇所で述べることにする。また，解釈的研究から発生するテーマには，標準的な健康行動変容理論における構成概念に類似しているものもある。いくつかのテーマを，以下に説明する。

① 構成概念と変数

これまで，行動の影響要因を，信念，有益性，情動，態度といった行動の決定要因や行動変容の潜在メディエーターとして説明してきたが，これらは，理論における建築用ブロックのようなものである。行動の影響要因は，特定の理論において系統的に用いられる時，**構成概念**（construct）と呼ばれる。すなわち理論の一部をなす，観察できず，触れることのできない特性（信念，態度）について，知的な手段で組み立てられた観念である。これらは心の中に，人間が経験するある面の抽象概念として存在するものである。これまで，食事の中の食塩についての「信念」，あるいは母乳育児に対する「態度」を観察した人はいなかったが，今はこうした課題について話し，測定することができる。例えば，食塩摂取量を減らせば高血圧のリスクが減少するといった特定の保健行動を行うことが有益であると思えば，この信念は人が食物に食塩を加えるかどうかに影響するであろう。有益性に関する信念は，ヘルスビリーフモデルにおける「知覚された有益性」の構成概念となる。

変数（variable）という用語は**構成概念**と同義的に用いられることがあるが，実際は，特定の構成概念を扱う際に用いる定義であり，ある状況において，ある構成概念がどのように測定されるかをはっきりと，詳しく表すものである。価値（value）によって異なることから，「変数（variable）」と呼ばれるのである。例として，特定の行動（例：がんのリスクを減らすために野菜や果物を食べることの有益性）に対する知覚された有益性は，1～5の尺度で測定できる。同じ有益性についても，人によって判断が異なる可能性もある。というのは，野菜や果物の摂取ががんのリスク減少に有益であると判断する人は5をつけ，ほどほどに有益であると判断する人は2～3をつけると考えられるからである。「知覚された有益性」は，ヘルスビリーフモデルによって与えられた名称であるが，構成概念や変数は，特定の理論によって与えられた行動のある決定要因に対する名称である。何が有益性かを理論が特定しないという点で，これらの構成概念の内容は定まっていない。各構成概念についての情報は，綿密な面接や量的調査といった手段を通して，特定の対象者や集団から得なければならない。例えば，成人にとって野菜や果物を食べることの有益性は慢性疾患予防という点であろうが，青年にとっての有益性は肌をきれいにし，体重管理に役立つという点であろう。

② 理論，概念モデル，理論枠組み

 理論，**モデル**，**概念モデル**，**理論枠組み**といった用語で説明される概念は，類似していることが多い。**モデル**（model）や**概念モデル**（conceptual model）はたいてい，2つ以上の構成概念の関係性を，どのように関連するかに焦点を合わせて説明する際に用いられる。**理論**（theory）は，信念や情動といった核となる構成概念間の明確な関係性を表し，行動や行動変容を説明するために用いられることが多い。**理論枠組み**（theoretical framework）とは，一連の概念の相互関係についての説明をいい，理論ほど形式的ではない。これらの用語は互いに類似し，重なり合う用語であり，定義は標準化されていない。本書では，用語を開発し検証してきた研究者たちに従って用いる。すなわち，メンタルマップを理論という場合には（例えば，計画的行動理論），本書でも**理論**という言葉を用い，**モデル**という用語を用いていれば（例えば，ヘルスビリーフモデル），本書でも**モデル**という。本書で，一般的な意味で**理論**という時は，すべての理論やモデルを指す。

 次章以降で説明するメンタルマップには，上記の定義の説明になるものもある。例えば，ヘルスビリーフモデルは，健康に関する実行や行動の多様な決定要因の相互関係と，行動に及ぼす影響がどのようになっているかを示し，すなわちメンタルマップを提供する。計画的行動理論は，行動を説明しようとするもので，研究による科学的根拠に基づき，行動のメディエーターと行動そのものとの数学上の関係性を示す。

③ モデレーター

 信念といった媒介変数は，ある集団にとっては重要かもしれないが，ほかの集団にとってはそうでないかもしれない。例えば，ある研究では「健康全般への関心」は夫にとって重要な食物選択の決定要因であるが，妻にとってはそうではないことが明らかになった。一方，「便利さに関する信念」の決定要因に関してはその逆が当てはまる。この場合，性別が，「健康の関心」や「便利さ」というメディエーターが食物選択というアウトカムに影響する際のモデレーターとなっている。したがって，**モデレーター**は，決定要因や潜在メディエーターの行動への影響を左右する要因であるといえる。このほかにも，例えば民族や教育レベルがモデレーターとなることもある。そのため，栄養教育の介入は，ある民族集団ではうまくいくが，ほかではそうならない，または，ある教育レベルの集団ではうまくいくが，ほかではそうならないといったことが

4　研究, 理論, 実践の関係

研究は, 「慎重で入念な探求, 事実の発見や説明をねらいとした調査や実験, 採用された理論の修正や, そのような新しい理論または修正された理論の実践的な適用」と定義されている (Merriam-Webster, 2003)。したがって, 研究と理論は密接に関連しているといえる。理論はダイナミックな存在である。研究は理論を生み出し, 理論は研究や実践によって方向づけられ, 検証される。より簡潔にいえば, 理論は, 実践体験と無縁ではなく, 事実, 系統的に探求され反映されてきた経験から引き出されるものである。

理論を検証し, 様々な集団への普遍化を検討する際には, 疫学データ, 質問紙や面接を用いた調査法, 実験的研究, 無作為割付比較試験に基づき, 数的データを量的に分析する量的研究が用いられる。また, 詳細な面接やケーススタディ, フォーカスグループインタビューや直接的観察を用いる解釈的研究により, 人々が考え, 感じ, 実行する方法について, 豊富な記述を得ることができる。こうした記述から生じたテーマは, いわゆる**グラウンデッドセオリー**につながり, 栄養教育実践にも役立てられる。このように, 研究や理論は互いに影響し合い, 生み出された結果は栄養教育の実践を促進するために用いられる。同時に, 理論は実践場面での介入に適用され, 効果が評価されるにつれて, 検証され, 洗練され, 修正される (Rothman, 2004)。以上から, 理論, 研究, 実践はすべて, 相互に必要なものであるといえる。

5　栄養教育で理論を用いる

理論は, 栄養教育を設計する上で機械的に適用するものではなく, 行動の根源にある理由や価値観をより明確にし, 洞察を深められるように, ある範囲の活動の基盤として用いるものである。理論に基づく活動により, 現代社会における食物の役割や機能, フードシステムについての気づきを高め, 積極的な熟考を促し, 決断を促進し, 自発的に選択した変容に取り組む能力を引き出すことができる。ある栄養教育研究者は, 「栄養教育者は, 理論に厳重かつ正確に従えば予測どおりのアウトカムが得られる決定的な"レシピ"と見なすべきではない。個人や集団がより健康的になる上で役立つような, 強固で実践的なプログラムを設計するための概念的基盤や構造的な青写真としてとらえるべきである」と指摘している (Lytle, 2005)。

C　食行動や行動変容を理解するための理論の概要

研究から生まれた理論は, 栄養教育に有益な健康・栄養行動や行動変容について, 何を伝えられるのであろうか？　この項目では, 関連する理論の全体的な概要を示す。特定の理論や栄養教育での使用については, 次章以降でさらに詳細に検討する。

a　行動および行動変容に関する理論

1　知識・態度・行動モデル

必ずしも明確に示されているわけではないが, 栄養教育でよく用いられているアプローチは, 知識・態

度・行動モデル（knowledge-attitude-behavior［KAB］model）である。このモデルは，栄養や健康領域の知識を獲得すると態度が変容することを提唱するものである。態度の変容は，行動の変容につながる。ここで，栄養教育の役割は学習者に栄養や健康についての新しい情報を提供することであるが，この情報が態度の変容につながり，さらに，食事に関する行動や実践が改善されると想定できる。初期には，知識の蓄積が動機づけになると考えられる。健康的な選択を行うには，ある程度の知識が必要であることから，これは論理的であると思われる。ある体重管理方法がもう一方より効果が高そうであるという新しい報告を受けて，多数の人々が数週間のうちに「低脂肪」食から「低炭水化物」食に変え，あるいはその逆へも変えられることを考えると，情報の重要性が裏づけられるように思われる。しかしながらこの現象は，新たな科学的根拠や情報に起因した行動変容というより，簡単な解決策への関心によって起こるものである。健康キャンペーンが行われているにもかかわらず，野菜や果物の摂取を増やすことの難しさを考えてみよう。

人間は理性的であるので，どの活動も何らかの形で知識や理解に関わっていて，感情や情動を伴うこともある（Bandura, 1986）。しかしながら，知識を概念化する方法は多い。栄養教育プログラムにおいて**知識**（knowledge）は，栄養・食に関する基礎的事実の理解を指す場合が多い。基礎的事実には，食品群やバランスのとれた食事，マイピラミッド（現 マイプレート）の基本的な特徴を知る，食品表示を読む，栄養成分の源となる食物がわかる，食物の保存や調理の方法を知る，賢く買う，食費を管理する，といったことが含まれる。この種の知識は，**手段的知識**，あるいは**「どのように」についての知識**（"how-to" knowledge）ということができる。こうした知識は，健康に食べるよう動機づけがなされている人や，何らかの個人的健康リスクを認識している人に不可欠である。また，高度に訓練された人や，蓄積された科学的知識に従って食べる人，すなわち，認識的な摂食者，用心深い摂食者と呼ばれる人への動機づけにもなるかもしれない。この状況において，栄養・食に関する誤報や誤解は健康的に食べたいと願う人の障害になり得ることに留意しなければならない。

しかしながら，この種の知識が動機づけになることはほとんどない。関心や動機のない人が「どのように」についての知識を得ても，態度や行動の改善につながることはなさそうである（Backett, 1992; Moorman & Matulich, 1993）。実際に，KABモデルの構成要素である知識と行動のつながりに関する科学的根拠は弱い（Baranowski, et al., 2003）。「情報の伝播」や「スキルの伝授」の効果が見られた栄養教育介入研究もあったが，それらの研究の学習者は自主的に参加を選択しており，すでに動機づけられていた（Contento, et al., 1995）。

一方，個人や地域における実行の結果についての知識であれば，動機づけになり，態度や行動の変容につながることもあろう。つまり，ある食物や栄養素を摂取することや，あるパタンに従って食べることが具体的な健康アウトカムに関連しているといった栄養科学に基づいた情報である時，知識は動機づけになり得るのである。例えば，食物の抗酸化物質とがんリスク減少との関連や，カルシウム摂取と骨の健康との関連を示す研究からの情報が動機づけになる学習者もいる。情報は，野菜や果物を食べることで心臓の健康や身体機能が改善し，体重管理の助力にもなるといった肯定的なアウトカムのこともあれば，飽和脂肪酸の多い食事による心疾患リスクの増加，甘味飲料摂取の多さと子どものむし歯の問題，カルシウム摂取の少なさに関連した骨の不健康といったように，否定的な場合もある。地場産物を食べることが地元の農家維持の一助になるという情報が動機づけになる学習者もいるであろう。

動機づけになるような科学に基づいた情報は，なぜ野菜や果物の摂取量を増やすのか，なぜカルシウム豊

富な食物の摂取量を増やすのか，なぜ地元の農家から購入するのかといった疑問に対して，特定の食物選択や食行動変容を行う理由を示すことから，**「なぜ」についての知識**（"why-to" knowledge）といえるであろう。こうした理由は，野菜や果物を食べるといった特定の栄養行動のアウトカムに関する信念であることから，**アウトカム信念**とも呼ばれる。これらの信念は，健康行動や行動変容の動機づけに関する理論の主要な構成概念の一部であることが多い。しかし，先に述べたとおり，社会的アウトカムに関する信念や，個人的，自己評価的アウトカムに関する信念も重要である。このように行動変容は，事実に基づく単純な知識・態度・行動の枠組みから想像するよりも複雑なのである。

「なぜ」についての知識は，個人の動機づけの重要な基盤である。それゆえに，何が動機づけになるかを詳細に調べ，人々が実行の理由を理解できるように支援しなくてはならない。知識，態度，行動と，これらの相互関係についての基本的概念を組み込んだ，詳細な理論が必要である。この理論は，食・健康行動についてより詳しく解説し，多くの部分について記述したものであるべきである。このような，栄養教育設計に不可欠な，より複合的で精密な記述について，以下に説明する。

2　健康行動および行動変容の社会心理学的モデル

健康行動についての豊富な記述や説明を提供する健康行動分野での取り組みのほとんどは，社会心理学の機能が個人と社会環境の関係を理解することにあると強調した，社会心理学の第一人者である Lewin ら（1944）の先駆的な考えに基づいている（Lewin, et al., 1944）。Lewin は現象学的アプローチを取り入れ，個人が自分を取り巻く世界を知覚するのであれば，世界は個人の行動に最大の影響を及ぼすと力説した。このことから，Lewin はその人自身の視点から内的経験と観察可能な行動の両者を説明する心理学的アプローチの開発に関心をもったのである。環境や状況も重要であった。Lewin（1935）の考えは，「あらゆる心理学的事象は，人々の状態と同時に，環境にも左右される。ただし，相対的な重要性は個々のケースによって異なる」というものであった。

社会心理学的アプローチで重要となる事柄を以下に示す。

- **状況の力**。私たちは，自らの文化や社会的状況の創造物である。
- **人間の力**。同時に私たちは，社会的世界を築き，影響を及ぼす。同じ状況に直面しても，人によって，異なる反応を示すであろう。
- **認識の力**。世界についての信念あるいは認識は，世界に対する反応に強い影響を及ぼす。社会的現実とは，私たちが主観的に築くものである。私たち自身に対する信念も重要である。

いい換えれば，「人々の社会的行動を理解するには，社会的状況の中での行動についての信念や，社会的な認知と表現を検討することが最善である」（Rutter & Quine, 2002）。食物に関していうと，社会心理学的アプローチ（社会認知的アプローチともいう）は，思考，感情，価値観が食物選択や食行動に及ぼす影響についての理解，また他者や社会的環境との関わりが，個々人が何をどれだけ食べるかに及ぼす影響に関係している（Conner & Armitage, 2002）。社会心理学的プロセスを理解する目的は，対象者を巧みに操作して食事を改善させることではなく，むしろ個人的にも環境的にも行動への気づきを高め，障壁を減らすよう支援することであり，健康的な行動を自発的に身につけるよう促すことにある。

健康行動分野では，**期待価値理論**が用いられることが多い。これは不明確な状況における意志決定の理論で，誰にでも内的に決定したゴールがあるということが基本的前提になっている。行動予測は，ゴールに置く価値（ゴールの「魅力」や望ましさの度合い）や，特定の行動をとれば望ましいゴールにたどり着くであろうという期待，信念や推定に左右される（Lewin, et al., 1944）。例えば，ある人が魅力的に見せたいと思うとする（ゴール，価値）。もし運動すること（実行，行動）が魅力的に見せるという望ましいゴールにつながることを期待したり予期したりするとすれば，その人は行動に着手するであろう。特定の行動（運動）の効果推定を行う際に，行動のコスト（費用）とベネフィット（効果）を天秤にかけるのである（例：運動することに関わる不都合や労力と，筋肉状態の改善や体重の減少）。このような費用対効果分析のアウトカムにより，その行動を実行するか否かが決まる。望ましいアウトカムが得られる機会を最大限にし，望まないアウトカムが起こる機会を最小限にするように動機づけられるのが一般的である。つまり，人は「私（私の家族，私のコミュニティ）にとって何の意味があるのか？」と問い，自分たちにとって何か良いことがあると確信した場合にのみ，実行するよう動機づけられるのである。ゴールは短期的で直接的な場合も，価値や道徳にも関連し，比較的長期的で包括的であり，価値や道徳にも関連する場合もあろう。

　本書で議論する理論はすべて，**結果期待**（p. 144 参照）といって，ある行動をとると望むアウトカムが得られると信じられれば，その行動に取り組むということ，また，実行する有益性が障害に勝ることを前提とするものである。重要なアウトカムを下記に示す。

① **健康アウトカム**
　健康行動の研究者たちは，付加的な構成概念が重要であることを見出した。つまり，病気の脅威を減らす上で，実行することの有益性が障壁に勝るかどうかを検討するためには，まず，ある程度の病気の脅威を経験することが必要ということである（例：ヘルスビリーフモデル）。

② **社会的アウトカム**
　選挙の投票や職場の健康プログラムへの参加といった多様な社会的行動に取り組んできた研究者たちは，結果期待に加えて，社会規範が重要であることを見出した。社会規範とは，ある行動をとることを他者がどう思うかということである（例：計画的行動理論）。

③ **自己評価アウトカム**
　特定の行動や状況には，自尊感情やセルフイメージといった自己評価アウトカムも重要である。

　多様な社会的行動に取り組んできた研究者たちは，結果期待に加えて，自分は行動をとることができるかどうかについての個人の評価がきわめて重要であることを見出している。この概念は**セルフエフィカシー**と呼ばれ，多くの理論（例：社会的認知理論）で中心的な要素となっている。
　これらの理論により，人種，年齢，性別といった，健康行動に影響を及ぼす多くの要因が修正不可能であることがわかっている。前述のように，行動に影響を及ぼす要因のモデレーターとなるものもあろう。例えば，男性と女性とではある出来事の認識が異なるかもしれないし，人種や文化的状況によって，特定の健康信念が異なったものになるかもしれない。こうした違いにより，信念が行動に及ぼす影響が調整されるので

ある。

　過去の経験，ライフステージや人生の軌跡，性格，社会経済的要因，居住地，社会経済状態といった，栄養教育プログラムで直接修正できない要因は，厳密にいうと，これらの理論には含まれない。しかしながら，期待価値理論によれば，幼少期の食体験，それまでの人生経験，ライフステージ，居住地，文化的状況を変えることはできないが，現在それらがその人にとって顕著な要因であれば，**現在の**嗜好，信念，態度，価値観，期待，動機づけ，エフィカシーの意識，習慣に影響を与えることによって，行動に影響を及ぼすことができる。また，現在の信念，態度，価値観は，理論や研究によってとらえることができる。

　一般的に，社会心理学的理論では，行動すれば目標とする結果が得られるが，結果についての個人の**解釈**が，後に行動に移そうとする意図（すなわち，行動を強化する意志）に影響を及ぼすとされている。仲間や家族の意見は**社会規範**の構成要素で，これも重要である。社会的・環境的影響，文化的影響はほかにもある。しかしながら，社会心理学者のTriandis（1979）は，文化的，社会的状況といった要因は「外的」なものであるが，各個人が取り込んで自分のものにしてしまうため，誰にとっても行動に影響を及ぼす要因となることを示唆している。このように，文化的，社会的状況は「外部」だけではなく，「内部」にも主観的なものとして存在し，価値，規範，役割などに影響を及ぼして行動を導くメンタルマップの役割を果たす。やはり，自分を取り巻く世界をどのように認知するかは，行動に強力な影響を及ぼす要因のようである。人がしようとすること，しようとしないことには，現実そのものよりも，現実に対する**認知**の方が大きな影響を及ぼすことが実は多い（Lewin, et al., 1944; Bandura, 1986）。

　簡潔にいえば，研究や理論によると，特定の食行動を起こすには，その行動について，下記に示すようなことを確信していなくてはならないということである。特定の行動とは，例えば，野菜や果物の摂取量を増やすといったことであり，下記ではXとして示す。

① Xは価値ある結果を導くので，私はXをしたいと思う

　つまり，ある行動を実行に移すことに関心をもち，実行することは自分のためになると感じる必要があるということである。これは，行動の**決定要因**または行動変容のメディエーターを表している。また，いくつかの理論の基礎的要素にもなっており，**結果期待**，**行動信念**とも呼ばれる。

② 私は，Xをすることができる

　いったん行動することが望ましい結果をもたらすことを確信し，いったん関心をもち，いったん動機づけの準備ができれば，利益を得るためにその行動を実行に移せるという自信をもつ必要がある。これは，最新の健康行動理論に共通して用いられる構成要素でもあり，**セルフエフィカシー**と呼ばれるものである。

　上記の確信がいずれも強力であれば，野菜や果物の摂取量を増やすことを決めたり，実行しようとする可能性が高まる。これは，**行動意図**あるいは**ゴール意図**と呼ばれるものである。

③ 私は，Xをしようと思う

④ 私にとって重要な人々は私がXをすべきであると思っており，私はその意見を尊重する

　このように，ほかの人々の役割も重要である。しかしながら，こうした意図を行動へ移すには，また別の

ステップとして，**実施意図**や**行動計画**を発展させることが必要となる。

⑤　私は，次の週に3回，X をするつもりである

　意図を行動に移すには，行動に必要な栄養・食の知識やスキルが不可欠である。例えば，食べるべき野菜や果物のサービング数，多様な色のものを食べる必要性，野菜や果物を長持ちさせる保存方法，また，おいしく味わえる調理方法を知る必要があるということである。

　行動を長く続けるには，さらなるステップとして，自己制御スキルへの展開が必要となる。そこで，望ましいアウトカムを達成するために，達成できる小さなゴール（今週は毎日昼食時に野菜を1サービング以上食べるようにする，など）を設定し，行動をモニタリングして，実行計画やゴールを実行できているかどうかを評価する。その上で，必要に応じて調整的な行動をとるとよいであろう。

b　プロセスとしての行動変容：変容の段階

　よく実施されている栄養教育方法を詳しく見てみると，食に関連した変容は，一段階の簡単なプロセスであるという前提に基づいていることが多いようである。今日，不健康な食事をとっている人が，翌日，「栄養教育」の後には模範的な食べ方をする。この前提により専門家は，人々が簡単に変容したり，4～6回のプログラムを行えば長期にわたる食習慣を変えたりできると期待してしまう。これは，人々がどのように生活の中で変容するのかを非現実的にとらえた考え方であり，健康増進や栄養教育プログラム，そして自分自身に非現実的な期待をかけるものである。

　健康行動や行動栄養学領域の研究を慎重に吟味すると，行動変容が一連のプロセスであることが明らかになる。個人や行動によって，短いことも長いこともあろう。プロセスは継続的で，多くの要因が互いに影響し合うものであるが，主に2つの段階からなるということができる。動機づけ・実行前，すなわち思案の段階，そして実行，すなわち意志がある実施の段階である。(Conner & Norman, 1995; Norman, et al., 2000; Schwarzer & Fuchs, 1995)

1　動機づけ・実行前段階

　動機づけ・実行前段階（すなわち，思案段階）では，信念，態度，感情が最も重要である。すなわち，個人がある問題に関して危険性や脅威を感じるかどうかといった信念，有益性や障壁を知覚した上での，実行に移すことで得られるアウトカムに対する期待，家族や友人の期待，そしてセルフエフィカシーが重大な影響をもつ。こうした信念や態度により変容への動機づけができた状態になり，**行動意図**，すなわちゴールとなる行動の選択が起こる。この段階については，第4章（p. 98～）で詳細に説明する。

2　実行段階

　実行段階（すなわち，実施段階）では，意図を実行に移せるように実行計画を立てる。実行計画は，「来週は3日間，間食に果物を食べて，果物を食生活に取り入れる」といったものになるであろう。実行段階の初めには，例えば野菜や果物のサービングの構成内容，野菜や果物の貯蔵方法や調理方法，食物に関する家族の衝突への対処方法といった，新たな栄養・食情報やスキルを学ぶことが必要となるであろう。しかし

ながら，個人や地域にとって有益な行動変容であれば，長期にわたって，特に個人の残りの人生において，行動を維持する必要がある。食行動変容のように複合的な実行の場合，長期にわたる行動の**維持**には，様々な自己管理プロセスや自己制御プロセスなど，さらに一連のスキルが求められる。この段階については，第5章（p. 141～）で詳細に説明する。

3 そのほかの段階

プロセスがさらに細かい段階やステージに分かれると示唆する研究もある。Horn（1976）は，行動変容のプロセスが，変容の熟考，変容の決定，短期の変容，長期の変容の4つのステージからなるとする，健康行動に関する個人的選択のモデルを提唱した。近年ではProchaskaとDiClemente（1982）が，熟考前，変容の熟考，変容の決定または準備，実行，維持というステージを通して変容が起こると提唱した。

このほかにも，心理学者や社会学者は様々な変容ステージを提唱してきた。例えば，イノベーション普及の枠組み（Rogers, 1983）は，人々が新たなアイデアや実践に初めて気づき，いくらか理解を深めた時に変容プロセスが始まると提唱するもので，知識，説得，決定，採用，確定の5つのステージからなる。説得のステージでは，人々は実践に対して好意的か，または非好意的な態度を形成する。決定のステージでは，新たなアイデアや実践を取り入れるか拒否するかを選択するために，選択肢の評価に取り組む。その後は，試験的に採用し実行するステージを進みながら，小規模なイノベーションを十分に試した上で，全面的な採用と確定が行われる最終ステージへと移っていくことになるであろう。

食に関する変容が複数の段階やステージで起きることを理解していれば，個人の実行に移す動機づけがどの程度できているのか，具体的なレベルを十分に把握することや，変容プロセスのステージに合わせた栄養教育を設計することにつながる。理論は，個々人のステージが異なれば，変容するために用いる経験行動的プロセスが異なることも提唱している。この理論は，第4章以降で詳細に説明する。

4 異なる集団への適用

先述したように，理論は，研究から得られる科学的根拠に基づき，事実であると考えられることを観念的，象徴的に表したものである。したがって，理論は様々な集団や文化的グループの栄養教育に活用できる。属する集団が異なれば，文化的期待，過去の人生経験，ライフステージ（例：幼い子どもの母親，閉経後の女性），あるいは人生での役割（例：母親，夫，職業人）に基づき，望ましいアウトカムに関する信念は異なるであろう。理論を用いた形成的研究において，こうした信念は学習者の見地から行動を理解するために慎重に探求すべきものである。

研究者たちは，理論は，正確に理解され適用されれば，多くの異なる文化的集団で活用され得ると考えている。Fishbein（2000）は，例えば計画的行動理論の各変数があらゆる文化で発見されること，この理論に基づいた統合的理論が50カ国以上の開発途上国，先進国におけるHIVプログラムで活用されてきたことを示している。食事の領域では，変数の相対的な重要性は集団によって異なるかもしれない（例：Liou & Cotento, 2001）。ある集団にとっては，食物に関する文化的信念は利便性よりも重要かもしれない。ほかの集団にとっては，嗜好が健康問題，セルフエフィカシーやスキルよりも，行動変容の動機づけにとって重要かもしれない。また，ほかの集団にとっては，家族の影響が最優先になるかもしれない。

特定の行動の本質も重要である。本質的にはより複雑な行動もあるであろう。例えば，飽和脂肪酸の摂取

を減らすには，ある種の高脂肪食品の摂取を減らすことや，調味料の脂肪を避けること，高脂肪食品を特別に製造された代替食品（低脂肪サラダドレッシング，低脂肪牛乳）に代えること，高脂肪食品を野菜や果物に代えることなどが必要となる。このような行動変容には，動機づけよりもスキルが必要になるであろう。ほかには，野菜や果物を食べるといった比較的単純な行動もあれば，行動によってはスキルより動機づけが必要になるであろう。

c 行動に影響を及ぼす，複合的で重複的な要因に働きかける

近年の研究により，食嗜好や食物に対する感覚・感情的反応から信念，態度といった個人的要因や環境状況に至るまで，行動に影響を及ぼす様々なレベルの要因に働きかける時に，栄養教育の効果が上がることが多いという重要な結論が示された。この結論は，Whitehead（1973）による初期の結論を支持するものである。

意図や決断を実行に移したり，行動を長期間にわたって維持したりするためには，社会的・物理的環境が協力的であることが必要である。初めは，試行的に行動を取り入れることになるであろう。行動を長期的に維持できるかどうかは，その行動を日常生活に合わせられるか，ソーシャルサポートがあるか，物的状況や社会構造が適切に整っているか，もしくは，新しい習慣を実行できるように改善され得るかにかかっている。そのため，栄養教育プログラムは，学習者が動機づけに従って活動し，スキルを応用できるような環境的サポートをめざして作成される。

図3-1（p.70）に示したように，栄養教育の役割は，複合的で重複的な領域にわたって，第2章（p.36～）で明らかにした食物選択や食行動への影響要因に働きかけることにある。これを行うためには，下記に示した様々なレベルの介入において栄養教育プログラムを発展させなくてはならない（図3-3）。

- **個人または個人内レベル**：食体験，食嗜好や食の楽しさ，信念，態度，価値観，知識，社会的・文化的規範，人生経験の心理生理学的核心に焦点を合わせる。
- **個人間レベル**：家族，友人，仲間，健康の専門家との相互関係や，社会的役割，ソーシャルネットワークに焦点を合わせる。
- **機関・組織レベル**：規則，政策，個人が属する職場，学校，宗教や社会の非公式な組織。
- **地域レベル**：ソーシャルネットワーク，規範，地域内の期待，食料品店やレストランに焦点を合わせる。
- **社会構造，政策，システムレベル**：健康行動を統制する政策や構造に焦点を合わせる。

上記のアプローチは，**社会生態学的モデル**と呼ばれる（McLeroy, et al., 1988）。様々な領域の影響要因に焦点を合わせた介入を行うという考え方は，現在，ヘルスプロモーションにおいて広く用いられている（Green & Kreuter, 1999; Booth, et al., 2001; Gregson, et al., 2001; Wetter, et al., 2001）。

したがって，下記の条件において，栄養教育はより効果的になると考えられる。

- 行動を行う本人や地域，あるいはより広範囲の社会にとって重要な，特定の個人行動や地域の実践に焦点を合わせていること。こうした行動によって，個人や地域，より有意義なゴールを達成できることもある。

図3-3 社会生態学的モデル：栄養教育介入のレベル

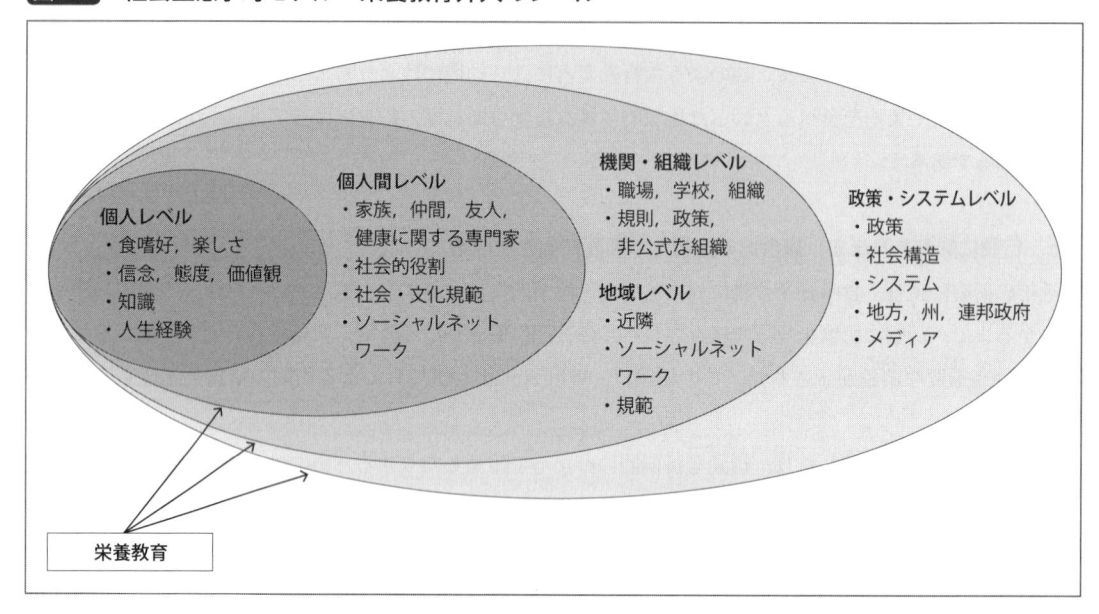

個人レベル
- 食嗜好，楽しさ
- 信念，態度，価値観
- 知識
- 人生経験

個人間レベル
- 家族，仲間，友人，健康に関する専門家
- 社会的役割
- 社会・文化規範
- ソーシャルネットワーク

機関・組織レベル
- 職場，学校，組織
- 規則，政策，非公式な組織

地域レベル
- 近隣
- ソーシャルネットワーク
- 規範

政策・システムレベル
- 政策
- 社会構造
- システム
- 地方，州，連邦政府
- メディア

栄養教育

- 学習者の行動に影響を及ぼす要因を明確に識別し，単に一般的な情報を提供するのではなく，影響要因（あるいは望ましい行動変容の潜在メディエーター）の調整を栄養教育介入の直接のターゲットにしていること。
- 明らかな行動の決定要因または変容の潜在メディエーターや，行動と多様な影響レベルでの行動変容との環境的背景に働きかけるための戦略を開発していること。

D 実行に移すための「なぜ」と「どのように」を引き出す栄養教育

　すでに述べたように，栄養教育のゴールは健康やウェルビーイングにつながる行動の導入と維持を促すことにある。効果的に行うためには，栄養教育の焦点を，単に知識を増やすことから，食行動に影響を及ぼす人的，環境的，両者の付加的要因に働きかけることへ転換しなければならない。これまで見てきたように，こうした要因は，行動変容の潜在メディエーターとして機能する決定要因である。これらの決定要因に働きかけるような教育戦略を設計するためには，決定要因を明確にし，優先順位をつける必要がある。これには，行動レベルの栄養学や栄養教育研究からの理論が役立つ。決定要因が理論の構成要素となっており，理論自体がメンタルマップであるためである。

　前述のように新しい合意では，個人による健康行動の変容を，実行前・思案・動機づけ段階と，決定後・実行・行動段階からなる一連のプロセスと見なしている。Prochaskaの変容ステージモデルでは，先に述べたとおり，さらに前熟考期，熟考期，準備期，実行期，維持期に細分化している。信念，態度，感情は，実行前・動機づけ段階における行動の主な決定要因となり，栄養・食に関する知識やスキル，自己制御プロセスは，実行段階における行動の主なメディエーターとなる。

動機づけの役割をもつ食情報は,「なぜ」についての知識,すなわち,健康に関するリスクや実行することで期待できる有益性に関する情報といった,実行や変容の**理由**にあたると考えることができる。実行する力を高める情報は,野菜や果物のサービングの構成内容や,脂肪含有量に関する食品表示情報を理解すること,マイピラミッド（現 マイプレート）に従って食べることといった,「どのように」についての知識と考えることができる。「なぜ」についての知識は,食に関する変容における実行前・動機づけ段階での重要度が高く,「どのように」についての知識は,実行段階においての重要度が高い。

1 「なぜ」および「どのように」についての知識

「なぜ」についての知識は,カルシウムと骨の健康,あるいは抗酸化物質とがんのリスクの減少に関する最新情報といった,栄養素や食物と健康との関係を踏まえて実行することで得られる健康アウトカムについての栄養科学研究からの情報に基づくことが多い。健康の有益性の科学的根拠が強力であればあるほど,より確実に学習者に行動を起こさせることができるであろう。「なぜ」についての知識という用語は,事実上動機づけとなり,変容の潜在メディエーターとして機能するような情報を,素人である一般大衆に伝える方法として便利に用いることができる。また,「なぜ」についての情報は健康に関するものばかりでなく,手軽さ,味,費用の認識,信念,態度や感情,価値観や個人にとっての意義,社会的・文化的規範,個人的・民族的アイデンティティといった,個人的に重要な,ほかの行動の動機づけに関する情報も含む。

「なぜ」についての情報は,安全な食物の取り扱いの実践,あるいは健康に対する n-3 系脂肪酸を含む食物の重要性といったもので,学習者が新しい課題に取り組む際に特に重要になるであろう。「なぜ」についての栄養科学知識は動機づけとして有用でないと考えられることがある。これは,知覚された有益性や期待された健康アウトカムのような「なぜ」についての情報があまりによく知られ,受け入れられているために（例：野菜や果物を食べることが健康にとって良い）,動機づけの力を失っているように見えるためである。それにもかかわらず,動機づけを高める上で,「なぜについての知識」カテゴリーの重要性は変わらない。これは,折に触れ,「なぜ」についての栄養メッセージを新鮮にする方法が見出されてきたということにほかならない。例えば,5 A Day プログラムは,「健康のために1日5サービング以上の野菜と果物を食べよう！」から「あなたの色を食べよう！」へとメッセージを変え,多様さの重要性に焦点を合わせた。また,人々が新しい食物を楽しみ,味の好みも行動変容の理由の1つになるように,健康的な食物の試食を提供することで,味の課題にも働きかけることができる。

「どのように」についての知識には,マイピラミッド（現 マイプレート）の主な特徴を知る,バランスのとれた食事の意味を知る,食品表示を読む,栄養成分の源となる食物がわかる,賢く買物をする,安全な食事準備を実践するなど,栄養・食に関する基礎的事実に関する情報が含まれる。このような知識は,行動を変容させたいと思い,その準備ができている人にとってきわめて重要であるが,行動変容の動機づけがなされていない人や,まだ準備ができていない人にとってはそれほど有益ではない。

2 問題の理論および解決の理論

なぜ人々が健康に食べるのか,あるいはそうしないのかを理解するのに役立つ理論がある。こうした理論は**問題の理論**と呼ばれることが多い。問題の理論は,母乳育児,カルシウム豊富な食品を十分に食べること,適当な食物安全行動を実践することといった行動をなぜ人々が行うのか,あるいはなぜ行わないのかを

理解するのに役立つメンタルマップを示すので，栄養教育者にとっては「なぜ」についての段階の栄養教育に有益である．この理論は，問題の一因となる個人の認知，信念，態度，価値観といった行動の決定要因を明らかにする上で役立つ．また，行動変容のメディエーターとしての役割を果たせるように，上記の決定要因を変えるような戦略を開発するための枠組みも示す．このように有益な問題の理論については，第4章（p.98～）で述べる．

栄養教育の動機づけ段階だけでなく実行段階にも有益な理論もあり，これは**解決の理論**と呼ばれることが多い．実行しようという動機づけの面で準備ができている人について，実行に移す力を引き出すような戦略を開発するための枠組みを提供する理論である．したがって，解決の理論は，栄養教育の「どのように」の段階で特に重要となる．この段階では，栄養・食の領域において必要とされる「どのように」についての知識やスキルを提供することになるが，理論は，学習者が自らの行動を自己制御するスキルを身につけられるように，私たち栄養教育者が支援する際のガイダンスになる．

変容の段階は，科学的根拠によって提案され立証されてきたが，行動を予測する要因はすべて密接に関連し合っている．それゆえ，動機づけや実行の段階──すなわち，思案することと行うこと──は，変容の段階というより，変容プロセスの構成要素と考えることもできる．いずれにしても，食に関する変容のこれらの2局面を分けることは，栄養教育を設計する際の概念として有益であり，学習者が自身で解決策を見出す上でも有用である．このことから，栄養教育が効果的であるためには，**実行を促したりスキルを提供する役割**と同様に，**動機づける役割**を果たさなくてはならないことに気づかされる．さらに，栄養教育は選択した行動を行うための**環境的機会**を促進しなければならない．また，枠組みは，学習者が変容プロセスの別の段階にいる可能性が常にあることにも気づかせてくれる．栄養教育は，それぞれ異なるが補完し合う役割をもった3つの要素で概念化することができ，この概念はすべてプログラムの教育ゴールや介入ゴールに役立つ（図3-4）．

a 動機づけ・実行前段階（構成要素）：「なぜ」実行するかに焦点を合わせる

動機づけ・実行前段階において個人内で進行する行動変容プロセスでは，行動を検討することへの動機づけや，行動に移すかどうかの決意に焦点を合わせる．この段階では，行動に移そうとする動機づけ面での準備性に影響を及ぼす重要な要因が多くあり，これらの要因を図3-4に列挙している．研究からの理論や科学的根拠により，行動変容に影響を及ぼす要因あるいは潜在メディエーターには，リスクや脅威への気づき，実行に移すことについての信念，実行に移すことについての感情，セルフエフィカシーについての信念，社会環境に関する信念が含まれることが示されている．意志決定は，肯定的アウトカムと否定的アウトカム，あるいは実行に移すことの有益性と費用の分析や，自身の価値の明確化によって影響を受ける．ある決定が行われると，実行する意志が形成される．動機づけ・実行前段階での教育ゴールは，気づきを高め，熟考を促し，実行への動機づけを強め，実行する意志を促すことにある．栄養教育戦略の焦点は「なぜ」実行するか（why to take action）に合わせる．栄養教育の動機づけ・実行前段階（構成要素）を進めていくのに役立つ具体的な理論や研究は，第4章で述べる．

b 実行段階（構成要素）：「どのように」実行するかに焦点を合わせる

実行段階に個人内で進行する行動変容プロセスでは，行動の開始や長期間の維持に焦点を合わせる．研究

図 3-4 栄養教育の概念枠組み

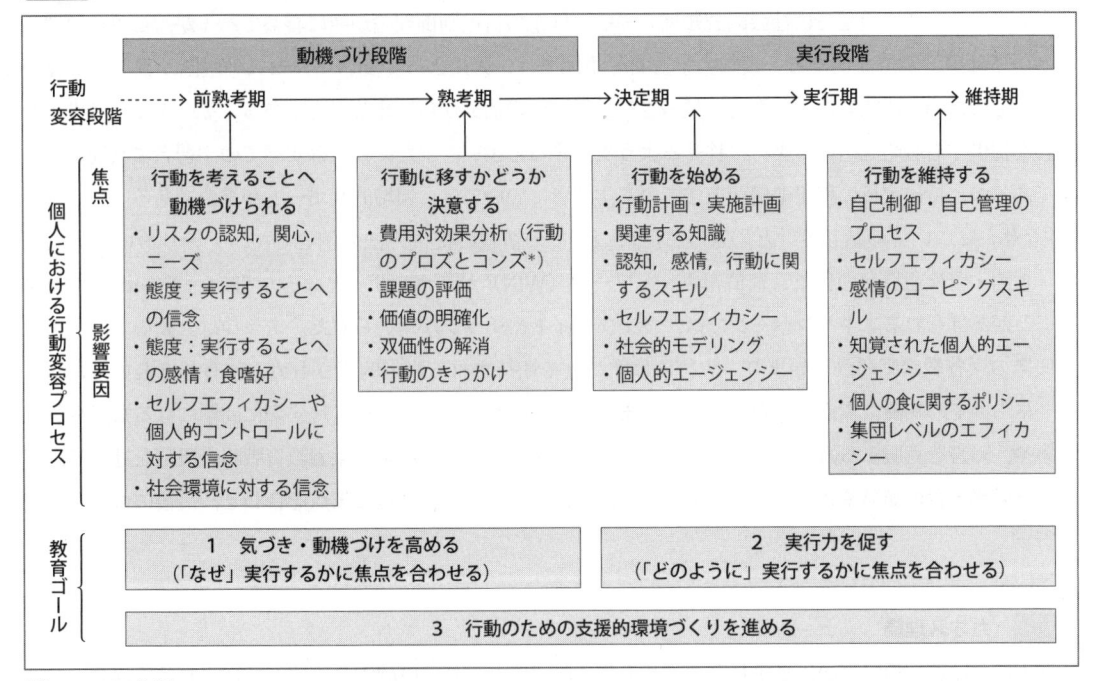

行動変容段階	動機づけ段階		実行段階	
	……→ 前熟考期 ──→ 熟考期	→ 決定期	→ 実行期	→ 維持期

個人における行動変容プロセス

焦点／影響要因：

- **行動を考えることへ動機づけられる**
  - リスクの認知，関心，ニーズ
  - 態度：実行することへの信念
  - 態度：実行することへの感情；食嗜好
  - セルフエフィカシーや個人的コントロールに対する信念
  - 社会環境に対する信念

- **行動に移すかどうか決意する**
  - 費用対効果分析（行動のプロズとコンズ*）
  - 課題の評価
  - 価値の明確化
  - 双価性の解消
  - 行動のきっかけ

- **行動を始める**
  - 行動計画・実施計画
  - 関連する知識
  - 認知，感情，行動に関するスキル
  - セルフエフィカシー
  - 社会的モデリング
  - 個人的エージェンシー

- **行動を維持する**
  - 自己制御・自己管理のプロセス
  - セルフエフィカシー
  - 感情のコーピングスキル
  - 知覚された個人的エージェンシー
  - 個人の食に関するポリシー
  - 集団レベルのエフィカシー

教育ゴール

1　気づき・動機づけを高める（「なぜ」実行するかに焦点を合わせる）
2　実行力を促す（「どのように」実行するかに焦点を合わせる）
3　行動のための支援的環境づくりを進める

注）＊p.161 参照。

からの理論や科学的根拠により，意志を実行に移すためには，実施計画や行動計画を作成することが必須であることが示されている。栄養・食に関する知識や認識的，感情的，行動的スキルもまた，自己制御スキルと同様に重要である。こうしたスキルにより，セルフエフィカシーや個人的エージェンシー感が得られ，個人的な食事についての考え方の形成や，地域内で変容を起こすために他者と一緒に実行することにつながる。栄養教育戦略の焦点は，「どのように」実行するか（how to take action）に合わせる。栄養教育の実行段階（構成要素）を管理するのに役立つ具体的な理論や研究については，第5章（p.141～）で説明する。

c　環境的サポートの段階（構成要素）

支援的環境は，食行動変容プロセスを通して重要である。栄養教育介入のゴールは，環境を変容させる力，権威をもつ意志決定者や政策決定者などに栄養や健康の重要性を教育すること，そして，可能であり適切であれば，意志決定者や政策決定者と連携して動き，より支援的な環境の促進をめざすことである。環境的サポートの段階（構成要素）を進めるのに役立つ具体的な研究は，第6章（p.177～）で説明する。

d　まとめ

先述した概念的枠組みを用いれば，個々の栄養教育セッションやプログラム全体の活動を開発することができる。プログラムや一連のセッション，メディア材料がどのようなものであっても，栄養教育者は，学習者の変容への準備性のステージを踏まえて，優先すべき教育ゴールを明らかにする必要があることに留意しなければならない。主に実行前段階の学習者に対しては，気づきを増やし動機づけを高める活動を優先すべきである。この段階で特に有益なヘルスビリーフモデルや計画的行動理論，そのほかの社会的認知理論につ

いては，第4章で説明する。すでに動機づけられた学習者に対しては，行動変容や自己制御の戦略を優先すべきである。この段階では社会的認知理論やそのほかの自己制御理論が特に有益であるが，これらの理論については第5章で説明する。複数の学習者や集団では，人によって変容プロセスの段階が異なることが多い。そのため一般的に，栄養教育は気づきや動機づけの活動から始めるべきである。その後に，スキルや情報を提供する戦略を用いて実行に移せるよう支援するとよい。また，これはすべての学習者に共通することであるが，特に実行に移す準備ができている学習者については，環境的サポートが重要である。

「なぜ」についての情報や「どのように」についての情報の提供方法の例として，アメリカの国立糖尿病・代謝・腎疾患協会の体重管理情報ネットワーク（WIN）がスポンサーとなったSisters Togetherキャンペーンがあげられる。キャンペーンでは，ウェブサイトやチラシが用いられた。チラシは，動機づけ・実行前段階の栄養教育戦略から始まり，実行に移すことで期待される肯定的アウトカムや有益性といった「なぜ」についての知識に焦点を合わせている。また，ウェブサイトは，実行に移す際に問題になる知覚された障害や，障害を克服する方法に焦点を合わせている。さらに，実行段階の栄養教育戦略に段階を進めて，関連する栄養・食の知識やスキルといった「どのように」についての情報に焦点を合わせ，最後にゴール設定を行う。

カオス理論

個人における行動変容が，必ずしも理論やモデルが示すとおりの直線的なルートに従うわけではないと指摘する研究者がいる。栄養教育の取り組みを通して，学習者は動機づけがなされていることに気づいたり，自らの行動を自覚したりすることもあるが，すぐには実行に移さない。たとえすぐに実行しても，あらかじめ描かれた順序に従ったり，様々なモデルで説明されているように決定することはないであろう。研究者たちは，これらの現象を理解する上で物理学のカオス理論が役立つことを提唱している（Resnicow & Vaughan, 2006）。例えば，喫煙者が禁煙しようとする時，平均して8回試みた後に成功することが知られているが，禁煙に成功した人々がなぜこのタイミングで成功したのかを説明できることはほとんどない。それでも，この理論の構成要素はなお重要であり，平均すればうまく機能している。しかし，どのような人に対しても，結果予期についての新たな情報，新たに生じる感情，あるいは新たに与えられるスキルは，カオス風に見える中で少しずつ浸透させなくてはならないであろう。実行に移すのはおそらく，何度も栄養教育や個人カウンセリングを受け，食事や身体活動パタンに及ぼす影響や人生において何をしたいのかについて十分に思い巡らせた後になるであろう。学習者がいつ，なぜ実行に移すという選択をするかわからないため，栄養教育者としては，理論に基づいた介入を行い，学習者が熟考し決定する機会を提供し続けなければならない。

e　アリシアとレイの場合

ここで，アリシアとレイの場合について考えてみよう。アリシアは食事にあまり関心がなく，実行前の状態にあるように思われる。しかし，栄養科学に関する文献は，アリシアがカルシウム豊富な食品を多くとるべき時期であり，野菜や果物を食べることで将来の健康が大きく違ってくることを示している。したがって，アリシアには「なぜ」についての情報や活動に重点を置いた，実行前・動機づけ段階の栄養教育が最適であろう。こうした栄養教育が刺激となって，自分の状況について意欲的に熟考するようになるであろう

し，自分にとって重要な有益性や，実行したら何が得られるのかがよくわかるはずである。

一方，レイはすでに自分の状況を考えていて，主治医は実行するための強力なきっかけを与えている。問題となっているのは，関心や意図をどのように行動に移していくかにあるようである。レイには，現実的なゴール設定や，ゴール達成のフォローアップを通して意図を実行に移していくことを重視した，実行段階の栄養教育が適切であろう。

ここから数章にわたり，栄養教育や健康行動に関する研究からの理論や科学的根拠のうち，私たち栄養教育者がアリシアやレイに役立つ戦略を決定する上で助けになると思われるものについて説明していく。

E 栄養教育を計画するための枠組み：ロジックモデルアプローチ

問題になるのは，どこから，どのように始めればよいのかである。栄養教育の課題はとっつきにくいので，効果的に計画するには系統的な道筋が必要となるであろう。プリシード・プロシードモデル（Green & Kreuter, 1999）から様々なヘルスコミュニケーション・モデル（例：NCI ヘルスコミュニケーション，CDC エナジー），ソーシャルマーケティング・モデル（Andreasen, 1995）まで，多くの計画モデルが様々な健康関連プログラムに用いられている。本書の意図は，私たち栄養教育者の多くが仕事場で原則的に継続して実施している数々の教育的介入やプログラムを開発，実施，評価する際に，支援する方法を示すことであるが，上記のモデルの中には，この意図に完全にあてはまるものはない。

ロジックモデル（logic model）は，この場合に役立つツールで，多くの分野で用いられ，栄養教育プログラムにも適用されてきており，単純なモデルであるが，栄養教育プログラムをどのように計画するかについて，非常に論理的に表している（Medeiros, et al., 2005）。ロジックモデルは，栄養教育を計画する上で，以下の点について考える必要があることを示している。

- プログラムに組み入れる資源（**インプット**）
- プログラムが取り組む活動（**アウトプット**）
- 結果としての変化あるいは有益性（**アウトカム**）

これまでの議論を踏まえると，次のようにロジックモデルを使うことができる。まず，働きかけたいと思っている特定の行動や実践を明らかにする。次にどのような資源があるかを考え，明らかになった特定の行動や実践に関する変容の潜在メディエーターに直接働きかける，一連の活動を計画するのである。

しかしながら，ロジックモデルやほかの計画的モデルには，アウトプットの構成要素を設計するための**厳密な方法**が示されていないし，もともと示すためのモデルでもない。すなわち，ロジックモデルはどの行動のために，どのレベルの影響要因に対して，何に基づいて，どのように教育的活動や教材を発展させるとよいのかを厳密に伝えるわけではないのである。本書はこうした重大な矛盾を埋めようと試みている。そのため，図3-5 では，この構成要素をロジックモデルに組み込んでいる。

私たち栄養教育者はまず，栄養学の科学的根拠，健康政策，学習者のアセスメントなどの考慮すべき事項から生じる関心やニーズに基づき，プログラムの焦点となる行動や実践を決定する。行動の焦点をはっきり

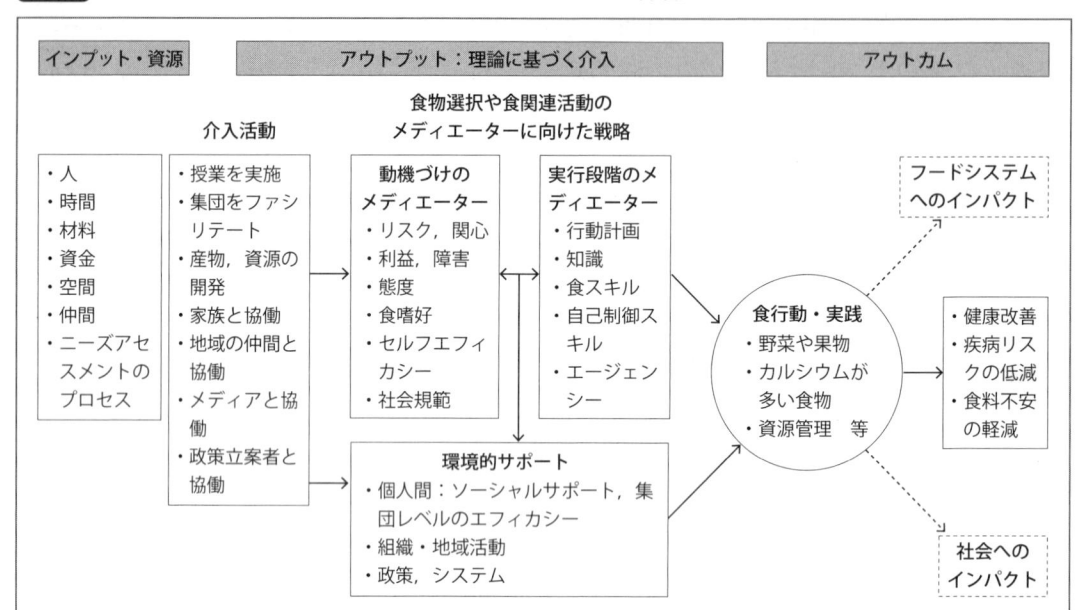

図 3-5 理論に基づく栄養教育のためのロジックモデルの枠組み

インプット・資源	アウトプット：理論に基づく介入	アウトカム

インプット・資源
- 人
- 時間
- 材料
- 資金
- 空間
- 仲間
- ニーズアセスメントのプロセス

アウトプット：理論に基づく介入

介入活動
- 授業を実施
- 集団をファシリテート
- 産物，資源の開発
- 家族と協働
- 地域の仲間と協働
- メディアと協働
- 政策立案者と協働

食物選択や食関連活動のメディエーターに向けた戦略

動機づけのメディエーター
- リスク，関心
- 利益，障害
- 態度
- 食嗜好
- セルフエフィカシー
- 社会規範

実行段階のメディエーター
- 行動計画
- 知識
- 食スキル
- 自己制御スキル
- エージェンシー

環境的サポート
- 個人間：ソーシャルサポート，集団レベルのエフィカシー
- 組織・地域活動
- 政策，システム

食行動・実践
- 野菜や果物
- カルシウムが多い食物
- 資源管理　等

アウトカム
- フードシステムへのインパクト
- 健康改善
- 疾病リスクの低減
- 食料不安の軽減
- 社会へのインパクト

と書き出してから，インプット，アウトプット，アウトカムを検討する。

- **インプット（input）は，私たちが投資するものである**。インプットは，プログラムのスタッフやボランティア，時間，材料，資金，場所，仲間や協力者からなる。
- **アウトプット（output）は，私たちが行うことである**。アウトプットは，熟知している活動からなる。すなわち，私たち栄養教育者は，授業を実施し，集団を手助けし，材料，産物，そのほかの資源を開発する。また，家族，地域の仲間，公共政策立案者と協働する。メディアとも協働する。しかし私たちには，これらの活動が，理論によって示される，変容の特定の潜在メディエーターに対するものでなければならないということがあまり浸透していない。これは，上記の活動は理論に基づいて行わなければならないことを意味し，有益で，おもしろく，魅力的で，なじみ深いものであれば何でもよいわけではない。理論に基づく栄養教育介入戦略，すなわちアウトプットの設計方法が，本書の最も重要な焦点である。動機づけ段階，実行段階や環境的サポートの戦略を開発することが，計画モデルであるロジックモデルのアウトプット構成要素の一部である。第4～6章では，栄養教育の枠組みにおけるこうした構成要素について，1つずつ，より詳細に検討する。
- **アウトカム（outcome）は，私たちが設計し実施した理論に基づく戦略により手に入れる結果である**。アウトカムは評価の基礎になる。最終的に望まれるアウトカムは，健康の増進や疾病リスクの低減，あるいはプログラムの目標とされる中心的な行動を支援するための地域活動や政策改定といった長期的な有益性であるが，栄養教育プログラムが，そのような改善を成し遂げられるほど強力であったり，長期的であったりすることはほとんどない。それゆえに，中期的なアウトカムと考えられることの多い行動変容をめざすようになる。短期的アウトカムとされる知識や，より積極的な態度の増加といった媒介変数の改善で満足しなければならないこともあろう。

第3章 栄養教育概論：実行に移すための「なぜ」と「どのように」を引き出す

F 本書の焦点

本書の焦点は，読者に，以下の動機づけ，知識，スキルを提供することに合わせている。

- あるプログラムの行動ゴールに到達するための行動変容の潜在メディエーターとなる決定要因に働きかけることを目的として，**戦略を明らかにし，設計する上で理論および研究による科学的根拠を活用すること。**
- 食物選択や食行動についての**複合的，重複的レベルの影響要因に注目し**，複数のチャネルを活用してメッセージを伝える。特に，下記を行う。
  - 地域，外来患者診療所，健康増進機関，フィットネス施設，学校，職場，民間のNPO団体といった**多様な場の集団に対する，現場ベースで対面式の教育活動を通した直接的教育を計画し，実施し，評価する。**
  - 印刷した教材，カリキュラム，ニュースレター，視覚的メディア，健康フェアや，マスメディアコミュニケーションやソーシャルマーケティング活動を含むポピュレーションベースの活動といった，**多様な場を介した間接的方法を開発し，使用する。**
  - 組織や地域等の仲間との活動や連合に参加し，一般の人々の健康に食べる力を支援するような政策や環境づくりを進める。

第4～6章では，理論や科学的根拠の観点から栄養教育の活動や教材を設計するための背景を示す。これは，「**なぜ**」行動に焦点を合わせた理論や科学的根拠に基づいて栄養教育を行うのかについての情報であると考えられる。また，第Ⅱ部（p.205～）では，ロジックモデルのアウトプットやインパクトの構成要素に関し，理論や科学的根拠を具体的な実践的教育戦略に移すための6段階のプロセスについて説明する。これは，「どのように」についての情報と考えられるであろう。

◆◆◆◆◆◆ **演習問題** ◆◆

1. 「行動に焦点を合わせた」栄養教育とはどのような意味かを述べよう。行動主義者的なアプローチと同じことか？　どういった点で同じか，もしくは同じでないのか？
2. 栄養教育の効果に寄与する4つの主な要素を，研究に基づいて述べよう。
3. 理論の定義を述べよう。なぜ，栄養教育において理論が重要とされるのか，3つの理由を述べよう。
4. 理論の構成概念とはどのような意味か？　「変数」とはどのように関連しているか？
5. 皆さんが行った栄養教育セッション，あるいは非公式に誰かと栄養を議論した具体例を思い出そう。その際，理論を用いたか？　もし用いたとしたら，その理論の要点を述べよう。もし用いていなければ，皆さんのセッションを導いたものについて説明しよう。
6. 理論や科学的根拠がより効果的な栄養教育の設計に役立つことを，個人的にどの程度確信しているか？　その理由も述べよう。

7. 行動変容の KAB モデルは，かなり一般的に使われている。栄養教育において，この理論が効果を示してきたのはどういった点か？ それはなぜか？

8. 期待価値理論は栄養教育にとってどのような意味があるかを述べよう。この理論が KAB モデルと異なるのはどういった点か？

9. 栄養教育分野における「なぜ」についての知識と「どのように」についての知識を区別しよう。

10. 本書では，栄養教育が 2 つの段階（構成要素）からなり，環境的サポートも伴うことを説明してきた。これらはどういったものか。また各段階で主な焦点とされるのは何か？

11. ロジックモデルの要点を説明してみよう。もし，スケールの大小（例：1 セッションの小規模なもの）の程度にかかわらず，栄養教育を実施したことがあれば，その栄養教育の詳細をロジックモデルに従って書き出そう。皆さんの経験における反省点は何か？

文 献

Achterberg, A., and C. Miller. 2004. Is one theory better than another in nutrition education? A viewpoint: More is better. *Journal of Nutrition Education and Behavior* 36:40-42.

Achterberg, C., and L. Lytle. 1995. Changing the diet of America's children: What works and why? *Journal of Nutrition Education* 27(5):250-260.

Ammerman, A.S., C.H. Lindquist, K.N. Lohr, and J. Hersey. 2002. The efficacy of behavioral interventions to modify dietary fat and fruit and vegetable intake: A review of the evidence. *Preventive Medicine* 35(1): 25-41.

Andreasen, A.R. 1995. *Marketing social change: Changing behavior to promote health, social development, and the environment.* Washington, DC: Jossey-Bass.

Backett, K. 1992. The construction of health knowledge in middle class families. *Health Education Research* 7:497-507.

Bandura, A. 1986. *Foundations of thought and action: A social cognitive theory.* Englewood Cliffs, NJ: Prentice-Hall.

———. 2001. Social cognitive theory: An agentic perspective. *Annual Review of Psychology* 52:1-26.

Baranowski, T., K.W. Cullen, and J. Baranowski. 1999. Psychosocial correlates of dietary intake: Advancing intervention. *Annual Review of Public Health* 19:17-40.

Baranowski, T., K.W. Cullen, T. Nicklas, D. Thompson, and J. Baranowski. 2003. Are current health behavioral change models helpful in guiding prevention of weight gain efforts? *Obesity Research* 11(Suppl.): 23S-43S.

Blake, C., and C.A. Bisogni. 2003. Personal and family food choice schemas of rural women in upstate New York. *Journal of Nutrition Education and Behavior* 35:282-293.

Booth, S.L., J.F. Sallis, C. Ritenbaugh, et al. 2001. Environmental and societal factors affect food choice and physical activity: Rationale, influences, and leverage points. *Nutrition Reviews* 59(Suppl):S21-S39.

Bowen, D.J., and S.A. Beresford. 2002. Dietary interventions to prevent disease. *Annual Review of Public Health* 23:255-286.

Brug, J. 2006. Order is needed to promote linear or quantum changes in nutrition and physical activity behaviors. *International Journal of Behavioral Nutrition and Physical Activity* 3:29.

Brug, J., A. Oenema, and I. Ferreira. 2005. Theory, evidence and intervention mapping to improve behavioral nutrition and physical activity interventions. *International Journal of Behavioral Nutrition and*

Physical Activity 2(2).
Buchanan, D. 2004. Two models for defining the relationship between theory and practice in nutrition education: Is the scientific method meeting our needs? *Journal of Nutrition Education and Behavior* 36(3):146-154.
Chatterji, M. 2004. Evidence on "what works": An argument for extended-term mixed-method (ETMM) evaluation designs. *Educational Researcher* 33(9):3-13.
Conner, M., and C.J. Armitage. 2002. *The social psychology of food.* Buckingham, UK: Open University Press.
Conner, M., and P. Norman. 1995. *Predicting health behavior.* Buckingham, UK: Open University Press.
Contento, I. 1980. Thinking about nutrition education: What to teach, how to teach it, and what to measure. *Teachers College Record* 81(4):422-424.
Contento, I.R., G.I. Balch, Y.L. Bronner, et al. 1995. The effectiveness of nutrition education and implications for nutrition education policy, programs, and research: A review of research. *Journal of Nutrition Education* 27(6):277-422.
Contento, I.R., A.D. Manning, and B. Shannon. 1992. Research perspective on school-based nutrition education. *Journal of Nutrition Education* 24:247-260.
Doak C.M., T.L.S. Visscher, C.M. Renders, et al. 2006. The prevention of overweight and obesity in children and adolescents: A review of interventions and programs. *Obesity Reviews* 7;111-136.
Fishbein, M. 2000. The role of theory in HIV prevention. *AIDS Care* 12(3):273-278.
Furst, T., M. Connors, C.A. Bisogni, J. Sobal, and L.W. Falk. 1996. Food choice: A conceptual model of the process. *Appetite* 26:247-266.
Gillespie, G.W., and A.H. Gillespie. 1991. Using theories in nutrition education: is it practical? Paper presented at the annual meeting of the Society for Nutrition Education.
Green, L.W., and M.W. Kreuter. 1999. *Health promotion planning: An educational and ecological approach.* 3rd ed. Mountain View, CA: Mayfield.
Gregson, J., S.B. Foerster, R. Orr, et al. 2001. System, environmental, and policy changes: Using the social-ecological model as a framework for evaluating nutrition education and social marketing programs with low-income audiences. *Journal of Nutrition Education* 33:S4-S15.
Gussow, J.D., and I. Contento. 1984. Nutrition education in a changing world. *World Review of Nutrition and Diet* 44:1-56.
Hegsted, M. 1979, March 26. Interview quoted in *Nutrition and Health. Chemical and Engineering News*, edited by Anders, H.J., 27.
Horn, D.S. 1976. Model for the study of personal choice health behavior. *International Journal of Health Education* 19:89-98.
Institute of Medicine. 2002. *Speaking of health: Assessing health communication strategies for diverse populations.* Washington, DC: National Academy Press.
Johnson, D.W., and R.T. Johnson. 1985. Nutrition education: A model for effectiveness, a synthesis of research. *Journal of Nutrition Education* 17(Suppl):S1-S44.
Kerlinger, F.N. 1986. *Foundation of behavioral research.* 3rd ed. New York: Holt, Rhinehart and Winston.
Kok, G., H. Schaalma, H. De Vries, G. Parcel, and T. Paulussen. 1996. Social psychology and health. *European Review of Social Psychology* 7:241-282.
Lewin, K.T. 1935. *A dynamic theory of personality.* New York: McGraw-Hill.
———. 1936. *Principles of topological psychology.* New York and London: McGraw-Hill.
Lewin, K., T. Dembo, L. Festinger, and P.S. Sears. 1944. Level of aspiration. In *Personality and the behavior disorders*, edited by J.M. Hundt. New York: Roland Press.
Liou, D., and I.R. Contento. 2001. Usefulness of psychosocial theory variables in explaining fat-related dietary behavior in Chinese Americans: Association with degree of acculturation. *Journal of Nutrition Education* 33:322-331.

Luepker, R.V., C.L. Perry, and S.M. McKinlay. 1996. Outcomes of a field trial to improve children's dietary patterns and physical activity: The Child and Adolescent Trial for Cardiovascular Health (CATCH) collaborative group. *Journal of the American Medical Association* 275:768-776.

Lytle, L.A. 2005. Nutrition education, behavioral theories and the scientific method: Another viewpoint. *Journal of Nutrition Education and Behavior* 37:90-93.

Maxwell, J.C. 2000. *Failing forward: Turning mistakes into stepping stones for success*. Nashville: Thomas Nelson Publishers.

McKenzie, J.C., and P. Mumford. 1965. The evaluation of nutrition education programmes: A review of the present situation. *World Review of Nutrition and Dietetics* 5:21-31.

McLeroy, K.R., D. Bibeau, A. Steckler, and K. Glanz. 1988. An ecological perspective on health promotion programs. *Health Education Quarterly* 15:351-377.

Medeiros, L.C., S.N. Butkus, H. Chipman, et al. 2005. A logic framework for community nutrition education. *Journal of Nutrition Education and Behavior* 37:197-202.

Merriam-Webster. 2003. *Merriam-Webster's collegiate dictionary*. 11th ed. Springfield, MA: Merriam-Webster

Moorman, C., and E. Matulich. 1993. A model of consumers' preventive health behaviors: The role of health motivation and health ability. *Journal of Consumer Research* 20:208-228.

Norman, P., C. Abraham, and M. Conner. 2000. *Understanding and changing health behavior: From health beliefs to self-regulation*. Amsterdam: Harwood Academic Publishers.

Olson, C.M., and A.H. Gillespie. 1981. Workshop on nutrition education research: Applying principles from the behavioral sciences. Proceedings of a workshop. *Journal of Nutrition Education* 13(1, Suppl. 1):S1-S118.

Pelican S., F. Vanden Heede, B. Holmes, et al. 2005. The power of others to shape our identity: Body image, physical abilities, and body weight. *Family and Consumer Sciences Research Journal* 34(1):57-80.

Perry, C.L., and D.B. Bishop. 1998. Changing fruit and vegetable consumption among children: The 5-a-Day Power Plus program in St. Paul, Minnesota. *American Journal of Public Health* 88(4):603-609.

Perry, C.L., L.A. Lytle, and H. Feldman. 1998. Effects of the Child and Adolescent Trial for Cardiovascular Health (CATCH) on fruit and vegetable intake. *Journal of Nutrition Education* 30:354-360.

Peters, J.C., H.R. Wyatt, W.T. Donahoo, and J.O. Hill. 2002. From instinct to intellect: The challenge of maintaining healthy weight in the modern world. *Obesity Reviews* 3:69-74.

Pomerleau, J., K. Lock, C. Knai, and M. McKee. 2005. Interventions designed to increase adult fruit and vegetable intake can be effective: A systematic review of the literature. *Journal of Nutrition* 135: 2486-2495.

Potter, J.D., J.R. Finnegan, J.X. Guinard, E. Huerta, S.H. Kelder, and A.R. Kristal. 2000. *5 A Day for Better Health program evaluation report*. Bethesda, MD: National Institutes of Health, National Cancer Institute.

Prochaska, J.O., and C.C. DiClemente. 1982. Transtheoretical therapy: Toward a more integrative model of change. *Psychotherapy: Theory, Research, Practice* 19:276-288.

Resnicow, K., and R. Vaughan. 2006. A chaotic view of behavior change: a quantum leap for health promotion. *International Journal of Behavioral Nutrition and Physical Activity* 3:25.

Rogers, E.M. 1983. *Diffusion of innovations*. New York: Free Press.

Rothman, A.J. 2004. "Is there nothing more practical than a good theory?" Why innovations and advances in health behavior change will arise if interventions are used to test and refine theory. *International Journal of Behavioral Nutrition and Physical Activity* 1(11).

Rutter, D.R., and L. Quine. 2002. *Changing health behaviour: Intervention and research with social cognition models*. Buckingham, UK: Open University Press.

Schwarzer, R., and R. Fuchs. 1995. Self-efficacy and health behaviors. In *Predicting health behavior*, edited by M. Conner and P. Norman. Buckingham, UK: Open University Press.

Staffleu, A., C. de Graaf, W.A. Van Staveren, and J.J. Schroots. 1991-1992. A review of selected studies assessing, social psychological determinants of fat and cholesterol intake. *Food Quality and Preferences* 3:183-200.

Strauss, A.L., and J. Corbin. 1990. *Basics of qualitative research: Grounded theory procedures and research.* Newbury Park, CA: Sage Publications.

Triandis, H.C. 1979. Values, attitudes, and interpersonal behavior. In *Nebraska symposium on motivation*, edited by H.E. How Jr., Vol. 27, 195-259. Lincoln: University of Nebraska Press.

Walters, L., J. Stacey, and L. Cunningham-Sabo. 2005. Learning comes alive through classroom cooking: *Cooking with Kids.* Presented at the annual meeting of the Society for Nutrition Education. Orlando, FL.

Wetter, A.C., J.P. Goldberg, A.C. King, et al. 2001. How and why do individuals make food and physical activity choices? *Nutrition Reviews* 59(Suppl):S11-S20.

Whitehead, F. 1973. Nutrition education research. *World Review of Nutrition and Dietetics* 17:91-149.

Zeitlin, M., and C.S. Formation. 1981. *Nutrition intervention in developing countries. Study II. Nutrition education.* Cambridge, MA: Oelgeschlager, Gunn & Hain.

Zimbardo, P.G., E.B. Ebbeson, and C. Maslach. 1977. *Influencing attitudes and changing behavior.* Reading, MA: Addison-Wesley.

第4章

理論と研究の基礎：
気づきを増やし，動機づけを高める

Foundation in Theory and Research: Increasing Awareness and Enhancing Motivation

本章の概要

食物選択や栄養関連行動において動機づけが果たす重要な役割の理解に役立つ，主要な理論と研究について説明する。さらに，効果的な栄養教育・コミュニケーションへの関わりについて考察する。「**なぜ**（why-to）」実行に移すかの栄養教育を実施する際の，実行への動機づけや信念，感情，態度の重要な役割に焦点を合わせる。

本章のねらい　読み終えた時に，以下ができること。

- 健康・栄養行動への動機づけの理解に役立つ，主要な理論，特にヘルスビリーフモデルと計画的行動理論について説明する。
- 上記の理論の主な概念や，実践での応用について述べる。
- 研究の場において，食物選択や栄養関連行動の決定要因について調べる際，上記の理論がどのように用いられてきたかを説明する。
- 栄養教育プログラムにおいて，食物選択や栄養関連行動に関する動機づけを高めるために，理論や研究がどのように用いられてきたかを議論する。
- 栄養教育の主要課題は，理論を用いた行動変容につながる決定要因の明確化，また，変容の潜在メディエーターに働きかける戦略の設計について，解釈を示す。
- 栄養教育の設計と効果的なコミュニケーションが，関心を高め，動機づけを強め，積極的な熟考を促し，実行する気を起こさせることに及ぼす影響を明らかにする。

シナリオ

前章のアリシアのような若者を対象とした集団教育の設計を頼まれたとしよう。まず，どのような理由や，見識，感情があれば，もっと多くの野菜や果物を食べることを「なぜ」今実行するかについて真剣に考えてもらえるか，知る必要があろう。あてはまりそうな理由を書き出してみよう。若者たちは10代後半で，健康で，過体重ではない。自分たちの食べ方に必ずしも満足してはいないが，変える必要があるとも思っていない。この教育では，何が障壁になりそうか？　同様に書き出し，書き出した理由や動機づけを，本章で説明する理論の構成要素にあてはめてみよう。書き出したリストをもとに，アリシアのような若者たちにはどのような栄養教育が効果的か，考えてみよう。

A はじめに：気づきを増やし，動機づけを高める：なぜ実行するか

　私たちの食物選択や摂食パタンは，一生をかけて発達し，生活のあらゆる面に組み込まれていく。アリシアのように自分の食べ方に十分納得しているとはいえない人が多いが，生活状況を考慮しトレードオフ（生活状況との兼ね合いを踏まえた評価）を行えば，たいてい機能するパタンになっている。生活をしていると多くの願望や優先事項があるが，その中で健康がいつも最重要であるとは限らない。具体的な変化を起こすためにまず重要となるのは，変容が必要なことに気づき，変容が自分のためになると理解するステップである。気づき，関心をもち，動機づけられれば，実行に役立つ情報やスキルを獲得するための準備が進んだことになる。

　前章では，健康行動研究により蓄積されてきた科学的根拠から，健康行動を取り入れ維持するプロセスは，大きく分けて2つの段階からなることが示唆されると述べた。1つは意志決定や熟考の段階，もう1つは，実行や実施の段階である（Schwarzer, 1992; Abraham & Sheeran, 2000）。このことは，栄養教育プログラムが，動機づけ・実行前の構成要素と決定後の実行・維持の構成要素とで構成されるべきであることを示している。もちろん，考え，感じ，行動することは一体をなしているため，実行するための動機づけややる気，実行する力は密接に関連し合い，互いに高め合うということはわかっている。多くの人にとって，健康的な行動をとる妨げになっているのは，動機づけや意図の形成よりむしろ，行動を始め，維持することに伴う問題であろう。このことを考慮しても，行動変容プロセスを2つの段階（構成要素）に沿って考えることは，栄養教育プログラムを概念化し設計する上で有益である。

　本章では1つめの段階（構成要素）に焦点を合わせる。行動を起こすことを考えてもいない人が熟考し，必要性を理解して実行することを選択し，行動を起こすまでになるような支援ができる栄養教育プログラムの設計を目標として，学習者がどのように気づき，関心をもち，動機づけられるかについて，栄養行動の研究や理論から学んでいく。

　前章では，認知的動機づけの要因や社会的認知──すなわち社会・文化規範の信念，価値，感情，態度，認知──が，健康行動に影響を及ぼすことを述べた。認知的動機づけ要因の背景には文化，社会，家族，個人がある。それまでの経験やライフステージ，性格，家族構成，社会経済的要因，歴史的要因は行動に影響を及ぼすと考えられるが，こうした要因の重要性に言及する理論は多い。もちろん，これらの要因は教育的手段によって変えることはできないものである。しかし，行動に影響を及ぼす**現在**の信念，態度，自己アイデンティティに作用する。栄養教育は現在の信念，態度，自己アイデンティティに働きかけることができるのである。

a 文化的背景

　文化的背景の考慮は，栄養教育を設計する上で重要である。すべての人間は文化的な創造物である。私たちは，生まれた瞬間から文化を経験する。例えば，女児ならピンクの洋服を，男児ならブルーの洋服を着るという文化もある。第2章（p. 36～）で述べたように，文化は共有された知識や意味と関連する。ここでの「意味」とは，信念や知識の複雑さ，そして価値観や気持ちと信念とのつながりのことである（D'Andrade, 1984）。文化的知識や価値観は，集団や社会が生き延びることができるような形で，長い時間

表 4-1　食行動に関連した一般的な文化的価値観の比較

主流のアメリカ文化	ほかの文化集団
健康や病気は個人の中にある	健康や病気は，長期的で変わりやすく，個人と他者の連続的な関係のあらわれである
病気は遺伝子，ウイルス，バクテリア，ストレスのような自然の病因によって起こる	病気は天候や人々の血液の状態（例：細い，弱い，悪い）のような準自然作用によって起こる。もしくは，宗教上や道徳上の期待への妨害，ねたみや嫉妬のような感情，違法行為に対する処罰によって起こる
健康に対する個人の責任；コントロール感の重要性	チャンス，運命，神が，健康，病気，治療に影響を及ぼす
栄養面の健康は食物の食品成分，栄養素の不足，アンバランスによる	健康は温-冷のような体内の力のバランスによるので，アンバランスが病気を引き起こす。また，健康は温の食べものと冷の食べもののバランスによって，回復され得る
自助	援助するための社会やコミュニティの責務
個人主義やプライバシーの強調	集団の福祉；個人間の調和が重要
時間が大いに重要	個人の相互作用が大いに重要
将来志向	過去・現在志向；伝統が重要
相互作用は直接，開放を強調	相互作用は非直接，「うわべ」の重要性を強調
略式，平等主義	社会的地位，形式的な関係が重要

をかけて発展する（LeVine, 1984）。食物は生存に欠かせないものであるが，意外にも，文化の中で占める部分はそれほど大きくない。文化によって規定されるのは，私たちが何を食べるべきで，何を食べるべきでないのか，どのように食事を準備するのか，どこで，いつ，誰と食べるべきなのか，誰が買物に行き調理するのか，家族の食事を選ぶ上で誰の意見が最も重要なのか，といったことである（Rozin, 1982; Sanjur, 1982; Kittler & Sucher, 2001）。

　健康に関する文化的価値観の違いは，一般的に，食行動にも影響を及ぼし得る。例えば，主流のアメリカ文化のように，個人の健康増進や疾病予防は個人の責任であり，自助すべきだと強調する文化もある一方で，チャンスや運命がより重要であると信じる文化もある。食や食べることは個人が選ぶものであると強調する文化が主流であるが，食や健康に関して何かを決定する際の家族の役割を強調する文化もある。こうした文化規範の違いの一例を，表 4-1 に示す。

　子どもは，文化的な信念や価値観を直接的，間接的に身につける（Spiro, 1984）。直接的に影響を受けるのは，子どもが文化に関する「事実」，規範，価値観などについて明確に教えられる時である（例：私たちは豚肉を食べない）。間接的には，対人関係の場やテレビのようなメディアで他者の行動（規範）を観察することを通して，また，文化的価値観に関する規範や文化的所産に基づく推測を通して習得する。例えば，各家庭でたっぷりと時間をかけて健康的な食物を準備するならば（規範），もしくは台所が健康的な食物を準備できるように装備されているならば（所産），その文化の中で育った子どもも，健康的な食物に価値を置くようになるであろう。人類学者は，こうしたことがよく起こる理由の 1 つとして，「どのようであるか」という文化の記述的理解は，「どのようであるべきか」という規範的理解に融合される傾向を提言している。LeVine（1984）は次のようにコメントしている。「ある展望における，'どうであるか'と'どうあるべきか'の融合は……　それぞれに特色ある文化的イデオロギーと非凡な心理的パワー，すなわち個々の情動や動機づけとの深いつながりをもたらす」（p. 78）。

上記の定義や観察から，本章で後ほど説明する，食物選択における個人内および個人間の認知的動機づけ要因と文化が密接に関連していると考えられる。つまり，後ほど言及する信念，態度，価値観は，ここでも議題となることから，文化はこれらの主要な源であると考えられる。前章までに述べた文化と食物や生理学的要因との関係は，Rozin（1982）によって調査されてきた。Rozinは，例えば唐辛子の味を好きになったり，コーヒーを常用するといった要因によって嗜好が内在化するまでの間，口に合わない食物を摂取する上で，緩やかな社会的圧力が果たす役割について述べている。

この種の社会的圧力は，信念や価値観，文化やサブカルチャー（例：思春期の若者や民族の集団）における習慣と一致する傾向がある。しかし，文化的・社会的影響は，内在化の概念を通してある程度は識別できる。文化は，集団のメンバー間で内在化し浸透している信念や価値観に関与するため，子どもはこうした信念や価値観を獲得するにつれて，集団に同化してきたといえる。Deutsch & Gerard（1955）は，社会的影響を2種類に分類した。一方は，**規範**の社会的影響で，社会的同意を得るために他者の希望に従うことをいう。人生の早い段階では家族の希望に従うことが重要であり，後には，主に仲間を参考に行動するようになる。もう一方は**情報**の社会的影響であり，他者の発言や行動から現実を学ぶことをいう。この学習も，価値観，態度，行動に影響を及ぼす。

「世の中の」文化は家族によって解釈され，家族の文化的伝統として，子どもに伝えられていくと指摘する研究者がいる（Birch, 1999）。子どもは，家族の文化的伝統を自身の食経験のフィルターにかけ，文化を自分なりに解釈する（Rozin, 1982）。同様に，移民の伝統的文化やサブカルチャーの解釈の程度は，地域や家族によって様々である。人々は，伝統や文化について自分自身や家族なりの解釈を見つけるために，家族や地域の伝統文化に関する解釈を，自分自身が経験してきた食や主流文化のフィルターにかけるのである。

例えば，食物には「陽」と「陰」の性質があり，健康を維持するためには陽と陰の体調のバランスを保つように食べるべきだと考える文化がある。しかし，同じ文化の中でも，この考えについての信念の強さは個人によってまちまちであるため，この信念が保健行動に及ぼす影響も個人によって異なる。学習者の信念の強さを知ることは，栄養教育を計画する際に役立つ（Liou & Contento, 2004）。また，運命が健康行動の重要な決定要因であるとする文化もある。この場合も，この文化圏に属するメンバーの信念の強さはかなり異なるであろう。信心深さや民族のプライド，時間の感覚，コミュニティ観が重要とするサブカルチャーでも人による相違があるため，個人の認知動機づけ要因がとても重要である（Kreuter, et al., 2003）。授乳を例にあげると，文化や家族の期待は非常に重要であるが，この期待に関する意見も，やはり人によって異なる（Bentley, et al., 2003）。

以上の考察から，人々が自分たちの文化的な信念，規範，価値観を**内在化**すること，そして，この個人的内在化が人々の人生に大きな影響を与えることに気づかされる（Triandis, 1977）。内在化された文化的な信念，規範，価値観は行動の決定要因と考えられており，本章で述べる理論やモデルの構成要素として位置づけられる。そのため，個人の変容のための栄養教育活動の中で働きかけの対象にもなる。このほかにも，栄養教育でより具体的に取り組む必要のある文化的価値観がある。

b 健康行動変容への動機づけの理解

何世紀も前にギリシャ人は，人間の経験において**ロゴス**（理由）と**ペーソス**（情動）がともに重要であり，実行の重要な基盤となると記述している。社会心理学の理論では，人間の動機づけにおけるロゴスと

ペーソスに焦点を合わせている。本章から数章にわたって，栄養教育者に特に役立つ理論をいくつか紹介する。なぜ複数の理論があるのか？ なぜ1つではないのか？ 前章で見てきたように，健康関連行動に特化して研究したために展開された理論もあるが，その一方で，健康に必ずしも関係のない社会的行動（例：食物選択を含めた消費者行動）から生まれた理論もある。

　例えばヘルスビリーフモデルは，特に健康行動を理解し，予測するために考えられたものである。その主な構成概念，すなわち知覚された脅威，知覚された有益性，知覚された障害（p.103参照）は非常に重要なことが明らかになっており，介入で広く用いられてきた。しかし，この理論は予防接種を受けに行くかなど，単純な健康行動を予測するためのものである。したがって，どのように食に関する変容が起こるかといった，複雑な行動は説明できない。また，健康以外の理由によって起こる食物選択や食行動を理解することには役立たない。そうした行動を理解するためには，態度変容の理論や，ほかの社会心理学の理論を参考にする必要がある。

　1900年代初期の研究者は行動の予測因子，決定要因として，態度に関する構成要素に興味をもつようになった（Zimbardo, et al., 1977; Ajzen, 2001）。マーケティング分野の人々も，特にこの構成要素に関心があった。なぜなら，製品や行動に対する態度を変えるように設計されたコミュニケーション戦略を用いれば行動を変えられることがわかったからである。マーケティング分野で開発された態度変容の理論は，特に健康に関連した行動のために設計されたものではないので，完全とはいえない。それでも，この態度変容の理論は，関心を高めたり，何も行動を起こしていない状態からの栄養・食に関連した問題を実行に移す動機づけの獲得を支援するような栄養教育活動を設計する上で，とても有用である。態度変容の理論は，集団の場だけでなく，マスメディアを通したヘルスコミュニケーション・キャンペーンにおいても有用である。態度変容の理論の中では計画的行動理論が主要であり，これについては本章の後半（p.108）で説明する。

　態度変容の理論は，動機づけの理解を助け，活動や，「どのように」実行するかに関するメディアメッセージを設計する際にとても有用であるが，これらもまた，完全なものではない。一般に，態度変容の理論からは，食行動のような複雑な行動について，意図したことを行動に移すにはどのように支援すればよいか，また，長期間にわたって行動を維持するにはどのようにすればよいのかについて，十分な情報は得られない。この点については，セルフエフィカシーや自己制御理論といった理論が参考になる。食関連行動の実行と長期間にわたる維持を促すのに特に役立つ理論，研究，戦略については次章で説明する。

　これまでの研究から，強くしっかりした意志のある人の方が意図に基づく行動を起こしやすいことがわかっている。ほとんどの人は，様々な健康関連行動を意図しているが，アリシアやレイの場合のように，意志は必ずしも強いわけではない。私たちは，もっと健康的に食べたい，もっと活動的になりたい，もっと眠りたいと思っている。けれども食物選択や栄養関連行動は複雑で，例えば，デザートに果物を食べるかケーキを食べるか，走りに行くかテレビを観るかというように，行動にはいつも拮抗する選択肢がある。また，どのような行動にも，拮抗する信念や情動が多くある（ケーキはおいしいが太る。歩くことは健康的だが時間と努力を要する）。このため，強くしっかりした意志をもつことは，いつも容易であるとは限らない。

　こうした弱い健康意志に基づいて行動を起こすのは，テレビ広告や，職場で健康的でない食物が手近に置かれていること，家族に自分とは異なるニーズや味覚の人がいることといった，別の方向に働く強い環境要因に直面すると，さらに難しくなる。したがって，下記の項目に該当する人には，栄養教育における動機づけの構成要素が重要になる。①健康を守るために実行し得る特定の食行動の重要性に気づいていない人，②

気づいてはいるが，行動を起こすことを明言していない人，③意志が弱く，意志を再検討するよう励まし，より強い意志をもてるよう支援する余地のある人。本章で取り上げる理論は，学習者がある行動に対して強い意志をもつためには，どのように支援すべきかを理解する上で役立つものである。

B　ヘルスビリーフモデル

　ヘルスビリーフモデル（Health Belief Model）は，ある健康行動の実行に対する個人の心理的なレディネス（準備性）や意図を理解するための枠組みである。このモデルは，特に健康行動を取り上げた初期の概念モデルの1つであり，公衆衛生学分野で最もよく知られている。1950年代に，社会科学を用いて実際に公衆衛生の問題を解決しようとした，Lewin主義の社会心理学者たちによって開発されたモデルである（Becker, 1974; Rosenstock, 1974）。彼らは，長期にわたって利用できる理論を構築することに専心しており，実際的な健康問題を1つずつ解決することに取り組んではいなかった。このモデルは広く受け入れられ，世界中の多くの地域で，健康関連の専門家が介入を設計する際に用いてきた。ヘルスビリーフモデルは，直感に訴え，心理学者でない人にもわかりやすく，応用しやすく，そして実行に費用がかからない。常識的な構成概念（信念）が明確に述べられており，数字で管理でき，面接から調査まで，様々な方法で簡単に測定できる。また，健康関連の専門家には，行動に影響を与える修正可能な要因への注目を促す。

　ほかの理論と同様，ヘルスビリーフモデルも，実行についての知覚された有益性と知覚された障害との比較が行動の重要な動機づけになることを示している。ただし，健康に焦点を合わせたモデルであるため，健康状態のリスクを減らすためには，行動を起こす有益性と障害について考える前に，健康状態に関する脅威を認知する必要があると提唱している。

a　ヘルスビリーフモデルの構成概念

　ヘルスビリーフモデルについてさらに詳しく述べると，特定の健康関連行動の起こりやすさは，主に以下の認知や考えによって動機づけられると提唱するものであるといえる。

①　ある状態に対して知覚された脅威やリスク（perceived threat or risk）

　ある状態とは，例えば，がんや骨粗鬆症，食物の安全性の欠如を指す。リスクは，その状態の影響力の大きさや深刻さ，また，自分自身の罹患性やその状態になるリスクの認知によって決定される。これらは行動のレディネスにあたる。

②　知覚された有益性と障害

　知覚された有益性（perceived benefits）とは，脅威を減らすために有益で効果のありそうな予防行動が存在することについての認知である。例えば，野菜や果物を食べることがこの予防行動にあたる。知覚された障壁（perceived barriers）とは，行動することの難しさに関する認知である。野菜や果物を食べるのにかかる費用や不便さに関する認知といった心理学的なものと，もし野菜や果物が体に合わなかったらどうするかといった現実的なものの両方がある。栄養教育で，有益性を増やし障害を減らすことによってこれらの

図 4-1　ヘルスビリーフモデル

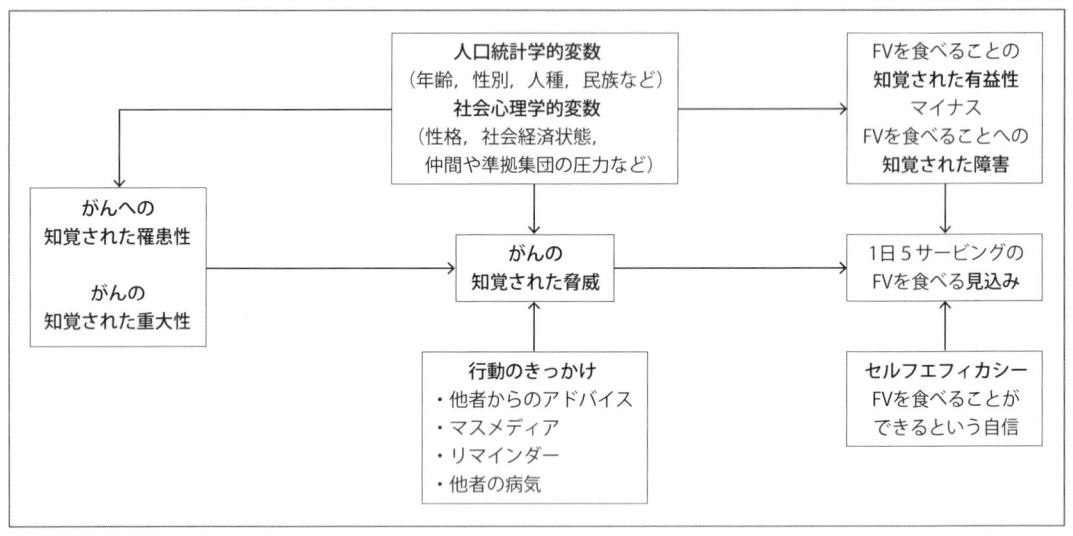

```
                    人口統計学的変数                    FVを食べることの
                  （年齢，性別，人種，民族など）         知覚された有益性
                    社会心理学的変数                      マイナス
                  （性格，社会経済状態，               FVを食べることへの
                   仲間や準拠集団の圧力など）            知覚された障害

    がんへの
   知覚された罹患性              がんの                1日5サービングの
                              知覚された脅威            FVを食べる見込み
    がんの
   知覚された重大性
                              行動のきっかけ           セルフエフィカシー
                              ・他者からのアドバイス    FVを食べることが
                              ・マスメディア           できるという自信
                              ・リマインダー
                              ・他者の病気
```

注）FV：野菜・果物

信念を変えれば，ある健康行動を実行しやすくなる。

③　セルフエフィカシー

　ヘルスビリーフモデルは当初，予防接種や検診を受けるといった単純な健康行動を説明するために開発された。そのため，環境における他者の影響や行動を起こすための知覚されたスキルや能力（いわゆるセルフエフィカシー）は含まれていなかったが，現在では，食行動のような長期間にわたる行動を説明するために，セルフエフィカシーの役割が加わっている。セルフエフィカシー（self-efficacy）とは，ある行動（例：野菜や果物をおいしく食べられるように選び，保存し，準備する）を行うことができるという自信のことである。

④　行動のきっかけ（cues to action）

　友人や家族の病気や，科学的研究における新しい知見のような外的な出来事，あるいは個人的な徴候や痛みのような内的な出来事は，行動を起こそうと思うきっかけとなる。こうしたきっかけはある状態に対する知覚された脅威に影響を及ぼし，実行する可能性を高める。

　ヘルスビリーフモデルでは，年齢，性別，民族のような人口統計学的変数も，知覚された脅威や有益性，障害への影響を通して間接的に行動に影響を及ぼすことが前提となっている。また，性格や社会経済状態，仲間や準拠集団からの圧力などの社会心理学的変数も，同様に影響を及ぼすとしている。

　ヘルスビリーフモデルの概要を 図 4-1 に，主な構成概念の実践での応用を 表 4-2 に示す。

b　調査研究や介入研究から得られる科学的根拠

　ヘルスビリーフモデルは，コミュニケーションや教育で変えられる信念や関心に関係しているため，様々

表4-2 ヘルスビリーフモデル：主な概念と栄養教育介入とのつながり

理論の構成概念・行動変容のメディエーター	実践での応用
知覚された脅威や危機感	食事と疾病の関連に関する科学的根拠に基づく，糖尿病や心疾患のような健康状態のリスクについてのメッセージ
知覚された重大性	心疾患や糖尿病のような健康状態の個人への深刻な影響（医学的，社会的）についてのメッセージ
知覚された罹患性	自己アセスメントを通した家族歴や行動に基づく，個人のリスクを特定化するためのメッセージや活動
リスクを減らすことに関する知覚された行動の有益性	リスクを減らすための行動の有効性についての科学的根拠に基づく，リスクを減らすための行動の有益性に関するメッセージ 味や簡便性のような，ほかの有益性
行動を起こすための知覚された障害	知覚された障害を明らかにし，減らす。例えば，野菜や果物は旬のものを食べれば安価であるし，満足感が得られる 保存の仕方についてのメッセージの提供 1日に必要な野菜や果物は1〜2サービングであるといった誤解を正す
セルフエフィカシー	行動を行いやすくする手引きとなるようなメッセージ
行動のきっかけ	ポスター，コミュニティの広告掲示板，メディアのキャンペーンといった，行動を催促するもの（リマインダー）の提供
将来志向	過去志向または現在志向
相互作用は直接性，開放性を強調	相互作用は間接，「うわべ」の重要性を強調する
略式	社会的地位，形式的

な健康行動や栄養教育研究を導く枠組みとして用いられてきた。

1　ヘルスビリーフモデルを用いた調査研究

　ヘルスビリーフモデルが発表された1974年からの10年間に行われた，ヘルスビリーフモデル関連の29件の前向き研究と後ろ向き研究の包括的レビューにおいて，JanzとBecker（1984）は，健康行動を予測する際の最も強力な決定要因として，行動を起こすための知覚された障害（91％の研究において有意），知覚された有益性（同81％），知覚された罹患性（同71％），知覚された重大性（同59％）をあげた。また，**アメリカ人のための食生活指針**で推奨されている食事へと自発的に変えられた人と変えられなかった人の違いを検討した研究では，最大の違いは知覚された有益性であり，次いで知覚された罹患性，健康への関心であった（媒介する決定要因がヘルスビリーフモデルに含まれることもある）（Contento & Murphy, 1990）。別の研究では，ヘルスビリーフモデルはある程度，脂肪摂取を予測できるということが明らかになり，集団間の行動における分散の約30％を説明していた（Shafer, et al., 1995）。また，ヘルスビリーフモデルの構成概念にはセルフエフィカシーがあり，「自分の食べ方が良くないことは知っているが，自分の習慣を変えることができない」などのように，難しさの項目としてあらわされている。

　個人が心疾患リスク減少のために脂肪摂取を減らす可能性や意図に関する研究では，最も重要な要因は知覚された障害で，次いでセルフエフィカシーであった（Liou & Contento, 2001）。妊婦の葉酸豊富な食事の続行に影響を及ぼす要因を調べる研究では，ヘルスビリーフモデルの要因はすべて重要であり，なかでも知覚された有益性が最もよく予測していた（Kloeblen & Batish, 1999）。高齢者を対象とした研究では食中毒に対する知覚された脅威が重要であった。また，安全に食物を扱う行動をとる上では，ニュースの内容や食

品包装の表示というきっかけの影響が最も大きかった（Hanson & Benedict, 2002）。女性を対象とした研究では，知覚された重大性と知覚された罹患性，危険因子に関する知識，一般的な健康の動機づけが心疾患の予防行動を予測していた（Ali, 2002）。これらの研究から，ヘルスビリーフモデルの構成概念の多くは食行動の重要なメディエーターであるが，相対的な重要性は研究によって異なること，また，この違いは主に，それぞれの研究で問題となる特定の行動や対象集団の特質を反映していることがわかる。このことは，別の研究で脂肪摂取に有意な影響を及ぼした要因が，妻においては出費，時間，不快感，推奨内容の混乱といった健康的な食事にかかる対価であったのに対して，夫においては病気への知覚された脅威とセルフエフィカシーであったことからも示唆される（Shafer, et al., 1995）。

　以上をまとめると，脅威や病気（例：心疾患）に対する知覚されたリスクと，実行することの知覚された有益性がともに重要であるということが，研究により示されている。ここでいう有益性とは，脅威を減らし，危険を避けるために起こし得る効果的な反応や行動（例：健康的で低脂肪の食事を食べる，有機食品を食べる）である。これは，**反応エフィカシー**とも呼ばれる。行動への障害についての理解や，障害に打ち勝つセルフエフィカシーの感情も大変重要である。心疾患のような，食事に関連した慢性疾患に対する知覚された重大性は，上記の研究では必ずしも有意ではなかった。これは，もともとほとんどの人が慢性疾患に罹患した状態を重大であると考えているため，信念によって食事を変えた人とそうでない人との間で差が見られなかったためであろう。食事を変えた人はこうした状態が重大であると信じていたが，同時に，彼ら自身も危険にさらされていた。行動のきっかけは様々な要因から生じ，また，効果的な動機づけにもなり得る。

2　ヘルスビリーフモデルを用いた介入研究

　公衆衛生学分野では，食行動の変容も含め，ヘルスビリーフモデルに基づいた数多くの介入プログラムが開発され，実施されてきた。実際に，有益性や障害の構成概念は介入で広く用いられている。これらの構成概念はトランスセオレティカルモデルにおける行動のプロズとコンズ（長所と短所，p. 161 参照），計画的行動理論や社会的認知理論における結果に対する信念（結果期待）といった，ほかの理論における構成概念と類似しているが，これについては後ほど触れる。ヘルスビリーフモデルには知覚されたリスクという構成概念が加わっており，これは，心理的に行動へのレディネスをもたらす動機づけ要因と見なされている。

　全粒穀物の摂取増加に焦点を合わせた，アメリカ人高齢者を対象とした研究がある（Ellis, et al., 2005）。会食サービスの場で行われた，ヘルスビリーフモデルに基づいた，下記の5つのセッションで構成されるプログラムであった。

- **知覚された罹患性と重大性**：全粒穀物の摂取が少ない高齢者が陥りやすい健康状態を強調して伝える。
- **知覚された有益性**：ある健康状態に陥るリスクを減らすという点から，考えられる有益性について説明する。
- **知覚された障害**：障害を乗り越える方法についての情報を提供する。障害となる味を克服するために，多様な全粒穀物の試食を行うなど。
- **セルフエフィカシー**：セッションにおいて，全粒穀物を取り入れるための様々な方法を実演し，実行を促す。また，表示を読むスキルを教えたり，全粒穀物に関する表示についての誤った情報を訂正する。
- **行動のきっかけ**：レシピ，情報シート，資料により，自宅でも継続的に行動のきっかけを提供する。

このプログラムの結果として，摂取量の増加が最も大きかった3種類の全粒穀物の摂取頻度が増えていた。また，参加者の知識が増え（ただし，最初から高かった），全粒穀物が疾病のリスクを減らすという信念が以前より強くなっていた。

循環器疾患やがんの知覚されたリスク，実行への知覚された有益性，そして知覚された障害に焦点を合わせた，大学職員に対する，8セッションからなるプログラムについての研究もなされている。このプログラムでも同様に，エネルギー摂取量，脂肪エネルギー比，飽和脂肪酸やコレステロールの摂取の減少において有意な行動変容が見られた（Abood, et al., 2003）。野菜や果物の摂取も増えたが，有意ではなかった。テレビシリーズを取り入れた介入では，人々の信念において有意な改善が見られ，健康的に食べることについての有益性が増加し，障害が減少していた。この変化と，行動のきっかけ（テレビシリーズを観ることを含む）により，視聴者のセルフエフィカシーが高まり，行動変容が促された（Chew, et al., 2002）。

Low-Fat Eating for Americans Now（LEAN）プロジェクトは，低脂肪の食事を促進するための全国的なソーシャルマーケティング・キャンペーンとして設計された（Samuels, 1993）。このプログラムは複数の構成要素からなり，高脂肪の食事，特に飽和脂肪酸を多く含む食事の危険性について国民の気づきを高めるためのメディア戦略や，シェフや食ジャーナリストが参加して，健康関連の専門家を対象とした実演を通して，国民に低脂肪の食事の味を受け入れてもらう方法を伝えた。また，メッセージを強化する地域プログラムや民間任意組織の活動も行われた。このプログラムで脂肪が取り上げられたのは，健康面へのリスクと，複数の調査から国民の関心が高いことがわかったためである。10のフォーカスグループインタビューによると，脂肪摂取源に関する知識は高かったが，簡便性，習慣，味が主な障害となっていた。メディアの構成要素としては，広告協会の協賛を得て，ヘルスビリーフモデルに基づいた全国的な公共広告キャンペーンを行うことが決まった。動機づけの欠如が低脂肪食品摂取の大きな障害になっていることを考慮し，キャンペーン内容は次の2つの構成要素とされた。1つは，「なぜ変えるのか」で，知覚されたリスクを高める動機づけとなるようなメッセージであった。もう1つは，「どのように変えるのか」で，無料のホットライン（1-800-EATLEAN）を設置し，電話をかけるとリスクの減少に効果的な行動に関する情報とレシピの小冊子をもらえるというものであった。15秒，30秒のテレビのスポット広告では，ヒッチコック風のユーモアのある方法で，食事における脂肪の影響が強調された。メッセージは，テレビ，ラジオ，新聞，メディアイベントを含む様々なチャネルで伝えられた。公共広告の内容は視聴者の50％に届き，3,500万人以上が印刷物を読んだと推定された。ホットラインは30万件以上の利用があり，多くのローカルキャンペーンも行われた。

ヘルスビリーフモデルに基づいたソーシャルマーケティング・キャンペーンは，ほかにもある。Pick a Better Snackというアイオワ州で実施されたキャンペーンでは，障害の減らし方についてのメッセージを積極的に送ることに焦点を合わせた。

要するに，個々の概念間の関係性は明らかになっていないにもかかわらず，ヘルスビリーフモデルにおける個々の概念には，経験的に支持を得ているものが多い。先述したように，このモデルは，もともと単純な健康行動のために開発された。従って，行動変容の維持に関する概念は含まれていなかった。そのため，社会認知理論のセルフエフィカシーという概念を組み入れなければならなかった（Bandura, 1997）。この点については，次章で説明する。ヘルスビリーフモデルは，健康行動をどのように取り入れ維持するかに関する手引きにはならない。このモデルが最大限に活用されるのは，栄養教育で動機づけを高める構成要素を設

3　知覚された個人のリスク：楽観的なバイアスを乗り越える

これまで見てきたように，ヘルスビリーフモデルにおける変容の動機づけは，主に，特定の状態に対する知覚された脅威やリスクの程度，課題についての関心であった。知覚された脅威やリスクは，予防行動採用プロセスモデルにおいても重要である（Weinstein, 1988）。このモデルでは，あるリスクに対する反応は一連の段階に沿って進行すると考えられている。一連の段階とは，リスクや危険（例：骨粗鬆症や心疾患）をまったく知らない段階から始まり，知っているが行動をとらない段階，そしてリスクは他人事であって自分とは関係ないと信じる段階である。これが，**楽観的なバイアス**である。意志決定の段階にある人々は課題に取り組み，予防策としてカルシウムのサプリメントを摂取するかどうか，飽和脂肪酸の摂取を減らすかどうかなど，どのように反応するかを考える。行動を起こすか起こさないかは，自ら選ぶことができる。行動することを選んだ場合には，行動を始めることになる。

上記のヘルスビリーフモデル，予防行動採用プロセスモデルによると，学習者に脅威やリスクを気づかせることは栄養教育の重要な課題である。実際に，自分自身の食事について誤って楽観的な人が多いことを明らかにした研究もある（Shim, et al., 2000）。実際には自分の食事が高脂肪であっても，適度に低脂肪であると考えている人が多い（Glanz & van Assema, 1997）。このような場合には，リスク評価や自己アセスメントにより，個人のリスクに関する情報を用いることができる。このような特定の個人向けのフィードバックが役に立つのは，楽観的なバイアスを予防し，実際のリスクを踏まえて食行動を変えるよう促すためであろう。特にリスクに関しては，脅威の扱い方についての情報も提供する場合に最も役立つ。複数の研究のレビューから，個人的なリスクを知ることで実際にライフスタイルを変容させたくなる可能性があることがわかっている。体力テストに加え，以後10年間に予防可能な病因で死亡するリスクを推定した健康の危険評価を学習者に伝えたところ，運動量を増やした人が多かった。このようなリスク評価結果を利用可能なサービス情報とともに提供すると，効果が上がった（McClure, 2002）。

C　計画的行動理論

計画的行動理論（Theory of Planned Behavior）（Ajzen, 1991）は，先に提唱されていた合理的行動理論（Fishbein & Ajzen, 1975）から派生した理論である。もともと健康行動を説明するために考えられた理論ではないが，食物選択や健康行動，食行動を理解するのに大変役立つことが明らかになってきた。合理的行動理論は，その名前から，合理的な行動のためのモデルであるように思われる。しかし，この名前が本当に意味するところは，期待・価値感に基づく，ほかの社会心理学理論と同様に，人はしかるべき方法で決定を下すと仮定する理論ということである。つまり，人が合理的に物事を行うことを想定する理論なのである。また，合理的行動理論は，客観的に見て，人の行動が常に合理的あるいは適当であるということを必ずしも意味しているわけではなく，ただ，自分なりに道理にかなうということを意味している。例えば，気分を良くするために大きなチョコレートケーキを食べることは，栄養面での行動の長所はどうであれ，その人自身の観点からは道理にかなったことである。計画的行動理論は，ある集団にとって重要な信念を明らかにし，枠

図 4-2 計画的行動理論：野菜・果物（FV）摂取行動の例

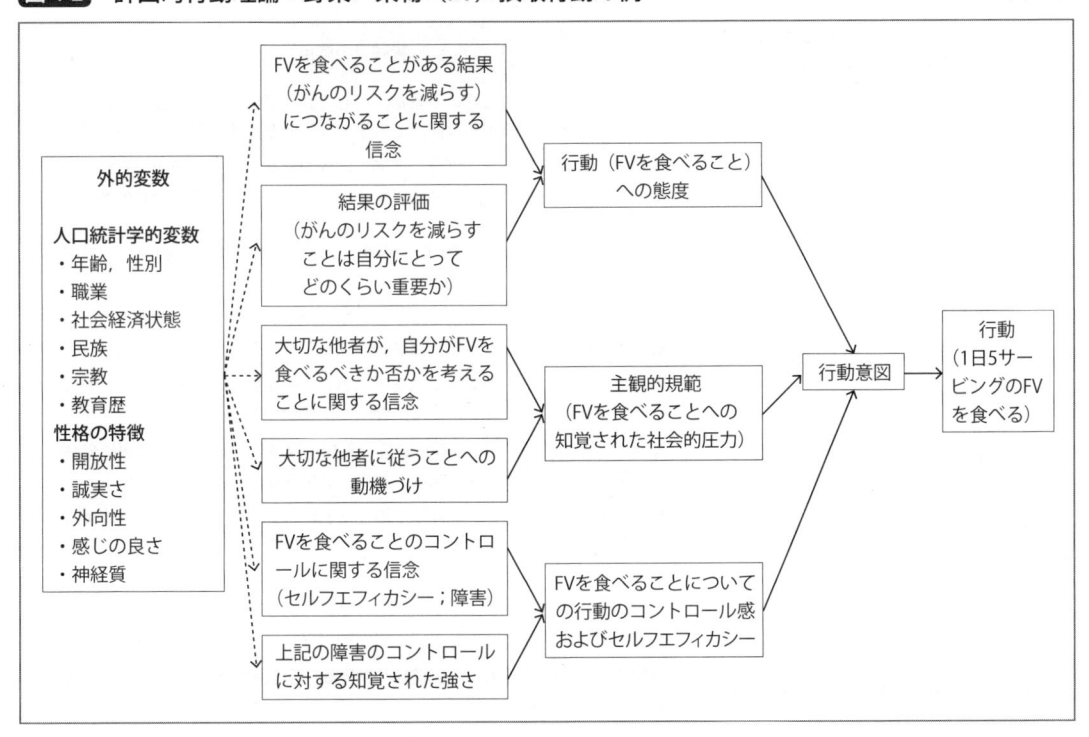

外的変数

人口統計学的変数
- 年齢，性別
- 職業
- 社会経済状態
- 民族
- 宗教
- 教育歴

性格の特徴
- 開放性
- 誠実さ
- 外向性
- 感じの良さ
- 神経質

- FVを食べることがある結果（がんのリスクを減らす）につながることに関する信念
- 結果の評価（がんのリスクを減らすことは自分にとってどのくらい重要か）
- → 行動（FVを食べること）への態度

- 大切な他者が，自分がFVを食べるべきか否かを考えることに関する信念
- 大切な他者に従うことへの動機づけ
- → 主観的規範（FVを食べることへの知覚された社会的圧力）

- FVを食べることのコントロールに関する信念（セルフエフィカシー；障害）
- 上記の障害のコントロールに対する知覚された強さ
- → FVを食べることについての行動のコントロール感およびセルフエフィカシー

→ 行動意図 → 行動（1日5サービングのFVを食べる）

組みを提供して信念を互いに関連づけることによって，根底にある理由を明らかにする。これにより，行動を動機づける，その集団特有の理由が理解できる。計画的行動理論は信念の探索に利用できる構成概念を具体的にあげているだけで，上記の信念が何かを明らかにしていない。そのため，このモデルは対象となる健康行動や集団に合わせて中身を自由に用いることができる。実際の信念は，その集団に対する自由回答式の面接を行って得なくてはならない。

また，計画的行動理論は，私たちが行動するたびにここで説明しているプロセスをすべて意識し，体系的に行うというものではない。例えば，喫煙することや，朝食にシリアルを食べることのように，健康関連行動の多くが自動的で習慣的なものであることは明らかである。しかし，この理論は，これらの行動の根底にある態度や信念が気づきをもたらし，変容につながる可能性があることを提唱している。したがって，態度や信念の性質，また，これらがどのように形成され，どのように変えられ得るのかを栄養教育者が理解することが重要となる。

計画的行動理論の概要を 図 4-2 に，主な構成概念を実践へ適用した例を 表 4-3 に示す。

a 行動

計画的行動理論では，行動を具体的に明記する必要がある。行動が明確であれば，それだけ行動を予測しやすくなる。明確な行動は，「あなたは月に何回，昼食時に果物を食べますか？」（Conner & Sparks, 1995），「あなたは，週にどのくらいの頻度で野菜や果物を食べますか？」といった質問によって把握できる。しかし，現実的に考えた結果，比較的大まかに行動を表している研究が多い。例えば，「低脂肪の食事を食べ

表4-3 計画的行動理論とその拡大：主な構成要素と栄養教育介入への影響

理論の構成概念・行動変容の潜在的メディエーター	実践での応用
態度	カラフルで，魅力的な野菜や果物，楽しく食べている人々など，肯定的な気持ちを引き出す，肯定的な観点で健康的な行動を示すメッセージやイメージ
結果期待（態度の基礎）	肯定的な期待を高める：試食，準備，調理を含め，味，健康面の有益性，野菜や果物を食べることの簡便性に関する人々の期待を高めるためのメッセージや方策 否定的な期待を弱める：野菜や果物は旬に食べれば高くないし，十分である。誤解を正す
食べものに対する感情・感覚（身体的結果期待）	試食や，ほかの人といっしょに準備した食べものをいっしょに食べる経験を通して，健康的な食べものを経験し，楽しむ機会を提供する
主観的規範	思春期の子どもに，野菜や果物を食べることは格好良いことを示す。野菜や果物を食べることを促すように，仲間や，価値のあるモデルを使う
記述的規範	集団で，多くの10代の若者が野菜や果物を食べていることや健康に価値を置いているというデータを集め，示す。誤解を正す
行動のコントロール感（セルフエフィカシー）	野菜や果物を食べることは簡単で簡便だというメッセージ（例：バナナならば「むいて食べる，簡単でしょ！」）。学校や職場へ持っていくために野菜や果物を準備する方法
行動意図	新しい果物や野菜，レシピを試してみることの変容や実践の肯定的，否定的な期待を評価するという意思決定の活動（プロズとコンズ）に集団を導く
個人的規範（倫理観や民族の責務を含む）	行動や問題に関する人々の価値観や倫理観，民族の責務を明らかにする上で集団を助ける活動
自己アイデンティティ	自己アイデンティティに気づかせる活動：学習者が健康，コミュニティ，フードシステムにどのように関連しているか
実際の自分と理想の自分	個人の理想に気づかせるメッセージや活動，なぜそう考えるのか，どのくらい現実的なのか，役に立つのか
実際の自分とあるべき自分	あるべき自分（例：良い母になる）の源に気づかせるメッセージや活動。対処の仕方

る」や「健康的な食事を食べる（そして，健康的な食事の定義を示す）」である。これらの例では，行動の頻度スケールのような，何らかのスケール（尺度）が用いられる。食の分野で行動を測定する際には，食物摂取頻度調査票や行動のチェックリストが用いられることが多い（比較的正確な回答を得るために，過去1カ月や1週間における行動について尋ねる場合が多い）。横断的研究では，行動とその決定要因（本章で後述）が同時に測定される。一方，前向き研究では決定要因が最初に測定され，行動は翌日や2週間，4週間後など，一定の期間後に測定される。

b　行動意図

　計画的行動理論では，そうしたいという意図があれば，低脂肪食を食べるなどの行動を起こしやすくなるとされる。この行動変容で最も直接に働きかけるメディエーターは，**行動意図**（behavioral intention）と呼ばれる。すなわち，何かをしようと計画すると，計画していない場合よりその行動を行いやすくなるということである。この時の心の状態は，単に**意図**と呼ばれることもあろう。例えば，「私は来月中ずっと，低脂肪食を食べよう」，あるいは「私は来月，野菜や果物をもっと多く食べて，高脂肪のスナックを減らそう」

(「はっきりとは思わない」から「はっきりと思う」までのスケールがある）である。時には，例えば「将来，遺伝子技術で生産された食物をどのくらい食べようと思いますか」や「将来，食物生産における遺伝子技術の利用をどのくらい支持しようと思いますか」など，行動によっては**予測される行動**の観点から意図を述べる方が適当な場合もあろう（Sparks, et al., 1995）。なお，**願望**（昼食に果物を食べたい）が行動意図に先立ったり，願望が行動意図を表すことも示唆されている。

　理論に基づいた研究の成果によると，自己申告された意図には信頼性があり，一連の健康行動と緩やかに関連する（*r*＝〜0.50）ことが明らかになった（Armitage & Conner, 2001）。このことから，行動のほかの決定要因やメディエーターを考慮する必要もあるとはいえ，行動意図は行動の重要なメディエーターであり，コミットメントや動機づけ段階の重要な指標といえる。確かに，そうしようと意図しなければ，行動を起こしにくいものである。

c　態　度

　行動意図はまず態度で決まる。態度とは，ある行動が好ましいか好ましくないかという判断であり，例えば「野菜や果物を食べることは　良い・悪い，楽しい・楽しくない」を5〜7段階の尺度で評価する。

　態度には，減量することが健康に良いか悪いかといった**認知・評価の構成要素**と，減量することを自分自身が良いと感じるか悪いと感じるかといった**感情の構成要素**との両方がある。どちらも，意図に影響を及ぼす構成要素である（Trafimow & Sheeran, 1998; Ajzen, 2001）。

1　認知・評価の構成要素

　行動の結果や，行動と健康や疾病とを関連づける科学的根拠に対する評価に関する信念，また，これらの結果が自分にとってどのくらい重要かということは，態度に強く影響する。

①　行動の結果についての信念

　私たちが行うことは，すべて目的を達成するための手段であり，目的とは私たちにとって意味のある価値の実現である。こうした価値は，即時的であったり，永続的であったり，個人的であったり，全面的・全体的であったりする。非常に即時的で手段になるような価値は，行動（例：野菜や果物を食べる）が一定の結果に至るという信念や期待でもあり，**アウトカム信念**（outcome beliefs）や**結果期待**（outcome expectations）と呼ばれるのが一般的である。アウトカム信念，結果期待とは，例えば「野菜や果物を食べれば，エネルギーが増え，がんになるリスクが減るだろう」といったことである。こうした結果に関する信念は，行動の真の理由である。アウトカム信念は，ヘルスビリーフモデルにおける知覚された有益性や社会的認知理論の結果期待といった構成要素と似ている。より全体的で根本的な価値については，本章の「価値や関心事」の項目（p. 122）で説明する。

　ある行動や実行に期待するアウトカム，すなわち理由は，主に2種類ある。科学的根拠に基づいた健康のアウトカムと個人的に意味のあるアウトカムであり，社会的な結果や自己評価の結果なども含まれる。健康のアウトカムは，食と健康あるいは食と疾病の関連についての科学的根拠に基づいている。つまり，カルシウムを多く含む食物と骨の健康との関連，授乳と乳児の健康との関連，食物の抗酸化作用とがんとの関連といったものである。

個人的に意味のあるアウトカムには，味，簡便さ，準備・調理の必要性，価格，値打ち，自分をより良く見せるのに役立つか，比較的多くのエネルギーを得られるか，などがある。期待するアウトカムは認知的（野菜や果物を食べることはがんのリスクを減らすだろう），感情的（野菜や果物を食べると良い気分になる）であるだけでなく，肯定的（味が良い），否定的（高価）という場合もある。例えば，食事とがんのリスクに関係があると信じていた人は，脂肪摂取量を3年以上減らしていたとする研究がある（Kristal, et al., 2000）。これらの行動の結果は，コミュニティのエンパワメント，地方農民のサポート，フードシステムで働く人々に対する社会的正当性といった，より大きなゴール達成にも貢献する。

② アウトカムの評価

評価は，私たちにとってその行動のアウトカムがどのくらい望ましいものであるかという判断である。私たちにとっての結果の重要度や，望む程度，価値を置く程度で測定される。例えば，「私が摂取するエネルギーは自分にとって重要である」を，1（まったく重要でない）〜5（非常に重要である）といった尺度を用いて測る。

行動を始める動機づけは，行動から導かれる将来の結果に関する自分自身にとっての**見込み**と**価値**の両方についての信念によって決まる。将来の出来事は現時点の行動の決定要因と見なすことはできない。しかし，現時点で心の中で想像することは，現在の行動に対する強力な原動力になり得る。栄養・食行動に関して，健康，味，食物を無駄にしないなどの肯定的な結果を最大にし，価格や不便などの否定的な結果を最小限にしたいと私たちは思うものである。

2　態度とその根底にある信念

先に述べたように，態度は1〜5のような尺度で直接的に測定でき，また，行動のアウトカムやアウトカムの評価に関する信念を掛け合わせることによって間接的に測定することもできる。つまり，将来の行動の結果についての期待の強さ（期待）とこれらのアウトカムの望ましさの強さ（価値）を組み合わせることによって測定できるのである。したがって，態度は期待×価値の理論に基づいているといえる。態度や態度の根底にある行動の信念については，いくつか留意すべき面がある。ある行動に対する態度は，その行動に関する意志決定プロセスの要約といえる。私たちは，低脂肪食を食べる，授乳をするといった，ある行動をとることに対して肯定的か否定的かを行動のアウトカムについての根底にある信念に基づいて判断することになる。態度と根底にある信念とは，研究において交換可能であることが多く，同様の予測力を発揮する（Schwarzer, 1992）。したがって，行動の結果に関する信念は（態度形成を通して），行動意図の主要なメディエーターであり，行動の動機づけでもある。

栄養教育介入を設計するにあたって，まずアセスメントを行い，それから味，価格，簡便性，食物の無駄使いといった，行動の結果に関する特定の期待に直接働きかけるような活動を計画する。態度の認知・評価の構成要素は，ある行動の結果の見込みに関するコミュニケーションや情報から引き出せると考えられる。

3　感情的構成要素：情動と食の楽しみ

行動の結果についての信念に基づく態度の認知的構成要素は，行動意図の主要な動機づけであるが，感情や情動を反映する態度の感情的構成要素も強力な（非常に強力という人もいるであろう）食行動の動機づけ

である（Salovey & Birnbaum, 1989）。**感情**（feeling）や**情動**（emotions）は，比較的恒久的な価値観や関心事を反映している。感情的信念や情動は，食物に対する生理的反応（例：味，におい，見た目，盛りつけ）や親しみやすさのような，直接の経験に由来することが多い。**情動**は，意識的な嗜好と生理的，本能的な変化との両方を含む奮起の状態とされてきた。食物，行動，物，状態に対する感情は，この情動の内的プロセスの結果である。

① 食嗜好と楽しみ

第2章（p.36〜）で，食物に対する親しみやすさや経験は食物の嗜好や好みの重要な決定要因であり，このような食物に対する感覚・感情的反応が，食物選択や食行動に強い影響を及ぼすことを見てきた。RozinとFallon（1981）によると，食物に対する感覚・感情的反応は，食べることについて予測された，ほかの結果とは別のカテゴリーをなしていた。食物に対する感覚・感情的反応や情動的反応の重要性は多くの消費者において明白であり，味の嗜好や好みが食物を選択する際の主な動機づけ要因となる。このことは，合理的行動理論を用いた減塩パンの選択についての研究においても述べられている（Tuorila-Ollikainen, et al., 1986）。この研究において，合理的行動理論は購入への意図の38％，実際の選択の21％を予測していた。学習者には官能検査も行い，「好み」についての評価も尋ねた。好みに関する評価を踏まえると，値はそれぞれ52％と32％に改善した。このことから，実際，好みが行動を最も予測する要因であったことがわかった。

② 感情，情動，予想される感情

態度の感情的構成要素のもう1つの側面は，食物，行動，物，状態に関する感情や情動と，私たちとの関与である。例えば，体重を減らすことに対する態度は，より健康になる，見た目が良くなるといった信念（態度の認知的側面）だけでなく，自分の生活や個人的に意味のある感情をコントロールすることによって自分自身の気分が良くなるであろうという信念によっても動機づけられると考えられる。自分の子どもがもっと多くの野菜を食べることを楽しめるよう支援すれば，親としての自分自身も気分が良くなるであろう。

③ 予想される感情

行動を起こすことができるかできないかという結果について予想される後悔や心配もまた，予防的・健康的行動のメディエーターとなる。ある研究によると，予想される感情的反応や感覚がジャンクフードを食べるという意図に影響を及ぼしていた（Richard, et al., 1996）。行動栄養学分野においては，常に飽和脂肪酸の多い食事を摂取することで後に心疾患になるリスクが増えるかもしれないといった，予想される後悔や心配も，この例にあたるであろう。

4 認知的構成要素と感情的構成要素の関連

認知的構成要素と感情的構成要素は，互いに密接に関連している。ある食物は，どのような味がするかという期待（考え）が，食物について以前に経験した感覚・感情的反応に基づくように，嗜好や感情の形成も，食物に関する直接的な経験と，何らかの評価や考えの両方によって起こる（Bandura, 1986）。信念と

感情が一致していれば態度や行動を同様に予測できるが，一致しない時には感情が優先されることが研究から明らかになっている（Ajzen, 2001）。

態度が信念に基づくか，感情に基づくかの傾向は人によって異なる。社会問題に関する研究においては，「考える人」の態度は，感情よりも信念によって予測されていた一方で，「感情の人」の場合は逆であった（Ajzen, 2001）。同様に，ある食物や課題（例：チョコレートのような特定の食物）に対する態度は主に感情に基づき，別の食物や課題（例：遺伝子工学を用いた食物を食べる）に対する態度は，主として科学的な情報の推理や評価に基づくであろう。

5　態度の強度と安定性

食物に対する強い態度は，弱い態度に比べ行動意図を予測しやすいことが研究によって示されている（Sparks, et al., 1992）。個人的に関連が深い情報は，より強い態度の形成につながる。態度は強いほど変わりにくい。安定した態度は，食行動も予測しやすい。例えば，態度が安定していれば，3カ月後に低脂肪の食事を食べることが予測され（Conner, et al., 2000），6年後により健康的な食事を食べることが予測された（Conner, et al., 2002）。また，態度が安定している場合，説得に対しても強い抵抗を示す。これらの研究結果からは，健康に良くない食物や食事に対する態度が強く安定している場合，栄養教育によって変えにくいという悪い面も見えてくる。健康的な食習慣に対する態度がいったん強く安定したものになると（例えば，栄養教育によって），これらは持続しやすく，行動を予測しやすいという良い面もある。

6　態度における双価性（アンビバレンス）——矛盾する態度

行動のアウトカムに対する信念はたくさんあり，矛盾するものも多い（Armitage & Connor, 2000a; Ajzen, 2001）。双価性（ambivalences）は，個人の中にアウトカムに対する肯定的な信念と否定的な信念が共存するために生じたと考えられる。これは特に，食物選択や食行動にあてはまる。例えば，がんのリスクを減らすという理由から，野菜や果物を食べるのは望ましいことであるが，野菜や果物は高価であり，持ち歩いたり食べたりするのに不便である。また，動物性食品はおいしいが，動物愛護の問題も考えさせられる。双価性は，態度の認知的構成要素（チョコレートケーキを食べると太る）と感情的構成要素（チョコレートを食べた時の感覚が大好き）との矛盾の結果とも考えられる。こうした考えや感情の相対的な強さが，行動を起こすかどうかに影響を及ぼす可能性もある。例えば，肉を食べることや，ベジタリアン（菜食主義），ビーガン（完全菜食主義）の食事を食べることに関する双価性が強いほど，態度と意図はより弱い関連を示した（Povey, et al., 2001）。チョコレートや肉を食べることについての両面価値についても同様の結果が示された（Sparks, et al., 2001）。相反した態度は弱く，説得力のあるコミュニケーションの影響を受けやすい。

d　主観的規範（知覚された社会的圧力）

主観的規範（subjective norms），すなわち知覚された社会的圧力とは，自分にとって大切な人々の大部分が行動を起こすことに賛成するか，賛成しないかについての信念である（例：私のことを心配してくれる人々は，私が野菜と果物を食べるべきである，もしくは食べるべきでないと考えている）。主観的規範は，社会的認知理論の社会的結果期待と似ている。主観的規範は下記のように定義される。

① 規範的信念（normative beliefs）

特定の重要な人々が行動することに賛成するか，しないかに関する個人の信念の強さ（私の親しい友人，もしくは両親は，私が野菜や果物を食べるべき，もしくは食べるべきでないと考えている）。

② 遵守の動機（motivation to comply）

特定の重要な人々の意見に従いたいという個人の願望の強さ（あなたの友人が，あなたがすべきであると考えていることを，あなたはどのくらいしたいと思いますか？）。こうした願望の強さには，「まったく思わない」から「非常に思う」までの幅があろう。個人の動機づけは，特定の他者による賛成の程度と関連していることもあるため，効果的な栄養教育を設計するためには，特別な行動（例：野菜や果物を食べる，炭酸飲料を飲む）や特別な対象者（例：10代の若者）にとって，賛成を得ることが重要となる人々（例：仲間，家族）についてアセスメントする必要がある。

1 記述的規範

記述的規範（descriptive norms）は，健康行動を動機づける上で命令的規範と同じくらい重要なものと考えられてきた（Sheeran, et al., 1999）。記述的規範には，炭酸飲料を飲むことに対する態度といった，ある行動に対する他者の態度（集団の態度）についての信念や，社会的仲間がどのくらい炭酸飲料を飲むかといった，他者の**行動**（集団の行動）に関する知覚が含まれる。

2 態度と主観的規範の関係

態度や他者の意見に置く相対的な重みは，人によって異なる。この相対的な重みは行動によっても異なる。例えば，主観的規範は比較的集産主義的な文化において重要であり，一方，態度は個人主義的な文化において比較的重要であると考えられる（Ajzen, 2001）。態度の影響を受ける食行動（例：低脂肪食を食べる）もあれば，社会的規範の影響を受ける食行動（例：授乳）もある。

e 行動のコントロール感

人は，行動をコントロールする知覚，すなわち**行動のコントロール感**（perceived behavioral control）に従って行動する。このメディエーターは，食行動を含む，自分自身でコントロールしきれない数々の行動を説明するために，当初の合理的行動理論に追加されたものである。例えば，健康的な食物が地元の食料品店で容易に入手できないかもしれないし，調理方法を知らないかもしれない。このような状況において，行動のコントロール感は，意図と行動の両方に影響を及ぼす。これは，コントロールを**認知**することにより，意図する行動を実行しようと，さらに努力する傾向があるため，また，コントロール感が実際のコントロールを反映しているためであろう（p. 109，図4-2）。行動のコントロール感は，行動をコントロールできるか，障害を乗り越えられるか，行動を実行できるかの度合いについての個人の知覚である。

行動のコントロール感の，セルフエフィカシーや知覚された障害との関連

行動のコントロール感は，社会的認知理論やヘルスビリーフモデルで用いられるセルフエフィカシーと似ている（Armitage & Conner, 1999, 2001）。これらの用語は置き換えて使用できると考える研究者は多く

(Ajzen, 1991, 1998; Bandura, 2000; Fishbein, 2000)，モデルの中で**セルフエフィカシー**という用語を用いる研究者もいれば（Fishbein, 2000），障害という用語を用いる研究者もいる（Lien, et al., 2002; Kassem, et al., 2003）。このため，実際に栄養教育介入を設計する際には，セルフエフィカシーという用語を用いることが適切である。しかし，文献を読むと，構成要素間で異なる点もあることがわかるであろう。

セルフエフィカシーは一般に，ある行動を遂行することに関する能力（コンピテンス）や自信という表現で定義される（私は，自分がしたければ1日5サービングの野菜や果物を食べる自信がある）が，行動のコントロール感には個人の資源や外的障害を含む知覚された困難の概念があり，「あなたは，毎日，野菜や果物を食べることに関してどのくらいコントロールできると感じますか？」といった質問によってわかる。セルフエフィカシー，行動のコントロール感という2つの構成要素を組み合わせて，「私は食べやすいように準備されていなくても，職場で果物を食べる自信がある」，「私はパーティーでも，魅力的な高脂肪の食品を避けることができる」というような記述に対して回答を得るという方法もある。

f 拡張版計画的行動理論：個人的規範と自己表現

道徳的な規範や自己アイデンティティといった自己を反映する行動のメディエーターを組み入れることによって，研究は計画的行動理論の拡張版へと展開した。栄養・食の分野では，こうしたメディエーターが入ることにより，行動の説明力が高くなることが明らかになっている。拡張版計画的行動理論の様々な構成要素と，各構成要素が行動意図や行動にどのように関連し，予測するかについて，図4-3 にまとめた。理論の構成要素が栄養教育の実践にどのように応用できるかについては，表4-3 (p. 110参照)。

1 個人的規範に関する信念：知覚された道徳的・倫理的責務

多くの研究者が，個人的規範に関する信念が重要であることを明らかにしている（Armitage & Cornner, 2000b）。この概念は，自分自身を判断するのに用いるBanduraの個人的基準の概念に似ている。「私は，赤ちゃんに授乳すべきであると感じている」がその一例であろう。道徳的・倫理的考えが行動の予測に寄与することも，研究から明らかになっている。例として，自分の子どもにミルクを与える両親（私は，自分の子どもに，ミルク，もしくは健康的な食べものを与えることに道徳的責務を感じている）（Raats, et al., 1995）や，バイオ技術を用いてつくられた食物についての予測（私は，遺伝子技術によってつくられた食物を食べないことに倫理的責務がある。私は，食物生産への遺伝子技術の利用を支持することに倫理的責務がある）（Sparks, et al., 1995）といったことがあげられるであろう。道徳的規範が，意図と行動のギャップをつなぐのに重要であることを明らかにしたレビューもある（Godin, et al., 2005）。関連する概念として，知覚された個人の責務があるが，これは，「私は，自然環境を健全にするために有機食品を買う責務があると感じている」といったものである（Bissonnette & Contento, 2001）。

2 自己アイデンティティ

個人的規範への関心には，自分自身についてのほかの思考も関連している。こうした思考は，比較的変化のない自分自身の特性も踏まえており，自己概念や自己アイデンティティ（self-identity）が含まれる（Sparks, 2000）。これらの自己に関する要因に基づいて考えると，行動を予測しやすいことが明らかになっている。自己に関する要因の例として，「私は，自分のことを，環境問題について考えている人だと思う」

図4-3 拡張版計画的行動理論

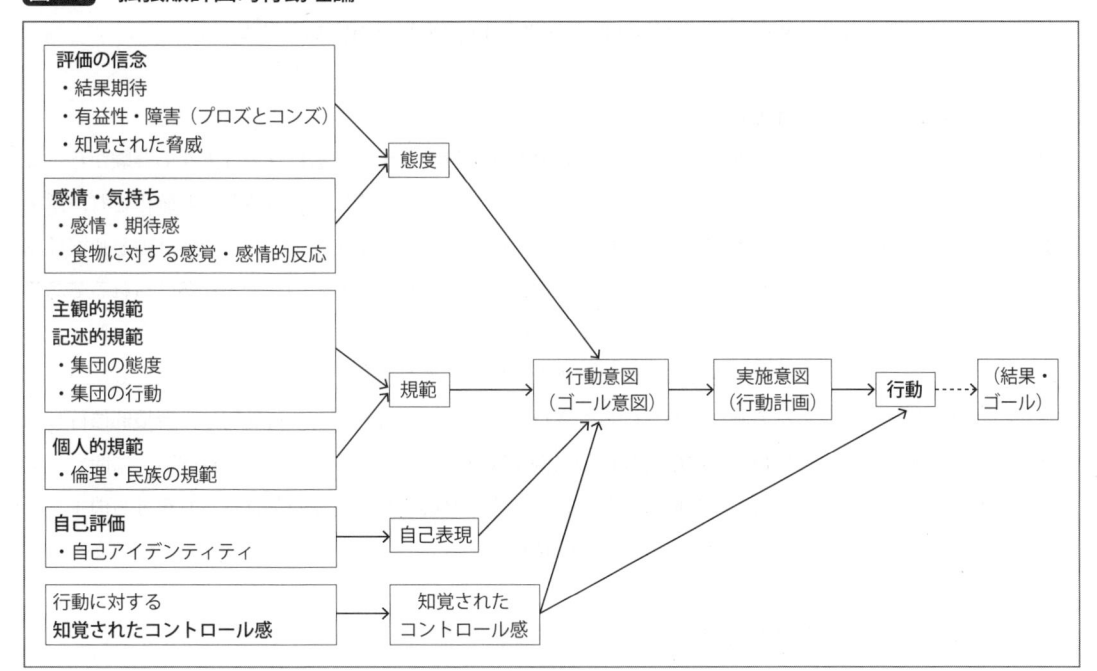

```
評価の信念
・結果期待
・有益性・障害（プロズとコンズ）      →  態度  ─┐
・知覚された脅威                              │
                                              │
感情・気持ち                                   │
・感情・期待感                         ────→ │
・食物に対する感覚・感情的反応                 │
                                              ↓
主観的規範                                   行動意図      実施意図
記述的規範                                  （ゴール意図） （行動計画）  →  行動  ┄→（結果・ゴール）
・集団の態度               →  規範  ────→
・集団の行動                                  ↑               ↑
                                              │               │
個人的規範                                     │               │
・倫理・民族の規範                             │               │
                                              │               │
自己評価                                      │               │
・自己アイデンティティ       →  自己表現  ──┤               │
                                              │               │
行動に対する                    知覚された    │               │
知覚されたコントロール感  →   コントロール感 ─┘              │
                                              └───────────────┘
```

出典）Abraham, C., and P. Sheeran. 2000. Understanding and changing health behaviour: From health beliefs to self-regulation. In *Understanding and changing health behaviour from health beliefs to self-regulation*, edited by P. Norman, C. Abraham, and M. Conner. Amsterdam: Hardwood Academic Publishers.

（Sparks, et al., 1995; Bissonnette & Contento, 2001; Robinson & Smith, 2002），「私は，自分のことを，'緑党'の問題にとても関心がある人だと思う」（Sparks, et al., 1992），「私は，自分が健康意識の高い消費者だと思う」などがあげられる。

　質的研究によると，学習者には自身の特性，所属集団，社会的カテゴリーに関連した食物選択におけるアイデンティティがあることが明らかになっている。こうしたアイデンティティは長い間安定し，かつダイナミックであり，人生経験によって形づくられている（Bisogni, et al., 2002）。他分野の研究によると，**理想の自己**と**実際の自己**の不一致からは，失望，悲しみ，憂鬱が生じ，**あるべき自己**と**実際の自己**の不一致からは，不安，心配が生じていた（Abraham & Sheeran, 2000）。栄養の分野では，人々が自分の食事について考える時にこうした思考を生じることが，消費者調査で明らかにされてきた。例えば，自分の食事については罪悪感，不安，無力，怒り，恐れが優勢な感情であることを明らかにした調査がある（私は，悪い母親のような気がする。私は，子どもがもっと良い食べものを食べるべきだとわかっている）（IFIC Foundation, 1999）。これらの思考は，体重に関して特に強くなる。

3　性　格

　計画的行動理論は，ヘルスビリーフモデルと同様に，性格が信念や態度といった比較的直接的な認知的動機づけの変数を媒介し，健康行動に間接的な影響を及ぼすことを示している。健康行動における性格の影響を調査した研究によると，研究で主に用いられる性格の特性（開放性，誠実さ，外向性，感じの良さ，神経質）のうち，誠実さが保健行動に最も影響力のある特性であることが明らかになっている（McCrae & Costa, 1987)。誠実さは，運動に関する行動には直接的に影響するが，食行動に対しては，意図や態度に媒介されて間接的な影響を与える傾向がある（Conner & Abraham, 2001; Chag, et al., 2003）。

4　実施の意図（行動の計画）

食行動の変容のような難しい行動を始める上で，行動意図だけでは十分でないことは人々の経験から示唆され，研究でも確かめられている。特定の行動がいつ，どこで，どのように行われるかが明確化され，意図が**実施意図**（implementation intentions）に変わると，実行に移しやすくなる。これを行動計画と呼ぶ理論もある。一般的な行動意図として，1日5サービングの野菜や果物を食べるということがあげられるであろう。しかし，この意図を実現するためには，「私は，午前中の間食を果物にし，今週は毎日昼食に野菜を1サービング加える」というような，さらに明確な計画を立てる必要がある。

新しい健康的な行動に関する実施意図をしばらく遂行するうちに，行動がより自動的に，習慣的に行われるようになるのが望ましい。しかし，健康的な行動（例：間食としてより多くの果物を食べる）に関する実施意図を置いても，この意図に反する習慣（脂肪の多いスナック菓子や甘いものを食べる）を打ち消すとは限らないことが指摘されている（Verplanken & Faes, 1999）。

g　調査・介入研究からの理論の根拠

1　食物選択や食行動に関する調査研究

計画的行動理論（合理的行動理論も含む）は，社会心理学分野で広範囲かつ厳密に研究され，健康問題を理解するためにも広く用いられてきた。また，食物選択や食行動への影響要因を調べる際にも，多くの研究で用いられてきた。メタ分析を用いた研究レビューによると，計画的行動理論の変数や構成概念は，様々な健康行動について，意図の41%，行動の34%を説明していた（Godin & Kok, 1996）。この種の研究としては，非常に良い結果であると考えられる。成人を対象とした食に関する研究では，計画的行動理論が5サービングの野菜や果物を食べるという意図の57%，実際の野菜や果物摂取の32%を説明していた（Povey, et al., 2001）。思春期の子どもを対象とした研究では，計画的行動理論は清涼飲料摂取の分散の34%を説明していた（Kassem, et al., 2003）。しかし，健康的な食事を食べること（エネルギー，脂肪，野菜や果物に限定）に関しては17%を説明したのみであった（Backman, et al., 2002）。清涼飲料摂取は非常に特定された行動である一方，「健康的な食事」は比較的一般的で，複数の行動を含む表現である。本書では，具体的な行動に焦点を合わせ，行動が具体的に定義されている時に，理論やモデルは健康行動をより良く説明できることを述べてきた。したがって，モデルの有効性は，集団の特性だけでなく行動がどのくらい明確に定義されているかによっても決まると考えられる。

ここではいくつかの研究を紹介し，計画的行動理論が用いられてきた行動や対象集団の範囲を示す。これらの研究では事前に，それぞれ大規模な自由回答式の面接やフォーカスグループ，もしくはその両方を行い，食に関連して，集団にとって重要な要因についての見識を得ている。先に述べたように，これらの理論の内容は自由に用いることができる。実際の信念は集団や行動によって異なるので，特定の信念を具体的にあげてはおらず，調査すべき構成概念のみにとどめているのである。

合理的行動理論を用いた，大学生の食行動の研究がある。ファストフード摂取に関する研究で，学生自身

の信念が他者の意見よりも重要であった。特に重要であったのは，ファストフード店のような店の食物がおいしいか，栄養があるか，質が低いか，種類が限られているか，に関する信念であった（Axelson, et al., 1983）。対照的に，脂肪や糖分の摂取を減らそうという意図が主観的規範と個人の態度の両方の影響を受けていたが，規範が態度より重要とする研究もあった（Saunders & Rahilly, 1990）。興味深いことに，保健を専攻している学生は信念や価値の影響を受けていたが，そうでない学生は社会的期待に影響を受けていた。脂肪や糖分の摂取を減らすことに有効な信念として重要なものは，エネルギー量を増やす，自分自身が良い気分になる，気分変動を避ける，であった。

　思春期の若者を対象とした研究では，複数の行動について調査が行われている。昼食時にチョコレートや甘い菓子，チップス（フライドポテト），果物を食べることについて調べた研究では，態度とコントロール感が意図を予測するのに最も重要であった（Dennison & Shepherd, 1995）。社会的規範（私の家族，もしくは友人は，私が昼食時にチップスを食べるべきと考えている，といった命令的なもの）は予測的ではなかったが，記述的規範（私の友人は，昼食時にチップスを食べる）は予測的であった。健康に関心のある人としての自己アイデンティティについては，女性の場合は行動意図の決定要因やメディエーターになったが，男性の場合は異なっていた。食事制限については有意な影響がなかった。別の研究では，行動のコントロール感が主観的規範と知覚された障害として測定され，より多くの野菜や果物を食べ，高脂肪の食事を減らすという意図を最もよく予測していた。障害は，直接的にも，意図を通して間接的にも，行動に影響を及ぼしていた（Lien, et al., 2002）。思春期の若者を対象とした，「健康的な食事を食べること（エネルギー，脂肪，野菜や果物の摂取について）」に関する研究もあり，計画的行動理論の構成概念は，意図の42％，行動の17％を予測していた（Backman, et al., 2002）。計画的行動理論の3つの構成概念は，有効な予測因子であった。なかでも，根底にあるアウトカム信念として最も重要なものは，健康的な食物の味を好む，自分自身について良いと感じる，好きな食物を控えることに耐える，健康的な体重まで減量する，もしくは健康的な体重を維持する，であった。

　清涼飲料摂取は，非常に特定された行動であるが，計画的行動理論の構成概念による説明力（R^2）は高かった。意図の64％，行動（すなわち，炭酸飲料摂取）の34％を予測していた（Kassem, et al., 2003）。清涼飲料摂取の最も強い予測因子は，態度と学習者の根底にあるアウトカム信念（健康的であると感じる，とても気分が盛りあがる，体重を増やす，喉の渇きをいやす），次いで，行動のコントロール感（家や学校でのアベイラビリティ，お金），個人的規範であった。ある研究では，思春期の子どもが地場産の食物や有機食品を買ったり食べたりすることについて，拡張版計画的行動理論の役割を調べており（Bissonnette & Contento, 2001），行動意図，アウトカムに関する信念，知覚された社会的影響が最も良く行動を予測していた。また，有機食品を買ったり食べたりすることへの知覚された責任感や，地場産物を買ったり食べたりすることに関する自己アイデンティティも有意であった。成人を対象とした調査でも，同様のことが明らかになっている（Robinson & Smith, 2002）。

　成人を対象とした，食物選択や食行動変容に関する研究でも，しばしば合理的行動理論や計画的行動理論が用いられてきた。どの研究でも，行動のアウトカムに関する信念は，行動変容の最も強力な動機づけに含まれていた。例えば，食事とがんのリスクに関連があると信じている人は，3年以上脂肪摂取を減らしていた（Patterson, et al., 1996）。別の研究では，野菜を食べることの重要性，健康の有益性，簡便さ，野菜の味が，様々な状況において野菜を食べることと強く関連していた（Satia, et al., 2002）。また，健康になる，

気分が良くなる，病気を予防できる，体重を管理できる，といった結果に関する内発的動機づけや信念は，社会的規範や報酬といった外発的動機づけよりも重要であることが明らかになっている（Trudeau, et al., 1998）。

ほかにも多くの研究が行われており，合理的行動理論や計画的行動理論の構成概念で，低脂肪食を食べること（Conner, et al., 2002）や，肉食やベジタリアン，ビーガンのルールに従うこと（Povey, et al., 2001）を説明できることが明らかになっている。これらの理論は，フードシステムに関連した行動の説明にも用いられてきた。具体的には，有機食品を食べたり，'緑党'の消費者（環境問題を考慮して買物をする人）であること（Sparks, et al., 1992）や，遺伝子技術を用いた食品を食べたり支持すること（Sparks, et al., 1995）に関して用いられてきた。計画的行動理論の構成概念は，高齢者の野菜・果物摂取の18％，行動意図の40％を説明していた（Sjoberg, et al., 2004）。

計画的行動理論の構成概念（すなわち，行動を媒介する決定要因）は，WICプログラムの登録者や有資格者である妊婦の牛乳摂取の49％を説明していた（Park & Ureda, 1999）。牛乳を飲む理由（すなわち，アウトカム信念）では，味，喉の渇きをいやすこと，知覚された健康の重要性が最も重要であった。牛乳を新鮮なまま保存できる，牛乳へアクセスできるという自信に関する行動コントロールの信念も重要であった。もちろん，牛乳摂取は妊婦にとって重要である。したがって，これらの信念や動機づけを理解することは，妊娠中の女性への適切な栄養教育プログラムを設計する際の基礎として有用である。

2　介入研究

計画的行動理論を用いて介入を組み立てる際には，2つの段階が必要となる。第1段階では，行動の構成概念やメディエーターのうち対象集団に関連があり，取り組むべきものを，理論を用いて明らかにする。第2段階では，第1段階で明らかにした構成概念やメディエーターを踏まえて，メッセージ内容を設計する。もし厳密にモデルを使おうとしてすべての変数を検討すると，この2つの段階はともに骨の折れる仕事となり，時間もかかってしまうであろう。しかし実際には，アウトカム信念，社会規範，セルフエフィカシーという理論の重要な要素に着目し，うまく用いている介入が多い。マスメディアのキャンペーンでは，刺激的なメッセージをつくり上げるために態度変容の理論をよく利用する。メッセージは，本質的には行動のための「論拠」となり，知覚された有益性を含む結果期待の情報を提供する。

メディアに基づく国レベルの介入においても，合理的行動理論や計画的行動理論が用いられてきた。野菜や果物の摂取増加を目的としたイギリスにおけるTake Fiveプログラムは，特に食事とがんのつながりや野菜の役割について，複数のアウトカム信念に有意な影響を及ぼした（Anderson, et al., 1998）。アメリカの5 A Dayプログラム（5 A Day fruits and vegetables national program）でもアウトカム信念（すなわち，行動を起こす理由）を，メインメッセージとして用いている（毎日5サービングの野菜や果物を食べることは，あなたの健康を改善する）（Potter, et al., 2000）。合理的行動理論は，高脂肪牛乳から，脂肪分1％以下の低脂肪乳に変えることを推奨する，「1％ or Less」と呼ばれるメディアキャンペーンの基盤にもなっている（Booth-Butterfield & Reger, 2004）。これは行動の信念に焦点を合わせたキャンペーンで，意図，行動，行動の信念に有意な影響を及ぼしていた。意図，行動，行動の信念は自己申告による牛乳使用量の変化とも関連していた。さらに，電話で簡単なメッセージを伝え，郵送により3回追跡調査を行った研究では，5サービングの野菜や果物を食べることに対する個人的責務に関する信念と，社会的責務に関する信念を比

較した（Williams-Piehota, et al., 2004）。両タイプのメッセージでおおむね摂取が増えたが，社会的責務に関するメッセージの方が，やや長期間にわたって効果が維持された。

5 A Day-Power Playは，カリフォルニア州の小学4, 5年生を対象に，毎日5サービングの野菜や果物を食べることを勧めるソーシャルマーケティング・プログラムで，本章で先に述べた構成概念（p. 109）や社会的認知理論，レジリエンシー理論も含め，複数の理論の構成概念が用いられた（Foerster, et al., 1998）。プログラムは学校での活動に焦点を合わせ，8週間にわたって行われた。しかし，学校によっては，ほかにもスーパーマーケット，ファーマーズマーケット，地域内の子ども向け組織，メディアといったチャネルからのメッセージも受け取った子どももいた。家族で楽しむイベントには両親も参加した。このプログラムを実施した結果，子どもたちの野菜・果物の摂取量は有意に増加した。

職場で行われたプログラムでは，信念，態度，行動意図（動機づけ）について調査し，健康的な食事をとることのほかに，これらの変数に対する有意な影響も見出している（Kristal, et al., 2000）。さらに，計画的行動理論や変容ステージを活用し，個人に合わせた栄養教育を行うというアプローチを用いた介入については，多くの研究がなされ，効果的なアプローチであることが明らかになっている。こうした研究では，学習者はそれぞれ質問票（メールやインターネットによる）を渡されて各変数に得点をつけ，この得点に基づき，特に関連の深い影響要因に合わせて個別に作成されたメッセージを受け取っている（Brug, et al., 1999）。

h 計画的行動理論のまとめ

計画的行動理論における行動変容の主要な潜在メディエーターは，次のとおりである。

- 栄養・食に関する行動（例：カルシウム豊富な食品をもっと食べる）を行う上での，肯定的なアウトカム（例：健康，慢性疾患のリスクを減らす，体重をコントロールする）を最大にし，否定的なアウトカム（例：価格，不便さ）を最小にしたいという願望。
- 自分にとって重要な人々の期待に応えたいという願望。
- 行動をコントロールすることができ，セルフエフィカシーがあるという感覚。

思考プロセスのある時点において，肯定的なアウトカムが否定的なアウトカムを十分に上回り，例えば，進んで食事に加えるカルシウム豊富な食品を増やしたり，食物の持続可能性に関心があれば喜んで地場産の食物や持続可能な食物であると認可された食物を買ったり，そうしようと思うと宣言したりするものである。前章で述べたように，カオス理論は，思考のどの時点で意図や行動を起こすことになるかわからないということを提示している。しかし，選択肢や気持ちをじっくり考えたり比較したりする機会が増えれば，このタイミングを捉えやすくなる。行動意図は，具体的な実施計画を発展させることにより，行動に移される。行動のコントロール感の推定は，行動を起こすのに必要となる重要な資源である。計画的行動理論は，食行動変容にアプローチするためのプロセス（アウトカム信念や態度，社会規範，そして行動意図，ひいては行動を導くコントロールに関する信念）への示唆は与えるが，変容のためのプロセスについては具体的な提言をしていない。

i 食物選択と食行動変容に関する，ほかの潜在メディエーター

1 価値や関心事

　価値は実行の重要な基盤である。食行動変容において，栄養教育者は期待・価値理論に基づく理論を用いるが，これまで見てきたように，学習者が行動を起こすように動機づけられるのは，その行動と価値があると思う結果やゴールとの関連が見出せる場合である（Lewin, et al., 1944）。価値があると思われるゴールは直接的で，すぐに役立つものであろう。つまり，味，格好良く見せる，体重を減らす，友人に好かれるといった特定の目的を達成するために重要なものである。ここまで，こうしたゴールを**結果期待**と呼んできた。一方，もっと広範囲で，終点もしくは最終的な価値と呼ばれるゴールもある。これらは，文化やサブカルチャーによって規定されることが多く，比較的長期間にわたるゴールである。最終的な価値は，Rokeachが提唱したものが広く用いられている（1973）。すなわち，わくわくするような生活，美の世界，内的調和，達成感，社会的な認識，国家の安全，快適な生活，喜び，平和な世界，平等，家族の安全，自由，幸せ，成熟した愛やセクシュアリティ，救済，自尊心，真の友情，英知である。Rokeachは健康を価値に含めなかった。なぜなら，健康はすべての人にとって重要であり，人によって異なることはないと信じていたためである。しかし，思春期を対象とした食物選択に関する研究の中では，健康が価値に加えられ，食物選択に影響を及ぼすことが明らかになっている（Williams, et al., Personal communication）。

　マーケティング担当者は，Kahleの価値に関するリストを用いることが多い（Kahle, 1984; Anderson, 1995）。このリストには，自尊心，達成感，自己達成，生活の中の喜びや楽しみ，安全，十分に尊敬されること，他者との良好な関係，興奮が含まれている。このほかに，斬新さ，独立，所属感などのような価値を含むリストもある。こうしたリストを見ていると，価値が，情動や自分自身，自分を取り巻く世界に対する深い感情に基づいていることに気づくであろう。そのため，こうした価値はしばしば関心事と呼ばれる。このような価値の相対的な重要性は，時代によって異なる可能性がある。このほかにも重要な価値がある。例えば，成人を対象とした研究では，資源を無駄にしないという，より大きな価値と関連があったため，学習者は食物を無駄にしたがらなかった（Pelican, et al., 2005）。同様に，散歩のような身体を動かすためだけの運動は，すべての身体活動には有用な目的があるべきであるという，より大きな価値に結びつかないようであった。

2 食物の個人的意味と機能的意味

　私たちは，過去の経験や生活上の機能，自分の感情や価値に基づいて，前述の価値の中から，自分が食べるものに個人的な意味を与えることができるであろう。ある食物を食べる理由は，自分にとって心地良いから，子どもの頃の肯定的な経験を思い出せるから，感情のコントロールに役立つから，などであろう。これらの意味づけは，**結果期待**（例：この食物を食べれば私は心地良くなるだろう，落ち込みが和らぐだろう）や**自己評価**（例：私はこれを食べるに値する，私にはこれを食べる価値がある）とも見なされる。

　食物や食べることに関する個人的意味は，期待された行動のアウトカムに似ているが，意味の与えられた行動はアウトカムについての知識とは関連しないことから，個人的意味は性格に備わっていると考えるのが一般的である。例えば10代の若者を対象とした研究では，甘いものを食べるのが不健康であること，歯に悪いこと，太ることを知っていたが，同時に欲求不満やストレス，怒りへの対処方法でもあることが明らか

になった（Spruijt-Metz, 1995）。また，ジャンクフードを食べたり昼食を抜いたりすることは，10代の若者にとって自立や個人の意志を主張する方法であり，（両親の）権威や試験勉強の限界に挑戦する方法でもあった。成人を対象とした研究では，個人的意味には，食物が敵であること，好き嫌いが多いこと，食べるものを指示されたくないことが含まれていることや，他者のニーズを優先させる平和推進者であったり，料理をしたがらず他者に任せたがる人であったりという，家庭での役割と関連していることがわかった（Blake & Bisogni, 2003）。栄養教育プログラムを計画する際，栄養教育者は食物の個人的意味を調査し，考慮しなければならない。

3 過去の行動，習慣，ルーティン，無意識的な行動

　多くの行動は，十分な考えなしに起こるものである。私たちは，何かを選択する時，例えばいつものカフェテリアの列に並んだり，レストランのメニューを見たり，食料品店に行く時に，必ずしも信念や仲間の圧力に基づく意識的，体系的なプロセスを経て意志決定を行うわけではないようである。私たちには，状況に対して無意識に反応したり，行動の原動力となるようなルーティンや習慣がある。実際に多くの行動について，過去の行動は将来の行動をある程度予測する因子変数であることが示されている（Triandis, 1977; Ajzen & Madden, 1986; Conner, et al., 2000; Ajzen, 2001）。このことは頻繁に行われる行動において特にあてはまり，行動を始めたりコントロールするプロセスは無意識に行われるようである。食の分野でも同様のことが起こる。食べる行動には習慣的な特性があることが多いため，過去の行動が将来の行動に対する強い決定要因であると予測される（Kumanyika, et al., 2000）。

　特定の状況下で繰り返し行動する時に，朝にシリアルを食べるのが好きであるといった全般的な動機づけと，シリアルを準備するといった実施のための指示の両方が，その状況についての考えとして集約されるために，こうしたことが起こると研究で示唆されている。同じ状況に直面すると，実施のための動機づけと指示の両者が，記憶の中で無意識的に動き出す。これらの無意識的なきっかけと反応のつながりは，熟慮や意識的な意志決定なしに行動を促進することにつながる（例：朝にシリアルを食べる）。このプロセスを基盤として，親密性や過去の影響が生じると考えられる。さらに，固持している態度や以前の経験に基づく態度も「無意識的な」行動を起こし得る（Fazio, 1990）。例えば，アイスクリーム屋を通り過ぎた時，以前の経験に基づいた肯定的な気持ちが自動的に心に浮かび，アイスクリームがおいしそうに見え，手に入れて食べたいという気持ちになる。こうした場合は，アイスクリームを食べることの様々なコストや有益性はまったく考えないか，もしくは食べた後に考えることになるであろう。

　筋の通ったプロセスは特定の状況下で用いられること，それ以外の場合には習慣的，無意識的なプロセスが用いられることが示唆されている（Fazio, 1990）。例えば，赤ちゃんを母乳で育てるかの選択のように，重大な結果がもたらされると知覚する時には，慎重なプロセスを経て行動が決定されるであろう。これに対して，日常的な食物選択のように結果がそれほど重大でないと知覚される時は，無意識的なプロセスが起こるであろう。決定に費やせる時間も要因となるであろう。スーパーマーケットでの買物の時のように，決定する時間が少ない時には，筋の通ったプロセスよりも自動的なプロセスの方が重要になると考えられる。

　行動のこうした側面の短所は，不健康な食行動が習慣となる可能性があるということである。不健康な習慣やルーティンに気づかせることは栄養教育の重要な役割であり，そうすることで，学習者が望む時に行動を変えられるようになる。長所は，健康的な食事パタンが習慣的になり，無意識的に行えるようになる可能

性もあるということである。研究によると，過去に行った健康を守る行動や運動は将来の行動に直接的な影響を及ぼすが，その影響の多くは計画的行動理論で用いられる変数や予測された感情への影響を介して伝えられていた（Conner & Abraham, 2001）。ほかにも，過去の行動は低脂肪食を食べることを予測していたが，将来の行動を媒介する上では，過去の行動よりも安定した意図の方がやや強力であったことを示す研究があった（Conner, et al., 2000）。以上をまとめると，意図とコントロール感の両方を考慮した行動は，過去のものであったとしても，行動に影響を及ぼしやすいといえる。したがって，栄養教育は，朝食に糖分の多いシリアルではなく全粒粉のシリアルを食べるというような，より健康的な習慣パタンについて具体的な計画を立てたり，個人的なポリシーを決定したりすることを支援できるのである。現在の習慣の強さが，果物のような健康的な食物摂取を有意に予測するという科学的根拠もある（Brug, et al., 2006）。

D　まとめ：行動変容の統合モデル

　以上をまとめると，理論とそれに基づく研究は，信念や感情が栄養・食行動の主要な動機づけ要因となるといえる。ヘルスビリーフモデルや，計画的行動理論，関連する態度変容モデルが生じた理由はそれぞれであるが，どれも人々の動機づけを理解しようとするものであり，栄養教育の動機づけ段階に役立ち，異なる介入のニーズに対応できる。

　介入の際には特定の1つの理論に基づいて行ってもよいし，いくつかの理論を統合して用いることもできる。どちらが最善の策であるかについては議論があるが，食行動は複雑で1つの理論でとらえることはできないため，理論を組み合わせて利用すべきだと主張する人が多い（Achterberg & Miller, 2004）。また，栄養教育で用いられる社会心理学モデルには，重複する構成概念が多い（Bandura, 1997, 2000; Brug, et al., 2005）。ここで重要なことは，複数の理論の構成概念を組み合わせる場合は，構成概念間の矛盾をなくし，首尾一貫した説明ができる食行動モデルを提供できるように，また，食の介入における有効性を示す科学的根拠に基づくようにすることである。

　実際に共通する構成概念が多いため，主な理論の開発者たちは，実践的なヘルスコミュニケーションやヘルスプロモーションを目的とする場合，理論は**行動変容の一般的統合モデル**に結合できることが多いと提唱してきた（Kok, et al., 1996; Abraham & Sheeran, 2000; Fishbein, 2000; IOM, 2002）。このモデルを 図4-4 に示す。図からわかるように，一般的統合モデルによれば，健康行動における変化は，最終的に行動のアウトカム信念，規範的信念，セルフエフィカシーやコントロールに関する信念の変化によることを示している。各構成概念の相対的な重要性は，行動や対象集団によって変わってくるであろう。上記の信念を行動に移す際には，スキルや能力，環境の制限からも影響を受ける。本章では，認知的動機づけの要因，すなわち**「なぜ」**行動を起こすかに影響を及ぼす信念を扱ってきた。次章では，**「どのように」**行動を起こすかの能力を引き出す研究や理論について，さらに第6章（p. 177〜）では，望ましい行動をより支援できるような環境づくりの方法について検討する。

　複数の理論に共通し，統合モデルの一部でもある構成概念について，以下に簡単にまとめる。

図 4-4 行動変容の決定要因に関する一般的統合モデル

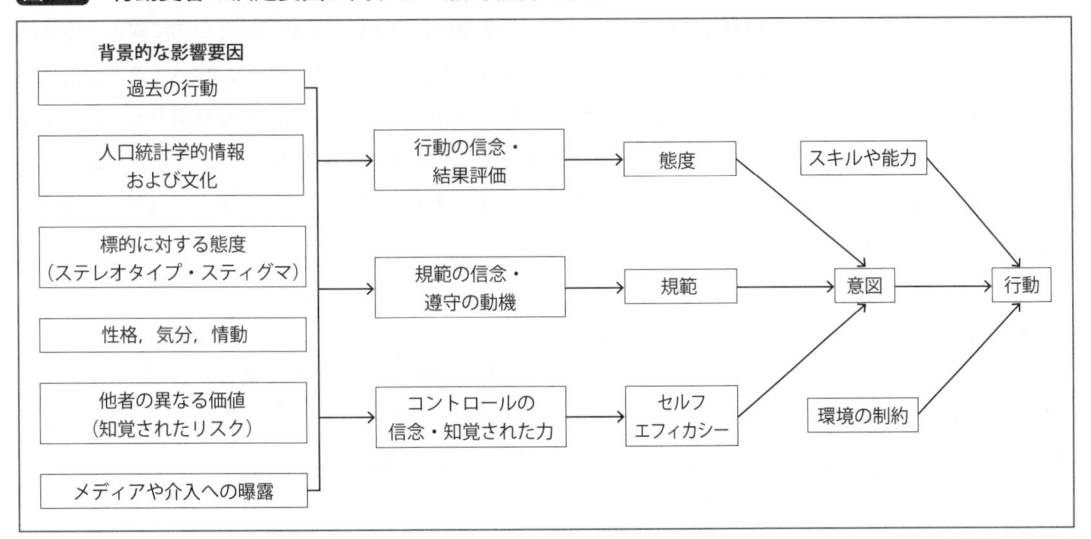

背景的な影響要因
- 過去の行動
- 人口統計学的情報および文化
- 標的に対する態度（ステレオタイプ・スティグマ）
- 性格，気分，情動
- 他者の異なる価値（知覚されたリスク）
- メディアや介入への曝露

→ 行動の信念・結果評価 → 態度 → 意図 → 行動
→ 規範の信念・遵守の動機 → 規範 → 意図
→ コントロールの信念・知覚された力 → セルフエフィカシー → 意図

スキルや能力 → 行動
環境の制約 → 行動

出典）Institute of Medicine. 2002. Speaking of health: Assessing health communication strategies for diverse populations. In *Improving the Health of Diverse Populations*. Washington, DC: Institute of Medicine, National Academy Press. used with permission

① **知覚されたリスク，あるいは関心**

リスクの知覚や関心は主に，思考プロセスの段階を設定したり，実行の準備を始めたりすることに役立つ。自分は脅威に冒されにくい，あるいは個人や集団の食行動は否定的な結果に結びつかないと信じていると変化を望みにくいため，（社会的もしくは個人的な）関心やリスクの感覚を増やすことは重要である。しかし，ただリスクや関心を認めるだけでは，行動の準備には不十分である。ここで述べた，ほかの信念も必要である。

② **結果期待，知覚された有益性，障害，あるいはプロズとコンズ**

行動することで期待できる将来のアウトカムに関する信念や，そうしたアウトカムが自分たちにとってどのくらい望ましいのかについての評価である。将来の出来事は，現時点での行動の決定要因にはならないが，現時点で将来の出来事を考えることは，現在の行動に重要な因果関係をもたらし得る。例えば，野菜や果物を食べることは体に良く体重コントロールに役立つというような，自分たちにとって重要な**肯定的なアウトカム**を成し遂げることと，価格，まずい味，不便，体重増加などの**否定的なアウトカム**を避けることが望ましい。こうしたアウトカムは，食物がおいしいといった身近なものかもしれないし，自尊心や社会的正当性といった，より大きなゴールに関わるものかもしれない。結果期待は行動変容の最も強力な動機づけ要因の1つであるということが，多くの研究で証明されてきている。

③ **行動の結果に関する感情，あるいは気持ち**

態度の感情的要素も重要である。栄養・食分野において，食物選択の主要な動機づけは食物に対する感覚・感情的側面と関連している。つまり味，におい，香り，満腹感のような食物の体への生理学的影響である。食物が繰り返し食べられ，その影響が肯定的であれば，その食物は好まれるであろう。この変数は，行

動の結果期待に関する信念として，ほとんどの理論に含まれている。しかし，私たちの食物への反応は，信念（例：ほうれん草がまずいと信じている，チョコレートがおいしいと信じている）と食物に対する感情的反応の両方を含んでおり，食物に対する気持ちは，ここから発展する。食物を味わい，食べることは，私たちの選択に直接影響を及ぼすであろう。食物に対する感覚・感情的反応は，生理学的な基盤とともに重要な動機づけ要因であることから，栄養教育においては別々に考え，計画するべきである。ほかにも，食習慣に関連した気持ちが多くある。例えば，食物を食べることで自分自身が快適になる，両親への気遣いを示す，権威に対して反抗的態度を示す，などである。

④ 行動のコントロール感，あるいはセルフエフィカシー

障害や困難があっても，例えば授乳するといった行動を実行できるという自信である。この構成概念はとても重要であるため，多くの行動や行動変容に関する理論に組み込まれている。ある環境下における考え，感情，行動，エージェンシーに対する個人的なコントロール感を伴う概念である。

⑤ 社会規範

計画的行動理論では，社会規範や社会的期待も重要である。社会的影響は，ヘルスビリーフモデルにおける行動のきっかけの構成要素に含まれている。

以上から，どの理論を用いる場合でも栄養教育介入の動機づけの段階では，特に**結果期待**，**社会規範**，**セルフエフィカシー**をねらいにする活動を含まなければいけないということは間違いないであろう。
ほかにも，次の構成概念がある。

⑥ 個人的規範と自分自身に対する信念

知覚された道徳的義務とともに，個人的規範や知覚された責務（個人的，社会的ともに）が重要となる事例も出てくるであろう。例えば，地場産の食物や有機野菜を食べることは社会的に責任のある行動と考えられる。そして，食物を無駄にしないことには重要な意味があり，道徳的義務と考えられる。自己アイデンティティや社会的アイデンティティが，課題についての動機づけに影響を及ぼすこともあろう。例えば，ベジタリアンや'緑党'の消費者，健康意識の高い人や，社会的公正の問題に関わる人としての自己アイデンティティや，ある社会的，文化的，民族的集団の一員としてのアイデンティティである。

⑦ 行動意図

食行動変容においては，個人が行動を起こすことを決定するところまでが動機づけの段階である。この決定は，**行動意図**（この構成概念は，**ゴール意図**や**近接ゴール**といい換えられる）を述べて行動を起こすことを約束する（コミットメントする）ことで生じる。

ある集団や食に関する課題には，習慣，ルーティン，無意識的プロセスといった要因が重要となることもあろう。強い態度と同じ状況で同じ行動を繰り返し行った結果，「自然に」起こるようになることも考えられる。習慣やルーティンも，行動の重要な動機づけ要因である。なかには，比較的健康を促進しやすいもの

もある。

> **アリシアの事例**
>
> アリシアたちが，野菜や果物をもっと食べる行動を，なぜ今起こさなくてはならないかを真剣に考えるよう，動機づけとなりそうな理由，見識，感情を決定するためには，面接が必要である。面接を行うことで，以下のような理由や結果期待，態度や感情，関心事が見えてくるであろう。ここで，皆さんが本章を読む前に作成した，行動の潜在的動機づけ要因のリストを見直してみよう。アリシアたちに効果があると思うものについて，次のリストに修正あるいは加筆してみよう。
>
> - **態度**：野菜や果物を食べることに対する態度は肯定的であるが，弱い。
> - **結果期待**：野菜や果物を食べることに拮抗する信念や結果期待がある。健康的であることは知っているが，ほかの食物ほどおいしいとは思わない。日中に食べるには不便であり，高価である。
> - **社会規範**：アリシアのような若者は忙しくて元気があり，複数の物事を一度に行えるが，野菜や果物を食べることは含まれない。単に発想にないためである。
> - **価値観や関心事**：アリシアたちはすでに大人であり，自分自身で選択できると感じている。野菜や果物を食べるのは「良い子」のすることだと思っている。もはや子どもではないのである。
> - **自己アイデンティティ**：自分自身を「健康意識の高い食べ方をする人」だと思っていない。アリシアたちはそのような人を知っており，自分はなりたくないと思っている。

このように，この集団に対する栄養教育は，行動変容の潜在メディエーターである決定要因すべてに働きかけなくてはならず，アリシアたちが野菜や果物を食べることは「自分にとってどういう意味があるのか」がわかるようになるのを助けなくてはならない。これには，次節で述べる理論に基づく戦略が役立つであろう。

E 動機づけ段階の栄養教育への関わり：なぜ行動を起こすのかを強調する

これまで，実行するための動機づけを理解する上で主要となる理論やモデルを検討してきた。栄養教育の実践へはどのような示唆があるであろうか？ 栄養教育者は，「なぜ行動を起こすのか」を強調した栄養教育を設計する上で，この情報をどのように利用すればよいであろうか？

主な関わりとしては，栄養教育プログラムは，理論やモデルで示されているように，動機づけと関連した行動変容の決定要因に焦点を合わせる必要がある。これらの決定要因が変わることで行動変容につながり，下記のように行動変容のメディエーターとして役立つであろう。

栄養教育プログラム　→　潜在的に行動変容を媒介する決定要因の変化　→　行動の変容

動機づけの力がある潜在メディエーターに働きかけるためには，まずメディエーターがどういったものかを明らかにしなければならない。働きかける教育的方法を選ぶのは，その後のことである。理論の内容は自由に用いることができ，次の2つのことに役立つ。

① 変容の潜在メディエーターを明らかにする

理論は，特定の集団や学習者，働きかけの対象となる人々の行動変容における，潜在的に関連する主な信念，態度，価値，ほかの動機づけを入念に明らかにする際に役立つ。このプロセスは**ニーズ分析**と呼ばれ，調査，フォーカスグループ，面接などの情報収集の手段を用いて行われる。

② 変容の潜在メディエーターに働きかけるための栄養教育戦略を設計する

特に，理論は以下のことを行うために用いられる。

- 理論から，ある学習者の行動変容や介入に最も影響を及ぼしやすい構成要素（変容のメディエーター）を注意深く選ぶ。
- 選んだメディエーターに合わせて，学習目的や教育的戦略が学習者に適切になるように調整する。

このような理論に基づく栄養教育戦略の設計方法については，第Ⅱ部（p.205～）で詳しく述べる。

a 栄養教育のための概念枠組み

第3章（p.65～）では栄養教育のための概念枠組みを紹介した。この枠組みは，図4-4（p.125～）に示した行動変容の一般的統合モデルに基づき，さらに時間の範囲を加えたものである。先述のとおり，研究に基づく根拠によると，栄養教育は2つの段階からなると考えられる。信念，感情，態度の変化は不可欠であり，通常最初に起こる。スキルや能力も不可欠であるが，これらは後から得るのが普通である。本章では，第1段階である動機づけの段階について見てきた。

1 行動変容の影響要因，あるいはメディエーター

食に関する変化のプロセスは，人々が行動を起こすかどうか考えるように動機づけられた時に始まる。したがって，ある問題についての関心や，個人的リスクの感覚は，人々が行動の準備をする状態になる上で重要であると考えられる。根拠によると，知覚されたリスクや関心は必要であるが，行動変容にとって直近の，あるいは直接的なメディエーターではないと考えられる。以上は，最初のステップである。さらに，行動を起こすことが脅威を減らすことや関心事に近づくこと，健康の向上に関する望ましい結果につながると信じることによって，人々は行動を起こすことに対しても肯定的な態度をとることになる。また，行動が価値やゴールへの到達を助けるという感覚をもつ必要がある。そして，セルフエフィカシー，すなわち必要な行動を遂行することができるという自信ももたなくてはならない。これらのメディエーターにより，行動を起こすかどうかを決定するポイントに至るのである。

2 教育ゴール

　動機づけの段階（構成要素）における栄養教育の教育ゴールは，気づきや動機づけを高めることである。このゴールは，特定の課題，行動，実践について，主要な特徴やその人自身にとっての重要性を気づかせ，行動について熟考するよう促し，行動する動機づけを強めることによって達成できる。行動変容の潜在メディエーターに焦点を合わせて栄養教育介入を行うことによって，問題や行動に気づいていない人々や，興味のない人々が，問題に興味をもち，考え，行動することで得られるアウトカムが自分にとって価値があると理解し，これらの結果を得られるという自信を強めるよう支援することができる。栄養教育者は，学習者が自らの価値を明らかにし，理解し，ためらいを解決できるよう支援することによって，意志決定を活性化することができる。さらに，行動を起こすという選択をした学習者について，行動意図の形成や計画の実行を促すことが可能である。

b　行動理論を「なぜ行動を起こすのか」に関する教育戦略へとつなげる

　行動変容の潜在メディエーターに関する情報を実践的な戦略へと適切に関連づけることは，どのようなチャネルを用いる場合でも，有効な栄養教育介入に欠かせないプロセスである。この節では，メディエーターへの働きかけに用いられる潜在的で実践的な理論に基づく教育戦略と併せて，理論から得られた行動変容のメディエーターを取りあげる。栄養教育プログラムを設計するために選択した，理論に基づく変容の潜在メディエーターを操作する戦略だけを選び出すことになるであろう。行動変容のメディエーターを教育的実践につなげるプロセスは，この本の主要な焦点であり，栄養教育の設計プロセスについては，第Ⅱ部でさらに詳細に説明する。

1　リスク，関心，必要性の気づき

　介入は，関心事をより明らかにしたり，個人の健康，コミュニティの習慣や，フードシステムの実践の持続性に関する知覚されたリスクを増やしたりするように設計される。人々には行動の根拠となる潜在的な危険性についての十分な知識が必要であるが，行動から遠ざかってしまうほどの知識は不要である。リスクや関心をより正確に認知し理解できるような教育戦略やメッセージから始めたり，こうした働きかけを含むことが有用であることが多い。効果的な戦略には以下の内容が含まれるであろう。

① 課題や問題が際立つ要素を増やす

　きっかけとなる映画，国や地域の顕著な統計データ，写真や図表，個人的な話などの戦略は，肥満者の割合の増加，農場の損失率，学校給食の廃棄率，食品のポーションサイズ，骨量の損失，思春期におけるメタボリックシンドロームといった関心事を際立たせるのに有用である。

② 個人のリスク評価や，推奨内容と比較する自己アセスメントを実施する

　学習者がチェックリスト，食物摂取頻度調査や24時間思い出し法の用紙に記入し，野菜や果物の摂取数などについて基準と比較することで，自らの摂取状況を適切にイメージできる。チェックリストを用いて，自分の購買行動がどのくらい'緑党'（環境にやさしい）かを明らかにすることもできる（例：食物がどこから来ているか，どのくらい包装されているか）。このような個人化されたフィードバックは，楽観的なバ

イアスがかかる傾向を弱め，実際のリスクに基づく食行動変容を考慮するよう促す。リスクに関する個人のフィードバックが最も効果的なのは，脅威の扱い方についての情報とともに用いられる場合である。

③ 実践に関するコミュニティのアセスメント

コミュニティの食実践に関する情報により，問題点のリスクや重大性の程度に関する真のイメージが得られる。公式，非公式の既存データや調査が有用である。

2　恐怖に基づくコミュニケーションの利用

知覚されたリスクを増やすためのヘルスプロモーション活動において，恐怖に基づくコミュニケーションの利用が議題になることがある。恐怖と脅威は，概念的に別のものである。**恐怖**は，高レベルの奮起に伴う否定的な感情として定義される一方，**脅威**は，認知である。しかし，脅威が大きくなると経験する恐怖も大きくなるなど，恐怖と脅威は複雑に関連し合っている。研究のレビューによると，概して，恐怖の訴えは態度，意図，行動の変容にある程度影響する（Leventhal, 1973; Witte & Allen, 2000）。恐怖の訴えが強いと，知覚された重大性や罹患性のレベルが高まり，恐怖の訴えが低かったり弱かったりする場合よりも説得力がある。すなわち，恐怖の訴えにより生じる恐怖が強ければ強いほど，説得力があるということである。しかし，恐怖の訴えからは，互いに拮抗する2つの反応が生じる。すなわち，リスクや危険性に対処する適応性のある反応と，拒絶や防衛を行う適応性のない反応である。このため，恐怖の訴えは，自分自身を守るために何かできるということも感じる場合にのみ効果的なのである。したがって，①重要で関連がある脅威を描写する時，ただし，②必ず恐怖を減らせる効果的な戦略があることをはっきりと，具体的にあげる時，そして，③こうした戦略が簡単に遂行できそうな時に，行動変容を起こす上で効果的であるといえる。恐怖を減らす戦略は，いつ，どこで，どのように行動を起こすか，正確にはっきりと説明しなくてはならない。

例えば，がんのリスクの情報を提供するキャンペーンは，もっと多くの野菜や果物を摂取する，運動量を増やす，定期的な検診を受けるなど，人々がリスクを減らすために行える行動に関する情報も提示するべきである。個人の社会的状況も考慮すべき重要な点であるため，想定する対象について形成的研究を行うべきである（Salovey, et al., 1999）。獲得と損失に関して，どのようなメッセージがつくられるかが重要であろう。例えば，検診（例：乳房X線写真）を受ける必要性に関する健康のコミュニケーションでは，健康の損失（乳がん）を防ぐことについて述べると，より説得力がある。しかし，人々が予防的行動を行うようにするためには，健康の有益性や獲得について伝えると，より効果的である。

3　行動を起こすことに対する態度と信念：結果期待と知覚された有益性

動機づけを高める上での主要な課題は，健康的な食物を食べることやフードシステムの持続性に貢献する食行動の有益性のような，潜在的な望ましい結果に関する信念に焦点を合わせた活動を設計することである。このような信念は，態度，意図，ゴール設定への影響を通して，行動を強力に動機づける要因となる。これまで見てきたように，態度とその根底にある評価的信念は，行動変容の直接の，もしくは直近のメディエーターとして効果が交換可能であることが多い。したがって，ある行動（例：5サービングの野菜や果物を食べる）に対する動機づけや態度を強めるマスメディアのメッセージや教育活動は，行動に関する理由や議論の形で示されており，行動の期待された結果に関する**信念**に焦点を合わせている。このような信念はも

ちろん，（野菜や果物は慢性疾患のリスクを減らすという）情報や知識からなっている。ただし，これは「なぜ」に分類される情報であることに注意すべきである。ここでは，野菜や果物に含まれる栄養素，マイピラミッドやマイプレートを用いたサービングサイズについての情報のような，「どのように」に分類される知識は除外されるのである。このような「どのように」に関する情報は，行動の実行に必要であるが，動機づけとはならない。このような情報の普及については次章（p. 141〜）で詳しく述べる。

　最初のステップは，ある集団に対して徹底的にニーズアセスメントを行い，推奨された栄養・食に関する行動を起こすための意図やゴールにどのような**信念，態度，感情**が関連しているかを明らかにすることである。これらの信念や感情は調査，フォーカスグループ，面接等の方法によって明らかにすることができる。これは欠かせないステップであり，ソーシャルマーケティング・プロセスにおける市場調査と似ている。

　次のステップでは，介入の対象として，意図の基盤となる一連の重要な信念を選ぶ。様々な信念の相対的な重要性，すなわち行動の理由は，行動や対象集団によって異なる。例えば，野菜や果物を食べる事例の場合，10代の若者にとっては格好良いことが，妊婦にとっては赤ちゃんの健康に良いことが，男性にとってはがんのリスクを減らすことが，女性にとっては準備のしやすさが，それぞれ重要であろう。5 A Day 運動が立ち上がる前に行われたフォーカスグループでは，気分が良いこと，健康，体重管理の有益性が消費者にとって最も重要であった。科学的根拠にかかわらず，野菜や果物を食べることが「がんになるリスクを半分に減らす」という有益性が信用に値する，あるいは食物選択と関連しているとは思われていなかったのである（汚染や遺伝的特徴の方が重要であった）。同様に，野菜や果物を食べることによって「感じるストレスをより少なくし，自分の人生を少しでもコントロールできる」ことに関する信念は懐疑的な態度と一致していた（Loughrey, et al., 1997）。これは，教育プログラムを設計する前に学習者の動機づけとなる信念や態度を明らかにすることの重要性を肯定する研究結果といえる。

　推奨された行動（授乳，野菜や果物を食べる等）によって達成されるであろう，価値あるアウトカムに関する信念，すなわち知覚された有益性は，マスメディアのメッセージや集団の教育的活動へと変換される。精緻化見込みモデル（ELM）は，人々が中央か，周辺部の道筋でメッセージを処理することを提唱している（Petty & Cacioppo, 1986）。集団教育の活動，マスメディアのメッセージ，パンフレットやニュースレターのいずれを通して伝える場合でも，推奨された行動（授乳，親が子どもに健康的な食べものを与える）の結果についての知覚された有益性や望ましさに関するメッセージの有効性や説得力を決める要因は数多くある。その中でも主要なのは，人々がメッセージについて考える気になるように，あるいはメッセージを**詳しく説明する**気になるように，メッセージが組み立てられているかどうかである。このメッセージの「中央の処理」では，人々は自分自身で確立している信念や態度に照らし合わせて，メッセージや活動で示された行動の有益性やそのほかの結果を理解し，評価する。この道筋で変えられた信念や態度は十分に考え抜かれており，「地域の農家を支えることになるので，私にとって地域で育った食物を食べることは望ましいことだ」のように，個人の信念や態度の構造に取り込まれる。

　人々は，メッセージは自分に関係があると判断し，メッセージを徹底的に処理するのに障害がほとんどない場合，つまりメッセージが理解されやすい時，また，メッセージについて考える時間がある時，邪魔が多くない時に，あるメッセージについて比較的よく考える傾向がある。メッセージを処理するのが難しい時や，自分とは関連のなさそうな時，人々はそのメッセージを比較的表面的に判断しようとする。表面的な判断とは，魅力や出所の信頼性，食物とほかの望ましい特性との連想（例：細身で魅力的な女性の写真）と

いった側面からの判断である。これは，信念や態度を変えるための「周辺部の」，「思慮のない」道筋である。

4　態度と感情

これまで見てきたように，食物に対する感情的態度や感覚・感情的反応は，食物選択の強力な動機づけ要因あるいは決定要因である。試食や喫食を伴う調理実習のように，人々が健康的な食物を食べてみたり，楽しんだりする機会を提供することは，健康的な食物を食べることへの動機づけを高める重要な方法の1つである。こうした食体験が影響力を十分に発揮するには，長い期間を必要とする。繰り返し経験し親しむことが，新しい食物への肯定的な感覚・感情的反応につながりやすくなるのである。実際に，16週間にわたって低脂肪食品を食べた後，低脂肪食品を食べたいという希望が増え，高脂肪食品を食べたいという希望が減った介入研究がある（Grieve & Vander Weg, 2003）。必要に応じて，集団が食物に関する感情を探求し，理解し，あまり健康的でない食物を健康的な食物に変えることを楽しむ方法を探すことが可能である。さらに，感情や情動は根底にある価値と密接に関連していることから，良い親であることについてなど，価値や関心事を増強する方法として，情動に基づいたメッセージが提案されてきた（McCarthy & Tuttelman, 2005）。

5　誤　解

誤解についても，動機づけの時点で公式，非公式のアセスメントを通して明らかにし，取り組むべきである。全粒粉や豆は消化が悪いといった，期待された結果についての誤った信念のせいで行動が妨げられることはよくある。5 A Day 運動により，調査対象の多くが1日に必要な野菜・果物の量が1～2サービングだけであると信じていたことがわかった。これを踏まえて，1日5サービング必要であるということが中心的なメッセージとされた経緯がある。

6　社会的規範と社会的期待

集団活動において，あるメンバーがすべきであると考えることを重要な他者がどう考えているか（例：授乳に対する配偶者やパートナーの賛成や反対）を明らかにすることで，社会的規範が行動に及ぼす影響に気づかせることができる。さらに，WIC プログラムにおける女性の授乳行動や，10代の若者の水を飲む行動など，対象となる集団と共通点のある人々が，健康的な行動をどのように行っているかを示すために，教材，映画，統計資料が用いられることもある（記述的規範）。

7　個人的規範や内的基準

価値観を明らかにするような様々な活動により，個人的規範，内的基準，責任感を詳しく調査することができる。人々は，生活における健康の重要性をよく考え，評価し，健康にどれだけの価値を置くか，自ら選択することができる。

8　セルフエフィカシーに関する信念や知覚された行動のコントロール感：障害と困難

意志決定後の段階と意志決定の動機づけの段階の双方においては，行動を実行に移す際の知覚された障害や困難だけでなく，セルフエフィカシーや行動のコントロールに関する信念も重要となる。動機づけ段階で

は，セルフエフィカシーは行動を起こす際の知覚された障害や困難をイメージする鏡になると考えられる。行動を起こす上での障害の知覚は集団の場ではメンバー自身から引き出され，そこからさらに，障害を減らす方法も見出すことができる。この際，栄養・食に関する適切な知識やスキルも有用である。マスメディアのアプローチや教材では，困難に焦点を合わせたメッセージが用いられる。例えば，州レベルで行われたあるプログラムでは，野菜や果物を食べることについてのメッセージを広告掲示板に示した。この中には，「むいて，食べる。なんて簡単！」というメッセージつきのバナナや「切る，食べる，なんて簡単！」というメッセージつきのトマトの写真もあった（www.idph.state.ia.us/inn/PickABetterSnack.aspx）。

9　自己に関する信念

これまで見てきたように，行動変容の潜在メディエーターにはほかにも，知覚された責任や道徳的義務，食物や食べることに与えられた個人的な意味のような，様々な信念がある。これらの必要性については，学習者にとって重要な栄養教育の活動で明確化し，取り組むことになるであろう。特定の集団において，上記のような信念は個人的な場面や調査を通して明らかにされ得るし，出版物で情報が見つかる可能性もある。用いる教育戦略は，チャネルや行動によっても変わってくるが，自己探求や理解といった能動的な方法が最も効果的であると考えられる。また，行動のプロズとコンズに関する映像や討議，ディベートも有用であろう。自己アイデンティティや社会アイデンティティのような自己表現を探究することも可能である。理想の自己と実際の自己との矛盾や，あるべき自分と実際の自分との矛盾は，こうした矛盾を知ろうとする活動を通して探究され，解決戦略が見出されるのである。

10　習慣やルーティンへの取り組み

行動は多くを考えることなしに起こることが多いようである。ここまでに見てきたように，こうした行動は，ある食物と食べる状況の組み合わせによって起こる。栄養教育を進める際には，こうした態度・状態のきっかけに気づけるように留意し，学習者が望む際に行動変容を選択できるようにすべきである。習慣やルーティンも行動の重要な動機づけとなる。栄養教育の活動は，考え，ルーティンや習慣がより肯定的なものになるように，あまり肯定的でないルーティン（例：ソファに座りながらポテトチップスを食べる）に気づけるように設計することが可能である。習慣やルーティンを変えることには，比較的多くの努力が必要になるので（例：定期的に運動する），新しいルーティンの形成を支援できるような，重要なポイントを書いた紙や，チェックリスト，活動を設計するとよい。

c　要　約

以上をまとめると，動機づけを高める際の主要な課題は，健康的な食物選択や食行動の有益性に焦点を合わせた活動を設計すること，参加者が行動を実行するにあたって障害となるものを明らかにできるよう支援すること，障害を乗り越える方法を探し出すことであることは明白である。メディアを通したコミュニケーションは，栄養教育の動機づけの段階においてメッセージを伝えるために有用な手段である。食物や食べることに関して，感情や気持ちは特に重要となる。したがって，人々は健康的な食物を味わい，経験する機会を提供されるべきであり，食物を重んじる情動が探求され，理解されるべきである。上記の行動変容のメディエーターに取り組むことによって，栄養教育介入は行動への動機づけを高め，意志決定を促し，人々が

行動する意図を形成できるよう支援することができる。

◆◆◆◆◆◆ **演習問題** ◆◆

1. 理論の構成概念とは何を意味するのか？ 簡潔に述べよう。
2. 次の各理論の重要な特徴として，健康の動機づけをどのように説明しているかを簡潔に述べよう。
    a. ヘルスビリーフモデル
    b. 計画的行動理論
3. 皆さん自身の言葉で，次の理論の構成概念について述べよう。これらの用語は，動機づけとどのように関連しているか？
    a. 結果期待
    b. 知覚された脅威
    c. 知覚された重大性
    d. 知覚された有益性
    e. 知覚された障害
    f. 態度
    g. 行動意図
    h. 主観的規範
    i. セルフエフィカシー
    j. 自己アイデンティティ
    k. 行動のコントロール感
4. 問3であげた構成概念の中には，概念上は似ているが，異なった理論で用いられているため異なった表現となっているものがある。どの構成概念か？
5. 本章の内容を踏まえて，下記の問いに答えよう。
    a. 本章の最初で，食に関する変化について皆さんがあげた理由や困難に，本章で述べた理論の構成概念を1つ以上あてはめられるであろうか？

皆さんが述べた 理由や困難	理論の構成概念	あてはめた根拠

    b. 皆さんの食物選択や食べる行動の理解を深める上で，理論が役立つのはどういった点か？
6. もし皆さんがアリシアのような若い人々の集団に対するメディアのメッセージを設計するように頼まれたら，最も重要なメッセージを何にするか？
7. 栄養教育への関わりについて，本章から読み取れる主要なメッセージは何であると思うか？

文 献

Abood, D.A., D.R. Black, and D. Feral. 2003. Nutrition education worksite intervention for university staff: Application of the health belief model. *Journal of Nutrition Education and Behavior* 35:260-267.

Abraham, C., and P. Sheeran. 2000. Understanding and changing health behaviour: From health beliefs to self-regulation. In *Understanding and changing health behaviour from health beliefs to self-regulation*, edited by P. Norman, C. Abraham, and M. Conner. Amsterdam: Hardwood Academic Publishers.

Achterberg, A., and C. Miller. 2004. Is one theory better than another in nutrition education? A viewpoint: More is better. *Journal of Nutrition Education and Behavior* 36:40-42.

Ajzen, I. 1991. The theory of planned behavior. *Organizational Behavior and Human Decision Processes* 50:179-211.

———. 1998. Models of human social behaviour and their application to health psychology. Psychology and *Health* 13:735-739.

———. 2001. Nature and operation of attitudes. *Annual Review Psychology* 52:27-58.

Ajzen, I., and T.J. Madden. 1986. Prediction of goal-directed behavior: Attitudes, intentions and perceived behavioral control. *Journal of Experimental Social Psychology* 22:453-474.

Ali, N.S. 2002. Prediction of coronary heart disease prevention behaviors in women: A test of the health belief model. *Women Health* 35:83-96.

Anderson, A.S., D.N. Cox, S. McKellar, et al. 1998. Take Five, a nutrition education intervention to increase fruit and vegetable intakes: Impact on attitudes towards dietary change. *British Journal of Nutrition* 80:133-140.

Andreason, A.R. 1995. *Marketing social change: Changing behavior to promote health, social development and the environment.* Washington, DC: Jossey-Bass.

Armitage, C.J., and M. Conner. 1999. Predictive validity of the theory of planned behaviour: The role of questionnaire format and social desirability. *Journal of Community and Applied Social Psychology* 9:261-272.

———. 2000a. Attitudinal ambivalence: A test of three key hypotheses. *Personality and Social Psychology Bulletin* 26(11):1421-1432.

———. 2000b. Social cognition models and health behavior: A structured review. *Psychology and Health* 15:173-189.

———. 2001. Efficacy of the theory of planned behaviour: A meta-analytic review. *British Journal of Social Psychology* 40:471-499.

Axelson, M.L., D. Brinberg, and J.H. Durand. 1983. Eating at a fast-food restaurant: A social-psychological analysis. *Journal of Nutrition Education* 15(3):94-98.

Backman, D.R., E.H. Haddad, J.W. Lee, et al. 2002. Psychosocial predictors of healthful dietary behavior in adolescents. *Journal of Nutrition Education and Behavior* 34:184-192.

Bandura, A. 1986. *Foundations of thought and action: A social cognitive theory.* Englewood Cliffs, NJ: Prentice-Hall.

———. 1997. *Self-efficacy: The exercise of control.* New York: WH Freeman.

———. 2000. Health promotion from the perspective of social cognitive theory. In *Understanding and changing health behavior: From health beliefs to self-regulation*, edited by P. Norman, C. Abraham, and M. Conner. Amsterdam: Harwood Academic Publishers.

Becker, M.H. 1974. The health belief model and personal health behavior. *Health Education Monographs* 2(4):324-473.

Bentley, M.E., D.L. Dee, and J.L. Jensen. 2003. Breastfeeding among low-income, African-American women: Power, beliefs, and decision-making. *Journal of Nutrition* 133:305S-309S.

Birch, L.L. 1999. Development of food preferences. *Annual Review of Nutrition* 19:41-62.

Bisogni, C.A., M. Connors, C.M. Devine, and J. Sobal. 2002. Who we are and how we eat: A qualitative study of identities in food choice. *Journal of Nutrition Education and Behavior* 34:128-139.

Bissonnette, M.M., and I.R. Contento. 2001. Adolescents' perspectives and food choice behaviors in relation to the environmental impacts of food production practices. *Journal of Nutrition Education* 33:72-82.

Blake, C., and C.A. Bisogni. 2003. Personal and family food choice schemas of rural women in upstate New York. *Journal of Nutrition Education and Behavior* 35:282-293.

Booth-Butterfield, S., and B. Reger. 2004. The message changes belief and the rest is theory: The "1% or less" milk campaign and reasoned action. *Preventive Medicine* 39(3):581-588.

Brug, J., M. Campbell, and P. van Assema. 1999. The application and impact of computer-generated personalized nutrition education: A review of the literature. *Patient Education and Counseling* 36(2):145-156.

Brug, J., E. de Vet, J. de Nooijer, and B. Verplanken. 2006. Predicting fruit consumption: Cognitions, intention, and habits. *Journal of Nutrition Education and Behavior* 38:73-81.

Brug, J., A. Oenema, and I. Ferreira. 2005. Theory, evidence and intervention mapping to improve behavioral nutrition and physical activity interventions. *International Journal of Behavioral Nutrition and Physical Activity* 2(2).

Chang, Y.P., I.R. Contento, and Y.Y. Cheng. 2003, July 29. The role of personality in dietary fat reduction. Presentation at the Annual Meeting of the Society for Nutrition Education. Philadelphia, PA.

Chew, F., S. Palmer, Z. Slonska, and K. Subbiah. 2002. Enhancing health knowledge, health beliefs, and health behavior in Poland through a health promoting television program series. *Journal of Health Communications* 7:179-196.

Conner, M., and C. Abraham. 2001. Conscientiousness and the theory of planned behavior: Towards a more complete model of the antecedents of intentions and behavior. *Personality and Social Psychology Bulletin* 27:1547-1561.

Conner, M., P. Norman, and R. Bell. 2002. The theory of planned behavior and healthy eating. *Health Psychology* 21:194-201.

Conner, M., P. Sheeran, P. Norman, and C.J. Armitage. 2000. Temporal stability as a moderator of relationships in the theory of planned behaviour. *British Journal of Social Psychology* 39:469-493.

Conner, M., and P. Sparks. 1995. The theory of planned behaviour and health behaviours. In *Predicting Health Behaviour*, edited by M. Conner and P. Norman. Buckingham, UK: Open University Press.

Contento, I.R., and B.M. Murphy. 1990. Psychosocial factors differentiating people who reported making desirable changes in their diets from those who did not. *Journal of Nutrition Education* 22:6-14.

D'Andrade, R.G. 1984. Cultural meaning systems. In *Culture theory: Essays on mind, self, and emotion*, edited by R.A. Shweder and R.A. LeVine. Cambridge, UK: Cambridge University Press.

Dennison, C.M, and R. Shepherd. 1995. Adolescent food choice: An application of the theory of planned behaviour. *Journal of Human Nutrition and Dietetics* 8:9-23.

Deutsch, M., and H.G. Gerard. 1955. A study of normative and informational social influence upon individual judgement. *Journal of Abnormal and Social Psychology* 51:629-636.

Ellis, J., M.A. Johnson, J.G. Fischer, and J.L. Hargrove. 2005. Nutrition and health education intervention for whole grain foods in the Georgia Older Americans Nutrition Program. *Journal of Nutrition for the Elderly* 24:67-83.

Fazio, R.H. 1990. Multiple processes by which attitudes guide behavior: The MODE model as an integrative framework. In *Advances in Experimental Social Psychology*, edited by M.P. Zana. San Diego: Academic Press.

Fishbein, M. 2000. The role of theory in HIV prevention. *AIDS Care* 12(3):273-278.

Fishbein, M., and I. Ajzen. 1975. *Belief, attitude, intention and behavior: An introduction to theory and research*. Reading, MA: Addison-Wesley.

Foerster, S.B., J. Gregson, D.L. Beall, et al. 1998. The California children's 5 a Day-Power Play! campaign: Evaluation of a large scale social marketing initiative. *Family Community Health* 21:46-64.

Glanz, K., and P. van Assema. 1997. Are awareness of dietary fat intake and actual fat consumption associated? A Dutch-American comparison. *European Journal of Clinical Nutrition* 51:542-547.

Godin, G., M. Conner, and P. Sheeran. 2005. Bridging the intention-behavior "gap": The role of moral norm. *British Journal of Social Psychology* 44(Pt 4):497-512.

Godin, G., and G. Kok. 1996. The theory of planned behavior: a review of its applications to health related behaviors. *American Journal of Health Promotion* 11:87-98.

Grieve, F.G., and M.W. Vander Weg. 2003. Desire to eat high- and low-fat foods following a low-fat dietary intervention. *Journal of Nutrition Education and Behavior* 35:98-104.

Hanson, J.A., and J.A. Benedict. 2002. Use of the health belief model to examine older adults' foodhandling behaviors. *Journal of Nutrition Education and Behavior* 34:S25-S30.

Hoffman, E.W., V. Bergmann, J. Armstrong Schultz, P. Kendall, L.C. Medeiros, and V.N. Hillers. 2005. Application of a five-step message development model for food safety education materials targeting people with HIV/AIDS. *Journal of the American Dietetic Association* 105:1597-1604.

IFIC Foundation. 1999, September/October. Are you listening? What consumers tell us about dietary recommendations. *Food insight: Current topics in food safety and nutrition.*

Institute of Medicine. 2002. Speaking of health: Assessing health communication strategies for diverse populations. In *Improving the Health of Diverse Populations.* Washington, DC: Institute of Medicine, National Academy Press.

Janz, N.K., and M.H. Becker. 1984. The health belief model: A decade later. *Health Education Quarterly* 11:1-47.

Kahle, L.R. 1984. The values of Americans: Implications for consumer adaptation. In *Personal values and consumer psychology*, edited by R.E. Pitts Jr. and A.G. Woodside. Lexington, MA: Lexington Books.

Kassem, N.O., J.W. Lee, N.N. Modeste, and P.K. Johnston. 2003. Understanding soft drink consumption among female adolescents using the theory of planned behavior. *Health Education Research* 18(3):278-291.

Kittler, P.G., and K.P. Sucher. 2001. *Food and culture.* 3rd ed. Belmont, CA: Wadsworth/Thomson Learning.

Kloeblen, A.S., and S.S. Batish. 1999. Understanding the intention to permanently follow a high folate diet among a sample of low-income women according to the health belief model. *Health Education Research* 14:327-338.

Kok, G., H. Schaalma, H. De Vries, G. Parcel, and T. Paulussen. 1996. Social psychology and health. *European Review of Social Psychology* 7:241-282.

Kreuter, M.W., S.N. Kukwago, D.C. Bucholtz, E.M. Clark, and V. Sanders-Thompson. 2003. Achieving cultural appropriateness in health promotion programs: Targeted and tailored approaches. *Health Education and Behavior* 30:133-146.

Kristal, A.R., K. Glanz, B.C. Tilley, and S. Li. 2000. Mediating factors in dietary change: Understanding the impact of a nutrition intervention. *Health Education and Behavior* 27:112-125.

Kumanyika, S.K., L. van Horn, D. Bowen, et al. 2000. Maintenance of dietary behavior change. *Health Psychology* 19(Suppl.):42-56.

Leventhal, H. 1973. Changing attitudes and habits to reduce risk factors in chronic disease. *American Journal of Cardiology* 31:571-580.

LeVine, R.A. 1984. Properties of culture: An ethnographic view. In *Culture theory: Essays on mind, self and emotion*, edited by R.A. Shweder and R.A. LeVine. Cambridge, UK: Cambridge University Press.

Lewin, K., T. Dembo, L. Festinger, and P.S. Sears. 1944. Level of aspiration. In *Personality and the behavior disorders*, edited by J.M. Hundt. New York: Roland Press.

Lien, N., L.A. Lytle, and K.A. Komro. 2002. Applying theory of planned behavior to fruit and vegetable consumption of young adolescents. *American Journal of Health Promotion* 16(4):189-197.

Liou, D., and I.R. Contento. 2001. Usefulness of psychosocial theory variables in explaining fat-related dietary behavior in Chinese Americans: Association with degree of acculturation. *Journal of Nutrition Education* 33:322-331.

———. 2004. Health beliefs related to heart disease prevention among Chinese Americans. *Journal of Family and Consumer Sciences* 96:21-22.

Loughrey, K.A., G.I. Balch, C. Lefebvre, et al. 1997. Bringing 5 a day consumers into focus: Qualitative use of consumer research to guide strategic decision making. *Journal of Nutrition Education* 29:172-177.

McCarthy, P., and J. Tuttelman. 2005. Touching hearts to impact lives: Harnessing the power of emotion to change behaviors. *Journal of Nutrition Education and Behavior* 37(Suppl. 1):S19.

McClure, J.B. 2002. Are biomarkers useful treatment aids for promoting health behavior change? An empirical review. *American Journal of Preventive Medicine* 22(3):200-207.

McCrae, R.R., and P.T. Costa. 1987. Validation of the five-factor model of personality across instruments and observers. *Journal of Personality and Social Psychology* 54:81-90.

Park, K., and J.R. Ureda. 1999. Specific motivations of milk consumption among pregnant women enrolled in or eligible for WIC. *Journal of Nutrition Education* 31(2):76-86.

Patterson, R.E., A.R. Kristal, and E. White. 1996. Do beliefs, knowledge, and perceived norms about diet and cancer predict dietary change? *American Journal of Public Health* 86(10):1394-1400.

Pelican, S., F. Vanden Heede, B. Holmes, et al. 2005. The power of others to shape our identity: Body image, physical abilities, and body weight. *Family and Consumer Sciences Research Journal* 34(1):57-80

Petty, R.E., and J.T. Cacioppo. 1986. *Communication and persuasion: Central and peripheral routes to attitude change.* New York:Springer-Verlag.

Potter, J.D., J.R. Finnegan, J.X. Guinard., et al. 2000. *5 A Day for Better Health program evaluation report.* Bethesda, MD: National Institutes of Health, National Cancer Institute.

Povey, R., B. Wellens, and M. Conner. 2001. Attitudes towards following meat, vegetarian and vegan diets: An examination of the role of ambivalence. *Appetite* 37:15-26.

Raats, M.M., R. Shepherd, and P. Sparks. 1995. Including moral dimensions of choice within the structure of the theory of planned behavior. *Journal of Applied Social Psychology* 25:484-494.

Richard, R., J. van der Pligt, and N. de Vries. 1996. Anticipated affect and behavioral choice. *Basic and Applied Social Psychology* 18:111-129.

Robinson, R., and C. Smith. 2002. Psychological and demographic variables associated with consumer intention to purchase sustainably produced foods as a defined by the Midwest Food Alliance. *Journal of Nutrition Education and Behavior* 34;316-325.

Rokeach, M. 1973. *The nature of human values.* New York: Free Press.

Rosenstock, I.M. 1974. Historical origins of the health belief model. *Health Education Monographs* 2:1-8.

Rozin, P. 1982. Human food selection: The interaction of biology, culture, and individual experience. In *The psychobiology of human food selection*, edited by L.M. Barker. Westport, CT: AVI Publishing.

Rozin, P., and A.E. Fallon. 1981. The acquisition of likes and dislikes for foods. In *Criteria of food acceptance: How man chooses what he eats*, edited by J. Sohms and R.L. Hall. Zurich: Forster Verlag.

Salovey, P., and D. Birnbaum 1989. Influence of mood on health-relevant cognitions. *Journal of Personality and Social Psychology* 57(3):539-551.

Salovey, P., T.R. Schneider, and A.M. Apanovitch. 1999. Persuasion for the purpose of cancer risk reduction: a discussion. *Journal of the National Cancer Institute Monographs* 25:119-122.

Samuels, S.E. 1993. Project LEAN—lessons learned from a national social marketing campaign. *Public Health Reports* 108:45-53.

Sanjur, D. 1982. *Social and cultural perspectives in nutrition.* Englewood-Cliffs, NJ: Prentice-Hall.

Satia, J.A., A.R. Kristal, R.E. Patterson, M.L. Neuhouser, and E. Trudeau. 2002. Psychosocial factors and dietary habits associated with vegetable consumption. *Nutrition* 18:247-254.

Saunders, R.P., and S.A. Rahilly. 1990. Influences on intention to reduce dietary intake of fat and sugar. *Journal of Nutrition Education* 22:169-176.

Schwarzer, R. 1992. Self-efficacy in the adoption of maintenance of health behaviors: Theoretical approaches and a new model. In *Self-efficacy: Thought control of action*, edited by R. Schwarzer. Washington: Hemisphere.

Shafer, R.B., P.M. Keith, and E. Schafer. 1995. Predicting fat in diets of marital partners using the health belief model. *Journal of Behavioral Medicine* 18:419-433.

Sheeran, P., P. Norman, and S. Orbell. 1999. Evidence that intentions based on attitudes better predict behaviour than intentions based on subjective norms. *European Journal of Social Psychology* 29: 403-406.

Shim, Y., J.N. Variyam, and J. Blaylock. 2000. Many Americans falsely optimistic about their diets. *Food Review* 23(1):44-50.

Sjoberg, S., K. Kim, and M. Reicks. 2004. Applying the theory of planned behavior to fruit and vegetable consumption by older adults. *Journal of Nutrition for the Elderly* 23(4):35-46.

Sparks, P. 2000. Subjective expected utility-based attitudebehavior models: The utility of self-identity. In *Attitudes, behavior and social context: The role of norms and group membership*, edited by D.J. Terry and M.A. Hogg. London: Lawrence Erlbaum.

Sparks, P., M. Conner, R. James, R. Shepherd, and R. Povey. 2001. Ambivalence about health-related behaviors: An exploration in the domain of food choice. *British Journal of Health Psychology* 6:53-68.

Sparks, P., P. Hedderley, and R. Shepherd. 1992. An investigation into the relationship between perceived control, attitude variability, and the consumption of two common foods. *European Journal of Social Psychology* 22:55-71.

Sparks, P., R. Shepherd, and L.J. Frewer. 1995. Assessing and structuring attitudes toward the use of gene technology in food production: The role of perceived ethical obligation. *Basic and Applied Social Psychology* 163:267-285.

Spiro, M.E. 1984. Some reflections on cultural determinism and relativism with special reference to emotion and reason. In *Culture theory: Essays on mind, self and emotion*, edited by R.A. Shweder and R.A. LeVine. Cambridge, UK: Cambridge University Press.

Spruijt-Metz, D. 1995. Personal incentives as determinants of adolescent health behavior: the meaning of behavior. *Health Education Research* 10:355-364

Trafimow, D., and P. Sheeran. 1998. Some tests of the distinction between cognitive and affective beliefs. *Journal of Experimental Social Psychology* 34:378-397.

Triandis, H.C. 1977. *Interpersonal behavior*. Monterey, CA: Brooks/Cole.

Trudeau, E., A.R. Kristal, S. Li, and R.E. Patterson. 1998. Demographic and psychosocial predictors of fruit and vegetable intakes differ: Implications for dietary interventions. *Journal of the American Dietetic Association* 98(12):1412-1418.

Tuorila-Ollikainen, H., L. Lahteenmaki , and H. Salovaara. 1986. Attitudes, norms, intentions, and hedonic responses in the selection of low salt bread in a longitudinal choice experiment. *Appetite* 7(2):127-139.

Verplanken, B., and S. Faes. 1999. Good intentions, bad habits, and effects of forming implementation intentions on healthy eating. *European Journal of Social Psychology* 29:591-604.

Weinstein, N.D. 1988. The precaution adoption process. *Health Psychology* 7:355-386.

Williams, S.S., J.L. Michela, and I.R. Contento. Personal communication. Health value influences healthfulness of food choices among adolescents.

Williams-Piehota, P., A. Cox, S.N. Silvera, et al. 2004. Casting health messages in terms of responsibility for dietary change: increasing fruit and vegetable consumption. *Journal of Nutrition Education and Behavior* 36(3):114-120.

Witte, K., and M. Allen. 2000. A meta-analysis of fear appeals: Implications for effective public health campaigns. *Health Education and Behavior* 27:591-615.

Zimbardo, P.G., E.B. Ebbeson, and C. Maslach. 1977. *Influencing attitudes and changing behavior.* Reading, MA: Addison-Wesley.

第5章

理論と研究の基礎：
実行に移す力を引き出す

Foundation in Theory and Research: Facilitating the Ability to Take Action

本章の概要

　個人の行動変容プロセスの理解に役立つ主要な理論と研究，栄養教育との関わりについて説明する。実行する力と，「どのように（how-to）」実行に移すかについての栄養教育を提供する際の自己制御プロセスの主要な役割に焦点を合わせる。

本章のねらい　読み終えた時に，以下ができること。

- 社会的認知理論や健康行動プロセスモデルといった自己制御モデルや，トランスセオレティカルモデルを含む，健康行動変容の主要な理論を説明する。
- 上記の理論の主要な概念や，実践への関わりを述べる。
- 理論を，構成概念によって比較する。
- 食物選択や，そのほかの栄養関連行動の変容を支援する介入において，理論や研究がどのように使われるかを説明する。
- 個人の実行に移す力を引き出すような栄養教育介入を設計する際の，理論や研究の活用方法について議論する。

シナリオ

　まずはじめに，過去1年間に何らかの食行動を変えようと試みた人にインタビューしてみよう。1人は実行に成功した人，もう1人は成功しなかった人の2人とする。
　成功した人には，「どのように行動しましたか？」，「特定の計画に従いましたか？」，「行動変容のために，特別な手順や戦略を使いましたか？」，「どんなことが役に立ち，どんなことが役に立ちませんでしたか？」と尋ねよう。成功しなかった人には，「行動変容をする上で難しかったのはどんなことですか？」，「障壁となったのはどんなことですか？」，「どんなことが役立ったと思いますか？」と尋ねよう。成功した人が報告した成功につながる戦略と，成功しなかった人が経験した障壁を，本章で説明する理論の構成概念にあてはめてみよう。

A　はじめに：実行する力を引き出す

　これまで見てきたように，私たちの食物選択と食事パタンは日常的に，多くの要因の影響を受けている。また，私たちは，自分の行動を決めるような習慣やルーティンをつくり上げてきた。私たちが食べる食事や料理は，1人わずか12種類ほどであるといわれている。実行したり行動を変えたりするためには，その行動の望ましさや，有効性，実現可能性に納得できなくてはならない。いったん納得できれば，その行動を実行したいという意図が示されるであろう。ただし，意図するだけでは実行につながらない。意図を行動に変換するための方法が必要である。

　これまで登場してきたレイの例はこの難しさを表している。レイが40代半ばであることを思い出そう。体重は，毎年1，2ポンド（約450〜900 g）ずつ増え，現在は約40ポンド（約18 kg）の過体重で，糖尿病の危険にさらされている。主治医は，糖尿病に罹るリスクを減らすために体重を減らすべきだといい，レイも減量を望んでいるが，難しそうである。大型器具店の営業担当で，ほとんど電話で話しているかただ立っているかで，それほど身体を動かさない。また，机の上にはポテトチップやクッキーのような菓子を欠かさず，休憩時間中の暇な時や，昼食時間には客と話さなければならない時に食べる。家に帰ると，ただ座ってテレビを観たがる。妻はもっと健康的に食べることに関心があるが，レイはたくさんの肉とデザートの出る，ボリュームのある食事が好きである。

　レイのように，自分にとって重要と考えられる行動を阻止する動機づけよりもむしろ行動を開始し維持することに問題を抱えている人々は，私たちを含めてたくさんいるであろう（Gollwitzer, 1999; Gollwitzer & Oettingen, 2000）。栄養教育者は，どのようにしたらレイのような人の意図と行動とのギャップを埋める支援ができるであろうか？　私たちは，動機づけから実行へ，意図から現実へと進めるために，どのように支援したらよいであろうか？

　意図と行動とのギャップを埋めるには，望ましい行動を理解しやすく，かつ行動しやすくすることが中心となる。そうするためには，主として動機づけに基づいて行動するための力とスキルを身につけること，そして行動を支援するような環境をつくることの2つの方法がある。実行に移す力を引き出すことが本章の主題であり，環境づくりは次章の主題である。

　本章は，動機づけから行動へとどうつなげるか，そしてどのように個人変容を達成し持続するか，を理解する上で特に役立つ理論と研究の説明から始める。実行に移す力を引き出す栄養教育の戦略を設計する上での基礎となるであろう。この段階は，栄養教育の「どのように」実行するかという実行段階にあたる。

B　実行や行動変容のメディエーターを理解するための理論と研究

　個人や集団が意図やゴールを行動に移せるよう支援する上で，有益な研究と理論は，何を教えてくれるであろうか？

　前実行段階では信念や感情といった行動変容の潜在メディエーターが重要であったように，実行・維持段階では栄養・食に特有の知識やスキル，そして自己制御プロセスが重要であることが，研究と理論により提

言されている。また，研究は，行動を始めるのと行動変容を維持するのとでは課題が若干異なるということも提言している。この段階の栄養教育で特に役立つ理論やモデルとしては，社会的認知理論，健康行動プロセス・アプローチ（Schwarzer & Fuchs, 1995; Sniehotta, et al., 2005）や，そのほかの自己制御モデル（Bagozzi, 1992; Gollwitzer, 1999），トランスセオレティカルモデル（Prochaska & DiClemente, 1984）がある。これらのモデルは，健康行動の動機づけを説明する要因を明確にしているという点において，前章で議論したモデルと似ている。本章で紹介する理論は，さらに実行に移す力を引き出し，行動を変えるための道筋を提供するものである。

　繰り返しになるが，なぜ 1 つではなく複数の理論があるのであろうか？　その理由は，異なる環境下で異なる行動を理解するために開発されたためである。しかし，これらの理論の中には注目すべき共通点もある。行動を実行し維持するための自己制御プロセスの重要性である。

a　社会的認知理論

　Bandura（1977, 1986）によって提案された社会的認知理論（Social Cognitive Theory）は，人の思考や動機づけ，行動を分析し理解するものとして，栄養教育やヘルスプロモーションのプログラムを設計する際に最も広く使われる理論となった。なぜならこの理論は，行動の決定要因の理解に役立つ，統合された概念枠組みを提供するだけでなく，実行に移すことを支援するための戦略設計に使われる行動変容の潜在メディエーターやメカニズムを説明しているためである。

　社会的認知理論は，数々の概念を考慮しながら行動の多角的な因果構造を説明する包括的な理論であり，数冊の文献（Bandura, 1977, 1986, 1997）にわたって詳細に説明されている。ここでは栄養教育に関係がある，主要な概念のみを説明する。社会的認知理論は，行動を理解するための主な体系的原則として，個人，行動，そして環境の要因が健康行動に対してダイナミックに，かつ相互的に影響を与える相互決定論の概念を提案している。**個人的要因**には，内的思考と感情が含まれる。**行動要因**には，栄養・食や健康に関連する知識やスキルが含まれ，両者を併せて**行動に移す能力**と呼ぶ。**環境要因**には物理的・社会的環境のような，私たちの外にある要因を含む。

　社会的認知理論は，段階的アプローチをとらないが，その代わりに行動の複雑性と行動変容のプロセスに焦点を合わせる。しかし実際は，行動変容を媒介する決定要因には，行動変容プロセスの中で，ほかの要因よりも先に現れるものがあることがわかっている（Bandura, 1986）。実際に Bandura 自身も，ゴール意図から行動開始を動機づけるアウトカムやセルフエフィカシーの信念の特別な重要性，また，行動を維持する上での自己制御プロセスの重要性を指摘しており，これらを行動変容の「段階」と呼んでいる。したがって，社会的認知理論は，実行することへの動機づけを高めるような活動や，実行に移す力を引き出すような活動を栄養教育者が設計する時に役立つと考えられる。

b　社会的認知理論の構成概念

　本モデルの構成概念と相互関係，また行動との関係を 図 5-1 に示した。表 5-1 は理論の構成概念と，栄養教育の中でそれぞれどのように応用できるかをまとめたものである。

図5-1　社会的認知理論

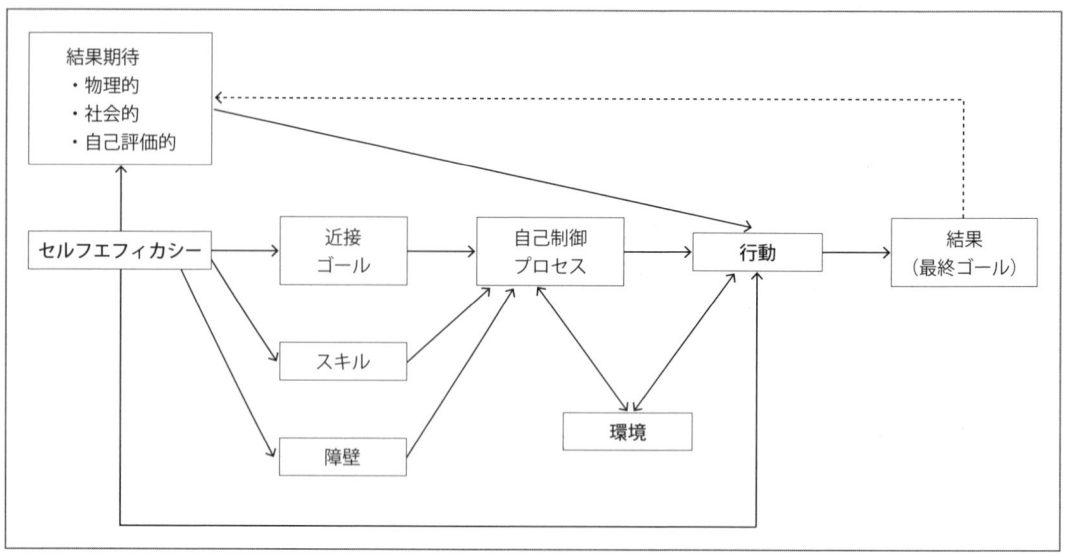

出典) Based on Bandura, A. 2000. Health promotion from the perspective of social cognitive theory. In *Understanding and changing health behavior: From health beliefs to self-regulation*, edited by P. Norman, C. Abraham, and M.Conner. Amsterdam: Harwood Academic Publishers

1　個人的要因

　社会的認知理論は，行動が多くの自己概念の思考や信念に影響を受けることを指摘している。私たちには，経験をもとに将来の行動を導く内的モデルを象徴的に表し，解釈する力がある。私たちは前もって考え，行動する。そのため，意図的に，あるいは目的をもって行動を起こすことができるが，これは象徴的能力と関係する能力である。これから起こる出来事は現在の行動の決定要因にはならないが，現在，象徴的能力で将来の出来事を認知的に表現することによって，現在の行動について強いやる気を起こさせることができる。私たちは内省的で，自分の行動を評価することができ，さらに自分の行動に対して影響力を行使することもできる。また，自分の行動に影響を及ぼすという点において，他者の重要性を認識する。個人に関連する数々の要因の中で，行動を動機づける上で重要となる主要な構成概念は，結果期待とセルフエフィカシーの2つである。

①　結果期待

　社会的認知理論は，私たちの行動は事前の考慮や結果期待によって規制されることが多いと仮定している。つまり，行動あるいは健康関連のライフスタイルを実行することによって予期される結果についての信念（いい換えると，行動やライフスタイルを望ましいものに変える理由）によって規制されるのである。このように結果期待は，計画的行動理論における行動のアウトカムについての信念や，ヘルスビリーフモデルにおける知覚された行動の利益に似ている。**結果予期**（outcome expectancies）は結果に置く価値であり，Bandura（1986）はこれを誘因（インセンティブ）と呼んだ。期待には定量値があって尺度で測ることができ，肯定的か否定的かを測定できる。計画的行動理論などの，ほかの社会的・認知的理論と同様に，社会的認知理論では，例えば野菜や果物を食べるといった行動を選ぶが，これは肯定的なアウトカム（身体機能

表5-1 社会認知理論：主要な概念と栄養教育介入への応用

理論の構成概念・行動変容の潜在メディエーター	実践での応用
結果期待	
物理的・実質的アウトカム	例えば，がんのリスク減少に関するメッセージのような，実行すること（例：野菜や果物を食べること）の肯定的なアウトカム（知覚された有益性），また，例えば不便さやコストのような否定的なアウトカム（知覚された障壁）を乗り越えることの重要性を高める活動
社会的アウトカム	どのように扱うか（例：10代の若者にとって野菜や果物を格好良いものにする）についての社会規範や活動に関するメッセージ
自己評価的アウトカム	行動による満足感と自尊心を強調する（例：野菜や果物を食べることで自分に対して良いことをしている）
結果予期	人々が予期するアウトカム（動機づけの程度）に置く価値をアセスメントし，健康的なアウトカムの価値を高めるような活動を設計する（例：10代の若者が健康のために野菜や果物を食べることができ，かつ友人に対しても格好良い）
行動に移す能力	必要な栄養・食知識や講演，配布資料，実演，ビデオ，そのほかのチャネルを通して実行する際に必要な認知的スキル，クリティカルシンキング・スキルを身につけるために必要な討論や討議を提供する。また，食品購買や貯蔵，調理スキル，安全な食品の扱い方や準備の仕方，野菜を栽培するといった行動スキルを提供する
観察学習・モデリング	低脂質のレシピをつくるといった行動を起こさせることに関連する，食に関する実演を行う。集団が指導を受けながら料理を実際につくり，熟練度を高める機会を提供する
セルフエフィカシー	少しのステップで変容することにより成功を達成するよう人々を支援する。上記（例：調理，栽培，アドボカシー）のような栄養・食に関するモデリングや成功体験をつくる。フィードバックと奨励を提供する。新しい食物や行動に対する生理的反応を正しく理解するよう支援する
強化	ゴールを達成するために，Tシャツ，キーホルダー，宝くじ券などの報酬や誘因という形で外的強化を提供する。自分自身の成果を認識し評価することにより，内的または自己強化を強める機会を提供する
自己制御・自己管理	行動の自己管理スキルを身につけるために，学習者に説明と実践の機会を提供する。自己管理スキルには，価値のアセスメント，セルフモニタリング，ゴール設定，自己報酬，問題解決，感情コーピング，ストレスマネジメントスキルが含まれる

に良い，体重を維持する，がんのリスクを減少させる等）を最大にして，否定的アウトカム（おいしくない，満腹である等）を最小にする選択である。結果期待には3つの形式があるが，どの形式においても，予期された肯定的アウトカムが誘因となり，否定的アウトカムが阻害要因となる（Bandura, 2000）。図5-1 に示したように，結果予期は行動に直接影響を与えるが，行動が環境に及ぼす影響に関する情報を私たちがどのように解釈するかによって，結果予期が変わってくる。

- **身体的アウトカム**：行動によって起こる身体や健康への影響。肯定的アウトカムには，野菜や果物の快い味といった快い感覚的経験と慢性疾患リスク減少の認識が含まれ，否定的アウトカムには，嫌悪する感覚的経験（例：野菜が苦くて不快だと感じるかもしれない）や身体的不快感（例：豆を食べることによる不快感）が含まれる。Bandura（2000）によると，否定的身体的アウトカムは，健康的な行動を行わないことによる疾病のリスクも含む。これは，ヘルスビリーフモデルの構成概念である知覚された重大性や知覚された脅威と類似しており，肯定的アウトカムは知覚された有益性と似ている。
- **社会的アウトカム**：行動の社会的結果。計画的行動理論における社会規範に近いものである。10代の

若者の炭酸飲料摂取のように，社会規範を満たす行動は肯定的な反応をもたらす一方で，公衆の場で授乳することが当たり前でない文化における公衆の場での授乳のように，社会規範に反する行動に対しては社会的な非難が起こる。

- **自己評価アウトカム**：自身の行動に対する肯定的あるいは否定的な自己評価的反応。私たちは，満足感と自尊心の得られる行動を行う。例えば，「野菜と果物を食べることで，自分にとって良いことをしている」などがある。一方，「ジャンクフードを食べることを避ける。なぜなら自分自身にとって正しいことではないから」といった，不満につながるような行動を避ける。母乳で育てることに成功する，自分の野菜を栽培するといった個人的達成に対する自己満足感は最も強力な調節因子の1つとなり得るし，形のある報酬よりも重要である場合が多いとBandura（2000）は考えている。

② セルフエフィカシー

セルフエフィカシー，すなわち個人効果に関する信念は，主要な行動の動機づけ要因であり，行動変容のメディエーターである。Bandura（2000）は，一般住民の健康アウトカムやリスクに関する知識は高いことが多いと指摘している。行動アウトカムについての信念があることは，行動変容の前提条件であるが，健康なライフスタイルを取り入れ維持することに対する障害や障壁を乗り越えるためには，さらなる自己影響が必要である。自己影響の中でも最も重要なものは知覚されたセルフエフィカシーで，いい換えれば，意図した行動をうまく実行できる，あるいは異なる状況においてもうまく対処できるという自信をもつことであり，行動を実行することに対する障壁を乗り越える自信も含まれる。例えば，野菜を選んで準備すること，1日3マイル（約5km）走ること，より持続可能なフードシステムを支援するような食事パタンや買い方に変えること，母乳を与えられるように仕事の状況を調整すること等について，実行が難しい場合であってもできるという自信である。

セルフエフィカシーについて考える際には，領域や状況を特定する。例えば，食物領域におけるセルフエフィカシーの感情は，運動などの行動の場合と同じではない。私たち自身のセルフエフィカシーに対する判断は，思考パタン，情動的反応，行動の広範囲にわたって影響を与える。自分の行動を通じて望ましいアウトカムを出せると信じていなければ，行動に移すことに対する誘因はほとんどないことになる。人々は，知覚している効果のレベルが高ければ高いほど努力し，困難に直面した時も，新たに学習した行動を特に長く続けることが大規模研究から明らかになっている。Bandura（2000）によると，このような個人レベルの効果の感覚は，行動を実行するための知識やスキルにおける自信だけではなく，自分の動機づけ，思考プロセス，感情，行動パタンを制御する力や，この領域の行動において何が必要かに応じて環境面の状況を変えることができる力も含む。要するに，セルフエフィカシーにはスキルだけでなく，たとえ困難な状況下でも効果的にかつ一貫してそのスキルを使うことができるという自信も，両方が必要とされる個人的コントロールも関与するのである。したがって社会的認知理論は，個人は自分の生命に責任をもつことができるエージェントと見なしているといえる。行動変容は，自身の行動に対して自己影響力あるいは自己コントロールを行使する力を伴うのである。

個人レベルのエフィカシーにおける信念が強くなるのは，主に，下記の4つの影響を受ける場合である。

1. **個人の成功経験**：障害の有無にかかわらず，実行ゴールを設定し達成することにより，行動を習得することである。つまり，実践は強い個人レベルのエフィカシーの感覚をつくり出す最も効果的な方法な

のである。
2. **社会的モデリング**：自分と類似点のある他者の観察は，持続的に取り組むことで効果が出る。
3. **社会的説得力**：成功できるという，他者による説得。他者からの奨励により自己喪失を克服することができる。成功できるような状況を組み立てる努力や，自分の改善度に対して成功具合を測ろうとする努力にも効果がある。
4. **行動に対する情緒や身体反応の修正**：私たちは，自分の力を判断する際に，自身の生理的状態からの情報に頼る部分がある。つまりセルフエフィカシーは，ストレスの多い行動（例：生理的な覚醒や不安）や経験の誤解がある時，行動に対する情動的，身体的反応の修正に活用されることで強化されるのである。例えば，精製されていない穀類や豆類を食べることを初めて試みた人々には，食べられないと感じるような身体的反応が出るかもしれない。あるいは，もっと運動をしようと初めて試みた人々は，疲労，息切れ，うずき，痛みといった，活動が不可能な兆候を感じるかもしれない。これらの認識（誤解）は修正することができる。

　これまでの研究結果から，セルフエフィカシーは，健康的に食べることや身体活動のような複雑な行動の開始，修正，維持に特に重要であることが明らかになっている。セルフエフィカシーの概念は，食事や健康の領域において適用されているヘルスビリーフモデル，計画的行動理論，トランスセオレティカルモデルのような理論の比較的新しいバージョンで用いられている。
　セルフエフィカシーという構成概念は，次の3要素で測定する。①**困難のレベル**：いっそう困難な課題に取り組む力（私は1日に，3サービング；あるいは5サービング；あるいは9サービング の野菜や果物を食べることができる），②**強度**：定められたレベルで仕事を行うことについての自信のレベル，（'まったく自信がない'から'非常に確信がある'までの段階がある），③**一般性**：いくつかの領域にまたがる効果の認知，例えば，（緊張や動揺を感じる時の）否定的な感情の状態，（パーティーでの）積極的な社会的状態，あるいは入手しやすさ（濃厚なデザートがたくさんあったとしても，常に低脂肪食品を選択することができる）（Bandura, 1997; Ounpuu, et al., 1999; Chang, et al., 2003）。

③　強　化

　強化（reinforcements）は，行動が起こる可能性を増減する人の行動に対する反応である。私たちはこの用語を，内的あるいは外的な肯定的強化や褒美を説明する時に使う傾向がある。外的強化とは，学校で課題を終わらせた子どもへのゴールドスター（優れた行動に対する褒美）や，健康プログラムやゴール設定のような課題を修了したことに対するTシャツなどの褒美のように，個人や集団に対して確実に強化価値がある行動やアイテムを与えることである。内的強化とは，この行動は自分にとって価値があるであろうという学習者自身の認知である。

④　障　害

　障害（impediments）は行動に対する障壁のことである（p. 144, 図5-1）。社会的認知理論において，障壁という構成概念は多面的なものである。障害を乗り越えるためのセルフエフィカシー，またはその欠如のアセスメント（例：健康的な食物を料理する自信がない），より健康的に食べることについて予期された

否定的アウトカム（例：もっと時間や労力がかかる）などが含まれることからもわかるように，個人的な障壁もある。予期された否定的アウトカムはヘルスビリーフモデルにおける知覚された障壁にやや類似している。Bandura（2000）によると，障壁のアセスメントは，仕事で忙しかったり疲れたりしていても低脂肪料理をつくることのように，たとえ困難な状況下でもある行動を実行できるかを回答させるため，セルフエフィカシー・アセスメントの1つであるといえる。障壁の中には外的なものや環境に関するものもあり，例としては，健康的な食物の入手しやすさやアクセスしやすさの欠如，健康に関わる資源の不足があげられる。

⑤ ゴールとゴール意図

ヘルスプロモーションや栄養教育の研究におけるゴール（goal）の概念には，いくつかのレベルがある。ゴールとは比較的遠くにある意図を指し，価値を置く最終状態を表す。この最終状態には，健康でいる，質の高い生活を楽しむ，倫理的な生活を送るといったものがあり，長期間にわたった方向づけとなる。ゴールは，様々な源からつくり出された内的な基準や価値を表して現在の行動を判定するものであり，きわめて重要であるが，特定の行動を導くには広義すぎる場合もある。

ゴールには，全体のゴールに寄与するようなゴール意図（goal intention）や近接ゴールも含まれる。こうしたゴールは計画的行動理論における行動意図に似ており，行動の直接または近接のメディエーターとなる。例えば，「私の目標は1日5サービングの野菜や果物を食べることである」は，「私は1日5サービングの野菜や果物を食べるつもりである」と同じである。行動変容プロセスの中では，行動を起こすという公約にあたる。結果期待が肯定的で（知覚された有益性），セルフエフィカシーが高い場合，近接ゴールを形成するよう動機づけられるであろう。より大きなゴールを設定するには，まずこれらの近接ゴール，すなわちBanduraが**下位ゴール**と呼ぶものを設定すること，そして遂行するための実行計画をつくることが必要となる。このプロセスは，本章の後半で説明する自己制御プロセスの一部である。

⑥ 再発防止

再発防止（relapse prevention）は，新しい行動を維持するための戦略に焦点を合わせたものである。これらの戦略には認知の再構築が含まれる。この際，あまり健康的でない食行動をほかの考えや行動に置き換えること（しばしば，心の中のつぶやき（セルフトーク*）を変えることを指す）や，あまり健康的でない食行動につながるきっかけを取り除く，もしくは回避すること（例：アイスクリーム屋に行くことを回避する），あるいは，より健康的な食行動につながるきっかけを加えること（例：自宅のカウンターに洗った果物を置いておく）による環境のコントロールや，新しいゴールの設定を伴う。

> *セルフトーク：心の中で無意識につぶやく言葉。心の中で考えていることは行動に影響を与えるため，セルフトークを変えることで，行動を変えることができると考えられる。

2　行動要因

社会的認知理論によると，行動要因も同様に重要である。行動に移す能力（behavioral capabilities）とは，望ましい時に低脂肪の食物を食べるといった行動に必要となる，食に関連した知識やスキルのことである。さらに，行動の開始と長期にわたる維持には，訓練を課したり，自分自身の行動をコントロールしたり

する力を含む自己制御スキルが必要となる。

① 行動に移す能力（知識とスキル）
　行動に移す能力とは，人々が行動を起こす時や選択した行動ゴールを実践する時に必要な栄養・食に関する知識やスキルのことである。ここでいう知識とは，手段的な知識や「どのように」に関する知識のうち，現実に基づく知識，手順に関する知識，そして特定の認知的・行動的スキルである。
　現実に基づく知識の部類に入るのは，炭水化物，脂質，たんぱく質，ビタミン・ミネラル，マイピラミッド（現マイプレート）や**食生活指針**，様々な減量ダイエット計画間の差異といった栄養・食に関する情報と，こうした情報をどのように使うかということである。行動に移そうとしている人々に役立つものとして選ばれた情報は，その行動特有のものでなければならない。こうした情報を，栄養士はよく知っているではないか！
　手順に関する知識は，あることを「どのように」行うべきかについての知識，または認知的課題を解決するための決定基準である。手順に関する知識あるいは認知的スキルは，食品に含まれる脂質量を知るには食品表示をどのように読むとよいかといった比較的容易なスキルと，母乳育児や，遺伝子バイオ技術を利用して生産された食品を食べることの長所や短所を評価するといった，クリティカルシンキングを必要とする比較的複雑なスキルを包括するものといえる。厳密にどのように母乳を与えるのか，あるいはどこで有機食品を買うべきか，といった情報も含まれるであろう。こうした知識の習得を通して，**知識の構造**，いい換えるならば特定の分野における情報の図式や個人の概念枠組みが形成されるのである。認知的課題の解決には，現実に基づく知識と手順に関する知識を併せて用いるのが最適である。ただし，そうした知識や認知的スキルは食に関する行動の実行に必要であるが，それだけでは不十分である。これは，ほかの様々な分野についてもいえることである。
　知識構造から習熟した行動へ至るには，また別のメカニズムが必要となる。Bandura（1986）によると，動作的学習や身体的実演は変換媒体となる。より簡単に説明すると，健康的なおやつを準備する，低脂肪料理をつくる，食品を安全に取り扱う，野菜を栽培するといったように，行動を実行し，実践すること（実地訓練）を行って行動スキルを育てる必要があるということである。まず栄養教育者が実演し，それから学習者に実際に試してもらうことにより，そのようなスキルの習得を促すことができる。これは，**モデリング**や**誘導実践**とも呼ばれる。このような実践を続けることによって，スキルは徐々に簡単になって日常化し，その都度考えなくても実行できるようになる。

② 自己制御・自己管理プロセス
　社会的認知理論によると，自己制御（self-regulation）プロセスを通して自己影響，自律性，自己コントロールを使うことにより行動を変えることができる。動機づけだけでは健康を増進するような個人変容を開始するのに十分ではない。自己制御，すなわち自分の行動を方向づけてコントロールする力も必要である。これは自制心ではなく，自己制御プロセス・スキルの発達を通じて獲得するものであるため，まず自己影響のスキルを教える必要がある。行動の自己制御や自己管理には，次の構成要素が関係する。まず，変えたいと思っている行動（例：野菜や果物を1日2サービングしか食べていない）を観察しなければならない。これにより行動の決定要因が明らかになり，現実的なゴール（行動ゴール，下位ゴール，近接ゴールなど，

様々な呼び方がある）の設定に必要な情報が得られる。続いて，具体的な行動変容や実行のゴールを設定し，ゴールの達成に必要となる栄養・食スキルを学習する。実行ゴールを達成するまでの進捗状況をモニタリングし，ゴールを達成した時に報酬を与える。自分の健康のために正しいことをしているという満足感が報酬になることもある。

③ ゴール設定

上記で説明したプロセスは**ゴール設定**（goal setting）と呼ばれる（Bandura, 1986; Cullen, et al., 2001; Shilts, et al., 2004）。実行ゴール（action goals）や行動計画を設定することで，ゴールを達成した際に得られる自己満足度への期待によって行動への動機づけを高め，セルフエフィカシーや熟達度の認知を形成し，自己満足感やゴール到達の達成感を引き起こし，プロセスに積極的に取り組むことで本質的な関心を深めることができる。ゴール設定は，ほかの自己制御理論における実施や行動計画に似ている。これらの理論では，事前に計画することによって前もって行動が決まり，状況が変わるたびに新たに決断をする必要がないので，ストレスと労力を少なくできると指摘されている（Gollwitzer, 1999）。自己制御プロセスでは，設定した行動ゴールに到達していなければ，ゴール到達に向けて，より効果的な方法を探したり，問題解決や意志決定を行って，より到達できそうな新しいゴールを設定する。科学的根拠から，自律変容に成功した人々は，自己制御スキルの習得に熟練していることが明らかになっている。個人変容の維持には一連の行動スキルや自己制御スキルだけでなく，弾力性のある効果の感覚も必要である。自分の個人レベルのエフェカシーの感覚を確信していなければ，困難な状況を経験したり，すぐに結果が出なかったりした時に，教えられたスキルを使えない可能性がある。

一般的に，社会的認知理論は個人の技能的な経験に重きを置いている。セルフエフィカシーと実際のスキルの間には差があるため，私たち栄養教育者は，ゴールを達成するための行動スキルを学び実践する機会を設けなければならない。

3　環境要因

社会的認知理論では，環境の知覚的・認知的描写である**状況**（situation）と，私たちの外側にある，行動に影響する客観的要因である**環境**（environment）とを区別している。第2章（p.36～）で述べたように，多くの環境要因が行動に影響を与えている。社会的認知理論では，環境には異なる3つの形，すなわち課せられた環境，選択された環境，創造された環境があると説明している（Bandura, 1997）。

課せられた環境とは，物理的，社会構造的な環境のことで，コントロールすることはできない。好きかどうかにかかわらず，私たちに影響を与える。食に関する行動分野における例としては，家庭や学校，職場，地域の食料品店に野菜や果物が置いてあるかといった食物の物理的な入手しやすさ，家族や友人が野菜や果物を食べるかといった社会的環境があげられる。課せられた環境をコントロールする方法は，それらに対しどのように反応するか，それらの中でどのように行動するか，あるいはそれらを変えるためにどのように働きかけるか，といったことのみである。

選択された環境とは，潜在的，現実的な環境の概念に基づくものである。環境は固定されているわけではない。潜在的環境はその環境下での私たちの行動を踏まえて現実となる。現実的な環境は，個人が潜在的環境に働きかける機会を活用するか否かによって異なってくる。

創造された環境とは，選択されるのを待ったり，潜在的にそこにあったりする環境とは異なり，人々によって創られる環境である．創造された環境には，職場や学校での栄養をより良くするための行動を推奨する栄養委員会をつくるといったことが含まれる．この例のように，私たちは絶えず環境と相互作用し，選び，交渉し，変えたりしているので，私たちは環境に影響を及ぼしていることになる．また，環境も私たちに影響を及ぼしている．したがって栄養教育では，支援的な環境をつくるようにする．

○ 環境からの観察学習

環境は行動のモデリングの拠り所でもある．私たちは，社会的認知理論において非常に重要な構成概念である観察学習を通して，モデルとなる他者から学習することができる．自分自身の経験に基づく試行錯誤学習といって，自分自身がとった行動の結果のフィードバックも学習源である．しかし観察学習では，自分自身より他者の行動や行動の結果を観察したほうが，すばやく行動のルールを学習できる．例えば，世の中を理解しようとしている子どもは，自分の親から学習する．10代の若者は，友人，尊敬している大人，関係するセレブや著名人の食に関連する行動の観察から学ぶ．モデリングは，食に関連したスキルを教える栄養教育の戦略として，調理の実演等で用いることができる．介入においては，よく，実演した料理を学習者が実際につくる機会が設けられる．このプロセスは誘導された成功経験と呼ばれ，必要な身体的行動スキルの習得に役立つ．環境の役割については次章でさらに詳しく説明する．

4 生物学的変数との関係

第2章で述べたように，食物選択や食行動の分野においては生物学的変数も重要であり，これまで検討してきた社会心理学的変数と相互に関連している．食べたものが生理的なシステムや生物に影響するように，食物選択は生物的要因によって影響を受けると考えられる．空腹感や満腹感といった生理的なプロセスは，食べる量に影響を与えるという点で明らかに重要であり，多様な食物は生理的なシステムに様々な効果を及ぼす．味覚，特に苦味物質であるPROPを感じる能力や甘味物質の嗜好には，遺伝的要素があるということが研究から示唆されている（Keller, et al., 2002; Mennella, et al., 2005）．したがって，遺伝的要因も，どういったものを食べるかに影響を及ぼしていると考えられる．食や健康の分野の研究者たちは，人，行動，生物，環境の影響の相互関係を算出するためには，相互決定論のもう1つの影響要因として生物学的要因も考慮するべきであると提言している（Thoresen, 1984; Baranowski, et al, 2003）．健康における心理生物学的な視点の重要性や生理的プロセスの役割は，社会的認知理論の中で言及されている（Bandura, 1977）．

c 介入研究に基づく科学的根拠

1 社会的認知理論を使った研究

社会的認知理論は介入研究において広く使われているが，食行動を予測する際の様々な構成要素の相対的な寄与を検討した研究は少ない．ある研究では，小学生の野菜・果物摂取の予測における社会的認知理論の3要素の有用性を検討した（Reynolds, et al., 1999）．この研究では，入手しやすさと動機づけがそれぞれ摂取に対して有意な直接効果を示したが，知識は効果が見られなかった．また，動機づけは知識に有意に関連していた．ある体重管理コースに参加した人々を対象に行われた研究では，セルフエフィカシー，社会的環

境要因，行動の関連について検討を行った（Shannon, et al., 1990）。行動は適切な食物を選ぶこと，食べすぎを避けること，の2つに分類された。回避行動を実行することは規範行動の場合より難しい可能性があったためである。研究者たちは，セルフエフィカシーが食行動の説明に有意に寄与し，通常，家族と友人の支援はセルフエフィカシーを介して食行動に寄与していることを明らかにしてきた。結果期待の寄与は一貫性のない弱い関係であったが，学習者はすでに動機づけされてこのプログラムに参加していたことから，驚くべきことではない。

社会的認知理論は，4種類の飲料，すなわち普通牛乳，低・無脂肪牛乳，普通の炭酸飲料，ダイエット炭酸飲料の摂取に対する社会的環境，強化，公約，モデリング，知識，態度の構成概念間の関連を検討する研究にも用いられた（Lewis, et al., 1989）。この研究では，飲料の形態や，子どもと大人で分けた年齢グループによって摂取に影響する要因が異なることが明らかになった。このことから，社会的認知理論を応用する際に考慮すべき重要事項は，行動と対象学習者であることがわかった。

2　社会認知理論を使った介入研究

すべての研究でモデル全体が使われるとは限らないが，食物・食事領域においては，社会的認知理論を用いた研究が多い。ここではいくつかの研究を紹介し，社会的認知理論を説明する。

①　学童期の児童

The Child and Adolescent Trial for Cardiovascular Health（CATCH）プログラムは，循環器疾患のリスクを減らすために設計された小学3～5年生を対象とする大規模無作為化比較試験である（Luepker, et al., 1996）。社会的認知理論の構成概念に基づく教育活動を行うプログラムで，脂質摂取量を減らし運動量を増やすことに重きが置かれた。プログラムの結果として，コントロール群に比べると有意な脂質摂取量の減少と運動量の増加が認められた。さらに，日常の食物選択と食意図から測定した行動，親，友人，教師による社会的強化，食事と運動についてのセルフエフィカシーにも変化が見られた（Edmundson, et al., 1996）。Gimme 5! は，小学4, 5年生を対象としたプログラムで，その開発段階と評価段階において，それぞれ社会的認知理論が用いられた（Baranowski, et al., 1993; Kirby, et al., 1995）。Gimme 5! では，フォーカスグループなどのアセスメントにより見出された課題に取り組んだ。このプログラムでは，もっと野菜や果物を買ってもらうように親に頼むことを教え（環境要因：入手しやすさとアクセスしやすさを増やす），試食や楽しい活動を通して野菜や果物に対する嗜好を高めることを試み（個人的要因：結果予期），ゴール設定とセルフモニタリングの自己制御スキル（行動要因）を教えた。このプログラムの結果として，緩やかな野菜摂取の増加が見られたが，持続しなかった。この結果は，教室で設計されたとおりにプログラムを実施できなかったところによる部分が大きい（Baranowski, et al., 2000）。このプログラムは担任教師が実施することで生じる問題を解決するために再設計され，10セッションの双方向性マルチメディア・コンピューターゲーム（Squire's Quest）として，改めて実施された。すると，野菜，果物，ジュースの摂取が有意に増加した（Baranowski, et al., 2003）。

②　思春期の若者

中学生を対象にした介入（TEENS）は，社会的認知理論に基づき，野菜や果物を多く含む低脂質の食事に

焦点を合わせて行われた（Lytle, et al., 2004）。10代の若者の食事摂取に関わる個人的要因，行動要因，環境要因を先行研究から抽出し，一部の10代の若者を対象としたフォーカスグループで内容を確認した。こうして選び出した要因について栄養教育が行われた。授業では，一連の体験的な活動を通して，野菜・果物や低脂肪の食事の利点といった行動のアウトカムへの気づきや，間食準備行動のスキル，健康的な食物の選択，また障壁を乗り越えることを通してセルフエフィカシーを高めることに焦点を合わせた。このプログラムでは，学校昼食をより低脂肪にする，サラダバーを増やすといった環境面の構成要素や親向けの活動も行われた。この結果，望ましい変化が見られたのは1年めのみで，2年めまでは持続しなかった。

中学生を対象とした介入研究にはほかにも，食事と身体活動両方の行動について行われたEatFitがある（Horowitz, et al., 2004）。このプログラムは，ゴール設定に焦点を合わせたものである。思春期の若者は多くの場合，適切なゴールを設定できる発達段階には至っていないことが明らかになっている。そのため，対象の10代の若者には，健康的な食習慣やカルシウム，鉄，野菜・果物，砂糖，脂質の摂取といった，ゴールの選択肢が与えられた。カリキュラムには，動機づけを高め，ゴール設定などのスキルを教え，ゴールを達成した場合のフィードバックを提供し，行動を実践させるといった，実践的な授業が入っていた。例えば，生徒たちはゴールに関する契約書を書いた。また，選択したゴールを踏まえて食物に関する質問を行って，食品表示の読み方やスキルの実践方法を学習する機会を提供し，セルフエフィカシーに働きかけた。自己アセスメント用のツールも開発し，食事や運動の実践を自己モニタリングすることができた。再発防止は，生徒用ワークブックの中にある，新しいゴールの維持，設定，達成のためのワークシートを用いて行った。この介入研究により，食行動に正の影響が認められたが，食行動のセルフエフィカシーへの影響は見られなかった。一方，身体活動のセルフエフィカシーには影響が認められたが，身体活動を行うという行動には影響は認められなかった。

EatFitについては，誘導型ゴール設定のプロセスの効果について検討する研究も行われている（Shilts, et al., 2004）。介入の構成要素として誘導型ゴール設定を加えることにより，加えていない介入に比べて生徒の食行動，身体活動へのセルフエフィカシー，行動が改善した。

③ 職　域

職域で介入を行っている栄養教育者も，プログラム計画の際に社会的認知理論を活用している。その一例としてTreatwell Trialがある（Sorensen, et al., 1990, 1999）。活動は個人と環境の両方について行われ，個人に対しては，気づきや動機づけを高める活動，スキル育成，食行動変容の維持を推奨する活動に焦点を合わせた。環境に対する活動には，職場のソーシャルサポート，家族の関与，カフェテリアで提供される食物の変化が含まれた。このような活動の組み合わせにより，野菜・果物摂取が有意に増加した。職場と家族の両方を対象とした介入は，職場のみの場合より成功していた。

3　社会的認知理論の要約

Baranowskiらによると，社会的認知理論において変容することへの主要な動機づけ要因となるのは結果予期，すなわち特定の行動によって達成されるアウトカムという構成概念である，と要約できる（2003）。私たちは，肯定的なアウトカムを達成し否定的なアウトカムを避けることを望む。これが，**なぜ**変容するかの理由にあたる。特定の行動をとるには，期待するアウトカムを効果的に導けると確信することに加えて，

困難や妨げがあったとしてもその行動を実行できると信じることが必要になる。つまり、スキルやセルフエフィカシーが行動変容する上での主要な資源となる。**どのように**変容するかの資源ということである。Bandura（1997）は、ほとんどの人は健康に関してなぜ変容しないといけないかという理由を理解している（つまり、すでに結果期待がある）が、それを実行できないだけだと論じている。したがって、セルフエフィカシーが最も重要であり、セルフエフィカシーによって結果期待に基づく行動ができるのである。Banduraは、健康を増進する行動変容には、新しい行動パタンの導入、様々な状況下での行動パタンの一般化、長期間にわたる維持、という3つの基本的なプロセス（段階）があると提案している。

社会的認知理論には、健康関連行動だけでなく、行動変容の戦略を説明する包括的な理論という特徴がある。これは、健康教育や栄養教育の分野において魅力的な長所である。社会的認知理論はさらに、栄養教育プログラムを設計し、実施するための枠組みも提供する。ただし、包括的であるという点は、主要な長所であるがジレンマももたらす。包括的であるということは構成概念が多いことを意味し、あらゆる介入に取り入れるには多すぎる場合がある。構成概念間の関係も明確には特定されておらず、相対的な重要性も決まっていない。介入の設計に社会的認知理論を用いる場合には、セルフエフィカシーやゴール設定といった、1, 2の構成概念を選択的に用いることが多い。さらに、社会的認知理論はスキルやセルフエフィカシーを強調するものであるため、社会的認知理論に基づいて栄養教育介入を行うと「知識とスキル」の介入となってしまうことがある。こうした介入は、すでに動機づけられている人々を対象とする場合を除き、行動変容に効果的でないことが明らかになっている。最後に、結果期待は社会的認知理論において重要な構成概念であるが、行動変容において、このメディエーターはこれまでに見てきたすべての理論に共通する。さらに、社会的認知理論によって、行動変容におけるセルフエフィカシーと自己制御スキル、そして行動のコントロール（自己管理）に対する認知の役割が強調される。したがって、意図と行動のギャップを埋め合わせたり、長期にわたって行動変容を維持したりする力を引き出すような活動を開発する際に、優良な枠組みを提供できるのである。そして、行動に影響を与える環境の重要性を強調している点は、栄養教育において、支援的な環境づくりの促進を提案するものと考えられる。

d 自己制御モデル

ほかにも、多くの研究者によって、自己制御は健康行動変容の開始と維持において主要なプロセスであることが明らかにされている（Bagozzi, 1992; Gollwitzer, 1999; Gollwitzer & Oettingen, 2000; Rothman, 2000）。自己制御のプロセスは、社会的認知理論のプロセスに類似していると説明される。しかし、自己制御モデルでは、行動を始めるように動機づけられる場合に、いったん実行した後に行動を維持する場合とは異なる考え方や課題が必要になると指摘されている。動機づけ段階においては熟考的、思考的な考え方が優位であるが、実行段階では実施や行動に向けての考え方が優位となるのである（Abraham, et al., 1998; Gollwitzer & Oettingen, 2000）。

1 健康行動プロセス・アプローチモデル

健康行動プロセス・アプローチモデル（Health Action Process Approach Model）は、複数の理論やモデルを統合し、時間の次元を加えた簡易なモデルであるため、ここで紹介する（Schwarzer & Fuchs, 1995;

図 5-2　健康行動プロセス・アプローチ

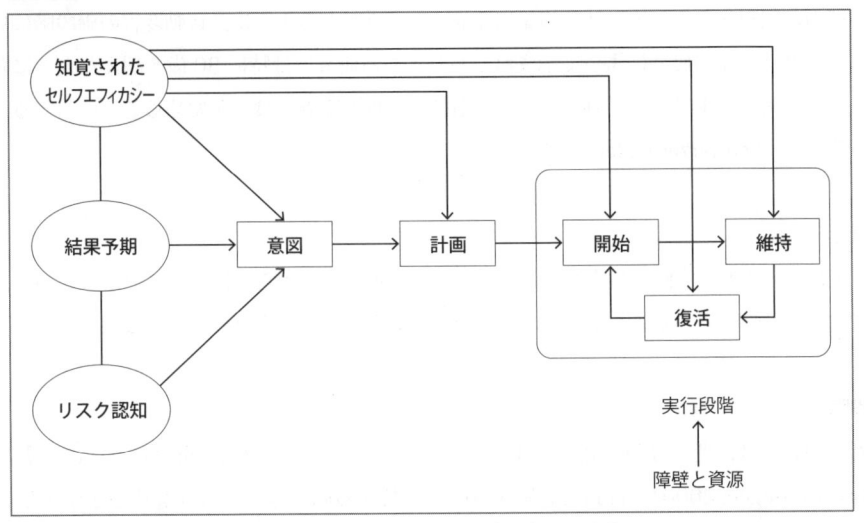

出典）R. Schwarzer, Freire Universitat Berlin, Germany. Used with permission

Sniehotta, et al., 2005）。図 5-2 にこのモデルを示した。このモデルには前実行期と実行期の 2 段階があり，図に示したように，食行動変容プロセスの様々なポイントにおけるセルフエフィカシーの重要な役割に重点を置いている。

① 動機づけ段階

動機づけ段階においては，信念や感情，気持ちに焦点が合わされ，慎重な考え方が重視される。図 5-2 に示すように，健康行動プロセス・アプローチモデルでは，動機づけ段階では行動変容の潜在メディエーターどうしの関係が関与する。価値づけされた健康行動（低脂肪，高食物繊維の食事等）の採択に関する意図は，下記の 3 セットの信念によって異なってくる。

- **リスク認知**：疾病（例：心疾患）のリスクにさらされているという信念。これはヘルスビリーフモデルの構成概念である，知覚されたリスクや脅威にあたる。
- **結果予期**：行動の変化により，健康への脅威が減るであろうという信念（例：もし健康的な食物を食べたら，私の心疾患のリスクが減るだろう）。これはヘルスビリーフモデルの構成概念である知覚された有益性や，計画的行動理論，社会的認知理論における結果期待にあたる。
- **知覚されたセルフエフィカシー**：難しい行動を十分コントロールできるという信念（例：甘いお菓子の誘惑があるにもかかわらず，私は自分の食事が健康的になるようコントロールすることができる）。これは「動機づけのセルフエフィカシー」と呼ばれる。

リスク認知は，主に動機づけ段階初期の思考プロセス・ステージの設定に関わり，これ以降の段階までは関係しない。同様に，将来得られるであろうアウトカムについての結果期待や予期は，知覚された有益性と障壁のバランスをとることの多い動機づけ段階において重要となる。自分の意志が決定された後には，こう

した予測力が失われると考えられる。しかし，知覚されたセルフエフィカシーは，欠如すると動機づけや行動を始める能力が制限されるため，社会的認知理論でもそうであるように，行動変容の両段階において重要である。このことは多くの研究によって示されており，ある研究では特に30歳を超えた人々において，リスク認知，結果予期，セルフエフィカシーが，低脂肪，高食物繊維の食事を始めることに対する意図の予測因子になっていた（Schwarzer & Renner, 2000）。

② 計　画

　戦略的計画は，一般的に意図から実行への変換を促進することが明らかになっている。この際，人々は行動の実行に向けて計画を立て始めるが，この，計画を立てられるという自信が重要になってくる。

③ 実行段階

　実行段階においては，考え方が実施または実行の一部と見なされ，自己制御プロセスに重点が置かれる（Gollwitzer & Oettingen, 2000）。行動を開始する際と維持する際では，幾分異なる課題が生じることが研究から明らかになっている。健康行動プロセス・アプローチでは，こうした課題が実行開始と実行維持の下位段階を構成する。

　実行開始の下位段階は，意図を初めて**実行計画**，または**いつ，どこで，どのように実行するのかを具体的にした実施意図**へと変換する計画段階である（例：私は，来週毎日オレンジジュースを朝食に加える，来週3日間はおやつに果物を食べる）。詳細な行動計画をつくることは，実行開始を支援する上で有効であることが明らかになっている（Gollwitzer, 1999; Armitage, 2004; de Nooijer, et al., 2006）。

　実施意図（実行計画）を設定すれば，事前に意志決定された状態になり，特定の行動が特定の状況において継続されるようになるため，意図と行動の隔たりをつなげることに有効である。朝食時間になった時等，ある状況に直面する際に，その都度改めて考え，決断しなくてもよくなるのである。予測的な決定をしていれば，その行動は頭の中にあるため，計画に簡単にアクセスできる。このような**事前計画**により，行動する際の精神的な労力を減らすことができる（Gollwitzer, 1999）。明確な実施意図や実行ゴールが設定されたら，次に栄養・食についての新しい知識とスキル（例：1サービングの野菜や果物とはどのようなものか）の学習が必要になる。

　実行維持の下位段階は行動を維持する段階である。行動をコントロールすることが可能であるため，自分自身の努力で実行や行動を操り，責任をもつ能力を身につけるという自己制御スキルが必要となる。この段階での主な課題——実際には健康的な実践を維持する上での継続的な課題——は，矛盾するゴールと欲望の間で優先順位をつけることである。こうした矛盾の例として，より健康的に食べるというゴールと，心身ともに健康的に食べることを計画・実行する余裕がないほど仕事をしたいという欲望がこめられた，業務予定表との間の矛盾があげられる。この時に，行動ゴールとして職場で健康的な昼食を食べる等を選択していれば，生産的に仕事をしたいので昼食時間も働くといった意図と競合してしまうため，時期尚早に邪魔されたりあきらめたりすることを防ぐ必要がある。選んだ行動を継続し，混乱を招く行動責務を無視していくためには，高次の思考やメタ認知的活動が必要となるのである。

　したがって，自己制御スキルの発達は意識の管理と配慮に依存する。また，設定したゴールに見合わないことを心配したり失望したりする感情を気にしない能力といった，感情に対処するスキルの戦略にも依存す

る。好ましい栄養・食関連実践は，地場産物を食べるためにファーマーズマーケットを探す，調理を習い，食べるものに入っている食材を管理する能力を習得する，といったスキルは，労力を要するが重要である。なお，新しく果物を食事に取り入れるといった健康的な行動をとることで，脂質や砂糖の多いお菓子を食べるという健康的でない習慣が自動的に減るわけではないことを覚えておく必要がある（Verplanken & Faes, 1999）。障壁を扱う力について楽観的な信念があると動機づけの際に主要な障害になるが，ここでは活用できるかもしれない。なぜならば，新しい行動の保持は，私たちが予期しているよりも難しいことがわかるからである。このような信念は，コーピング・セルフエフィカシーと呼ばれることがある。例えば，「できるようになるまで何度も試す必要があるとしても」または「必要なルーティンができあがるまでに長い時間がかかったとしても」，「私は，健康的な食事を保持することができる」，ということである（Schwarzer & Renner, 2000）。ここでの目的は，新しい行動が習慣化しルーティンとなることである。

　行動により得られる満足感に対する予期に基づいて行動が始まるように，新しい行動の維持も，新しい行動をとることで経験した実際のアウトカムに対する満足感に基づいている（Rothman, 2000）。

　ゴールとする行動は，いつも維持できるとは限らない。そのため，復活セルフエフィカシー，すなわちゴールから脱線した後や，挫折を経験した後に再び軌道に乗せることができるという確信が重要になってくる。復活効果が高ければ，再び軌道に乗ることができるのである。

2　健康行動プロセス・アプローチモデルに関する研究からの科学的根拠

　健康行動プロセス・アプローチモデルは，これまで検討してきた理論を統合したものであるため，すでに多くの科学的根拠がある。さらなる研究としては，食事に関する各理論の変数の重要性を検討してきたものがある（Sheeshka, et al., 1993; Schwarzer & Fuchs, 1995）。自己制御理論を検討する研究（Bagozzi, 1992）や，減量や体重維持に関する実行段階のモデルの研究では，実際に重要な特徴や段階を進める手順が確認された（Bagozzy & Edwards, 1999）。前実行期において重要な要因は，ゴールへの期待，社会規範，成功や失敗に対する態度，プロセスそのものに対する態度であった。これらは，実行やゴール意図（または実行することの決心）に対する願望に寄与していた。その後，精神的・物理的に「やってみること」として表現された実行意図は，食行動や運動行動につながり，ゴールが達成される。身体活動に関する研究も，このモデルを立証している（Ziegelmann, et al., 2006）。実施の考え方は，配慮や知覚といった認知プロセスの引き金となり，決定された意志や設定したゴールを遂行するための努力を強く促すため，実行期や維持期において重要である。

e　個人の食に関するポリシー：解釈的研究の結果

　すでに述べたが，私たちは同じ食物に対しても，多様で矛盾さえする動機づけや価値を抱えている。つまり，私たちは安価であったり「お買い得」な食物が欲しいが，同時に便利であって欲しい，栄養価が高いが家族が食べてくれるものが良い，と考える。解釈的アプローチあるいはグラウンデッドセオリー・アプローチを用いた研究から，人々は自分の食に関するポリシーや食物選択についての矛盾する価値を，長期にわたって管理するシステムをつくり上げるということが明らかになった（Connors, et al., 2001; Bisogni, et al., 2005; Contento, et al., 2006）。人々は，様々な戦略で簡単に決定しようとする。また，最も安いもの，最もおいしいもの，あるいは最も健康的なものを選ぶように，ある価値を選んでそれを重視し，ほかの基準は

考慮しない。あるいは、家庭食については費用を基準に考えるが、夕食にお客さんが来る時はこの基準を緩くする、健康の基準を重視するが、味を優先して基準を緩くする機会（例：外食）もつくる、夕食に招待された時など、社会的な人間関係をスムーズにするために自分の価値よりも他者のニーズに合わせる等、様々な価値や基準によって優先順位をつけることもできる。思春期の若者を対象とした研究においても、同様の個人のポリシーが見られた。すなわち、1食の中や、食事間（友人とは比較的健康的でない食事をとるが、家では健康的な夕食をとる）、あるいは平日と週末の間で、「健康的でない食物」と「健康的な食物」とのバランスをとっていた（Contento, et al., 2006）。

　ある研究では、成人にとって健康的な食べ方を管理することは、バランス、低脂肪、体重管理、自然食品かどうか、疾病管理、疾病予防について考慮することを意味していた（Falk, et al., 2001）。また、確実に健康的な食べ方をするための戦略としては、比較的健康的でない食物を避ける、制限する、ほかの食物に変える、適切な方法で食事を準備することがあげられた。別の研究では、食料不安を経験している人々に個人の食に関するポリシーを尋ねると、健康に良く、栄養価の高い食物を量的に十分にとれないことへの対処が選ばれた。これは、安価な食品から価格の高い食品へ替える（例：缶詰の豆を乾燥豆に替える、新鮮な果物を缶詰の果物に替える）、手の届かない食材を減らしたり除外する、フードパントリー（p. 24 参照）のような不定期の入手源で食物を探す、子どもの食物のニーズを優先させる、といったことが含まれる（Hoisington, et al., 2002）。

　2型糖尿病と診断された成人は、長期にわたって行動変容を維持しなくてはならない。糖尿病患者が血糖コントロールを取り入れて維持するためには、数多くの食事パタンやセルフケアの行動を身につけ、維持することが求められる。これらは、これまで説明してきた数々の戦略を使って行われる。すなわち、行動計画を作成し、競合するゴールから行動計画を守り、ほかの意図に気を取られないように注意深く食べ、自分の食に関するポリシーをつくるのである。

f　トランスセオレティカルモデルと変容ステージの構成概念

　トランスセオレティカルモデル（Transtheoretical Model）は、食行動などの健康行動に関する研究において最も広く使用されるモデルの1つとなった（Prochaska & DiClemente, 1984; Prochaska & Velicer, 1997）。このモデルの基になっているのは、行動を変えようとする際の共通プロセスを明らかにする18の心理療法システムの分析であった（Prochaska & DiClemente, 1984）。ここから、トランスセオレティカル（理論を横断した）と呼ばれるようになったのである。Prochaska & DiClemente は、この分析中に、行動変容が一連のステージを経て起こるらしいことを明らかにした。このモデルが健康領域で最初に用いられたのは、喫煙などの中毒性のある行動に応用された時であった。現在では、安全な性行動、マンモグラフィによる検診、体重管理、食事や運動に関する行動等、広範囲の健康行動に応用されている。

　トランスセオレティカルモデルは、行動における自己変容は5つのステージを経て起こるプロセスであると提唱されている。また、変容への2つのメディエーター（変容のプロズとコンズに基づく意志決定バランスとセルフエフィカシー）と10の変容プロセスを示している。トランスセオレティカルモデルは行動の「変化」についてのモデルであり、行動を予測するものではない。また、行動変容をもたらすための実際の戦略について手引きを示す点は社会的認知理論と同様であるが、他方、行動変容プロセスに時間領域を加味している点では異なる。つまり、トランスセオレティカルモデルは連続したステージを経て行動変容が起

1 変容ステージの構成概念

　トランスセオレティカルモデルは，健康行動変容はこの項で説明したように，連続した5つのステージを経て起こる段階的，継続的でダイナミックなプロセスであると提唱されている。ステージは健康行動を採択することへのレディネスによって人々を分類する方法である。また，ステージについての知識や学習者個人や集団のレディネスは介入デザインを展開する際に使うことができる。変容ステージ（stages of change）の構成概念は，食行動や運動を含む健康領域においてしばしば用いられてきた。本章の後半で説明するが（p.164），そのような研究では，変容ステージモデルを基礎理論とするトランスセオレティカルモデルの「変容プロセス」でなく，変容ステージの構成概念を用いていることが多い。この際，変容ステージモデルは，知覚された有益性や障壁，結果期待といった，これまで見てきた理論の心理・社会的構成要素と組み合わせて用いられる。さらにステージは，多くの研究において前実行期と実行・維持期に分かれ，その構造は本章や前章の前半で説明したいくつかの理論と似ている。

　変容ステージの構成概念の最大の貢献は，ほとんどの栄養教育プログラムが，プログラム参加者はある程度実行の準備ができていると仮定し，「実行中心」で行われることに注意を促していることである。このため，情動的に実行する準備がまだできていない人々のニーズには働きかけられない。ステージとは，以下のとおりである。

① 前熟考期（precontemplation, PC）

　自分の健康や自然環境をより良くする行動や実践（飽和脂肪酸の摂取が少なくなるような食べ方をする，地場産の食物を買う，など）に気づいていない，あるいは興味をもっていない人々のステージである。このような状態にあるのは，行動のインパクトについて何も知らないか，知識が足りないためであろう。また，このカテゴリーには，行動変容を何度も試みたがうまくいかず，もう考えたくもないという人々も含まれる。

② 熟考期（contemplation, C）

　近い将来（通常は6カ月以内）に行動を変えることを考えている人々のステージである。変化することによるプロズ（p.161参照），特に変化に対する対価に気づいており，行動の肯定的なアウトカムと変化に必要な時間，エネルギーなどの資源の量の間で揺れている人々である。こうした状態では大きなためらいが生じ，「長期間考え込むこと」や先送りを引き起こす（Prochaska, et al., 1992）。このステージにいる人々には，実行重視の行動変容戦略よりも動機づけを高める活動が必要である。

③ 準備期（preparation, P）

　すぐに（通常は1カ月以内）行動を起こそうと考えていて，その方向に向けて進み始めている人々のステージである。このステージは，計画的行動理論と健康行動プロセス・アプローチにおける行動意図段階に似ている。このステージにいる人々は，行動の開始に役立つであろう実行重視の戦略の準備ができている。

④　実行期（action, A）

　（通常は過去 6 カ月以内に）新しい行動や実践を始めた人々のステージである。このステージでは日常になじみ，成功しそうな行動を見つけるために，最初はその行動（例：脂質をいつもより少なく摂取する）を少しだけ導入したり，普通牛乳の代わりに低脂肪牛乳を使うことはせず，肉の摂取量を減らすといった，ほかの行動を試してみたりする。実行重視の戦略が特に役立つ。

⑤　維持期（maintenance, M）

　十分に時間をかけて（通常 6 カ月以上），新しい行動や実践を生活の一部として取り入れようとするステージである（例：習慣的に無脂肪牛乳を買って使う，1 日 5 サービングの野菜や果物を食べる）。行動を維持し再発を防止するために，努力し続けることが必要な場合もある。

　中毒性のある行動については，6 番目のステージとして誘惑に負けずに全体的なセルフエフィカシーを感じる終末期も含まれる。食べることは私たちにとって欠かせないことであるため，食行動についてはこのステージは実践的ではないし，あてはまらないであろう。したがって，生涯を通して維持することが現実的なゴールとなる。

2　行動を特定し変容ステージを明らかにする

　変容ステージの構成概念を使う際には，注目する行動を明確に特定しなければならない。健康領域における初期の研究には，喫煙という観測可能な行動が用いられた。食行動の領域で簡単に観測できて特定できる行動としては，野菜や果物を食べることがあてはまるであろう。しかし，一般の人々には，野菜を食べることと果物を食べることが異なる行動としてとらえられることが多い。また，食事中の脂質や食物繊維の摂取源となる食品のカテゴリーが増えたため，脂質を少なく摂取しているか，食物繊維を多く摂取しているかという項目で人々を分類することは，さらに複雑になってきている。食事改善のゴールが，食生活指針に従って食べるといった比較的一般的なものである場合には，複数の行動分類にわたる複合的な変化が必要となるため，変容ステージを明らかにすることはさらに難しくなる。

○　学習者をステージに位置づける

　学習者をステージに位置づける最良の方法については論議がある（Richards, et al., 1997; Greene & Rossi, 1998; Greene, et al., 1999; Kristal, et al., 1999）。一般的には，ステージへの位置づけは食行動に対する認知に基づいて行われる。情報収集のためには様々な手段が開発されているが，その多くは口頭や，簡易型質問紙調査を用いて行う，比較的短く（5～6 個の質問）簡単なものである。学習者の分類には，演算手順や数式が用いられる。最も簡単な方法として，1 日に 5 サービングの野菜や果物を食べることについての質問の例をあげる。「私は食べておらず，これからの 6 カ月間も始めるつもりはない」場合は前熟考期，「私は食べていないが，6 カ月以内に開始しようと思う」場合は熟考期，「私は食べていないが，1 カ月以内に開始しようと思う」場合は準備期，「私は食べているが，6 カ月も経っていない」場合は実行期，「私は食べていて，6 カ月以上経っている」場合は維持期へ位置づけるというものである。このような手段は，様々な研究で用いられている（Campbell, et al., 1998; Cullen, et al., 1998; Ma, et al., 2002）。脂肪と食物繊維の摂取

について，学習者をステージに位置づけることはさらに複雑であるが，かなり一般的な質問を用いた手段はすでに開発され，妥当性が検討されている。例えば，低脂肪食の変容ステージへの割り付けは，「あなたはこの先6カ月間，脂肪の少ない食事をすることについて真剣に考えていますか？」といった「脂肪の少ない」食事についての一連の質問に基づいて行われる。期間については，異なる長さの枠も用いられる（Sporny & Contento, 1995; Povey, et al., 1999）。

また，例えば脂質摂取についての**認知**ではなく，脂質エネルギー比が30%未満といった**実際の**行動や栄養素摂取量を基準として，実行・維持期に学習者を位置づける手段もある（Greene, et al., 1999）。このアプローチは，自己認識と実際の食事内容とに矛盾があることが多く，特に，食事に含まれる量を把握することが難しい脂質に関しては矛盾が生じやすいという観察結果に基づいている（Glanz & van Assema, 1997; Lechner, et al., 1997）。このほか，認知と実際の食事の両方に基づく枠組み分類方法も提案されている（Auld, et al., 1998）。行動や栄養素の基準を用いるとステージを正確に割りあてることができるため，維持期にいると考えている人々は，適切な栄養教育を受けられないことになる。これに対して，食事を自己申告してもらえば，その人が何を考えているのか，また，食の変容プロセスにどの程度合っているかがわかり，さらに，適切な栄養教育活動を設計する上で重要な情報も得られる。

食行動によって，同じ学習者が異なる変容ステージに位置づけられることがあり，むしろそうなることが多い。例えば，「もっと健康的に食べること」を望む人々は，食事に野菜や果物を取り入れることについては実行期かもしれないが，脂肪や砂糖の多い食品を減らすことについては熟考中かもしれない。あるいは，食事に果物を取り入れることは始めたが，野菜の摂取量を増やすことはできていないかもしれない。時間が経つと，ステージを進んだり戻ったりする自然な変化が増える（Kristal, et al., 2000; de Nooijer, et al., 2005）。

3 意志決定バランス：変化がもたらすプロズとコンズ

トランスセオレティカルモデルにおいて重要な構成概念は，変化におけるプロズとコンズ（pros and cons）＊を天秤にかける意志決定バランスである。プロズとは変化によって予期される利益についての信念であり，コンズとは変化によって生じる対価である。意志決定バランスは，行動のプロズがコンズに勝る時に行動変容が起きるという意志決定モデルに基づいている。変化がもたらすプロズとコンズは，ヘルスビリーフモデルにおける知覚された有益性と障壁や，計画的行動理論と社会的認知理論における結果予期に類似している。変化によるプロズの例としては，「健康的に食べることはがんの予防に役立つ」，「健康的に食べることは私の見た目を良くすることにつながるだろう」がある。変化によるコンズの例としては，「健康的な食事をとるために好きな食物をあきらめるのは難しい」，「有機食品を食べるにはお金がかかりすぎる」などがあげられる。

> ＊プロズとコンズ：プロズとは利点やメリット，コンズは欠点やデメリット。

前実行段階では，変化によってもたらされるコンズがプロズよりも多いことが明らかになっている。コンズとして，受け入れられない味の変化，レシピを考えることや新しい食物を準備することの難しさ，食事を準備する時間の延長等がある。実行段階では，変化によるプロズはコンズよりも多い（Steptoe, et al., 1996;

Prochaska & Velicer, 1997)。食事や運動領域における交差点は，熟考期と準備期・実行期にあることが多い。知覚された有益性が知覚された障壁を上回った時にやっと，熟考期から準備期や実行期へと進むことを決断できるのである。行動が開始されるためには，変化によるプロズは減少すべきコンズの2倍になる必要があるとする研究もある。つまり，変化への障壁を乗り越えるためには，変化によるプロズを増やすことにかなりの強調点を置くべきである。

4　セルフエフィカシー

セルフエフィカシーは，社会的認知理論からトランスセオレティカルモデルに統合された構成要素である。様々な厳しい状況下にあったとしてもある行動を実行でき，以前の比較的健康的でない行動に逆戻りしないという自信のことである。セルフエフィカシーは，前熟考期から熟考期にかけて減る傾向がある。これは，前熟考期には，自分は何かができると楽観的に思い込んでおり，熟考期になって初めて新しい行動がどんなに難しいかに気づくからであろう。セルフエフィカシーはその後，実行期・維持期にかけて徐々に大きくなっていく（Sporny & Contento, 1995; Steptoe, et al., 1996; Campbell, et al., 1998; Ma, et al., 2002）。

また例えば，体重を観察している時に脂肪分や糖分が多い食物がたくさん並ぶパーティーに参加するといった困難な状況になった際，より健康的でない行動を起こさせる衝動を表す構成概念を誘惑という。前熟考期では誘惑は少なく，脂肪分や糖分が多い食物を食べることを懸念し，それらを避けようとする時に誘惑は問題であると認識される。誘惑は，熟考期と準備期に特に強く，維持期にかけて徐々に減るものである。

5　変容のプロセス

変容のプロセスは顕在的であり，戦略を替えながら変容ステージを進んでいく。それぞれの変容プロセスは類似する活動や経験のカテゴリーであり，ステージを進むことで学習者の改善を促す。10のプロセスが提案されており，これらには思考，感情，経験に重点を置いた**経験的または認知的プロセス**と，行動と強化に重点を置いた**行動的プロセス**が含まれる。トランスセオレティカルモデルは，学習者の変容ステージに合った変容プロセスに焦点を合わせた介入により，行動変容が促されるとしている。

変容に関連するプロセスは，以下のとおりである。

① 経験的プロセス
- **意識の高まり**：健康問題の原因，結果，解決策に気づき，健康行動に関する新しい情報を探せるようになること。例えば，「野菜や果物を食べることがどのように健康に影響を及ぼすかについて，学習を深めるために雑誌記事を探し出す」といったことである。このプロセスはヘルスビリーフモデルにおける知覚された有益性や，計画的行動理論と社会的認知理論における結果予期に類似する部分がある。
- **劇的安堵感や感情的経験**：問題に関する否定的な情緒や感情（恐怖，不安，心配，脅威感）を経験し表現すること。適切な行動をとれることがわかれば，この情緒は和らぐ。例えば，「どのように食事が心疾患の発症の原因になり得るかに関する警告は私を不安にさせた」といったことである（ヘルスビリーフモデルの知覚された脅威と類似している）。
- **自己再評価**：ある健康的でない食に関する行動や実践についての信念，知識，感情，自己イメージを，自分自身のこととして再アセスメントすること（例：ジャンクフードを食べる自分をイメージする）。

例えば、「もっと野菜や果物を食べたとしたら、どのようにして自分はもっと健康的な人になれるだろうかと考えた」といったことである。
- **環境の再評価**：自分の食行動が他者に与えるインパクトについての肯定的、否定的な信念や感情について検討すること。肯定的であれ否定的であれ、他者に対するロールモデルとしての自己評価も含まれる。例えば、「地域が支える農業（CSA）に加入したら、地域の農業従事者に商売を続けてもらえるかもしれないということに気づいた」、「毎日野菜や果物を食べたら、自分の子どものロールモデルになれそうなことに気づいた」といったことである。
- **自己解放や公約**：変わることができると信じ、変容するために意識的に選択して、確固とした公約をすること。例えば、「私は毎日、野菜や果物を以前よりたくさん食べることを公約としている」といったことである（計画的行動理論の**行動意図**、社会的認知理論の**ゴール意図**と類似している）。

② 行動的プロセス
- **援助関係**：他者からの信頼、思いやり、受け入れがあれば変容の一助となる（同僚と、間食にドーナッツを食べないという約束をする等；社会的認知理論のソーシャルサポートと類似している）。
- **拮抗条件づけ**：健康的でない行動をより健康的な行動に置き換えられるようになること。例えば、脂肪や砂糖の多いデザートの代わりに果物を食べるといったこと。
- **褒美の管理**：褒美や罰として食物を使う方法を再評価する。自己変容では、罰よりも褒美を使って行動を管理することが科学的根拠からわかっている。
- **刺激または環境の統制**：望ましくない行動へのきっかけや誘因を取り除き（例：大好きな菓子パンを売っているパン屋の前を歩くのを避ける）、より健康的な行動へのきっかけや刺激を加えること。例えば、昼休みに歩くことを思い出せるよう、オフィス内にカレンダーを貼るといったこと。
- **社会の解放**：食事パタンに影響を与える環境要因に気づくようになること、そして行動変容の開始や維持に役立つ外的環境を利用すること。例えば、もっと野菜を食べようと努力しているとしたら、昼食にサラダや野菜のアントレ（メイン料理）を提供しているレストランを選ぶといったことである。このプロセスにはアドボカシー*（政策提言）の考えも含まれる。例えば、学校や地域において、健康的な食物の入手しやすさを高めるといったことである。学校のカフェテリアにおいて、ファストフードの代わりにサラダバーの入手しやすさを高めることも政策提言にあたるであろう。

*アドボカシー：特定の課題について提言すること。

6 ステージと変容プロセスの統合

学習者はステージを移行する際、異なる範囲への自己変容に変容プロセスを使用している（Prochaska & Velicer, 1997）。食の領域において、経験的プロセスと行動的プロセスは、ステージを通して一緒に拡大していく（Greene, et al, 1999; Rosen, 2000）。

さらに具体的にいうと、前熟考期においてはほかのステージと比べて、変容プロセスが有意に少ないことがトランスセオレティカルモデルで提示されており、研究による科学的根拠でも確認されている。熟考期には、健康や疾病リスクへの野菜や果物の有益性についての情報と相まって、観察、自己アセスメント等の意

識を高める戦略を受け入れるようになり，1日あたりの野菜や果物の摂取量の自己アセスメント等の行動に対する気づきが高まる。また，学習者は糖尿病の影響の話といった強い感情的経験も受け入れるようになり，これは変容が進むにつれて劇的安堵感へとつながる（例：野菜や果物の疾病リスクを減らす効果に関する情報に基づいて）。自分や食に関する問題のあり方を意識するようになるにつれて，自分自身，また自分の価値や抱えている問題について認知的にも感情的にも自己再評価するようになる。さらに，自分の周りにあるものや，物理的な環境に与える自分の行動の影響についても評価するようになる。熟考期の動きには，認知的，感情的，評価的な変容プロセスが関与するのである。

　自己解放プロセスにおいて，実行が始まるのは変容するのに十分な自律性があると感じられた時である。実行を続けていると，体重を維持するために家の中のエネルギー密度の高い食品を減らすといった環境や刺激の統制と同様に，拮抗条件づけ（健康的でないものをより健康的なものに置き換える）のスキルが必要になってくる。変容を維持できるのは，より健康的でない行動パタンに戻ることを防止するような行動的プロセスも併せて利用する場合である。栄養教育により，これらのスキルの習得と実践を支援することができる。他者や自分からの報酬と同様に，ソーシャルサポートも重要になる。行動の維持に最も重要となるのは，なりたいと思う自分になってきているという感覚なのである。

7　研究や介入の例

　多くの研究において，食の領域における変容ステージ構成概念が立証されている。例をあげると，実行期や維持期の学習者は前実行期の学習者に比べて脂質摂取量が少なく，食物繊維，野菜や果物の摂取量が多い（Brug, et al., 1994; Glanz, et al., 1994; Sporny & Contento, 1995; Steptoe, et al., 1996; Glanz, et al., 1998）。変容ステージは研究に役立つ。それは，健康行動変容の予測因子や，学習者に合わせた介入を行えるよう，変化への準備性に基づいて人々を層化する方法，また健康行動変容への進行状況を示すアウトカム指標としての役割を果たすためである。

①　メディエーターとステージ

　トランスセオレティカルモデルによると，ステージ間の移動の動機づけ要因は変化によるプロズとコンズ（知覚された有益性と障壁）のバランスであり，変容への主要な資源はセルフエフィカシーである。

　多くの断面研究により，食の領域におけるこれらの変数と変容ステージとの関連が検討されてきた。ほかの理論の心理・社会的構成概念が取り入れられることも多かった（Sporny & Contento, 1995; Steptoe, et al., 1996; Glanz & Kok, 1997; Campbell, et al., 1998, 1999b; BrugKristal, et al., 2000; Horacek, et al., 2002; de Nooijer, et al., 2005）。研究の結果をまとめると，ステージ間では前進と後退を繰り返すが，知覚された有益性やプロズは，初期のステージにおいて動機づけという特に重要な役割を担い，変化を実行するにはコンズよりも勝る必要があることが示唆されている。また，セルフエフィカシーはステージの移行に影響を与えることが明らかになっている（O'Hea, et al., 2004）。

②　個人のステージに合わせた介入

　変容ステージモデルの主要な提言として，学習者が変容への心理学的レディネスの異なるステージにいる場合は，それぞれ異なる栄養教育活動を用いるべきである，ということが示されている。喫煙領域における

研究では，ステージに合ったアプローチを介入に用いることは，全員同じ内容で行う従来の実行中心のアプローチよりも効果的なことが明らかになっている（Velicer & Prochaska, 1999）。そこで，変容ステージの構成概念は，異なる変容ステージにいる**学習者それぞれ**に合わせた介入の設計に用いられる（Prochaska, et al., 1993）。個々に合わせることと対象を絞ることは異なり，**対象を絞った**介入は類似する特徴のあるグループや地域集団に向けて行われ，個々に**合わせた**介入は対象集団の学習者に対して行われる。学習者はプロズとコンズやセルフエフィカシーのアセスメントのために電話，紙面，コンピューターによる質問に回答し，この回答に基づく個別のフィードバック・レポートを受け取った。さらに，ステージに適した変容プロセスに役立ちそうな情報が（ニュースレターや自助マニュアルを通して）提供された。

　食の領域では，個々に合わせた介入は一次予防の場（Campbell, et al., 1994），行政の健康局（Jacobs, et al., 2004），職場（Brug, et al., 1996; Campbell, et al., 2002; Brug, et al., 2003），家庭（De Bourdeaudhuij, et al., 2002）といった様々な場で実施されている。また，例えばウェブ（Oenema, et al., 2005），CD-ROM（Campbell, et al., 2004），マルチメディア・プログラム（介入のために制作されたドラマや双方向的なコマーシャル）（Campbell, et al., 1999a），といったチャネルも用いられている。これらの研究により，特定の人々の実行への心理学的レディネスのステージに対して個々に合わせた介入を行うことで栄養教育の効果が高まることが示唆されている。

③ 集団のステージに合わせた介入

　グループや地域集団の場では，個々の変容へのレディネスのステージに合った介入を行うことはできない。しかし，グループ内にすべての変容ステージの人々がいると仮定するならば，下記のような段階に沿って活動を行うことができる。

- 前実行段階向けの，気づきを促し動機づけを高めるためのプロモーション活動
- 実行段階向けの，実行とスキルのトレーニング
- ソーシャルサポートと行動の維持
- 環境的サポート

　このような戦略が効果的であれば，前実行期から実行期・維持期への移行が加速するはずである。ここで介入アウトカムは，脂質摂取量の減少や野菜・果物摂取量の増加といった，焦点を合わせた行動の変容と，次のステージへの進行という2つの方法で測定できる（Glanz, et al., 1998; Kristal, et al., 2000）。これらの研究では，ステージに合わせたグループ活動の効果として，ベースライン時に前実行期だった学習者が実行期・維持期へと進む傾向が対照群に比べて強いことが明らかになった。この研究で，ステージの変容は脂質摂取量の減少と食物繊維，野菜・果物の摂取量増加と関連していた。

　トランスセオレティカルモデルで明示されている10の変容プロセスに基づいた活動についても，介入が実施されている。大学生を対象にしたある研究は，集団の場で行われ，トランスセオレティカルモデルにおける前実行段階の，ステージ重視の変容プロセスに重点が置かれた（Finckenor & Byrd-Bredbenner, 2000）。その根拠は，知識とスキル，つまり実行重視の「どのように」の知識の提供に重点を置いた栄養教育が多いことである。このような情報は，より進んだステージでは役立つが，前実行期の学習者を実行期に

移行させることはないであろう。介入において，セッションの前半は，ほかの理論の知覚された脅威性や，知覚された有益性のメディエーター変数によく類似する意識の高まりと感情的経験のプロセスに重点を置いた。後半は，自己評価とスキル形成を含む社会の解放に焦点を合わせた。

　クリニックを拠点としたプログラムで，トランスセオレティカルモデルの変容プロセスを用いた研究もある。運動を含む体重管理のための健康的なライフスタイル・アプローチに焦点を合わせたプログラムで，運動と食行動の変化，減量，心肺機能の強化，脂質プロフィールの改善を促進することに成功している（Riebe, et al., 2003）。

8　トランスセオレティカルモデルの要約

　以上をまとめると，トランスセオレティカルモデルは，自律的な行動変容がダイナミックなプロセスであること，変容の準備性に関して，長期にわたり一連のステージを通して展開するものであることを強調しているといえる。Velicer & Prochaska（1999）や Baranowski ら（2003）によると，変化によるプロズとコンズは，トランスセオレティカルモデルにおける変化への動機づけの力であり，変容の理由に関する信念を表すものである。学習者は肯定的な結末を達成し，否定的な結末を避けるように行動しようとする。トランスセオレティカルモデルでは，変容（あるいは「どのように」変わるのか）に必要な個人の資源はセルフエフィカシー，すなわち困難に直面してもその行動を行えるという自信であるとされている。また，変化が起こりそうなプロセスについて説明している。変化を促進する栄養教育介入では，このプロセスに基づく手順を用いることができる。

　トランスセオレティカルモデルが，学習者は健康や食に関連した行動を行うためのレディネスに関して異なるステージにいることを強調している点は大きな強みであり，したがってヘルスプロモーション介入は，個人の変容ステージのニーズに合うように設計されなくてはならない。実際に，健康行動を実行する準備ができている人はほとんどいない。トランスセオレティカルモデルでは，こうした人々も実行する準備ができるものとして，必要なのは事実や手順についての知識やスキルだけであると仮定してしまう従来の実行重視型プログラムではうまく実施できないであろうと論じている。異なるステージ，あるいは変化へのレディネスの状況に人々を分類するのは，比較的簡単なことである。各ステージにおいて適切な活動を 表5-2 に示した。

g　社会的認知理論とトランスセオレティカルモデルの比較：プロセスとしての変容

　本章で見てきた理論とモデルにより，行動への動機づけと行動変容のプロセスの両方を理解することができる。つまり，これらに基づいた理論や研究は，結果期待（知覚された有益性や障壁，変化によるプロズとコンズ）が重要な変容の動機づけ要因であり，セルフエフィカシー信念は変容するために重要な資源であり，行動スキルと自己制御スキルは動機づけに基づいて実行する能力として不可欠であることを示しているといえる。これらの理論は前章までで説明した理論やモデルとは異なる方法で実行を支援する栄養教育介入について，どのように戦略を設計するかの手引きを提供する。

　社会的認知理論は，常に活動しているという変容の潜在メディエーターの，互いに働きかけ合う性質を強調している。それに対して，トランスセオレティカルモデルでは，行動変容はプロセスであり，学習者は実行へのレディネスという点において異なるステージにいることを強調しており，行動変容のメディエーター

表 5-2 トランスセオレティカルモデル：栄養教育介入への応用

変容へのレディネスのステージ	次のステージに進むための重要なプロセス	栄養教育介入の戦略
前熟考期	気づきを増やす，リスクの知覚，理解，変化に必要な情緒的調整の認識	自己アセスメントとフィードバック（例：集団 24 時間思い出し法）を通して摂食パタン（例：野菜や果物の摂取）に関する個別対応の情報を提供する；リスクの個人化；変化の必要性について理解し感情を表す手助けをする メディア：感情や個人化されたリスクに働きかけるための，きっかけを与える映画，個人的な証言，キャンペーン
熟考期	行動の有益性への評価の上昇を除く，双価性への認識，勧められた行動を行う能力についての自信	プロズ・変化の有益性（味，健康への利得，利便性）を高めるためのグループにおけるメッセージや戦略；変わることへの障壁について討論する；自分の双価性を認識することを支援する；現在の能力や資産についての肯定的なフィードバックを提供する
準備期	変化することを公約する；双価性を解決する	ゴール意図（例：もっと野菜や果物を食べること）を述べ，具体的な行動計画をつくり，ゴールに向けて小さな一歩を踏み出し始める；変化への計画を強化する
実行期	スキル形成とソーシャルサポートを探す	行動変容に必要な栄養・食に関する知識やスキルを教える；ゴール設定と自己モニタリング・スキル；奨励や支援を提供する；ソーシャルサポート・ネットワークを探すよう促す
維持期	自己管理と再発防止のスキル；社会的・環境的サポートをつくる	行動，環境の再構築，自分への褒美についての新しい考え方を提供する；潜在的に難しい状況を予期し計画を練る；仲間のシステムをつくる；再発した場合は問題解決；健康的な食実践を支援する環境を擁護するスキルを強化する

の相対的な重要性はその人の実行へのレディネスによって異なることになる。しかし，この 2 つのアプローチの違いはそれほど大きくない。Bandura 自身が，行動を開始するためのゴール意図を形成するよう動機づける上で結果予期とセルフエフィカシー信念が特に重要であること，そして行動を維持する上では自己制御スキルが重要であることに言及しており，これらを行動変容の段階と呼んだ（1997, 2000）。また，Bandura は，トランスセオレティカルモデルについて，変容はステージ間を何度も行き来し再循環しながら，直線よりもらせんのように進行することを認めている。食の領域においてはステージが明確に分けられない場合があることも研究で明らかになっている。社会的認知理論もトランスセオレティカルモデルも，学習者が行動を起こすことを支援する栄養教育活動の設計に使える手順についての手引きを提供するものである。社会的認知理論においては，この手順にゴール設定や自己モニタリングが加わる。トランスセオレティカルモデルの実践的な手順は変容プロセスに基づいている。したがって，両理論は，拡張版行動意図モデル（前章で説明）や健康行動プロセス・アプローチに基づく研究からの新しいエビデンスと一致しているのである。食行動変容は非常に複雑であるが，「なぜ」行動を始めるのかに重要な思考，信念と感情に重点を置く動機づけ・熟考段階（構成要素），そして「どのように」実行するかに重要となる自己制御スキルに重点を置く実行・維持段階（構成要素）を含むものとして考えることができる。

h　レイの場合

　これまでに学習したことは，どのようにレイにあてはめられるだろうか？　医師がレイたちに皆さんを訪ねさせ，栄養教育を受けさせようとしたとしよう。その時点で，レイたちには糖尿病のリスクを減らすという動機づけがある。レイたちの意図を行動へと変換するために，皆さんが手伝えることは何であろうか？　子どもの卒業式や結婚式には健康的でいたい，あるいは退職後を楽しみたいといったことを強調しながら行動を変える理由を振り返り，動機づけを再活性化することから始められるであろう。それから，職場での食習慣等，まず始められる健康的な行動を１つ選ぶよう促すとよいであろう。

　例えば，机の上に加工食品を置いておくのをやめ，その代わりにりんごやバナナを持ってくるといった，実行できる行動を具体的に考えてもらおう。行動計画や，本人が記入して署名できるような誓約書をつくり，グループや職場の誰かに誓いの証人になってもらおう。食べることや競合するほかの優先事項，妨害するものから注意深く公約を守ることを教えるのもよいであろう。レイたちが新しいルーティンをつくり，それを維持できるという自信がもてるようになってくれば，ほかにも，昼休みに散歩をする，家から昼食を持ってくるといった，健康を改善するためにできる行動を選んでもらおう。レイたちが自分で自分の面倒を見て，自分の食べ方をコントロールすることに注目して進めるのがよいであろう。

C　実行する力を引き出すための「どのように」に対する栄養教育への関わり

　ここまで，動機づけや実行意図からどのように実行に移すかを理解するのに役立つ主要な理論やモデルについて検討してきた。これは，栄養教育の実践にはどういった面で関わるのであろうか？　こういった情報は，どのように実行するかを重視する栄養教育を設計する上で，どのように活用できるであろうか？

a　栄養教育のための統合的な概念枠組み

行動変容の潜在メディエーターである影響要因

① 教育ゴール

　行動を開始した人々に対する教育ゴール（educational goal）は，実施計画や行動計画の作成を促すこと，そして栄養と食両方の領域におけるスキルを形成しセルフエフィカシーの感覚を高めることである。

　選択した行動を維持しようとしている人々に対する教育ゴールは，自己制御スキルを強化すること，そして支えとなる個人の食に関するポリシーをもてるように支援することである。

② 役立つ理論

　特に役立つ理論は社会的認知理論，自己制御理論，健康行動プロセス・アプローチ，トランスセオレティカルモデル，そしてグラウンデッドセオリーの結果である。理論の要約と科学的根拠の解釈を見れば，食に関する変容の開始と維持の支援方法について，理論間に重要な共通点があることがわかるであろう。

b 実行に移す力を引き出すための栄養教育戦略

栄養教育介入の効果を確かなものにする上で，注目する行動変容を起こせるように決定要因に関する情報を適切に示すプロセスは，用いるチャネルにかかわらず重要である。ただし情報は，介入で取り組める実践的な理論ベースの戦略へと媒介できるようなものでなくてはならない。ここでは，潜在的な実践的戦略に簡単に触れておく。詳細については，第Ⅱ部（p. 205～）の栄養教育設計モデルの中で述べることとする。

ここにあげる戦略は，行動変容メディエーターに対する理論構成概念の実践的使用方法である。

1 実行計画

決断した後は，実行期の栄養教育活動を行うことになる。この際，「今週は，毎日朝食に果物を1サービング加える」，「今週は，毎日夕食に2サービングの野菜を食べる」といった，意図・決断と行動のギャップを埋めるような，明確で詳細な実施意図（Gollwitzer, 1999）や，実行計画を構築できるような支援を行うとよいであろう。

2 栄養・食関連の知識や認知的スキル

栄養に関連する行動を起こすよう動機づけられれば，次に必要になるのは決断に基づいて行動するための具体的な知識やスキルである。例えば，スーパーマーケットに並ぶ5万品目の中から，どのように食物を選ぶと理想的な健康のためになるか，雑誌，新聞，広告，友人から押し寄せてくる栄養情報をどのように評価するか，医師から聞いた自分の医療情報をどのように解釈するかについて知る必要が出てくる。したがって栄養教育では，変化願望に基づいて実行力を高めるような認知的スキルを発達させる情報や機会を提供しなければならない。

また，食物，栄養素，食生活指針，表示の読み方，マイピラミッド（現 マイプレート）を，「どのように」についての情報（事実に基づく知識）や，こうした情報を日常の食事プランに応用する方法（手順に関する知識）はこの段階で提供するとよいであろう。例えば，低脂肪食がプログラムの焦点であれば，皮つきの鶏肉を食べると皮なしの場合と比べてエネルギー量が3倍になることや，さらに衣をつけて揚げた場合は5～10倍のエネルギー量になる（脂質による），という事実が重要な知識となる。私たち栄養教育者は，こういった活動を設計することに長けているではないか！　行動や実践，また選択したチャネル（例：マスメディアか対面か）に合わせて，レクチャー，配布資料，重要なポイントを書いた紙やニュースレター，チラシ，ウェブ上プログラムのいずれも，うまく利用できるであろう。

3 クリティカルシンキング（批評的思考）のスキル

栄養・食の課題は複雑なことが多い。栄養学研究で明らかになったことが相反することもある。そのため，例えば減量するためには脂肪と炭水化物どちらを減らすべきかといった選択肢に対して，科学的根拠を評価し論理立った議論を理解する力が必要となる。相反する問題を評価したり，健康・栄養政策に関する複雑な問題を理解したりするためには，クリティカルシンキングのスキルが必要である。このスキルを身につけるには，書面や口頭での批評，ディベート，きっかけとなる映画についてのディスカッション，といった栄養教育活動が役に立つ。

4　栄養・食の行動スキルとセルフエフィカシーの形成

実行期においては，行動の予期された結果についての信念（結果期待）はそれほど重要ではなく，むしろセルフエフィカシーの方が重要である。セルフエフィカシーはスキルのレベルが上がるにつれて高まるが，食事準備や安全な食品の取り扱いといった物理的スキルとは異なる。セルフエフィカシーには，スキルと障害や障壁に直面しても変わらずそのスキルを使えるという自信の両方が関わってくるのである。栄養・食に関する行動スキルを形成するためには，調理実演を行ってわかりやすく説明するなど，行動の見本を示すとよい。ただしこの際，調理などを実践する機会も設ける必要がある。また，栄養教育者が励ますような声かけを行うと，自信喪失を乗り越えることにつながる。

○　調理スキル

社会的認知理論では，調理，安全な食事準備実践などの食に関するスキルのような物理的スキルを，実際の経験から形成する必要性を強調している。ある研究では，栄養教育の一環として調理経験を行った場合に行動変容を起こす傾向があることが明らかになっている（Liquori, et al., 1998; Ammerman, et al., 2002）。

5　ゴール設定

行動変容には行動スキルだけでなく，行動に対する自己影響や自己管理の能力が必要である。この能力に含まれる自制心は，ゴール設定を含む自己制御スキルの場合より少ない（Bandura, 1986; Cullen, et al., 2001; Shilts, et al., 2004）。栄養教育介入では，誘導しながらゴール設定のスキルを教え，それを実践する機会を設ける必要がある。ゴール設定のプロセスに欠かせないステップを下記にあげる（Shilts, et al., 2004）。

- **自己アセスメントや観察**：現在の実行や行動が，懸念している課題や問題にどのように寄与しているかを明らかにするために行う。
- **実行ゴールの設定**：もっと野菜や果物を食べるといった関心や問題に取り組むために，実行ゴールを設定する。
- **契約**：実行ゴールへの公約は，行動の価値を信じ，ゴールは達成可能であると認知し，**契約書**とも呼ばれる，従うべき誓約をすることによって強化される。このような誓約には，契約に従わない場合の結果や対価が示されていることから，動機づけを与えるようなインパクトがある。契約に従わない場合の結果には，自己非難のような個人的なものもあれば，社会的なもの（公約が公的につくられたり，他者が関わる場合）もあり，対価には困惑や社会的非難が含まれる。
- **関連する知識やスキルの習得**：ゴールを達成するための情報やスキルが必要になる。
- **ゴールに向けた進行状況のモニタリング**：失敗よりも達成などの前向きな面に焦点を合わせるとよい。
- **ゴールの達成**：ゴールの達成により，セルフエフィカシー，自己満足感，努力の継続や，さらに難しい行動変容ゴール設定へと導くといった成果が得られる。
- **問題解決戦略や意志決定戦略の活用**：ゴールが達成されなかった場合に動員される戦略である。これらを用いてゴールの修正や，より達成可能なゴールを新しく設定する。

なお，契約の使用についての研究が行われている。ある研究では，低所得女性を対象にした予備プログラムにおける栄養教育の効果を高めることが明らかになった（Heneman, et al., 2005）。女性たちの果物摂取は有意に増加し，野菜摂取の受容に向けて変容ステージが進んだ。

6　変容を維持するための自己制御スキルと個人の食に関するポリシー

実行の維持を支援するための栄養教育活動では，ゴール設定だけでなく，ほかの自己制御スキルにも焦点を合わせなければならない。栄養教育者は特に，健康的な昼食を食べに出かけるか，あるもので済ませるかといった競合するゴールや，夕食時にテレビをつけるといった競合する妨害をどう扱うか，休暇中に食行動変容を維持するといった潜在的な困難を克服するにはどのように計画するかについて教える必要がある。

健康的でない食べ方に戻らないようにするには，学習者にトランスセオレティカルモデルにおける多くの行動プロセスを教えることが役立つ。例としては，望ましくない行動へのきっかけや引き金を取り除く（刺激の統制），生活の中でどのように食物を使うか（例：褒美として）の再評価を手助けする，役に立たない方法をより役立つ方法へ置き換える，新しい行動のとりやすい食事場所の選び方について討論する，といったことがある。つまり，健康的な食事パタンを促進する個人の食に関するポリシー（personal food policy）の作成を支援するのである。栄養教育介入では，ソーシャルサポートを提供したり，ソーシャルサポートを探す支援をする，楽しい雰囲気の中で試食や調理を行うなど様々な活動を通して健康的な食物を楽しむよう支援する，そして職場，学校，地域においてより健康的な選択肢を主唱するスキルを教える，といった方法がある。

◆◆◆◆◆　演習問題　◆◆◆◆◆

1. 下記の理論構成要素について自分の言葉で説明してみよう。これらは行動変容にどのように関連しているか？
   a. 結果期待
   b. セルフエフィカシー
   c. モデリング
   d. 行動へ移す能力
   e. 強化
   f. 変化によるプロズとコンズ
2. トランスセオレティカルモデルにおける「変容プロセス」とは，どのような意味か説明してみよう。
3. 社会的認知理論，トランスセオレティカルモデル，健康行動プロセス・アプローチについて，(a) 何が行動を動機づけるか，(b) 何が行動を変える能力を引き出すか，(c) どのように変化が起こるか，という点について比較してみよう。これら3つの理論の構成概念はどのような点で似ているか，あるいは異なるか？
4. セルフエフィカシーを高める戦略にはどのようなものがあるか？
5. なぜゴール設定（実行計画の作成）はプロセスとして重要か？　ゴール設定によって，何が達成できるか？　鍵となるステップは何か？

6. 皆さんがインタビューした人たちが試みようとしていた食に関する行動変容について考えてみよう。この章の内容を踏まえて，下記の問いに答えよう。

  a. 失敗や成功に関わる要因について，本章で説明した理論の構成概念の言葉を使ってどのように説明できるか？

  b. なぜ1人は成功し，もう1人は失敗したのか説明できるか？

  c. 成功しなかった人に対して，将来成功できるように5つのヒントを与えるとすると，どのようなものが考えられるか？

文 献

Abraham, C., P. Sheeran, and M. Johnson. 1998. From health beliefs to self-regulation: Theoretical advances in the psychology of action control. *Psychology and Health* 13:569-591.

Ammerman, A.S., C.H. Lindquist, K.N. Lohr, and J. Hersey. 2002. The efficacy of behavioral interventions to modify dietary fat and fruit and vegetable intake: A review of the evidence. *Preventive Medicine* 35(1): 25-41.

Armitage, C. 2004. Evidence that implementation intentions reduce dietary fat intake: A randomized trial. *Health Psychology* 23:319-323.

Auld, G.W., S.A. Nitzke, J. McNulty, et al. 1998. A stage-of change classification system based on actions and beliefs regarding dietary fat and fiber. *American Journal of Health Promotion* 12(3):192-201.

Bagozzi, R.P. 1992. The self-regulation of attitudes, intentions, and behavior. *Social Psychology Quarterly* 55: 178-204.

Bagozzi, R.P., and E.A. Edwards. 1999. Goal striving and the implementation of goal intentions in the regulation of body weight. *Psychology and Health* 13:593-621.

Bandura, A. 1977. *Social learning theory.* Englewood Cliffs, NJ: Prentice Hall.

―――. 1986. *Foundations of thought and action: A social cognitive theory.* Englewood Cliffs, NJ: Prentice-Hall.

―――. 1997. *Self-efficacy: The exercise of control.* New York: WH Freeman.

―――. 2000. Health promotion from the perspective of social cognitive theory. In *Understanding and changing health behavior: From health beliefs to self-regulation*, edited by P. Norman, C. Abraham, and M. Conner. Amsterdam: Harwood Academic Publishers.

Baranowski, T., J. Baranowski, K.W. Cullen, et al. 2003. *Squire's Quest!* Dietary outcome evaluation of a multimedia game. *American Journal of Preventive Medicine* 24(1):52-61.

Baranowski, T., K.W. Cullen, T. Nicklas, D. Thompson, and J. Baranowski. 2003. Are current health behavioral change models helpful in guiding prevention of weight gain efforts? *Obesity Research* 11(Suppl.): 23S-43S.

Baranowski, T., M. Davis, K. Resnicow, et al. 2000. Gimme 5 fruit, juice, and vegetables for fun and health: Outcome evaluation. *Health Education and Behavior* 27(1):96-111.

Baranowski, T., S. Domel, R. Gould, et al. 1993. Increasing fruit and vegetable consumption among 4th and 5th grade students: Results from focus groups using reciprocal determinism. *Journal of Nutrition Education* 25(3):114.

Bisogni, C.A., M. Jastran, L. Shen, and C.M. Devine. 2005. A biographical study of food choice capacity: standards, circumstances, and food management skills. *Journal of Nutrition Education and Behavior*

37(6):284-291.

Brug, J., K. Glanz, and G. Kok. 1997. The relationship between self-efficacy, attitudes, intake compared to others, consumption, and stages of change related to fruit and vegetables. *American Journal of Health Promotion* 12(1):25-30.

Brug, J., A. Oenema, and M. Campbell. 2003. Past, present, and future of computer-tailored nutrition education. *American Journal of Clinical Nutrition* 77(Suppl):1028S-1034S.

Brug, J., I. Steenhuis, P. van Assema, and H. de Vries. 1996. The impact of a computer-tailored nutrition intervention. *Preventive Medicine* 25:236-242.

Brug, J., P. van Assema, G. Kok, T. Lenderink, and K. Glanz. 1994. Self-rated dietary fat intake: Associations with objectively assessed intake, psychosocial factors and intention to change. *Journal of Nutrition Education* 26:218-223.

Campbell, M.K., E. Carbone, L. Honess-Morreale, J. Heisler Mackinnon, S. Demissie, and D. Farrell. 2004. Randomized trial of a tailored nutrition education CD-ROM program for women receiving food assistance. *Journal of Nutrition Education* 36:58-66.

Campbell, M.K., B.M. DeVellis, V.J. Strecher, A.S. Ammerman, R. DeVellis, and R.S. Sandler. 1994. Improving dietary behavior: The effectiveness of tailored messages in primary care settings. *American Journal of Public Health* 84:783-787.

Campbell, M., L. Hones-Morreale, D. Farrell, E. Carbone, and M. Brasure. 1999a. A tailored multimedia nutrition education pilot program for low-income women receiving food assistance. *Health Education Research* 14:257-267.

Campbell, M.K., K.D. Reynolds, S. Havas, et al. 1999b. Stages of change for increasing fruit and vegetable consumption among adults and young adults participating in the national 5-a-Day for Better Health community studies. *Health Education and Behavior* 26(4):513-534.

Campbell, M.K., M. Symons, W. Demark-Wahnefried, et al. 1998. Stages of change and psychosocial correlates of fruit and vegetable consumption among rural African-American church members. *American Journal of Health Promotion* 12(3):185-191.

Campbell, M.K., I. Tessaro, B. DeVellis, et al. 2002. Effects of a tailored health promotion program for female bluecollar workers: Health Works for Women. *Preventive Medicine* 34(3):313-323.

Chang, M.W., S. Nitzke, R.L. Brown, L.C. Bauman, and L. Oakley. 2003. Development and validation of a self-efficacy measure for fat intake behaviors of low-income women. *Journal of Nutrition Education and Behavior* 35:302-307.

Connors, M., C.A. Bisogni, J. Sabal, and C.M. Devine. 2001. Managing values in personal food systems. *Appetite* 36:189-200.

Contento, I.R., S.S. Williams, J.L. Michela, and A. Franklin. 2006. Understanding the food choice process of adolescents in the context of family and friends. *Journal of Adolescent Health* 38:575-582.

Cullen, K.W., T. Baranowski, and S.P. Smith. 2001. Using goal setting as a strategy for dietary behavior change. *Journal of the American Dietetic Association* 101:562-566.

Cullen, K.W., L.K. Bartholomew, G.S. Parcel, and L. Koehly. 1998. Measuring stage of change for fruit and vegetable consumption in 9- to 12-year-old girls. *Journal of Behavioral Medicine* 21(3):241-254.

De Bourdeaudhuij, I., J. Brug, C. Vandelanotte, and P. Van Oost. 2002. Differences in impact between a family- versus an individual-based tailored intervention to reduce fat intake. *Health Education Research* 17(4):435-449.

de Nooijer, J., E. de Vet, J. Brug, and N.K. de Vries. 2006. Do implementation intentions help to turn good intention into high fruit intakes? *Journal of Nutrition Education and Behavior* 38:25-29.

de Nooijer, J., P. van Assema, E. de Vet, and J. Brug. 2005. How stable are stages of change for nutrition behaviors in the Netherlands? *Health Promotion International* 20:27-32.

Edmundson, E., G.S. Parcel, H.A. Feldman, et al. 1996. The effects of the Child and Adolescent Trial for

Cardiovascular Health upon psychosocial determinants of diet and physical activity behavior. *Preventive Medicine* 25(4):442-454.
Falk, L.W., J. Sobal, C.A. Bisogni, M. Connors, C.M. Devine. 2001. Managing healthy eating: Definitions, classifications, and strategies. *Health Education and Behavior* 28:425-439.
Finckenor, M., and C. Byrd-Bredbenner. 2000. The development and long-term effectiveness of a nutrition intervention program for lowering dietary fat intake based on the transtheoretical (stages of change) model. *Journal of the American Dietetic Association* 100(3):335-342.
Glanz, K., A.R. Kristal, B.C. Tilley, and K. Hirst. 1998. Psychosocial correlates of healthful diets among male auto workers. *Cancer Epidemiology, Biomarkers and Prevention* 7(2):119-126.
Glanz, K., R.E. Patterson, A.R. Kristal, et al. 1994. Stages of change in adopting healthy diets: Fat, fiber, and correlates of nutrient intake. *Health Education Quarterly* 21:499-519.
Glanz, K., R.E. Patterson, A.R. Kristal, Z. Feng, L. Linnan, and J. Hebert. 1998. Impact of worksite health promotion on stages of dietary change: The Working Well Trial. *Health Education and Behavior* 25: 448-463.
Glanz, K., and P. van Assema. 1997. Are awareness of dietary fat intake and actual fat consumption associated? A Dutch-American comparison. *European Journal of Clinical Nutrition* 51:542-547.
Gollwitzer, P.M., 1999. Implementation intentions—strong effects of simple plans. *American Psychologist* 54:493-503.
Gollwitzer, P.M., and G. Oettingen. 2000. The emergence and implementation of health goals. In *Understanding and changing health behaviour from health beliefs to self-regulation*, edited by P. Norman, C. Abraham, and M. Conner. Amsterdam: Harwood Academic Publishers.
Greene, G.W., and S.R. Rossi. 1998. Stages of change for reducing dietary fat intake over 18 months. *Journal of the American Dietetic Association* 98:529-534.
Greene, G.W., S.R. Rossi, G.R. Reed, C. Willey, and J.O. Prochaska. 1994. Stages of change for reducing dietary fat to 30% of energy or less. *Journal of the American Dietetic Association* 94:1105-1110.
Greene, G.W., J.S. Rossi, S.R. Rossi, et al. 1999. Dietary applications of the stages of change model. *Journal of the American Dietetic Association* 99:673-678.
Heneman, K., A. Block-Joy, S. Zidenberg-Cherr, et al. 2005. A "Contract for Change" increases produce consumption in low-income women: A pilot study. *Journal of the American Dietetic Association* 105: 1793-1796.
Hoisington, A., J. Armstrong Shultz, and S. Butkus. 2002. Coping strategies and nutrition education needs among food pantry users. *Journal of Nutrition Education and Behavior* 34:326-333.
Horacek, T.M., A. White, N.M. Betts, S. Hoerr, et al. 2002. Self-efficacy, perceived benefits, and weight satisfaction discriminate among stages of change for fruit and vegetable intakes for young men and women. *Journal of the American Dietetic Association* 102(10):1466-1471.
Horowitz, M., M.K. Shilts, and M.S. Townsend. 2004. EatFit: A goal-oriented intervention that challenges adolescents to improve their eating and fitness choices. *Journal of Nutrition Education and Behavior* 36(1):43-44.
Jacobs, A.D., A.S. Ammerman, S.T. Ennett, et al. 2004. Effects of a tailored follow-up intervention on health behaviors, beliefs, and attitudes. *Journal of Women's Health* 13:557.
Keller, K.L., A. Peitrobelli, and M.S. Faith. 2002. Genetics of eating and its relation to obesity. *Current Atherosclerosis Reports* 4:176-182.
Kirby, S.D., T. Baranowski, K.D. Reynolds, G. Taylor, and D. Binkley. 1995. Children's fruit and vegetable intake: Socioeconomic, adult-child, regional, and urban-rural influences. *Journal of Nutrition Education* 27(5):261.
Kristal, A.R., K. Glanz, S.J. Curry, and R.E. Patterson. 1999. How can stages of change be best used in dietary interventions? *Journal of the American Dietetic Association* 99:679-684.

Kristal, A.R., K. Glanz, B.C. Tilley, and S. Li. 2000. Mediating factors in dietary change: Understanding the impact of a worksite nutrition intervention. *Health Education and Behavior* 27:112-125.

Lechner, L., J. Brug, and H. De Vries. 1997. Misconceptions of fruit and vegetable consumption: Differences between objective and subjective estimation of intake. *Journal of Nutrition Education* 29:313-320.

Lewis, C.J., L.S. Sims, and B. Shannon. 1989. Examination of specific nutrition/health behaviors using a social cognitive model. *Journal of the American Dietetic Association* 89(2):194-202.

Liquori, T., P.D. Koch, I.R. Contento, and J. Castle. 1998. The Cookshop Program: Outcome evaluation of a nutrition education program linking lunchroom food experiences with classroom cooking experiences. *Journal of Nutrition Education* 30(5):302-313.

Luepker, R.V., C.L. Perry, S.M. McKinlay, et al. 1996. Outcomes of a field trial to improve children's dietary patterns and physical activity: The Child and Adolescent Trial for Cardiovascular Health (CATCH). *Journal of the American Medical Association* 275:768-776.

Lytle, L.A., D.M. Murray, C.L. Perry, et al. 2004. Schoolbased approaches to affect adolescents' diets: Results from the TEENS study. *Health Education and Research* 31:270-287.

Ma, J., N.M. Betts, T. Horacek, C. Georgiou, A. White, and S. Nitzke. 2002. The importance of decisional balance and self-efficacy in relation to stages of change for fruit and vegetable intakes by young adults. *American Journal of Health Promotion* 16(3):157-166.

Mennella, J.A., M.Y. Pepino, and D.R. Reed. 2005. Genetic and environmental determinants of bitter perception and sweet preferences. *Pediatrics* 115(2):216-222.

Molaison, E.F., C.L. Connell, J.E. Stuff, M.K. Yadrick, and M. Bogle. 2005. Influences on fruit and vegetable consumption by low-income black American adolescents. *Journal of Nutrition Education and Behavior* 37(5):246-251.

Oenema, A., F. Tan, and J. Brug. 2005. Short-term efficacy of a Web-based computer-tailored nutrition intervention: Main effects and mediators. *Annals of Behavioral Medicine* 29:54-63.

O'Hea, E.L., E.D. Boudreaux, S.K. Jeffries, et al. 2004. Stage of change movement across three health behaviors: The role of self-efficacy. *American Journal of Health Promotion* 19:94-102.

Ounpuu, S., D.M. Woolcott, S.R. Rossi. 1999. Self-efficacy as an intermediate outcome variable in the transtheoretical model: Validation of a measurement model for applications to dietary fat reduction. *Journal of Nutrition Education* 31:16-22.

Povey, R., M. Conner, P. Sparks, R. James, and R. Shepherd. 1999. Critical examination of the application of the transtheoretical model's stages of change to dietary behaviors. *Health Education Research* 14: 641-651.

Prochaska, J.O., and C.C. DiClemente. 1984. *The transtheoretical approach: Crossing the traditional boundaries of therapy*. Homewood, IL: Dow Jones-Irwin.

Prochaska, J.O., C.C. DiClemente, and J.C. Norcross. 1992. In search of how people change: Applications to addictive behaviors. *American Psychologist* 47(9):1102-1114.

Prochaska, J.O., C.C. DiClemente, W.F. Velicer, and J.S. Rossi. 1993. Standardized, individualized, interactive and personalized self-help programs for smoking cessation. *Health Psychology* 12:399-405.

Prochaska, J.O., and W.F. Velicer. 1997. The transtheoretical model of health behavior change. *American Journal of Health Promotion* 12:38-48.

Reynolds, K.D., A.W. Hinton, R. Shewchuk, et al. 1999. A social cognitive model of fruit and vegetable consumption in elementary school children. *Journal of Nutrition Education* 31(1):23-30.

Richards, G., W.F. Velicer, J.O. Prochaska, J.S. Rossi, and B.H. Marcus. 1997. What makes a good staging algorithm: Examples for regular exercise. *American Journal of Health Promotion* 12:57-66.

Riebe, D., G. Greene, L. Ruggiero, et al. 2003. Evaluation of a healthy-lifestyle approach to weight management. *Preventive Medicine* 36:45-54.

Rosen, C.S. 2000. Is the sequencing of change processes by stage consistent across health problems? A

metaanalysis. *Health Psychology* 19:593-604.
Rothman, A.J. 2000. Toward a theory-based analysis of behavioral maintenance. *Health Psychology* 19: 64-69.
Schwarzer, R., and R. Fuchs. 1995. Self-efficacy and health behaviors. In *Predicting health behavior*, edited by M. Conner and P. Norman. Buckingham, UK: Open University Press.
Schwarzer, R., and B. Renner. 2000. Social-cognitive predictors of health behaviour: Action self-efficacy and coping self-efficacy. *Health Psychology* 19:487-495.
Shannon, B., R. Bagby, M.Q. Wang, and L. Trenkner. 1990. Self-efficacy: A contributor to the explanation of eating behavior. *Health Education Research* 5:395-407.
Sheeshka, J.D., D.M. Woolcott, and N.J. MacKinnon. 1993. Social cognitive theory as a framework to explain intentions to practice health eating behaviors. *Journal of Applied Social Psychology* 23:1547-1573.
Shilts, M.K., M. Horowitz, and M. Townsend. 2004. An innovative approach to goal setting for adolescents: Guided goal setting. *Journal of Nutrition Education and Behavior* 36:155-156.
Sniehotta, F.F., U.R. Scholz, and R. Schwarzer. 2005. Bridging the intention-behaviour gap: Planning, self-efficacy, and action control in the adoption and maintenance of physical exercise. *Psychology and Health* 20:143-160
Sorensen, G., M.K. Hunt, D.H. Morris, et al. 1990. Promoting healthy eating patterns in the worksite: The Treatwell intervention model. *Health Education Research* 5(4):505-515.
Sorensen, G., A. Stoddard, K. Peterson, et al. 1999. Increasing fruit and vegetable consumption through worksites and families in the Treatwell 5-a-day study. *American Journal of Public Health* 89(1):54-60.
Sporny, L.A., and I.R. Contento. 1995. Stages of change in dietary fat reduction: Social psychological correlates. *Journal of Nutrition Education* 27:191-199.
Steptoe, A., S. Wijetunge, S. Doherty, and J. Wardle. 1996. Stages of change for dietary fat reduction: Associations with food intake, decisional balance, and motives for food choice. *Health Education Journal* 55: 108-122.
Thoresen, C.E. 1984. Strategies for health enhancement overview. In *Behavioral health: A handbook of health enhancement and disease prevention*, edited by J.D. Matarazzo, S.M. Weiss, J.A. Herd, and N.E. Miller. New York: John Wiley & Sons.
Velicer, W.F., and J.O. Prochaska. 1999. An expert system intervention for smoking cessation. *Patient Education and Counseling* 36:119-129.
Verplanken, B., and S. Faes. 1999. Good intentions, bad habits, and effects of forming implementation intentions on healthy eating. *European Journal of Social Psychology* 29:591-604.
Ziegelmann, J.P., S. Lippke, and R. Schwarzer. 2006. Adoption and maintenance of physical activity: Planning interventions in young, middle-aged, and older adults. *Psychology and Health* 21:145-163.

第6章

理論と研究の基礎：
実行に移すための環境的サポートを促進する

Foundation in Theory and Research: Promoting Environmental Supports for Action

本章の概要

　健康的な栄養・食行動につながる環境面の決定要因へ働きかける際に活用できる，主要な課題と教育的アプローチについて説明する。実行に対するサポートを強めるために，ソーシャルサポートの提供と，主要な意志決定者と政策立案者を教育することに焦点を合わせる。

本章のねらい　　読み終えた時に，以下ができること。

- 健康的な栄養・食行動につながる環境面の決定要因に働きかけるためのアプローチを明らかにする。
- 健康的な栄養・食に関する行動の開始と継続に対する，ソーシャルサポートの重要性を認識する。
- 健康的な行動につながる環境面の決定要因に働きかけるために，主要な意志決定者と政策立案者を教育することの重要性を認識する。
- 行動に影響を及ぼす個人間，組織，地域の要因に働きかけた介入の前例について説明し，介入による健康的な食べ方へのサポート強化に役立てる。
- 実行への環境的サポートを促進する上での，連携とパートナーシップの重要性を認識する。
- ソーシャルネットワーク，ソーシャルサポート，連携，パートナーシップ，エンパワメント，集団レベルのエフィカシーの概念を定義できる。また，それらが栄養教育においてどのように使われてきたかを説明する。
- 栄養教育が，やる気や実行に移す力に対する支援に影響する様々なレベルの要因に，どのように働きかけることができるかを説明する。
- 栄養教育が複数の場で行われること，また，栄養教育には個人レベルの教育活動だけでなく，政策や環境に関する活動も含まれることを理解する。

シナリオ

　まず，皆さんが挑戦したことがある食行動変容について考えよう。どのような環境要因が役立ち，どのような要因が役に立たなかったであろうか。それぞれ5つあげ，本章に示す要因と書き出した要因を結びつけよう。皆さんにとって，理想の健康的な食環境はどのようなものであろうか。職場はどうであろうか？　学校は？　地域は？　健康的に食べることを支援する環境づくりを進める上で，栄養教育者はどのような役割を担うべきであろうか。

A はじめに：健康行動に影響を及ぼす環境要因に働きかける

　実行しようと思い，それが可能で，そうしようという意図がある場合でも，実際に実行するかどうかは，環境要因によって決まる。環境要因とは，欲しい食物が手が届く価格で入手できるか，欲しい時にアクセス可能か，また，家族のほかのメンバーがどのような行動をとるか，さらに，学校や職場のポリシーや，地域構造のことである。個人に対する支援とは，意図と行動のギャップの橋渡しをすることであり，栄養教育者に求められるのは健康的な行動をとりやすくすることである。本章では，私たちのニーズ，問題，関心に関する行動を起こすことを促したり抑制したりすることによって行動変容を媒介する，環境面の決定要因に焦点を合わせる。行動を支援する環境づくりを進める栄養教育介入の戦略を，実際のアプローチと近年の研究から示す。

a　環境とは何を意味するのか

　環境と**生態**という用語には多様な意味がある。**生態**（ecology）は，生物学用語が基になっており，生物体と，生物体を取り巻く環境との関係を表現している。そのため，**生態学的要因**は，自然環境に関係する要因を指すことになる。社会科学分野においては環境，つまり私たちが生きている背景を生態と呼ぶこともある。このように，物理的な環境の側面を生態学的要因と呼ぶ。これには，社会生態学的要因と呼ばれるものも含まれる。

　本書では，**環境**は個人の外部にある要因を指す。したがって，社会規範は行動に影響を及ぼす認知であり，行動に影響する環境決定要因にはあたらない。なぜなら，社会規範は環境に対する私たちの**認知**であり，外部要因ではないためである。一方で，ソーシャルネットワークとソーシャルサポートは，私たちの外部で起こることであり，行動の潜在的な環境的メディエーターである。家族での食事や休日に行われる地域の行事のような，文化に基づく慣例的な習慣や社会構造も，環境の一部と考えてよいであろう。

　本書では，**生態**は自然環境に関係する栄養・食分野の課題を指している。したがって，生態学的な関心は，食物生産，マーケティング，消費行動が自然環境に与えるインパクトに対する関心にあたるため，持続可能な方法で健全な食物を生産するフードシステムの力への関心も含まれる。持続可能な実践方法を活用して生産された食物の入手やアクセスのしやすさ，活気ある地元農場への関心がこの例である。

　ヘルスプロモーション分野で，**社会生態学的モデル**（Social Ecological Model）は，社会生態や行動に影響する様々なレベルに働きかけるアプローチをいう。これらのレベルは個人内要因，個人間プロセスと主要集団，組織的要因，地域要因，公共政策・立法に分類できる（McLeroy, et al., 1988; Green & Kreuter, 1999）。社会生態学モデルでは，個人や地域において健康を強化できるように，組織，地域，政策，法律を変えられる活動や主導権が設計される。このため，社会生態学的にアプローチする介入では，環境および個人の両方の行動決定要因に働きかけることになる。

　しかし，環境の変化は，個人間から組織に至るまで，また近隣地域から社会に及ぶ様々なレベルの意志決定者，政策立案者，その実行者といった権力者たちが環境を修正するために行動を変容した結果であることが多い。したがって，食を取り巻く環境を，プログラムで焦点を合わせる行動をさらに支援できるように変化させるためには，学校給食担当者，学校長，職場の経営者，地域のリーダー，市町村・州・国の機関のよ

うな意志決定者や政策立案者への教育も必要となる。また，意志決定者や政策立案者と連携して変化を起こすこともあろう。それゆえに，個人の行動を媒介する環境要因に働きかけるには，多くのアプローチ方法があり，様々な行動が考えられるのである。

b 栄養教育の際に行動の環境メディエーターに働きかけるのはなぜか

　栄養教育プログラムにおいて，行動変容の環境的メディエーターに（可能な範囲で）働きかけるべきとされる理由は多い。動機づけ，知識，スキルがあっても，環境的な障害のために行動を起こしづらい場合は多い。これまで見てきたように，健康行動研究や栄養教育研究（特に社会的認知理論に基づくもの）において，生物学的な準備要因，行動，結果期待やセルフエフィカシーのような個人的要因，そして環境は密接に関係しており，相互に関連し合うものである。栄養教育の効果を上げるためには，これらすべてに働きかけなければならない。しかし，社会的認知理論では，環境が私たちの認知や行動に影響し，私たちも環境に影響を及ぼすことが指摘されている。人間と環境にはダイナミックな関係がある。個人は社会組織の生産者であると同時に，生産物でもある。健康的な実践のための環境的サポートの強化は，栄養教育者が行うこともあれば，個人的に行うことも，集団や地域として行うことも，学習者自身が行うこともあろう。

　環境的サポート（environmental support）は，意図と行動のギャップを橋渡しするものであり，行動を起こし始める実行・維持期には特に重要である。例えば，関心をもち動機づけされた後，動機づけに基づき行動しようとした時に，健康的な食物が入手でき，アクセスしやすくなければならない。支援的環境のねらいは，健康的な食物を選択しやすくすることである。実際に，支援的環境により，収入が限られている人々が健康的な食行動をとれるようになる事例は多い。

　環境に焦点を合わせると，環境が健康的な行動を邪魔したり可能にしたりすることを認識できる。そのため，人々は自分のしていない選択に責任をもたない。また逆に，健康的な選択の結果に見える良好な健康状態が，実際は，健康状態を良好にしやすくする建設的な環境の働きかけによる場合もある。

B　行動や行動変容を可能にする環境メディエーターに働きかける：アプローチと研究

　私たち栄養教育者の活動には，ニュースレター，カリキュラム，ソーシャルマーケティング（後の章で述べる）のような**間接的で人を介さない方法**だけでなく，集会，グループ討議，ワークショップを通して行動変容の個人間メディエーターに働きかける**直接的な対面活動**も含まれることが多い。ただし，栄養教育プログラムでは，栄養教育設計のためのロジックモデルの枠組み（図6-1）に示したとおり，行動を可能にする環境メディエーターにも働きかけるとよいであろう。

　プログラムで焦点を合わせる行動の環境メディエーターに働きかけるには，主に2つのアプローチがある。1つは対象となる学習者に直接働きかける役割に働きかけるアプローチ，もう1つはその環境にいる他者に対して間接的・教育的・連携的な役割に働きかけるアプローチである。直接的な役割には，栄養教育者が学習者のために情報的サポートとソーシャルサポートをつくり出し，個人の外部にある，個人間要因による行動支援を推進する働きかけに利用できる戦略が含まれる。これらの戦略には，プログラム参加者のための支援グループをつくること，ピア・エデュケーター（p.183参照）と協働すること，学校や職場を拠点と

図6-1 理論に基づく栄養教育のためのロジックモデルの枠組み

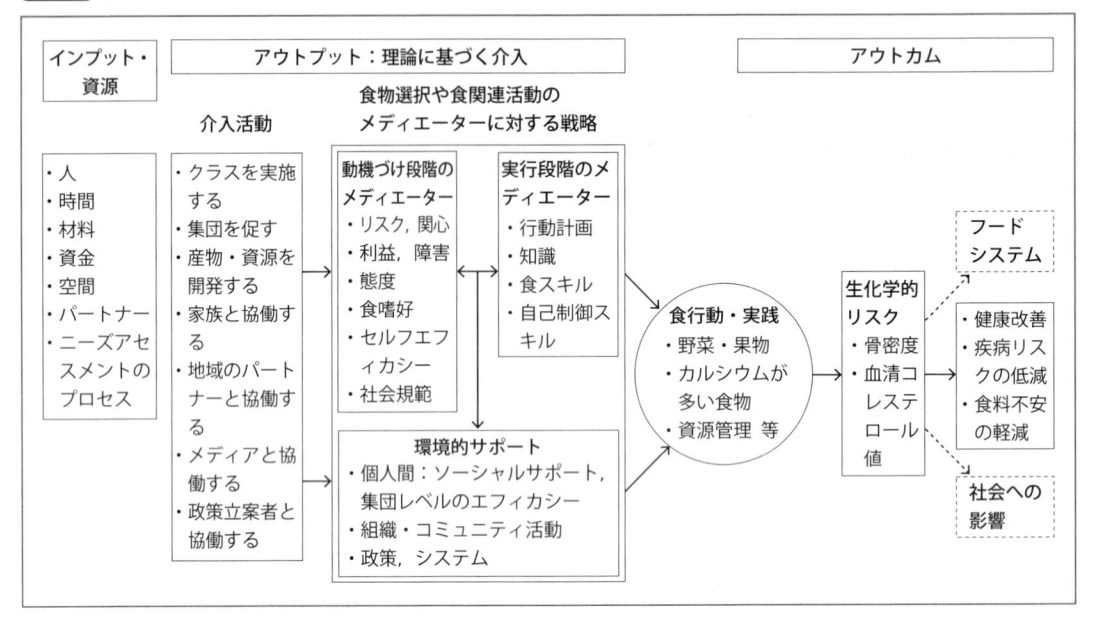

インプット・資源
- 人
- 時間
- 材料
- 資金
- 空間
- パートナー
- ニーズアセスメントのプロセス

アウトプット：理論に基づく介入

介入活動
- クラスを実施する
- 集団を促す
- 産物・資源を開発する
- 家族と協働する
- 地域のパートナーと協働する
- メディアと協働する
- 政策立案者と協働する

食物選択や食関連活動のメディエーターに対する戦略

動機づけ段階のメディエーター
- リスク，関心
- 利益，障害
- 態度
- 食嗜好
- セルフエフィカシー
- 社会規範

実行段階のメディエーター
- 行動計画
- 知識
- 食スキル
- 自己制御スキル

環境的サポート
- 個人間：ソーシャルサポート，集団レベルのエフィカシー
- 組織・コミュニティ活動
- 政策，システム

食行動・実践
- 野菜・果物
- カルシウムが多い食物
- 資源管理 等

生化学的リスク
- 骨密度
- 血清コレステロール値

アウトカム
- フードシステム
- 健康改善
- 疾病リスクの低減
- 食料不安の軽減
- 社会への影響

したプログラムを支援する際には家族にも働きかけること，行動を強化し社会規範を変えるような情報的環境を構築することが含まれると考えられる。

間接的な役割は，環境を学習者の行動を支援するようなものに変えられるように，意志決定者などを教育したり協力したりすることである。支援的環境をつくる際には，新しい学習者への教育が必要となることが多い。例えば，食物やサービスを提供する人々（食料支援プログラム*や公衆衛生部局で働く人々），他分野の意志決定者や権力者で，参加者の生活に影響を与える人々（例：家庭での意志決定者，組織，市・州・国レベルの政策立案者）である。こうした人々は，必要な支援へとつながるゲートキーパーになり得ると考えられる。私たち栄養教育者の役割は，個人や集団に対し，プログラムで焦点を合わせる課題の重要性を教育することであり，個人や集団と連携して，関連する食環境に変化をもたらすことである。

> *食料支援プログラム：アメリカ農務省が実施する，低所得者を対象に食料提供や経済的支援などを行うプログラム。

学校や職場の給食管理者，地域リーダー等が関わる場合，「教育」は誰にでも平等に，公的に行われる例が多く見られる。教育は，個別面談や，連携メンバー候補者への講演，特別委員会のような活動を通して行われる。学習者や組織の人々がプログラム目標の重要性を確信できている状況であれば，栄養教育者は学習者と協力して，職員の専門的能力開発などの必要な活動に取り組むことになるであろう。反対に，教育が形式的に行われる場合もある。栄養教育者にとって新たな学習者であれば，私たちは，主たる学習者と同じように，改めて気づきを促し，動機づけを強化し，スキルを提供するようなワークショップ，集会，専門家能力開発といった，理論に基づく栄養教育活動を実施しなくてはならない。つまり，栄養教育者が教育目標と目的を決め，学習者のための学習・授業計画をつくるということである。これには，学校を拠点とした栄養

教育プログラムにおいて，保護者にも働きかけたすばらしい事例がある。さらに，学校保健委員会のメンバーとして，保護者と協力して活動することも考えられる。

a 個人間の環境：ソーシャルサポート，集団レベルのエフィカシーとエンパワメント

1 ソーシャルネットワークとソーシャルサポート

私たちは誰でも，社会関係のネットワークの中で生きている。これらのネットワークには，家族，仲間，職場の同僚，そして私たちが所属する様々な組織の人が含まれる。こうした社会関係は，個人の食物選択や食べる行動に大きな影響を及ぼす。そのため，支援的環境を促進しようとすると，ソーシャルサポートとソーシャルネットワークに働きかける戦略をとるのが一般的である。

研究者は，**ソーシャルネットワーク**（social network）の特徴を下記のように示している（Israel & Rounds, 1987）。

- **構造**：ネットワークの大きさとメンバーの人数
- **密度**：メンバーが互いを知り，交流する程度
- **近接性**：ネットワークに属する人どうしはどの程度類似しているか，また，置かれた状況はどの程度類似しているか
- **相互作用**：接触頻度，ネットワークが果たす機能の多様性（複雑さ），親しいメンバー間で，どの程度感情的な類似点が見られるか
- **相互性**：メンバーはどの程度，資源の援助や支援を行うか

大きな社会的ネットワークに属して，家族や友人との接触が多い人もいれば，限られた友人や家族としか交流しない人もいる。

ソーシャルサポート（social support）とは，ソーシャルネットワークに属する人々が様々な領域で相互に提供し合う支援を指す。

- **情緒的サポート**：感情移入，信頼，信用，尊重
- **手段的サポート**：金銭，実際の資源や援助（例：ベビーシッター，買物）
- **情報的サポート**：問題解決する上で有用な助言や情報
- **評価的サポート**：建設的なフィードバックや自己評価

前にも述べたが，摂食パタンに関するソーシャルサポートをどの程度受けるかは，個人によって異なる。社会関係は健康状態に影響を与えることがわかっているが，これには，直接的な効果を通しての影響と，日常生活のストレスによる健康への負の効果を和らげる力を通しての影響の両方が考えられる（Berkman & Glass, 2000）。特に情緒的サポートは，良好な健康と，あらゆる死因の減少に関連している。

食の分野では，食物選択と摂食パタンは，ソーシャルネットワークから直接的な影響を受ける。家族内での食物選択の類似性を見ると，家族構成員と友人とを比べた場合，家族構成員の類似性が有意に高い。一方

で，家族構成員と，いっしょに暮らす家族以外の人々が全員，同じものが好きで食べたいと思うとは限らない。そのため，何を購入し，何を食べるかについて，家族等との間で調整する必要がある（Furst, et al., 1996; Feuenekes, et al., 1998; Contento, et al., 2006）。また，仲間や同僚との関係も，毎日の選択に影響を与えている。

栄養教育介入のねらいとしては，既存のネットワークを強化して健康支援を促進すること（例：介入に家族を巻き込む），ソーシャルサポート・グループを構築すること，もしくは介入に参加している学習者が相互支援できるような新しいソーシャルネットワークを始めること（学習者の定期的な集まり，いっしょにウォーキングをする集団，仲間の助け合い制度）が考えられる。ソーシャルサポートは，健康関連の介入に組み込まれることが多く，栄養教育に関するレビューにおいても，その有効性に貢献する要素の1つであることが確認されている（Ammerman, et al., 2002）。体重減少に関する介入には，常にソーシャルサポート・グループが組み込まれている。学校や職場を拠点とした介入でも，様々な形でソーシャルサポートを取り入れている。下記に，実例を示す。

① 保護者のサポート

学校における健康支援促進の介入では，既存のソーシャルネットワークを含めて展開する活動方法の1つとして，家族の巻き込みに焦点を合わせることが多い。若者は外食が多くなるが，特に低年齢の間は家族といっしょに食事をすることが多い。調査結果によると，12〜14歳の者の約4分の3は1週間に5回は家族といっしょに食事をするが，15〜16歳になると約60%に低下し，さらに17〜19歳では40%になる（Council of Economic Advisers, 2000）。別の研究では，10代の若者の食物選択と保護者の食物選択との類似性は，食物にもよるが，76〜87%であったのに対し，友人との類似性は19%であった（Feuenekes, et al., 1998）。このように，家族の摂食パタンは大変重要であり，栄養教育による働きかけが可能である。しかし，保護者は忙しいため，定期的に保護者向けの教室を企画しても出席できないことが多い。同様に，家庭へのニュースレターにも有効性は確認されていない。こうした中で，有効性が明らかになっている戦略があるので，次の段落で述べる。保護者は新しい学習者と見なされ，教育目標，目的，教育戦略，評価指標が子どもとは別に設計された事例である。

小学3年生を対象にした大規模研究において，学校のみへの介入と，学校と家族への介入が比較された（Edmundson, et al., 1996）。家族への介入としては週1回，5週間にわたって，保護者などの大人が参加しなくては完成できないゲームと活動指示の入った教材一式が家庭に送付された。課題を終えると褒美が与えられた。さらに，家族といっしょに楽しく過ごすイベントも2回行われた。その結果，家族を巻き込んだ介入に参加した者において，低脂肪，低塩分の食事についての考え方と食物選択に大きな改善が見られた。中学生を対象とした別の研究では，3回のニュースレターと「今晩の夕食に野菜と果物を食べましょう」などの簡単なメッセージが書かれた10枚の行動クーポンを用いて家族に働きかけた（Lytle, et al., 2004）。この研究で，クーポンを1枚以上利用した保護者の割合は，約30%であった。

家族に対してさらに強く働きかけた例としては，実際の食事を通して家族といっしょに「食物とゲーム」を体験する「家族の夕べ」があげられる（Harrington, et al., 2005）。7回のセッションが行われ，ゲーム，新しいレシピの選び方，保護者向けの介入メッセージや，子ども向けにプログラムテーマを伝える楽しいお話，任意の話題，メニューが毎回提供された。

② 職場のソーシャルサポート

　職場における介入では，ソーシャルサポートとして仲間のサポートや家族の巻き込みが行われてきた。既存のソーシャルネットワークによる健康支援の促進を試みる介入である。また，別の戦略とともに集団研修を用いる介入も多い。介入の働きかけ対象による違いを比較する研究によると，集団研修やコンテストなどの双方向的な戦略は，開会式を行うだけの活動や，印刷した教材を使う受身の活動よりも，栄養状態の改善（例：野菜・果物の摂取量の増加）について有効であることが明らかになった（Patterson, et al.,1997）。

　家族へも働きかけた研究（Treatwell 5 A Day 研究）において，野菜・果物の総摂取量の増加は，職場と家庭への介入群では 19％，職場のみへの介入群では 7％，対照群では 0％ であり，家族を巻き込む戦略が効果的であることが示された（Sorensen, et al., 1999）。さらにこの研究では，同僚について「あなたが野菜を食べるよう，どのくらい励ましてくれたか」，「あなたが健康的な食事をしようとする上で，弱点をどのくらい補ってくれたか」，「あなたに食べさせようと，果物をどのくらいの頻度で持ってきてくれたか」，といった質問をし，健康的な食べ方についての仲間のサポートの度合いを測定した。対照群と比較すると，仲間の支援は両介入群で有意に増加していた。これらの研究は，栄養教育介入にソーシャルサポートを取り入れることが介入の有効性を高める重要な戦略であることを示している。

③ ソーシャルサポートとしてのピア・エデュケーター

　ピア・エデュケーター*（peer educator）は，様々な栄養教育の場で重要な役割を担っている。学校では，ピア（仲間）の活用がリーダー役のピア本人や，クラスメート，教師によく受け入れられ，好まれていることが確認されている（Story, et al., 2002）。ピア・エデュケーターの役割には，セッションで教えること，モデル役を務めることだけでなく，クラスメートへのソーシャルサポートも含まれる。農務省による栄養・食教育プログラム（Expanded Food and Nutrition Education Program）は，毎年何十万の低所得層の子どもや家族を対象として，基本的にパラ・プロフェッショナル（ある程度の専門知識をもった者）やピアを活用して行われている。このパラ・プロフェッショナルやピアの多くは，もともと対象集団に属していた人々である。ピア・エデュケーターたちが活動するのは，たいてい自分の家庭といった小さな集団の中であるため，モデリングやソーシャルサポートも行われる。このアプローチは摂食パタンの改善に効果的であることが示されている（USDA, 2003）。また，ピア・カウンセラーを活用すると，家庭での支援が行われる場合と同様に，母乳育児が延長されることが明らかになっている（Kistin, et al., 1994; Sciacca, et al., 1995）。さらに，ピア・エデュケーターは，高齢者に対しても効果的である（Ness, et al., 1992）。

> ＊ピア・エデュケーター：身近で信頼できる仲間（ピア）として，正しい知識・スキル・行動を共有し合い，学習者と同じ目線での教育（ピア・エデュケーション）を行う人。

④ 支援グループ

　栄養教育者には，介入の一部として新しい支援グループ（support group）をつくり，学習者にソーシャルサポートを提供する機会がよくある。低所得層の妊婦・授乳婦・乳幼児を対象とした WIC プログラム等におけるグループ討議でもたびたび行われている。長期間にわたり体重管理活動を続けている集団では，互いに支援をすることもできる。ソーシャルサポート・アプローチは，2 型糖尿病と診断された人々に特に有用である。血糖コントロールや合併症の予防は永久的な挑戦であり，生涯にわたる食事の変容が必要とな

る。そのため，2型糖尿病と診断された患者は，精神的にかなりの衝撃を受ける。栄養教育者が一連の活動を計画し，同じような状況にある他者と共感し合う機会をグループメンバーに提供することもできる。

また，栄養教育者が学習者の行動計画の作成を助けたり，グループメンバーが集まって課題と成功を共有することも可能である。このような集団では，共感や思いやりを含む情緒的サポートや，問題解決に役立つ助言や情報による情報的サポート，そして正確なフィードバックに関する評価的サポートが見られるが，手段的サポートは行われないのが一般的である。

2 集団レベルのエフィカシー

栄養教育による介入では，プロセスの進行を促したり，技術的な手助けをすることによって，集団レベルのエフィカシーの強化に焦点を合わせることができる。**集団レベルのエフィカシー**（collective efficacy）は，集団としての行動を起こして，環境を変えることができるという，集団や地域メンバーの信念である。Bandura（2001）は，人間の機能は社会組織に根づくものであるため，個人の主体性は社会構造という広いネットワークの中で機能し，ネットワークを創造する際に役立つと述べている。個人の主体性と社会構造は相互に依存しあっているのである。なお，Bandura（2001）によると，個人の主体性は自己本位の個人主義ではない。むしろ，強いエフィカシーにより協調性や互いの幸福への関心が高まり，向社会的になっていくことが研究で明らかになっている。

社会的認知理論によると，集団レベルのエフィカシーは，「集団としての行動によって価値のある効果を生み出せるという固い信念をもつことと，その手段を明らかにすること」によって強化される（Bandura, 1997）。これをグループ強化プロセスという。集団としてのエフィカシーは，グループメンバー個人のエフィカシーの合計よりも大きくなる。なぜならば，メンバー間の相互作用とスキル，コンピテンシー，活動の協調が存在するためである。設定したいゴールや，集団として努力すべきこと，困難に直面した時に持続させようとする意志の程度，グループメンバーのモラルや回復力，能力の程度は，個人レベルのセルフエフィカシーだけでなく，集団レベルのエフィカシーにおける個人の信念の強さによっても決まる。

知覚された個人レベルのエフィカシーの力が，個人的な効果をもたらし，その効果を理解することにとどまらないのと同様に，集団レベルのエフィカシーにも，社会的・政治的な環境における変化を生み出す力がある。社会的認知理論によると，集団レベルのエフィカシーをつくり出すためには，学習者が，自分たちの生活に影響を及ぼす地域での実践活動に対して，影響を及ぼす方法を知る必要がある。集団レベルのエフィカシーを構築するプロセスは，集団のゴール設定のプロセスと似ている。初めに行うのは，グループメンバーの関心のある課題を確認し，その関心事に働きかけるために小さなゴールを設定することである。働きかけの結果が目に見えるようになってくると，自分には，属している社会的・政治的環境を変えるキャパシティがあることを信じるようになる。この自信は，より困難な問題にも打ち勝てると信じることにつながり，さらに大きな目標の設定にもつながっていく。なお，生活に目に見える変化を起こせるというセルフエフィカシーの感覚を高めることによって，ほかのプロセスも多かれ少なかれ効果的であるといえる。アドボカシーとコミュニティ構築のスキルにより，個人レベルのエフィカシーと集団レベルのエフィカシーの両方が向上することには，科学的根拠が得られている。これらのエフィカシーが高まることで集団の行動が起こり，地域における実践やポリシーが変わっていくと考えられる。

3 エンパワメント

　社会的認知理論の，グループでの実践の可能性を高めるプロセスは，エンパワメント（empowerment）と類似する部分がある（ただし，「エンパワメント」という言葉には様々な定義があり，使われ方が定まっていない）。エンパワメントを，主に個々人が自身の意志決定に必要な知識，能力，自信（個人レベルのエフィカシーのようなもの）を身につけ活用するといった個人的なプロセスととらえる人が多い。食品表示の読み方を学ぶことまでエンパワメントと呼ぶ人さえいる。しかし，エンパワメントは「生活の質（QOL）の向上のために社会的・政治的な環境を変容させようとする状況において，個人，地域，組織が生活を統制していく社会的プロセス」をいうのが一般的である（Wallerstein, 1992）。すなわち，エンパワメントとは，グループメンバーが自らのニーズに見合うように，また，自らの環境をより強力に統制する上で必要な資源を動員するために，グループの力を認識し，強化する社会的プロセスである。それは政治的・社会的な力であり，単なる個人的な力ではない。

　エンパワメント教育の概念は，もともとブラジルのPaulo Freireによる「被抑圧者の教育学」，すなわち，問題の根本的な原因の理解に関する批判的意識についての教育として生まれた。エンパワメントの方法論としては，conscentization（無教育者や恵まれない者の意識向上運動），すなわちグループの意識改革が中心となる（Friere, 1970, 1973）。エンパワメント教育は，グループメンバーが互いのアイデンティティやソーシャルサポートを確立し，メンバーの生活上の問題を特定して，問題の根本的な原因を熟考し，さらに社会的・政治的な行動計画を立てるプロセスである。このことから，エンパワメントは社会変革のための教育であるといえる。栄養・食に関する実践における社会的状況の重要性を強調し，視点を変えて，非難すべき対象を犠牲者（弱者）でなくシステムとするのである。ただし，社会的状況は，多くのヘルスプロモーション介入により変化させるべき健康の構造的障壁ではなく，エンパワメントのプロセスを通して人々や地域に理解され，変革されるものとしてとらえるべきである（Travers, 1997b）。

　栄養教育者がエンパワメントを行うのは，必要な場合や，技術的支援を提供する時であろう。具体的には，この意識向上のプロセスにおいて，教育者は参加者に問題を提起し，参加者はその問題に関連する自分の生活を，知識や経験を基に理解しようとする。グループメンバーは対話を通して，問題の根本的な原因を集団としての視点で理解するようになり，状況をどのように変化させられるかを考え始める。グループメンバーは自らの生活における社会的・政治的状況の変化を通して，現実を変える力を身につけるようになる。こうしたエンパワメントのプロセスは，**個人レベルのエンパワメント**だけでなく，より広い社会において組織の影響が強い**組織レベル**のエンパワメントや，地域において望ましいアウトカムを得るために個々人と組織が協働する**地域レベル**のエンパワメントをもたらす。（Israel, et al., 1994）。**エンパワメント**という言葉に「**パワー**」という単語が含まれることからわかるように，このプロセスは，集団内の個人間，および集団と社会構造間の変化した力関係なのである。こうしたアプローチは栄養教育においても提唱されてきている（Kent, 1988; Rody, 1988; Travers 1997b; Arnold, et al., 2001）。

　栄養・食教育分野で，このアプローチを説明するような事例がある。Tenderloin Senior Organizing Project（TSOP）は，犯罪多発地区のホテルで独居生活している高齢者を対象としたプロジェクトである（Minkler, 1997）。健康教育者は教育的アプローチと組織的アプローチを組み合わせ，ホテル居住者にとって重要な問題を確認し，それらの問題について，地域の政治的・社会的構造における根本的原因を理解した。さらにグループ討議や課題を通してソーシャルサポートや連帯感をつくり出せるよう支援した。ホテル居住者

は，犯罪などの共通する問題について，ほかのホテルや地域のグループとともに活動する必要性を認識した。犯罪については近隣を巡回するパトロール警官の配置を増やすよう市長を説得するなどの成功を収めたため，次に，食物入手の難しさの課題に取り組んだ。ホテル居住者は3つのホテルにミニマーケットを設置し，別のホテルでは共同朝食プログラムを実施し，ホテルの中で調理できない人のために調理のいらない料理を本にまとめた。こうして集団レベルのエフィカシーを高め，エンパワメントを高めたホテル居住者は，プロジェクトを管理できるようにまでなったため，仕事が減った健康教育担当者は人的資源に徹するようになった。

　社会変革のための栄養教育については，低所得女性たちが，毎週，ペアレント・センター*に集まってコーヒーを飲むことから始まった例もある（Travers, 1997a）。女性たちの共通の関心は，低い所得の中で家族を食べさせることであった。栄養教育者からの質問に基づいてグループでの対話や討議が行われ，低所得地域では食物の価格が高いと認識されていることが明らかになった。その後，女性たちは自分たちの地域と中級の所得地域の同じチェーン店で，食物価格の比較調査を行った。この取り組みに対し，栄養教育者は技術的支援を行った。調査の結果として，自分たちの地域の食物価格が近隣の中級所得地域より常に高いことがわかり，女性たちは十分な栄養摂取が困難だった原因が社会の不平等でもあったことを認識した。そのため，店に対して，価格と品質の不平等についての悩みを文章で訴えることを決めた。これを受けて，そのチェーン店では低所得地域での価格を下げることになった。このプロセスで栄養教育者が行った支援は，ワードプロセッサーを手配し，女性たちとともに手紙を書くことであった。この取り組みが成功したことで，女性たちはエンパワメントを実感できた。さらに，この活動により，福祉手当が女性たちのニーズに見合わないことにも気づくことができた。この情報が女性たちに与えたインパクトは大きく，彼女らは自己非難から解放された。家族のために十分な食物を購入できないのは，女性たち個人の能力不足ではなく，政府の政策に原因があることがわかったのである。このことから，女性たちは変革への行動を起こすことを決心し，政治的なリーダーに手紙を書いて，ほかの地域のグループとともに活動した。その結果，福祉手当が増額された。さらに，後に予算削減でペアレント・センターが閉鎖されそうになった時も，市役所の前を行進してメディアの注目を集め，閉鎖を免れることができた。

> *ペアレント・センター：障害児をもつ低所得家庭に政府補助金支援を行う機関。保護者を，子どもにとって最適な支援者にする考え方をもつ。

　学校という，比較的公的な場における取り組みで，エンパワメントのプロセスをカリキュラム開発プロジェクトに利用した例がある（da Cunha, et al., 2000）。このプロセスでは，栄養教育者はまず，特に貧困な地域で学校の教師，学校給食担当者，管理職を訪ね，生徒の低栄養問題を提起した。学校職員はこの問題を懸念するようになり，教師，学校給食担当者，保護者で小さなグループを立ち上げ，課題に取り組むために栄養教育者に協力を求めた。グループメンバーは低栄養の問題についてよく調べる必要があると考え，生徒や家族についての包括的なニーズアセスメントを設計，実施した。このニーズアセスメントで確認されたニーズに働きかけるような栄養教育を設計し，相互協力してカリキュラムを実施した。グループメンバーは7カ月間にわたり，週1回，放課後に自分の時間を費やしてグループ活動を行った。栄養教育者は，意識の向上とエンパワメントのプロセスを活用し，自らの経験や知識に基づいた対話や解釈を通して，グループの意志決定を支援した。栄養教育者はファシリテーター*の役割を担い，ニーズアセスメントの実施とカリ

キュラム開発において，技術的支援を行った。

> *ファシリテーター：プログラムについて，参加者主体の学びを促進し，容易にする役割の人。参加者相互のコミュニケーションを円滑に促進し，それぞれの経験，知恵，意欲や専門性をうまく引き出しながら，学びや創造活動，複雑な課題解決等を容易にしていく役割を担う。

　若者のエンパワメントでは，低所得地域で高校生が直売所を運営するプロジェクトの基盤となった例がある（Hughes, et al., 2005）。この例では若者が，入手可能な地場産食物の栽培と，地域の酪農家や農家への支援によって地域に変化をもたらした。同時に，ビジネスや会計，またひとりの大人として仲間とともに生産的な仕事をするスキルの重要性を学んだという点において，就職への準備期間にもなった取り組みであった。

　様々な食に関する事例を紹介したが，これらの事例から，具体的な課題は介入スタッフではなく地域の人々が決めること，プロセスの目的は個人やグループのエンパワメントを通しての社会の変容であること，栄養教育者の役割は必要な情報をすべて提供する専門家ではなくファシリテーターやアドボケーターであること，協力関係の構築が実行の有効性を強化することがわかる。集団レベルのエフィカシーやエンパワメントのアプローチは，数カ月や数年といった長期の枠組みで行う。ただし，環境の変化はより長期にわたって継続する傾向がある。

b　組織レベルの意志決定者と政策立案者を教育し協働する

　栄養教育介入により，ある組織の食環境を，健康的な行動をより強力に支援するものに変えるためには，学校や職場のような特定の場において健康的な食物の入手やアクセスが容易になるよう，能力や権力のある人々を教育し，協働することに焦点を合わせるのが一般的である。栄養教育者は意志決定者による食環境の変化を支援した後に，食事の準備・調理をする人々が専門的能力を発展させられるように支援することが多い。

1　学校の場で意志決定者を教育し協働する

　学校の食環境は，子どもの食物選択や摂取内容の質に大きな影響を与える。子どもたちは，1日の摂取エネルギー量の大部分を学校で摂取しているためである。子どもたちは昼食に，例えば学校昼食プログラム，アラカルトメニュー，自動販売機や売店の食物により，1日に摂取するエネルギー量の35〜40％を摂取する。アメリカの学校昼食プログラム（NSLP）では，年齢が上がるにつれて参加率が減少していた。小学校では約3分の2の児童が参加するが，中学校になると2分の1に，高校では3分の1に減少する。学校昼食の代わりに入手できる食物として，「競合食品」と呼ばれるものがあるが，これらは脂肪や糖分が多く，栄養価が低いものが多い。例えば，自動販売機やスナックバーではチップス，キャンディ，炭酸飲料のような高脂肪，高糖分の食物があっても，野菜・果物は少ないことが多いが，自動販売機やスナックバーを利用すれば昼食をとれることから，学校昼食プログラムへの参加度が低くなる。野菜・果物の入手・アクセスが容易になれば，野菜・果物の摂取量が増加することが示されている（Hearn, et al., 1998）。このことから考えても，子どもたちが学校昼食プログラムのみの小学校から，アラカルトやスナックバーで食事のできる中学校に進んだ時に野菜・果物，牛乳の摂取量が減少し，甘い飲みもの，高脂肪，高糖分の食物の摂取量が増

加しても驚くべきことではない（Cullen & Zakeri, 2004）。

　学童期の子どもを対象とした栄養教育介入では，学校昼食プログラムで低脂肪食物，野菜・果物のような，ねらいとする食物の入手・アクセスを容易にするために，学校職員とともに活動した例が多く見られる（French & Stables, 2003; French & Wechsler, 2004）。こうした介入の特徴は様々であるが，ここではごく一部のみを述べる。介入は，野菜・果物の摂取増加に焦点を合わせた介入，一度に複数の行動の改善をねらった介入，そして環境のみを変化させる介入の3つに分類できる。いずれの介入においても，アウトカムはねらいとする食物や栄養素の摂取量改善であった。

① 野菜・果物の摂取増加に焦点を合わせた介入

　野菜・果物の摂取量を増加させることに焦点を合わせた介入が行われた。例えば，社会的認知理論に基づき小学4,5年生を対象として行った2つの研究では，教室での教育だけでなく，学校環境も様々に変化させて，昼食の野菜・果物の種類を増やし，おいしそうに見せること，デザートが出る時には昼食に果物を追加してその選択も可能にすること，カフェテリアにPOP表示をすることなどが行われた（Perry, et al., 1998; Reynolds, et al., 2000）。その結果，介入により野菜・果物の総摂取量が増加した。ある研究では，介入の効果に男女差や民族差は見られなかったが，野菜よりも果物の方が早く変化が起こり，また女子で男子よりも反応が大きい研究もあった。

② 複数の食行動に焦点を合わせた介入

　一度に複数の食行動に働きかける介入も行われた。The Child and Adolescent Trial for Cardiovascular Health（CATCH）は，社会的認知理論に基づいて行われた，小学3,4年生対象の大規模な無作為割付試験であり，脂質摂取量の減少や，高食物繊維食物の摂取，身体活動の増加に焦点を合わせることにより，心疾患の危険因子の減少をねらって設計された試みである（Leupker, et al., 1996）。介入の内容は，教室での教育的な働きかけ，身体教育介入，給食・カフェテリア介入，保護者・家族への働きかけであった。給食介入（環境的介入）は献立作成，食物購入，調理法に関する職員のトレーニングとプログラム促進（ポスター，嗜好試験，試食）を通して，学校給食中の総脂質，飽和脂肪酸，ナトリウムを減少することに焦点を合わせた。給食への介入により，給食中の脂質，ナトリウム，エネルギー量を減少させ，食物繊維，ビタミンA，ビタミンCの摂取量を増加させることができた。この介入の成功は，職員の食事づくり行動の変容に用いた方法によるところが大きく，この介入は学校カフェテリアへの介入のモデルになった。この介入事例では，子どもの脂質摂取量が有意に減少し，ねらいとする行動のメディエーター，すなわち行動に関する知識，行動意図，食物選択，教師と保護者からの支援を増加させることができた（Edmundson, et al., 1996; Lytle, et al., 1996）。

　また，中学生を対象としたTEENS研究では，社会的認知理論に基づき，教室でゴール設定とスキル形成に焦点を合わせた働きかけを行い，栄養教育者は給食担当者とともに，野菜・果物および比較的健康的で低脂肪の軽食アラカルトの提供数を増やし，プロモーションする活動を行った（Lytle, et al., 2004）。1年めは摂取が改善されたが，2年めには改善が見られなかった。その理由の1つとして，プログラムを完全に実施できる教師が少なかったことが考えられる。教室と環境への介入は，環境のみへの介入よりも有効で，ピア・リーダーの要素を加えると，さらに有効性は増した（Birnbaum, et al., 2002）。

Cookshopは，参加者を幼稚園児から小学校6年生までの子どもとし，加工度を最低限に抑えた全粒食品と新鮮な野菜を好きになり，摂取量が増えることを目的に設計された介入であり，教室での調理を行い，カフェテリアで同じレシピによる食物を見せることを複合的に組み合わせて実施された（Liquori, et al., 1998）。新鮮な生野菜を使うことで，子どもたちが切る，刻むといった食事づくりのプロセスに積極的に関わることができる。栄養教育者は，学校給食責任者と協働して，職員に同じレシピで一から調理するトレーニングを行った。この研究では，教育戦略として調理を取り入れる方法と普通の教育方法との比較を行ったが，両グループともにカフェテリアにおける環境的な働きかけも行った。この介入は社会的認知理論に基づくもので，植物性食品を食べることが個人の健康にとって重要であることだけでなく，より資源を維持できる持続可能なフードシステムも強調している。その結果，ランチルームでの観察による残食調査によると，実際に教室で仲間といっしょに調理体験し，食べることで，ねらいとする食物の摂取量が増加していた。対照クラス（環境的介入のみを受けたクラス）では，ねらいとする食物の摂取量が増加しなかった。このことから，行動を起こすには，環境的な機会を提供すると同時に，教育を通して高まった気づきや動機づけが必要であると考えられる。

③ 環境のみを変化させる介入

食環境の変化のみに焦点を合わせた研究も行われている。小学校1～3年生を対象に，野菜・果物摂取量の増加を目的として設計された研究では，野菜・果物の入手しやすさと魅力を増加させることと，学校の給食従事者が日常的に児童に野菜・果物を食べるよう声がけをするという介入戦略が用いられた。キックオフ（開会式），試食，チャレンジ週間，演劇制作，最後の食事会のような特別イベントが行われた（Perry, et al., 2004）。介入群の生徒では，果物の総摂取量が有意に増加した。研究者たちは，この介入は部分的に成功したのみであったが，複数の構成要素による介入は，カフェテリアのみの介入よりも有効であったと結論づけた。学校昼食において低脂肪料理を入手しやすくし，提供数を増加させることに焦点を合わせた研究では，プロモーション活動の有無にかかわらず低脂肪料理の摂取がやや増加した。しかし，研究者たちはプロモーション活動を含んでいた方がより効果的であると結論づけた（Whitaker, et al., 1994）。

ある中学校での環境的介入は，身体活動の増加や，アラカルト，学校売店，弁当を含む，学校の食物入手源すべてで低脂肪食物を提供し，マーケティングすることをねらいとして行われた（Sallis, et al., 2003）。その結果，男子の身体活動は増加したが，部分的に障壁がありプログラムを完璧に実施できなかったため，学校全体では生徒の脂質摂取量を減らすことはできなかった。先に述べたCookShopやTEENSプログラムの結果と併せて考えると，カフェテリアや競合食品がある状況では，介入の実施は難しいことが示唆される。実施できた場合は，より健康的な選択の重要性と入手可能性に注目させるような促進的・教育的な活動が伴うと，ねらいとする生徒の食物摂取量の改善に成功しやすくなると考えられる。

④ 複数のチャネルの活用

栄養・食の課題に働きかける際に，複数のチャネルを利用できる介入が多い。この場合，栄養教育者側には相当な努力と調整が要求される。なぜなら，学校内の複数の意志決定者とともに活動しなければならないためである。Gimme 5と呼ばれる，高校で行われた介入は，野菜・果物の摂取量増加に焦点を合わせたものである。ワークショップ後には教室での教育が行われたが，最低限にとどめられた。その代わりに，給食

従事者の教育を十分に行い，レシピも提供して，カフェテリアで野菜・果物を入手しやすくし，ポーションサイズ，種類，味を充実させ，野菜・果物の摂取を促進するマーケティング活動を毎月開催した。栄養教育者は，保護者と教員の組織に対しても教育を行った。Gimme 5 の実施により，2年間にわたり野菜・果物の摂取量が増加した。しかし，3年めに対照群とした学校の摂取量が追いついてしまった（Nicklas, et al., 1997, 1998）。

⑤ Farm to School プログラム

Farm to School プログラムは，地域の農家と学校をつなげる取り組みである（Center for Food and Justice, 2004）。学校昼食プログラムの一部として，学校でメニューにある野菜，果物，卵，はちみつ，肉，豆といった食物を購入して用いたり，サラダバーで農家の新鮮野菜を提供したりする。このプログラムでは，農家訪問や農家によるクラス訪問，調理実演，学校菜園，リサイクルと肥料づくりプログラムといった体験学習も実施する。農家は新しいマーケットにアクセスし，地場産の食物や農業について子どもたちに教育することでプログラムに参加する。このようなプログラムには多様な人々や組織の参加が必要であるため，栄養教育者は中心となる役割を担うようになる。参加者には保護者，学校長，学校の理事メンバー，学校給食担当者，生徒が含まれる。今やアメリカでは，こうしたプロジェクトのための資金が法によって制度化されている。

2　学校での食物の価格設定とその促進

栄養教育者が意志決定者に，組織における健康的な食物の重要性を教育する際には，資金的に，より健康的な食環境づくりが可能であることを納得させなくてはならない。これにあたり，いくつかの栄養教育介入で，価格構造を変えること，高校や職場においてねらいとなっている食物の販売を促進することが，実現可能な環境をつくる方法として役立つかを調査した。3週間の短期間調査では，新鮮な果物，にんじん，サラダの価格が 50％ に下がると，果物の売上は 400％，にんじんは 200％ になり，サラダは変化しなかった（French, et al., 1997）。ここでは，食物がカフェテリアのどこに置かれているか，どのように陳列されているか（例：ベビーキャロットは低脂肪のディップといっしょにパック包装してセット価格がついているか，プラスチックの器に入れてラップで包むのみで表示なしの状態か）といった状況的要因も重要となる。ある学校で年間を通して行われた長期的研究では，より健康的な食品の価格を下げ，その分の減収を補うために人気のある3つの高脂肪食物の価格を少しずつ上げた結果，給食の収入は安定し，より栄養価の高い食物が売れるようになった（Hannan, et al., 2002）。高校と職場の両方を対象に行った1年間にわたる研究では，自動販売機でねらいとする食物の選択を促進するには低価格が有効であり，看板も少しではあるが売上に有意な効果が見られた（French, et al., 2001）。栄養教育者は，学校管理者や給食責任者にこうした情報を提供することで，決定を支援できる。

小学校で低脂肪牛乳の摂取を促すことに焦点を合わせた研究も行われている。普通牛乳から低脂肪牛乳に変えたら生徒が牛乳を飲まなくなる可能性が考えられたため，健康教育者は，Low-Fat Lucy the Cow というキャンペーンを立ち上げた。ボランティアがホルスタイン牛の衣装を身にまとって学校の集会に登場し，普通牛乳の代わりに脂肪分 2％ の低脂肪牛乳を飲むことを勧め，ポスター，パズル，資料等によるプロモーション活動を行った。このキャンペーンにより，低脂肪牛乳を選択する生徒は 25％ から 57％ に増加し

(1, 2年生では70％)，全体の牛乳摂取量の減少も防ぐことができた。この効果は3, 4カ月後まで続いた（Wechsler, et al., 1998）。

別の研究では価格よりも，学校全体で実施するプロモーション活動の多さに焦点を合わせている。高校において2年以上観察を行った結果，実施したプロモーション活動の数が，学校のカフェテリアのアラカルトエリアにおける低脂肪食物の売上割合の増加と関連していることが明らかになった（Fulkerson, et al., 2004）。この結果は，熱心なプロモーションが小学校や中学校でも効果的な戦略になり得ることを示唆している。

3　職場の意志決定者を教育し，協働する

職場における健康教育介入は，従業員用カフェテリアや職場内の食物入手場所（例：自動販売機）で入手できる低脂肪・高食物繊維食物や野菜・果物の種類を増やすことで，食環境の変化を起こそうとするものが多い（例：Sorensen, et al., 1990, 1996）。栄養や健康の専門家は，職場の意志決定者や政策立案者を教育し，様々な活動を協働して行う。こうした介入を，ほかの教育的・促進的・組織的・政策的活動と併せて行うことで，摂食パタンに正の影響が見られた（Sorensen, et al., 1999）。

野菜・果物の摂取量増加をめざす職場プログラムの一例として，22の職場を，最低限の介入，職場のみの介入，職場＋家族の介入の3つのグループに無作為割付したTreatwellプログラムがあげられる（Sorensen, et al., 1998, 1999）。この職場は，多様な人種・民族の従業員がいる地域保健センターで，低所得居住者にサービスを提供している。プログラムの行動目標，つまり介入の結果として期待するアウトカムは，従業員の野菜・果物の摂取量を増加させることであった。この研究では，介入が行動変容の潜在メディエーターにも影響するかどうかについて調べた（結果は，p. 183「職場のソーシャルサポート」の項目で先述している）。

職場での売上を通して地場産の食物の購入を増やすことをめざす介入も行われた（Ross, et al., 2000）。この職場では，労働者たちに地場産の食物を注文する機会が与えられ，注文した食物は職場に届けられるようになった。この環境変化により，食物を生産している農家のパンフレットを読んだり，生産物を試食する機会もできた。職場以外への配達も可能であり，友人が注文して満足していることも社会規範に影響することが観察された。結果的に，職場で地場産の食物を注文した労働者たちには，職場外でも地場産の食物を購入する動機づけがされた。

4　緊急食料プログラム

フードバンク（p. 27参照）やスープキッチン（p. 24参照）のような緊急食料プログラムで提供される食物の質は，機関で入手可能な食物に左右される。栄養の専門家は，地元の農家に食物を提供してもらったり，シェフのためのトレーニングプログラムにスープキッチンを活用するなど，緊急食料プログラムの食物の質を改善していくために多くの組織と協働している。

c　組織的な政策活動

学校，職場，地域の食環境についての組織のポリシーは，人々の食物選択と摂食パタンに影響を与える。そのため，栄養教育において重要な場面では，政策立案者と協働して政策の開発や修正を行う。

1　学校におけるポリシー

学校での若者の食物摂取に影響を及ぼす食関連の環境課題に対しては，組織的な政策行動や，教室での働きかけが必要である。

- 学校の資金調達に利用される食物。資金不足の際に，資金を得るために食物を販売する学校が多い。通常，キャンディ，チップス，甘い飲みもののような高脂肪・高糖分の食物である。
- 教室で褒美として利用されやすい食物。多くの生徒が好む食物であり，やはり高脂肪・高糖分の食物がよく使われる。
- 学校における食物の宣伝は，自動販売機，ブックカバー，掲示板，廊下，スポーツのスコアボード，生徒向けの出版物や年鑑で直接的に行われる。また，成績の良い生徒に与えるファストフード店のクーポンでも，間接的に宣伝される。
- 学校で販売される飲みものは通常，ソフトドリンクであるが，飲料販売の契約は契約金と利益率によって結ばれることが一般的になってきている。このような契約を結ぶと，学校は契約した最低限の購入数を保障するために生徒に飲みものを勧めるようになるため，栄養教育の課題になっている。栄養ガイドラインは，日常的に健康的な選択をするよう推奨している。

○　地域のウェルネスポリシー

何年にもわたり，栄養教育者は，学校に教師，管理者，保護者，生徒，介入スタッフからなる学校栄養審議会や健康協議会を設置して，学校全体の食環境を調査し，課題を考えて討論し，健康的な食環境を促進する学校レベルのポリシーを推進して，健康的な選択が容易になるよう提案してきた（Kubik, et al., 2001; Lytle, et al., 2004）。ここで，アメリカで実際に行われたアプローチを紹介する。2004年の法律，The Child Nutrition and WIC Reauthorization により，全国学校給食法や児童栄養法によって認定されているプログラムに参加する各地方の教育機関は，学校のウェルネスポリシーを確立することが義務づけられた。ウェルネスポリシーは，少なくとも次のことを含まなければならない（USDA, n.d.）。

- 生徒のウェルネスを促進するために設計された栄養教育，身体活動，そのほかの学校における活動のゴール（目標）
- 生徒が学校にいる時間帯に校内で入手可能なすべての食物に関する栄養ガイドライン。これは地域の学校が選択する。目的として生徒の健康を促進，子どもの肥満の減少を含む
- 学校給食のガイドライン（農務省のプログラム要件，栄養基準の規制や指導ほど厳密である必要はない）
- 地域におけるウェルネスポリシーの実施状況の測定計画

新しいポリシーをつくったり，既存のポリシーを採択するためのプロセスの着手は誰が行ってもよいが，法律では，保護者や生徒，学校給食の権限者の代表，教育委員会，学校管理者，一般住民がプロセスに参加することを義務づけている。栄養教育者がチームの一員となることは特に義務づけられていないが，一般住民や保護者のメンバーとして活動に参加することができる。多くの学校で，ポリシー関連課題に対する取り

組みが始まっている（USDA, 2005）。

2　職場のポリシー

職場での介入では，物理的・社会的環境だけでなく，組織的な課題にも働きかけ，健康的な食行動を支援する環境をつくるための包括的・複合的アプローチを検討するものが多い（Sorensen, et al., 1998; Beresford, et al., 2001）。健康の専門家は，意志決定者や経営者に食や健康の課題の重要性を教育し，行動を起こすことを納得させる上で欠かせない存在である。また，プログラムを開始し，サービスや技術的支援を提供することもできる。しかし，ポリシーを立案し，プログラムを実施し組織化の手続きを進めるためには，従業員と経営者の両方と連携して取り組むことが必要である。

そのような研究のレビューにより，プログラムの有効性には多くの組織的要因が関連することが確認されている（Sorensen, et al., 2002）。経営者の関与と監督者の支援は必須である。ポリシーは修正していく必要がある。そして，職場ごとの従業員審議会のような仕組みや，同僚による介入実施を通して，従業員が計画や実施に関わることが重要になる。従業員審議会では，職場ごとに実施する介入の要素を選択し，職場内にプログラムのメッセージや情報を広め，プログラムが長期的に職場に組み込まれることを促進する（Sorensen, et al., 1990, 1992）。従業員の関わりが大きくなればなるほど，実施される活動が多くなる（Hunt, et al., 2000）。経営者は，勤務時間内のヘルスプロモーション活動への参加を従業員に許可し，推奨するようなポリシーを導入しなければならない。

d　地域レベルの活動：連合と連携の構築

組織レベルの介入では，意志決定者や政策立案者との連携がきわめて重要であることを述べてきた。地域レベルでは，この連携がさらに重要となる。地域レベルの介入において，栄養教育プログラムの行動目標を支援できるような地域に変えるために，栄養教育者はパートナーシップを開発しなくてはならない。類似する目標をもつ，ほかのグループと連携し，連合に参加するのである。栄養教育者が参加すべき連合は多い。ある事例では，栄養教育者が活動を始める際，意志決定者の教育から着手した。行動を起こしたいと考え，栄養・食に関する情報を必要としている地域グループに対し技術的支援を行った例もある。次の項では，個々の栄養教育者やプログラムが参加できる連携のタイプを，事例をあげて紹介する。

1　地域の連合とパートナーシップ：事例

非常に具体的な行動についての連携の例がある。アメリカで，WICプログラムの栄養士が母乳育児をしやすい地域をつくるために，ほかの食料支援プログラムや様々な地域のパートナーと協働したプログラムである（Singleton, et al., 2005）。このプログラムの目的は，母乳育児に関する住民の気づき，認識，地域支援を強化することであった。ある州では，乳児保育において母乳を与えることが当たり前になるよう，地域，家族，学校，保育所，医療システム，政策立案者や職場を支援する行動計画を詳細につくり上げるために，地域の主要な関係者145名との公開討論会を行った。このパートナーシップにおいては，医療システムや保険会社，経済界，教育制度による母乳育児の奨励を求めつつ，住民の意識を高めるキャンペーンや活動を行い，地域組織において資源を入手しやすくするよう主張した。

別の例として，低所得地域住民の食事の改善に取り組んだ，2つの組織間（Share our Strength と Head

Start)のパートナーシップがあげられる。Share our Strength は全国的な組織で，複数の地域で活動している。個人や会社に飢餓撲滅のための協力を呼びかけ，取りまとめを行っている。Share our Strength が全国的に展開している栄養教育プログラム Operation Frontline では，飢餓リスクのある人々を対象に，ボランティアのシェフ，栄養士，ファイナンシャルプランナーにより栄養学，健康的な調理方法，食費についての指導が行われる。Head Start は，低所得層の幼児に教育と食事を提供するプログラムである。Operation Frontline では，Head Start プログラムの対象となる幼児の保護者に6週間のカリキュラムで教育を行った。これは，政府プログラムと地域プログラムが両組織の目的を達成し，効果を高めるパートナーシップの例といえる（Jones, 2005）。なお，このプログラムは，保護者の知識とスキルを改善する結果となった。

2　栄養教育ネットワーク

アメリカでは多くの州で，農務省などの助成を受けた栄養教育ネットワークが誕生している。これらのネットワークでは，Food Stamp プログラム（現 SNAP プログラム），Cooperative Extension Center（共同普及サービス），がん協会や心臓財団のような民間の奉仕団体，食料品店，大学等がパートナーシップを結び，連合している。目的は，各食料支援プログラム間の連携を促すこと，そしてネットワークのパートナーシップ内共通の栄養メッセージをつくり，低所得者であるフードスタンプ受給者に発信することである。こうしたパートナーシップでは，様々なチャネルを利用して人々にメッセージが届けられる。直接的な栄養教育と，間接的な栄養教育が行われるのは，ソーシャルマーケティングと同じである。

栄養教育ネットワークには，医師，保健部局，学校区，地域を基礎とした組織が含まれることが多く，学童期の子どもやその保護者に健康的な食べ方や身体活動の習慣を推奨している。また，政策を主導したり，人々が学校や地域で，健康的な食環境や運動環境の要望活動ができるようにエンパワーしたりする幅広い活動が始まっている。ネットワークは，低所得の家族がより健康的な食事を食べ，より活動的になり，農務省栄養支援プログラムに参加できるように，組織の政策や物理的環境を変えるような取り組みも行われている。その例がカリフォルニア栄養ネットワークで，広範囲にわたる栄養教育活動の資金援助を行っている（California Nutrition Network, 2004）。

3　地域レベルの食料政策活動

食料政策（food policy）に焦点を合わせている地域組織は多い。例えば，食料政策協議会は，州レベル，地域レベルのフードシステムの中の，様々な立場の利害関係者からなる。協議会は，政府による行政指導などで公式に認可され，草の根レベルの取り組みも行える。食料政策協議会の主な目標は，地域のフードシステム運用の検討と，組織改善案の提供であることが多い。栄養教育者は協議会のメンバーとして，視野を広げる役割を担う場合が多く，栄養教育者が参加することで協議会メンバーは最も伝統的な意味で緊急食料支援や農業政策に関心を深めることができると考えられる（www.statefoodpolicy.org）。

また，様々な食料安全保障連合や農家・食料プロジェクトでも，地元農家と地域を結びつける政策主導を分析し，開発している。これにより，自営農家の経済生計や農村部のコミュニティを強化する地域の食料・農業組織を再構築し再興するとともに，健康的な食物を入手しやすい地域にしようという活動である（www.foodsecurity.org）。

4　連合体での業務：利益と費用

　どのような集団も，同様のゴールをめざす，ほかの集団と連合することによって，社会変革を起こす力が非常に強くなる。小さなグループだけでは難しくても，連合や連携をすることによって，望ましいゴールの達成に向けて，物的資源，人の知識，スキル，情熱を集約することができる。ただし，かなりの資金がかかってしまう。また，連携して取り組みを進めるのは複雑な作業であり，リーダーシップの役割，意志決定，ソーシャルサポート，ソーシャルネットワークに関しては，すべての連携グループが満足できるものでなければならない。これらをうまく進めるには時間と努力が必要になると考えられる。連合のメンバーが満足して活動的に取り組んだとしても，連合で決まったゴールの達成に効果があるという保障はない。効果的なリーダーシップとマネジメントも必要である。

　連携を成功させるには，様々な要因がある。具体的には，開かれた対話や交渉，問題解決を通して意見が一致し，共有され合意された理想像と任務，メンバーにとって有意義な個別目的，明快で参加者の意欲を引き出すような課題，生産性や効率性の感覚，チーム構築や矛盾解決スキルのある委員長やファシリテーター，様々な立場の人々による意志決定，開放的で頻繁なコミュニケーションとコミュニケーションをフィードバックする回路，参加メンバーの利益・信頼・開放性・敬意に基づく結びつき，力の共有，適切な資源，があげられる（Rothschild, 1999）。

e　政策活動

　本書では，政策活動が非常に重要であることを述べてきた。政策は教育を補完するものである（Rothschild, 1999）。**教育**は，これまで見てきたように，重要と考えられる行動を自発的に選択したり維持したりすることを教え，説得し，促進する戦略の組み合わせである。教育自体が直接，即時に報酬や刑罰を与えることはない。期待されるアウトカムは，「あなたが今牛乳を飲むならば，あなたが年をとった時に骨粗鬆症になる可能性は少ない」など，遠い将来のことである場合が多い。

　環境的変化（environmental change）は，ソーシャルマーケティングと同様，新しい行動のために環境を好ましくしようとすることである。参加者が求める利益をもたらし，気がかりな障壁を減らすことによって，行動に自発的な変化を起こす。ソーシャルマーケティングではさらに，効果的なコミュニケーションや説得により動機づけを高め，自発的な行動変容を促進する。環境的変化は，行動が容易になるような製品やサービスの提供により行動をとりやすくし，障壁を軽減することである。例えば，参加者の地域の食料品店において，野菜・果物を入手しやすくし，価格誘因やクーポンの利用でアクセスしやすくする。この事例では，期待されるアウトカムや報酬は比較的即効的なものとなる。政策はこれらのアプローチを補完し，重要な積極的役割を担うこともできる。何らかの社会的圧力により異なる基準に従うことが難しく，望ましい行動をとりづらい場合でも，政策と法規があることにより，望ましい行動を確実に実行できるのである。例えば，健康的ではない食物が生徒にとって魅力的で，学校にとっても財政的に好ましい場合でも，学校で入手可能なすべての食物について食料政策や栄養基準があれば，生徒の野菜・果物摂取を増やし，甘味飲料の摂取を少なくすることが容易になるであろう。栄養教育者は，関係する食料政策の決定に参加することが必要である。つまり，栄養教育者には，地域レベル，または国レベルの政策立案者や立法者に対して，健康的な政策を主張する役割を担うことが求められるのである。

C 行動や行動変容の潜在的な環境メディエーターへの働きかけについての示唆

　上述の考察に基づくと，健康行動や行動変容の環境的決定要因への働きかけに利用できる活動は様々である。こうした活動では，栄養教育者が食物・サービス提供者や意志決定者などの他者と連携することが必要になる場合がほとんどであると考えられる。これには通常，組織や地域における意志決定者や政策立案者に栄養・食に関する課題の重要性を教育すること，そして意志決定者や政策立案者との連合を構築して，参加者が何らかのヘルスプロモーション行動に取り組む機会が増えるような計画を開発し，実施することが含まれる。さらに，プログラムで重視する行動や課題を支援するような公衆政策や法規を，連携して作成・修正するために，プログラム参加者や同様の行動や課題を重視する，ほかの地域グループと連携することも含まれる。

　図6-2 は，栄養教育に働きかける多様なレベルの影響要因を示している。多様なレベルとは，個人内・世帯レベル，個人間レベル，機関・組織・地域レベル，社会構造・政策・実践レベルである。個人内レベルと個人間レベルでの教育活動は，個人のための短期・中期・長期的アウトカムを用いて，信念や態度，影響，スキルといった，行動や行動変容の個人的なメディエーターに働きかける。ほかのレベルでは，行動変容の環境的メディエーターに働きかけ，個人にも影響を与えるような行動を設計する。こうした取り組みは，政策や社会構造の変化を通して，健康的な行動を簡単にすることによって進める。

a　個人間レベルを対象とする栄養教育活動

1　ソーシャルネットワークとソーシャルサポート

① 既存のソーシャルネットワークの強化

　既存のソーシャルネットワークに呼びかけ，広げることにより，鍵となる栄養・食に関する行動や，プログラムにおいて重視されてきた行動（例：母乳育児の割合を増やすこと，野菜・果物の摂取を増やすこと）のためのソーシャルサポートを強化することができる。例えば，学校の保護者協議会（PTA），職場の従業員協議会や，地域や組織で定期的に顔を合わせるグループは，栄養に関する課題に関心があると考えられる。栄養教育プログラムでは，これらのグループと協働することによって行動支援を強化することができる。

② 新しいソーシャルネットワークの結びつきをつくる

　多くのプログラムで，新しくソーシャルネットワークを結びつけることによりソーシャルサポートグループをつくり，これを通じて，プログラム参加者向けのソーシャルサポートを構築している。例えば，職場で体重コントロールや適正体重に興味のある人々のグループがつくられる。サポートグループは，HIV/AIDSに感染した人々のための健康センターでつくられることもある。また，プログラム参加者のために料理教室と行動変容セッションが行われることもある。

第6章　理論と研究の基礎：実行に移すための環境的サポートを促進する

図 6-2　介入の多様なレベルに働きかける栄養教育のロジックモデルの枠組み

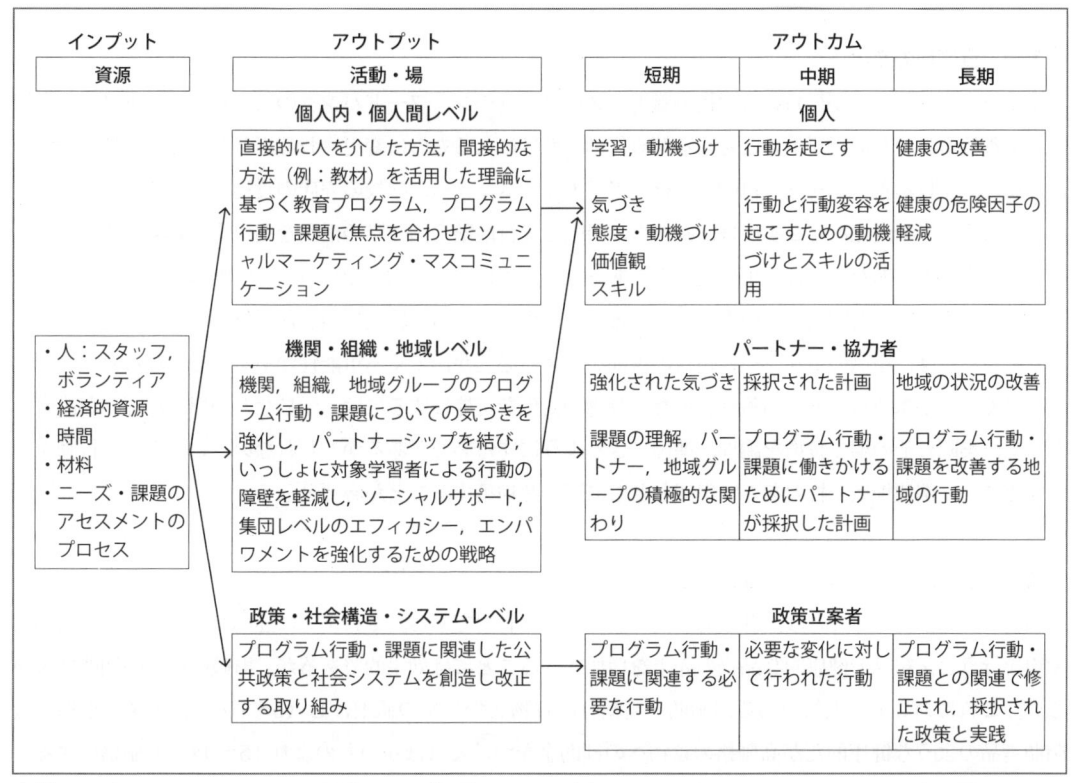

インプット	アウトプット	アウトカム		
資源	活動・場	短期	中期	長期

個人内・個人間レベル / **個人**

| 直接的に人を介した方法，間接的な方法（例：教材）を活用した理論に基づく教育プログラム，プログラム行動・課題に焦点を合わせたソーシャルマーケティング・マスコミュニケーション | 学習，動機づけ

気づき
態度・動機づけ
価値観
スキル | 行動を起こす

行動と行動変容を起こすための動機づけとスキルの活用 | 健康の改善

健康の危険因子の軽減 |

機関・組織・地域レベル / **パートナー・協力者**

| 機関，組織，地域グループのプログラム行動・課題についての気づきを強化し，パートナーシップを結び，いっしょに対象学習者による行動の障壁を軽減し，ソーシャルサポート，集団レベルのエフィカシー，エンパワメントを強化するための戦略 | 強化された気づき

課題の理解，パートナー，地域グループの積極的な関わり | 採択された計画

プログラム行動・課題に働きかけるためにパートナーが採択した計画 | 地域の状況の改善

プログラム行動・課題を改善する地域の行動 |

政策・社会構造・システムレベル / **政策立案者**

| プログラム行動・課題に関連した公共政策と社会システムを創造し改正する取り組み | プログラム行動・課題に関連する必要な行動 | 必要な変化に対して行われた行動 | プログラム行動・課題との関連で修正され，採択された政策と実践 |

・人：スタッフ，ボランティア
・経済的資源
・時間
・材料
・ニーズ・課題のアセスメントのプロセス

出典）Based on Community Nutrition Education（CNE）Logic Model, Version 2- Overview 2006, January. Helen Chipman, National coordinator, Food Stamp Nutrition Education, CSREES/USDA, and Land Grant University System Partnership. http://www.csrees.usda.gov/nea/food/fsne/fsne.html. Used with permission

2　集団レベルのエフィカシーとエンパワメントを促進する

　集団レベルのエフィカシーとエンパワメントを強化するプロセスには類似点がある。集団レベルのエフィカシーを強化するプロセスでは，グループメンバーは，栄養教育者の支援を受けながら，社会的・政治的環境において関心のある課題を見つける。メンバーの取り組みは，その関心事への働きかけに役立つと思われる小さなゴールを設定することから始まる。小さなゴールが達成されたら，より困難な問題に立ち向かい，より大きなゴールを設定する。このようなアプローチは年齢を問わずに用いることができ，特に子どもに効果的である。

　エンパワメント戦略には一般的に，何らかの意識向上プロセスが含まれる。教育者は，グループ参加者に問題を提示し，メンバー自身の知識や経験を引き出して，その問題に関連させつつ参加者自身の生活を理解するよう促す。グループメンバーは，対話を通して問題の根本原因を集団として理解するようになり，どうすれば状況を変化させられるかを考え始める。メンバーは，社会的・政治的な状況の中で自分たちの生活を変え，自分たちの現実を転換するような行動をゴールとして設定する。こうした場において，栄養教育者の役割は最初のプロセスを手助けすることである。もし必要ならば，グループが自分たちの予定表と進行手順をつくり上げるまで手伝うが，それ以降はできることがない。すでに行動を起こしているグループでは，人的資源として栄養教育者が必要になることもある。

b 組織レベルの意志決定者と政策立案者を教育し協働する

1 食環境の変化

栄養教育プログラムが行われる学校や職場，スープキッチン，フードバンクのような場で提供される食物は，栄養教育者や参加者が重要と考える健康行動の助けになるものに変更される場合がある。学校での例をあげると，学校給食メニュー，自動販売機，アラカルトメニュー，学校の売店の食物の変更である。

このような場で変化を起こすには，動機づけ段階と実行段階の両段階の活動を利用する必要があると考えられる。学習者にあたるのは食事の提供者であるため，提供する食物を変えるような動機づけが行われる。この場合，専門的能力開発のワークショップと報奨が重要になる。給食担当者が提供する食物を変えられるようにするには，組織のポリシーと組合の規則を変える必要が出てくる可能性がある。そうなると，交渉とアドボカシーが求められるであろう。また，食物の変化を可能にするには，学校などの場で物理的な設備も変えて，実際にその場で食物を調理，準備できるようにする必要があるかもしれない。このような行動を起こす際には，関連地域で権力をもつ集団とともに連合を構築することが必要となる。

2 価格設定とプロモーション活動

食物の価格を変えることは，健康的な食行動の支援に有用である。これまでに述べたように，大幅な価格変更を行うと，組織で健康的な品物の売上を増加させることには効果的であるが，財政的に，長期間は続かない。これに対して，人気のある高脂肪・高糖分の食物を少しずつ値上げし（5〜10％），野菜・果物や低脂肪食品のような健康的だが高価格の食物への補助金をつける（ほかのものより15％以上低価格にする）という戦略は，より持続性が高い。この方法で食物を販売したところ，組織の歳入には差し支えなかった。食物をおいしそうに見せることとプロモーション活動を行えば，こうした食物選択をさらに促進できる。繰り返しになるが，こうした変化をもたらすために，栄養教育者は食事提供者と協力しなくてはならない。

3 組織の食料政策

栄養教育者は，食物提供にあたり適切なポリシーを立案しようとする組織を支援することができる。例えば，学校という場では教師，学校給食担当者，管理者，地域住民，生徒で構成された地域のウェルネス協議会と一緒に活動することができる。栄養教育者は協議会に対して，健康的な食環境づくりを促進し課題に働きかけるようなポリシーを検討したり，ポリシーの効果を評価する際に手助けをするといった技術的支援を行うことができる。ここでいう課題とは，学校の資金調達や，教室で用いる褒美・奨励の食物，学校における食品広告，学校で販売される飲みものである。疾病管理予防センター（CDC）は，学校が学校保健環境をアセスメントし，実施状況の評価に活用できるモニタリングツールを開発した（CDC, 2004a, 2004b）。職場などの場において，ベンダー（屋台や移動販売店）は通常，営利目的の事業である。しかし，ベンダーについても，健康的な食物の入手・アクセスが容易になるような食料政策を立案できると考えられる。

4 情報的環境

公開討論会で提供される情報には，重要な課題について動機づけとなる（「なぜ」についての）情報や，手段になる（「どのように」についての）情報が含まれるため，何らかの目的にかなう場合がある。また，

情報は社会や地域において，食事改善を支援するような地域的・社会的規範の確立を助けることもある。例えば，母乳育児や野菜・果物を食べることに関するポスターを多く掲示すれば，これらの行動が社会規範であることを人々に伝えることができるであろう。情報は行動を起こすきっかけになることもある。学校，職場，コミュニティセンターに掲示するポスターに加えて，地域の掲示板も規範確立を助け，行動を起こすきっかけとなる。ほかにも，ラジオや雑誌のようなメディアを通して行うプロモーションは，介入でねらいとされる行動変容に役立つ。

5 地域レベル，国レベルでの政策活動

これまで見てきたように，食料政策に焦点を合わせて取り組んでいる地域組織や全国組織は多い。また，多くの食料支援プログラムや公衆衛生機関があるが，これらに携わる栄養教育者は，影響を与えるだけでなく技術的支援を行い，栄養面の健康にとって重要な行動や課題を支援するような政策を主張し，立案し，修正する。私たち栄養教育者は，政策や課題について情報を入手しておき，どのように政策をつくり，施行するかについて，適切な場で機会をとらえて発言できなくてはならない。

D　要　約

環境的介入のねらいは，人々が健康的な栄養・食に関する行動ができるようになる機会を増やすことである。個人の行動の環境的メディエーターに働きかけるには多くのアプローチ方法があり，多様な活動が関わることをこれまで述べてきた。栄養教育者は，栄養プログラムの対象となる行動や実践を媒介する環境の決定要因に働きかけるために，情報を提供し，教育し，他者（食物やサービスの提供者，権力のある意志決定者，政策立案者など）とのパートナーシップを形成する。栄養教育者は，学校，Head Start プログラム，職場，高齢者会食サービスに携わり，健康的な食物の入手やアクセスを容易にし，健康的な食行動の実践を促進し強化するような政策の立案に取り組む。

学校では，カフェテリアに関するポリシーだけでなく，飲みものの入手しやすさ，自動販売機，学校の売店といった学校全体における食関連のポリシーにより，健康的な食物選択が容易になったり，健康的な食実践モデルに触れたりする機会が生徒に提供されるはずである。職場では，カフェテリアや自動販売機で健康的な選択肢が提供され，選択が奨励されるべきである。どのような場においても，健康的な選択は簡単な選択であるべきである。どのような介入においてもリーダーが必要であるのと同様，地域メンバーや，職場では社員を組み込んで，活発に活動できるようにしなくてはならない。地域のエンパワメントと集団レベルのエフィカシーは優先度が高いのが事実である。これらを総合的なアプローチに応用することにより，個人や環境を変化させるような栄養教育介入の有効性が強まる可能性が高くなるであろう。

◆◆◆◆◆◆　**演習問題**　◆◆◆

1. 次の言葉を定義してみよう。
   a. ソーシャルネットワーク
   b. ソーシャルサポート
   c. 集団レベルのエフィカシー
   d. エンパワメント
   e. 連携
   f. パートナーシップ

2. 健康的な食行動を支援する環境を構築するために栄養教育者が行うべき役割について，本章の冒頭にある質問に対する皆さんの回答を見てみよう。その質問についての皆さんの考えは変わったであろうか？　どのように変わったであろうか？

3. より健康的な環境をもたらすために他者と連携できるようになるためには，栄養教育者はどのようなスキルをもつべきであろうか？　そうした活動において，皆さんはどのような役割を担いたいか？

文　献

Ammerman, A.S., C.H. Lindquist, K.N. Lohr, and J. Hersey. 2002. The efficacy of behavioral interventions to modify dietary fat and fruit and vegetable intake: A review of the evidence. *Preventive Medicine* 35(1): 25-41.

Arnold, C.G., P. Ladipo, C.H. Nguyen, P. Nkinda-Chaiban, and C.M. Olson. 2001. New concepts for nutrition education in an era of welfare reform. *Journal of Nutrition Education and Behavior* 33(6):341-346.

Bandura, A. 1997. *Self-efficacy: The exercise of control.* New York: WH Freeman.

———. 2001. Social cognitive theory: An agentic perspective. *Annual Review of Psychology* 52:1-26.

Beresford, S.A.A., B. Thompson, Z. Feng, A. Christianson, D. McLerron, and D.L. Patrick. 2001. Seattle 5 A Day worksite program to increase fruit and vegetable consumption. *Preventive Medicine* 32:230-238.

Berkman, L.F., and T. Glass. 2000. Social integration, social networks, social support, and health. In *Social epidemiology*, edited by L.F. Berkman and I. Kawachi. New York: Oxford Press.

Birnbaum, A.S., L.A. Lytle, and M. Story. 2002. Are differences in exposure to a multicomponent school-based intervention associated with varying dietary outcomes in adolescents? *Health Education Behavior* 29(4):427-443.

California Nutrition Network. 2004. Program description. http://www.dhs.ca.gov/ps/cdic/cpns/network/.

Center for Food and Justice. 2004. About the national Farm to School program. http://www.farmtoschool.org/about.htm.

Centers for Disease Control and Prevention. 2004a. *School Health Index: A self-assessment and planning guide. Elementary school version.* Atlanta, GA: Author.

———. 2004b. *School Health Index: A self-assessment and planning guide. Middle school/ high school version.* Atlanta, GA: Author.

Contento, I.R., S.S. Williams, J.L. Michela, and A. Franklin. 2006. Understanding the food choice process of adolescents in the context of family and friends. *Journal of Adolescent Health* 38:575-582.

Council of Economic Advisers. 2000. *Teens and their parents in the 21st century: An examination of trends in teen behavior and the role of parental involvement.* Washington, DC: Author.

Cullen, K.W., and I. Zakeri. 2004. Fruits, vegetables, milk and sweetened beverages consumption and access to a la carte/snack bar meals at school. *American Journal of Public Health* 94:463-467.

da Cunha, Z., I.R. Contento, and K. Morin. 2000. A case study of a curriculum development process in nutrition education using empowerment as organizational policy. *Ecology of Food and Nutrition* 39: 417-435.

Edmundson, E., G.S. Parcel, C.L. Perry, et al. 1996. The effects of the Child and Adolescent Trial for Cardiovascular Health Intervention on psychosocial determinants of cardiovascular disease risk behavior among thirdgrade students. *American Journal of Health Promotion* 10(3):217-225.

Feuenekes, G.I.J., C. De Graff, S. Meyboom, and W.A. Van Staveren. 1998. Food choice and fat intake of adolescents and adults: Association of intakes within social networks. *Preventive Medicine* 26:645-656.

French, S.A., R.W. Jeffrey, M. Story, et al. 2001. Pricing and promotion effects on low-fat vending machines purchases: The CHIPS study. *American Journal of Public Health* 91:112-117.

French, S.A., and G. Stables. 2003. Environmental interventions to promote fruit and vegetable consumption among youth in school settings. *Preventive Medicine* 37(6):593-610.

French, S.A., M. Story, R.W. Jeffrey, et al. 1997. Pricing structure to promote fruit and vegetable purchase in high school cafeterias. *Journal of the American Dietetic Association* 97:1008-1010.

French, S.A., and H. Wechsler. 2004. School-based research and initiatives: Fruit and vegetable environment, policy and pricing workshop. *Preventive Medicine* 39(Suppl. 2):S101-107.

Friere, P. 1970. *Pedagogy of the oppressed.* New York: Continuum.

———. 1973. *Education for critical consciousness.* New York: Continuum.

Fulkerson, J.A., S.A. French, M. Story, H. Nelson, and P.J. Hannan. 2004. Promotions to increase lower-fat food choices among students in secondary schools: Description and outcomes of TACOS (Tiying Alternative Cafeteria Options in Schools). *Public Health Nutrition* 7:665-674.

Furst, T., M. Connors, C.A. Bisogni, J. Sobal, and L.W. Falk. 1996. Food choice: A conceptual model of the process. *Appetite* 26:247-266.

Green, L.W., and M.M. Kreuter. 1999. *Health promotion planning: An educational and ecological approach.* 3rd ed. Mountain View, CA: Mayfield Publishing.

Hannan, P., S.A. French, M. Story, and J.A. Fulkerson. 2002. A pricing strategy to promote sales of lower fat foods in high school cafeterias: Acceptability and sensitivity analysis. *American Journal of Health Promotion* 17:1-6.

Harrington, K.F., F.A. Franklin, S.L. Davies, R.M. Schewchuk, and M. Brown Binns. 2005. Implementation of a family intervention to increase fruit and vegetable intake: The Hi5 + experience. *Health Promotion Practice* 6:180-189.

Hearn, D.M., T. Baranowski, J. Baranowski, et al. 1998. Environmental influences on dietary behavior among children: Availability and accessibility of fruits and vegetables enable consumption. *Journal of Health Education* 29:26-32.

Hughes, L.J., L. Blalock, and L. Strieter. 2005. Youth-oriented farm stands as a vehicle for improving food security in targeted low-income communities. *Journal of Nutrition Education and Behavior* 37(Suppl. 1): S36.

Hunt, M.K., R. Lederman, S. Potter, A. Stoddard, and G. Sorensen. 2000. Results of employee involvement in planning and implementing the Treatwell 5 A Day worksite study. *Health Education Behavior* 27:223-231.

Israel, B., B. Checkoway, A. Schulz, and M. Zimmerman. 1994. Health education and community empowerment: Conceptualizing and measuring perceptions of individual, organizational, and community control. *Health Education Quarterly* 21(2):149-170.

Israel, B.A., and K.A. Rounds. 1987. Social networks and social support: A synthesis for health educators.

Advances in Health Education and Promotion 2:311-351.

Jones, A.S. 2005. Start by eating right: Promoting healthy eating in young children through partnerships between Share our Strength and Head Start and other community agencies. In *National nutrition education conference.* Washington, DC: USDA Food and Nutrition Service.

Kent, G. 1988. Nutrition education as an instrument of empowerment. *Journal of Nutrition Education* 20: 193-195.

Kistin, N., M.S. Abramson, and P. Dublin. 1994. Effect of peer counselors on breastfeeding initiation, exclusivity, and duration among low-income urban women. *Journal of Human Lactation* 10:11-16.

Kubik, M.Y., L.A. Lytle, and M. Story. 2001. A practical, theory-based approach to establishing school nutrition advisory councils. *Journal of the American Dietetic Association* 101:223-228.

Leupker, R.V., C.L. Perry, S.M. McKinlay, et al. 1996. Outcomes of a field trial to improve children's dietary patterns and physical activity: The Child and Adolescent Trial for Cardiovascular Health (CATCH). *Journal of the American Medical Association* 275:768-776.

Liquori, T., P.D. Koch, I.R. Contento, and J. Castle. 1998. The Cookshop Program: Outcome evaluation of a nutrition education program linking lunchroom food experiences with classroom cooking experiences. *Journal of Nutrition Education* 30(5):302.

Lytle, L.A., D.M. Murray, C.L. Perry, et al. 2004. Schoolbased approaches to affect adolescents' diets: Results from the TEENS study. *Health Education and Research* 31:270-287.

Lytle, L.A., E.J. Stone, M.Z. Nichman, and C.L. Perry. 1996. Changes in nutrient intakes of elementary school children following a school-based intervention: Results from the CATCH study. *Preventive Medicine* 25: 465-477.

McLeroy, K., D. Bibeau, A. Steckler, and K. Glanz. 1988. An ecological perspective on health promotion programs. *Health Education Quarterly* 15:351-377.

Minkler, M. 1997. Community organizing among the elderly poor in San Francisco's Tenderloin district. In *Community organizing and community building for health*, edited by M. Minkler. New Brunswick, NJ: Rutgers Press.

Ness, K., P. Elliott, and V. Wilbur. 1992. A peer educator nutrition program for seniors in a community development context. *Journal of Nutrition Education* 24:91-94.

Nicklas, T.A., C.C. Johnson, R. Farris, et al. 1997. Development of a school-based nutrition intervention for high school students: Gimme 5. *American Journal of Health Promotion* 11:315-322.

Nicklas, T.A., C.C. Johnson, L. Myers, R.P. Farris, and A. Cunningham. 1998. Outcomes of a high school program to increase fruit and vegetable consumption: Gimme 5—a fresh nutrition concept for students. *Journal of School Health* 68:248-253.

Patterson, R.E., A.R. Kristal, K. Glanz, et al. 1997. Components of the Working Well Trial intervention associated with adoption of healthful diets. *American Journal of Preventive Medicine* 13(4):271-276.

Perry, C.L., D.B. Bishop, G. Taylor, D.M. Murray, and R.W. Mays. 1998. Changing fruit and vegetable consumption among children: The 5 A Day Power Plus Program. *American Journal of Public Health* 88: 603-609.

Perry, C.L., D.B. Bishop, G.L. Taylor, et al. 2004. A randomized school trial of environmental strategies to encourage fruit and vegetable consumption among children. *Health Education and Behavior* 31(1):65-76.

Reynolds, K.D., F.A. Franklin, and D. Binley, et al. 2000. Increasing fruit and vegetable consumption of fourth-graders: Results from the High 5 Project. *Preventive Medicine* 30:309-319.

Rody, N. 1988. Empowerment as organizational policy in nutrition intervention program: A case study from the Pacific Islands. *Journal of Nutrition Education* 20:133-141.

Rosenthal, B.B. 1998. Collaboration for the nutrition field: Synthesis of selected literature. *Journal of Nutrition Education* 30(5):246-267.

Ross, N.J., M.D. Anderson, J.P. Goldberg, and B.L. Rogers. 2000. Increasing purchases of locally grown produce through worksite sales: An ecological model. *Journal of Nutrition Education* 32(6):304-313.

Rothschild, M.L. 1999. Carrots, sticks, and promises: A conceptual framework for the management of public health and social issue behaviors. *Journal of Marketing* 63:24-37.

Sallis, J.F., T.L. McKenzie, T.L. Conway, et al. 2003. Environmental interventions for eating and physical activity: A randomized controlled trial in middle schools. *American Journal of Preventive Medicine* 24:209-217.

Sciacca, J.P., B.L. Phipps, D.A. Dube, and M.I. Ratliff. 1995. Influences on breast-feeding by lower-income women: An incentive-based, partner-supported educational program. *Journal of the American Dietetic Association* 95:323-328.

Singleton, U., A. Williams, C. Harris, and G.G. Mason. 2005. Building breastfeeding friendly communities with community partners. In *National nutrition education conference*. Washington, DC: USDA Food and Nutrition Service.

Sorensen, G., J. Hsieh, M.K. Hunt, D.H. Morris, D.R. Harris, and G. Fitzgerald. 1992. Employee advisory boards as a vehicle for organizing worksite health promotion programs. *American Journal of Health Promotion* 6(6):443-450, 464.

Sorensen, G., M.K. Hunt, N. Cohen, et al. 1998. Worksite and family education for dietary change: The Treatwell 5 A Day program. *Health Education Research* 13:577-591.

Sorensen, G., M.K. Hunt, D. Morris, et al. 1990. Promoting healthy eating patterns in the worksite: The Treatwell intervention model. *Health Education and Research* 5(4):505-515.

Sorensen, G., L. Linnan, and M.K. Hunt. 2002. Worksite based research and initiatives to increase fruit and vegetable consumption. *Preventive Medicine* 39(Suppl. 2):S94-100.

Sorensen, G., A. Stoddard, K. Peterson, et al. 1999. Increasing fruit and vegetable consumption through worksites and families in the Treatwell 5 A Day study. *American Journal of Public Health* 89:54-60.

Sorensen, G., B. Thompson, K. Glanz, et al. 1996. Worksite based cancer prevention: Primary results from the Working Well Trial. *American Journal of Public Health* 86:939-947.

Story, M., L.A. Lytle, A.S. Birnbaum, and C.L. Perry. 2002. Peer-led, school-based nutrition education for young adolescents: Feasibility and process evaluation of the TEENS study. *Journal of School Health* 72:121-127.

Travers, K.D. 1997a. Nutrition education for social change: Critical perspective. *Journal of Nutrition Education* 29(2):57-62.

———. 1997b. Reducing inequities through participatory research and community empowerment. *Health Education and Behavior* 24:344-356.

U.S. Department of Agriculture. 2003. *Expanded food and nutrition education program, national impact data.* Washington, DC: Author.

———. n.d. Healthy Schools: Local wellness policy requirements. http://teamnutrition.usda.gov/tn/Healthy/wellness_policyrequirements.html).

———. 2005, January. *Making it happen! School nutrition success stories* (Food and Nutrition Service FNS-374). Alexandria: Food and Nutrition Service, USDA; Centers for Disease Control and Prevention; U.S. Department of Health and Human Services; and U.S. Department of Education.

Wallerstein, N. 1992. Powerlessness, empowerment and health: Implications for health promotion programs. *American Journal of Health Promotion* 6:197-205.

Wechsler, H., C.E. Basch, P. Zybert, and S. Shea. 1998. Promoting the selection of low-fat milk in elementary school cafeterias in an inner-city Latino community: Evaluation of an intervention. *American Journal of Public Health* 88:427-433.

Whitaker, R.C., J.A. Wright, T.D. Koepsell, A.J. Finch, and B.M. Patsy. 1994. Randomized intervention to increase children's selection of low-fat foods in school lunches. *Journal of Pediatrics* 125:535-540.

第Ⅱ部

実践における研究と理論の活用：
栄養教育を計画するための手順モデル

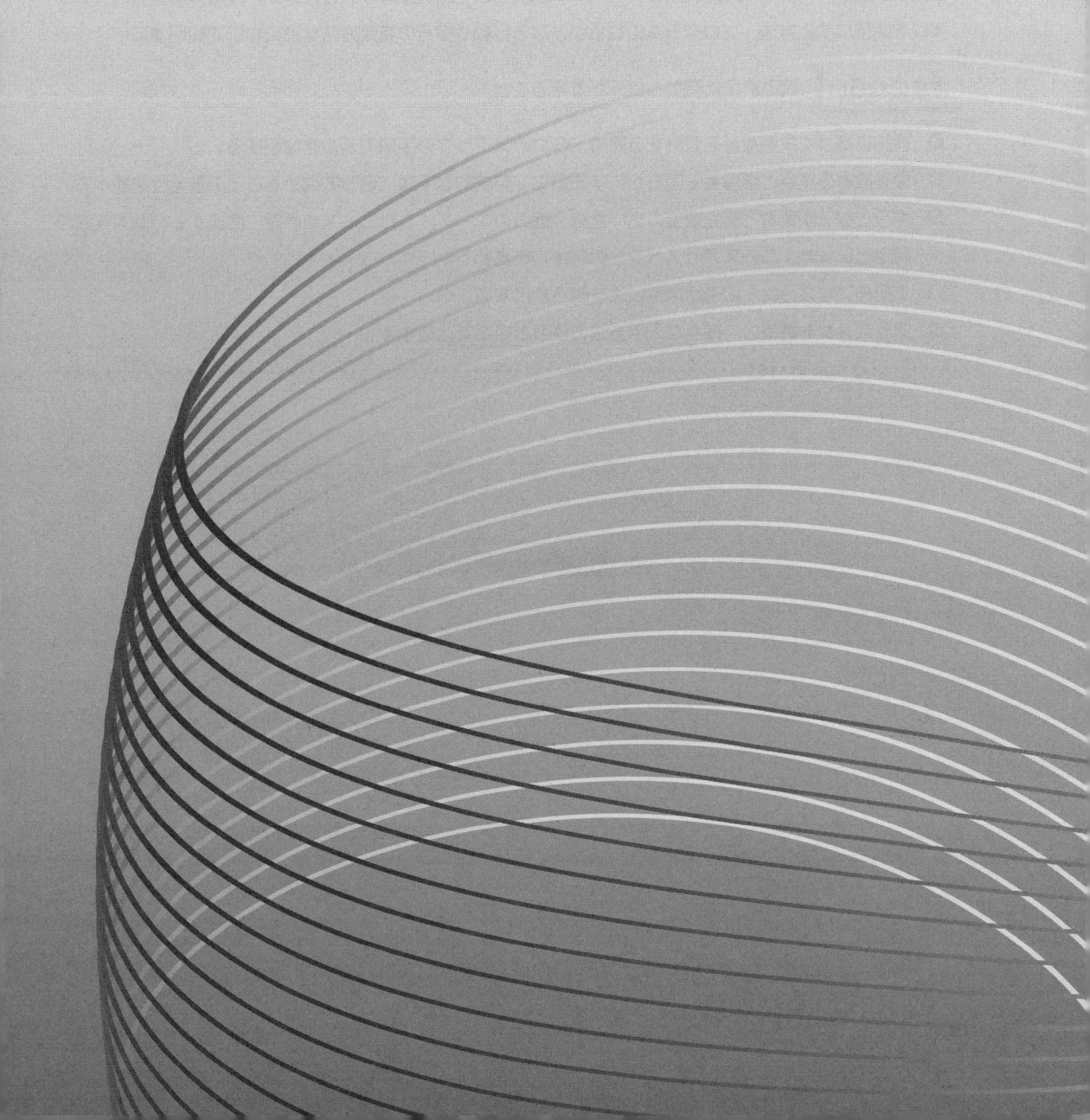

第7章

ステップ1：ニーズと行動の分析：プログラムのねらいとなる行動・実行の明確化

Step1: Analyze Needs and Behaviors: Specify the Behavior or Action Focus of the Program

本章の概要

　理論，研究，実践を統合した栄養教育の設計手順を系統的に概説し，設計手順の6つのステップのうち，ステップ1について述べる。ステップ1では，ニーズや課題のアセスメント方法，学習者の行動や実践を明確にする方法，プログラムのねらいとなる行動や実行の特定方法などについて説明する。

本章のねらい

読み終えた時に，以下ができること。

- 理論に基づく栄養教育を設計する際の，6つのステップの手順モデルを説明する。
- 栄養教育の焦点と学習者を明らかにする際に，系統的な手順に沿って進めることの重要性を述べる。
- 中心となる学習者と優先順位の高い食物や健康のニーズ，またニーズや課題に関連する行動や実践の特定といった，ニーズアセスメントのスキルを高める。
- 上記のアセスメントに適切な情報源を明らかにする。
- アセスメント情報の，様々な入手方法の長所と短所を比較する。

A　はじめに：栄養教育設計のための理論に基づいた手順モデル

　本章は，第Ⅱ部の始まりにあたる。ここまで，栄養教育分野で進められている研究と，研究から得られた理論や科学的根拠，さらには栄養教育を実施する上での注意事項について学んできた。これで本書の本題である課題に取り組む準備ができたことになる。課題とは，前章までで学んだことを活用し，栄養教育者であればたいてい取り組むような実践的な栄養教育を設計することである。

　第Ⅰ部では，理論に基づく栄養教育の概念枠組みに，様々な研究で裏づけられた理論や科学的根拠を組み入れるため，単純なロジックモデルを用いた。ここでは，アウトプットに焦点を合わせつつ，インプット，アウトプット，アウトカムといったロジックモデルの構成要素をどのように設計するかを説明する。具体的には，各ステップで理論，研究，実践を統合し，行動に焦点を合わせた科学的根拠に基づく栄養教育を設計する際の，系統的・段階的な手順を紹介することになる。この過程は，**理論に基づく栄養教育を設計するための手順モデル**（**設計モデル**と略されることもある）と呼ばれる。この設計モデルは6つのステップからなり，図7-1 ではロジックモデルの形式を示している。

　第Ⅱ部では，6つの各ステップを紹介していく。本章で説明するのは，設計モデルの概要とステップ1である。この6ステップのプロセスをどのようなプログラムにも適用できるように，第Ⅱ部は実用的な内容としたい。当然ながら，実際の教育実践にどのように理論を活用するかが成功への大きな鍵となる。本章に示す設計モデルが役立つのは，栄養・食関連のニーズや課題が，重大で頻繁に見られ，時間や資源を費やすに値すると判断された時である。この際，ニーズや課題が誰にとっての最重要関心事であるかも明らかにす

図7-1　理論に基づく栄養教育を設計するための手順モデル

インプット：アセスメントデータの収集		アウトプットの設計			アウトカム評価の設計
ステップ1 ⟵⟶ ニーズと行動の分析：プログラムにおける行動・実行の焦点の明確化 ・ニーズアセスメントと学習者の特定：働きかけるニーズや課題の選定 ・ニーズや課題に寄与している行動の明確化 ・働きかけで核になる行動や実践の選定	ステップ2 ⟵⟶ プログラム行動に関連する潜在メディエーターの特定 ・潜在する個人の心理・社会的メディエーターの特定 ・潜在する環境的メディエーターの特定	ステップ3 ⟵⟶ 理論，理念，構成要素の選定 ・理論の選択および／あるいは適切なモデルの作成 ・教育理念の明確化 ・内容の展望の明確化 ・プログラム構成要素の決定	ステップ4 ⟵⟶ 潜在メディエーターに対する教育目標の提示 ・働きかける関連メディエーターの選定 ・選択した各メディエーターに対する教育目標の明確化： ―個人の心理・社会的メディエーター ―環境的メディエーター	ステップ5 ⟵⟶ 潜在メディエーターに働きかけるための理論に基づく教育的戦略と活動の設計 ・選定した各メディエーターに対する理論に基づく教育戦略と活動の設計： ―個人の心理・社会的メディエーター ―環境的メディエーター	ステップ6 評価設計 ・行動やメディエーターへのプログラムの影響評価の設計 ・プロセス評価の設計

るとよい。

　ステップ1は効果的なプログラムを設計する上で非常に重要となる。このステップは**ニーズアセスメント，ニーズ分析，フォーマティブリサーチ**（形成的研究）と呼ばれることが多い。

　ステップ2では，学習者のニーズや課題に関与する行動や実践を明らかにし，優先順位をつける。その中からプログラムで取り組むべき重要な行動や実践をいくつか選択する（1つでもよい）。選ばれた行動や実践は，**中心となる行動，目標となる行動，中心となる実践**と呼ばれる。例えば，授乳や食物を安全に扱う行動，野菜や果物をより多く食べる行動がこれにあたる。こうした行動や実践は，プログラムで達成しようとする変容でもある。さらに，集団や状況に合わせて選択した主要な行動に関連し，かつ優先順位が高い個々の心理・社会的な行動決定要因（例：知覚された有益性，セルフエフィカシー）を明らかにする。また，中心となる行動を促進したり抑制したりする，修正可能な環境的決定要因を明らかにする。これらの決定要因は教育的方法で変えることができ，主要な行動の変容を媒介するものであるため，栄養教育では行動変容の潜在メディエーターと呼ばれる。

　ステップ3では，用いる理論と，セッションや介入の軸となる教育理念を明確にし，プログラムの構成要素を選択する。

　ステップ4では，各メディエーターの適切な教育目標について述べる。

　ステップ5では，各メディエーターについて理論的戦略と実践的学習体験を選択する。行動理論の構成概念に合った教育戦略と実践的な学習体験の設計は，効果的な栄養教育を行う上で最も重要な部分である。

　最後のステップ6では，評価を設計する。

　一見すると，構造のしっかりしたプロセスのように思えるであろう。これまでの栄養教育実践では，系統的で構造化されたアプローチをしなくても成功してきたかもしれない。そうであれば，なぜこれらのステップをここまで系統的に行わなければならないのか不思議に思うであろう。第Ⅱ部は，栄養教育の実践に磨きをかけ，効果を高めることをめざした手引きと考えるとよいであろう。この手引きは研究の成果や科学的根拠を土台とするものである。

　生まれつき優れた野球選手（投手）としての才能があった少女を例に説明しよう。コーチは少女の投球ぶりを注意深く分析し，より正確で効果的な投球の技を指導する。そして，少女が練習する際に具体的な動きを指示する。最初のうちはどうしても不自然になるが，十分に動きが馴染むまで練習すると，少女はよりすばらしい投手となる。

　優れた才能に恵まれた投手のように，皆さんにもすでに栄養教育のスキルがある。本書は研究結果に基づいてあなたを指導する。効果の高い栄養教育セッションを設計するには努力が必要で，系統的なプロセスが不可欠である。指導するプロセスは，初めて耳にするものかもしれないし，以前に似たようなプロセスを利用したことがあるかもしれない。数回試してみるとよいであろう。実際にやってみることで系統的なプロセスが馴染み，レッスンを設計する際に自分流のやり方で取り入れられるようになっていくであろう。

　本書では，**行動**（behaviors）と**実践**（practices）という用語は同じように使っている。しかし，**実践**には長年にわたる行動や地域における一般的な行動（例：安全な食物の扱いやファーマーズマーケットでの生産物購入）といった意味合いがある。また，皆さんが働きかける集団の中の個人や特定グループを指すのに，**対象とする集団**（target population）ではなく，**意図する学習者**（intended audience）という用語を使う。これは，参加者は私たち栄養教育者の活動の「標的（target）」ではなく，ともに努力し，ニーズや課

題の重要性を明確にしていくパートナーであることを表すためである。

また，「**栄養教育介入**」という用語を用いているが，これは，適切な環境的サポートとともに，様々な場において集団に提供するため系統的に計画された教育活動や学習体験を指す。「**介入**」という用語を好まない栄養教育者もいる。栄養教育者が当人の意志に反して，学習者の生活に踏み込んでいるように見えるためである。しかし，本書ではそうした意味ではなく，多様な，視野の広い計画的活動を示すのに便利なために用いている。そのため，「栄養教育介入」は個人による数回のセッションの栄養教育を意味することもあれば，多くの構成要素とおそらく複数のメディアが関与し，長期にわたって多くの栄養教育者により行われるプログラムも含んでいる。

設計モデルのステップをまとめると下記のようになる。

ステップ1　ニーズと行動の分析：プログラムにおける行動・実行面での焦点を明確化する
- ニーズアセスメントと学習者の特定：働きかけるべきニーズや課題の選定
- ニーズや課題に寄与する行動の明確化
- セッションやプログラムの焦点となる行動や実践の選定

ステップ2　プログラムで目標とする行動変容の潜在メディエーターの特定
- プログラムにおける目標行動や実践の，潜在する個人の心理・社会的メディエーターの特定
- 目標行動や実践の，潜在する環境的メディエーターの特定

ステップ3　理論，理念，構成要素の選定
- 理論の選択，または適切な理論モデルの作成
- 介入に関わる教育理念の明確化
- プログラムで用いるチャネルと構成要素の決定

ステップ4　メディエーターに対する教育目標の提示
- プログラムの中心となる行動の，個人の心理・社会的メディエーターに対する教育目標の選定
- プログラムの中心となる行動の，環境的メディエーターに対する教育目標の明確化

ステップ5　メディエーターに働きかけるための理論に基づく教育的戦略と実際の活動の設計
- プログラムの中心となる行動の個人の，心理・社会的メディエーターに対する教育的戦略と活動の設計
- プログラムの中心となる行動の，環境メディエーターに対する教育的戦略と活動の設計

ステップ6　理論に基づいた評価の設計
- アウトカム評価の設計
- プロセス評価の設計

上記は栄養教育活動の設計手順を順序どおりに示したものであるが，実際にはステップ間に密接な相互関

係があり，栄養教育を設計する際はステップ間を行き来することになる。これは，設計モデル（p. 207，図7-1）の矢印が両方向を指していることからもわかる。さらに，各ステップで行っていることが正しく，適切であるかどうかの確認も欠かせない。つまり，フォーカスグループインタビューや面接を行ったり，介入の構成要素をパイロットテスト＊したり，教材を書き直したり，新たな情報を探し出す，といったことが必要になる可能性が示唆される。

＊パイロットテスト：実際の調査を行うにあたって，方法の適否を検討したり，必要なデータを得るために，本番の前に行う事前テストや調査。

B ステップ１：ニーズや課題を分析し，学習者にプログラムの中心となる行動を明示する

　栄養教育活動が成り立つのは，１回のみのセッションでも，多くの構成要素からなる数カ月にわたるプログラムでも，個人またはグループや組織が，栄養・食関連の課題に関心を示し，問題点が明らかになった場合のみである。関心や問題点は非公式に伝わることもある。例えば，高校生が昼食を食べずに，課外活動に向かう途中に健康的とはいえない菓子やファストフードを食べる様子を実際に目にしたことで，この課外活動の指導者は高校生により健康的な食生活について学んでもらいたいと考えるかもしれない。そして，栄養教育者に数回のセッションを依頼するかもしれない。あるいは，肥満児童のような特定の集団が抱える健康問題についての大規模な国家的データが栄養教育活動につながることもあろう。栄養教育者がセッションやプログラムを設計する際，実際には，自分の知識を基に，急いで行う傾向が多々見られる。結局のところ，私たちが栄養教育者という専門職に就いたのは，刺激的な学習体験を設計し実行したい，学習グループが新たな洞察力を身につけ熱意をもって行動する様子を見たい，人々の生活に変化をもたらしたい，といった理由からであろう。栄養教育者になるためにキャリアを変更してきた人の例は，実に多い。

　さて，効果的で学習者にとって有益な栄養教育を行うには，次のような疑問をはっきりさせる必要がある。疑問とは，栄養教育活動で取り組むべきニーズや課題は何か，取り組むべき課題や関心は誰に関するものか，栄養教育者や栄養機関の関心事か学習者の関心事か，なぜ問題なのか，何が原因となっているのか，である。経験や資源が限られる中ではあるが，学習者をできるだけ深く理解することが重要となる。

　ニーズや課題の判断が略式的でも十分な場合もあると考えられるが，系統的なアセスメントを行うと下記のようなメリットが得られる。

- 学習者自身や学習者の生活状態をより深く理解できる。
- 栄養教育設計が当て推量的になるのを避けることができる。
- 注目すべき行動や実践を選択するための基盤と適切な教育目標を開発できる。
- 優先順位を決定する際の論理的根拠が明らかになる。
- 乏しい資源を適切に使うことが比較的容易になる。
- 財政的サポートの必要性を説明し，資金の出費を正当化できる。
- 結果を測定する際の基盤となる。

系統的なアセスメントを行うことによって、栄養・食教育セッションやプログラムが国家や地方の優先事項であることが明らかになり、地域や学習者にとっての関心事や興味の対象であることが保証される。

この系統的アセスメントのプロセスには、分野ごとに様々な呼び方がある。教育者は、「カリキュラムの出所」、すなわち教育内容の選択方法であるという。プログラム作成者たちは、「ニーズアセスメント」や「形成的アセスメント」というが、これには、集団や地域のニーズと強みの明確化が含まれる。ソーシャルマーケティング関係者は、「マーケット研究」、「フォーマティブリサーチ」または「事前・事後アセスメント」といい、ソーシャルマーケティングのプロセスに大変重要な活動と考えている。分野を問わず、**ニーズアセスメント**という用語が使われることが多いため、本書では**ニーズ分析**という用語を使用することとする。しかしながら、こうした用語は幅広い意味で用いられており、分析概念はニーズや課題を超えて、栄養・食分野の関心事にまで拡大している。

設計モデルに示すように、ニーズや課題の明確化は、すべての栄養・食教育プログラムで繰り返される一連のプロセスの1ステップにすぎない。まとめると、これらのプロセスは、教育の計画・実行・評価のサイクルを形成し、プログラムを実施している間、継続的に機能するということである。新しいプログラムであれば、課題を明確にしニーズを分析することで、良いスタートを切ることができるであろう。継続中のプログラムの場合には、評価を行うことで次のプログラム作成に必要なニーズ・課題が見えてくるであろう。

a ニーズや課題を明らかにし、分析するのは誰か

課題の明確化とニーズ分析は、栄養教育者である皆さんが担当することが多いであろう。皆さんは、高齢者の昼食会プログラムや、エイズ患者のプログラム、または思春期の若者の課外活動関連グループに向けた短期の栄養教育を依頼されたことがあるかもしれない。この場合には予算が限られていることから、責任は皆さん1人にかかってくるであろう。また、大学、地域集団や機関で栄養教育を行うことになり、複数のスタッフの協力を得ることもあろう。例えば、地域プログラムや、学校のカリキュラムや政府機関が後援する栄養教育活動・プログラムのような長期プログラムがあげられる。この場合には、栄養教育が行われる地域や場に有識者からなるアドバイザー集団がいれば、現場のスタッフだけで十分であろう。

しかし、先に述べたように、1900年代から1970年代にかけて世界中で実施された栄養教育プログラムに関する包括的調査で、Whitehead（1973）は行動変容が起こった成功プログラムにおいては次の2つのことがなされたと述べている。1つは、プログラムの目標が行動変容であることを明確にしていること。もう1つは、課題の明確化・ニーズ分析のプロセスを含むすべてのステップ、すなわちプログラムの計画・実行・評価において、地域関係者の参加を求めたことである。つまり、先に述べたような場合であっても、ニーズ分析過程で、様々な人に参加してもらうことが有益なのである。

栄養教育者は、新しい栄養教育プログラムを先導することや、既存のプログラムを改善することを様々な方面から依頼される。上層部（国・州・地方の政府、機関やプログラムの指導者など）からの依頼もあれば、一般住民（地域住民、学童の親など）や、その中間の立場（地域組織・政府機関・企業の栄養教育者など）からの依頼もある。どういったレベルからのプログラム作成依頼であろうと、地域住民、住民団体、学生、栄養教育スタッフ、教員、機関責任者、校長といったプログラム関係者のうち、適切な人物をニーズ分析のプロセスに組み入れることは重要である。誰を組み入れるかの決定がもたらす影響は大きい。比較的多くの人や集団から協力を得ると、最終的に決定した事項がより受け入れられ、より満足度が高いことがわ

かっている（Rogers & Shoemaker, 1971）。

選ばれた人物にどのような役割があり，どのように協力するのかも明確にする必要がある。形式的な役割にするべきか，委員会や特別調査団として実際に分析作業の一部を担うのか，それとも組織のスタッフ，栄養教育者などの調査実施者といっしょに顧問役を務めるのか。グループメンバーが，後に学習者のニーズについても有効な情報を提供することもあろう。本書では，これらの人物も含めて**栄養教育チーム**と呼ぶ。

b　栄養教育の焦点とねらいを明確にする：一般的検討事項

栄養教育を設計する際には，信頼性の高い情報が基礎となる。情報収集には様々な方法があり，多様な情報を集める必要がある。情報は 2 カテゴリー以上集めること，情報収集の際には各カテゴリーにおいて複数の方法を用いることが重要である。この過程を進める際には，下記の問 1〜5 を検討するとよいであろう。

問 1.　プログラムが取り組む食や健康問題，ニーズは何か。それは誰にとっての問題なのか。また，なぜ問題になっているのか。

　　　客観的データ：研究やモニタリングデータから得られる。

　　　主観的データ：学習者や地域にとっての課題や懸念事項，役立つものは何か。

問 2a.　どのような個人的行動や地域の習慣が栄養的なニーズや食関連の課題の一因となり，懸念事項となっているのか。

問 2b.　2a を踏まえると，望ましいアウトカムやプログラムの目標行動として述べられる，プログラムが目標とする行動は何になるか。

問 3a.　プログラムで選択された活動や目標行動の個人的・心理的メディエーターとなり得るものは何か。

問 3b.　選択した行動に到達するための環境的メディエーターとなり得るものは何か。

問 4.　考慮すべき管理上，財源上の問題は何か。

問 5.　考慮すべき学習者の特徴は何か。

ニーズ分析のプロセスを経ることで，介入で取り組む行動や実践を決定でき，介入の集中度合いや期間によっては，教育戦略のねらいとなる行動や実践に関与する要因（すなわちメディエーター）を明確にすることもできる。本章では，上記の問 1，2 について情報収集の方法を説明する。問 3〜5 に関する情報収集方法については 8 章（p. 226〜）で述べる。

c　ステップ 1a：ねらいとなる食や健康問題，学習者を明確にする

まず決めるべきは，誰にどのような影響を与えたいかである。栄養教育が行われる機関や組織団体の人たち，資金援助元が，取り組むべき学習者，食や健康問題を決めていることが多い。例えば，思春期健康クリニック（adolescent health clinic），学校，WIC クリニック，高齢者センターなどで設定された栄養教育であれば，対象となる学習者はすでに決まっている。また，心臓財団，がん協会や HIV クリニック（HIV clinic）で設定された場合には，課題がすでに決まっているであろう。

または，地域の菜園と菜園に関する栄養教育のような，地域の人々にとって重要な事柄を学びたいと依頼

されるかもしれない。青年期の少女たちといった意図する学習者向けであったり，Y地域といった特定の地域でのセッションを依頼されたこともあるかもしれない。このような設定の栄養教育であっても，より細分化された集団と多様な課題は存在する。さらに，組織は新しい方向性を期待していることが多い。組織が新たな焦点を選択する上で理由づけとなるデータが求められる場合もあろう。しかしながら，様々な課題に直面する集団が複数ある一方で，すべての問題に取り組む資金があるわけではない。そのため，優先順位の高い学習者を明確にし，具体的に特定された健康，栄養，食問題に焦点を合わせることこそが重要となる。

a 課題とニーズに対する関心の源

1 専門家からのインプット：栄養・食専門職の観点から見た課題や問題

栄養・食の主要課題と学習者を明らかにするのに有効なのは，栄養科学，疫学，そしてフードシステムの文献を調べることである。国や特定団体が直面している健康問題で，最新科学研究で重視されているものは何か。フードシステムに関する生態学的・地域的課題で重要とされる問題点は何か。これらの栄養・食の問題点はどの住民やグループにとって緊急性が高いか。

通常，栄養教育の焦点を選択する際の基準となるのは，食行動や実践を原因とする健康問題である。しかし，栄養教育の焦点が私たちの日々の生活を取り巻くフードシステムについての懸念や自然環境への影響に由来することもある。また食料生産，マーケティング，食物摂取習慣から生じる社会的関心事に基づくこともある。以上を 図7-2 （p. 214）に示すとともに，下記で説明する。

① 健康面での課題

健康面での課題は，食関連の課題や栄養問題の観点から説明することができる。食関連の課題や栄養問題は，健康指標や疾病率の指標を含む国民全体の死亡率と罹病率や，特定の人々の情報（例：心臓病，がん，高血圧，乳児の栄養失調，母乳育児，児童肥満，骨の健康問題）を通して明らかにされる。優先順位の高い学習者の血清脂質レベル，高血圧，血中ブドウ糖，肥満指数といった生理的リスク状態からも，健康に関する問題点を説明することができる。

実験や臨床，疫学，現地調査等に基づいた栄養科学からは，食物と健康の関係におけるデータが生まれ続けている。そのため，栄養専門家は栄養教育で何に取り組むべきかについて，おおよその見通しをつけることができる。幼児期肥満，思春期の若者の骨の健康，一般住民のがんの例からわかるように，科学的研究や専門研究の研究班は，栄養に関する課題を国家的な問題としてきた。疫学データでは，病気による死亡率や罹病率が，ある特定の集団で高いことが示されるかもしれない（例：ある地域では高血圧や糖尿病率が高いことが知られている）。また，ある特定の集団の栄養状態が危険な状態であることを示すデータが出てくるかもしれない（例：血清コレステロール値が高い，またはビタミンA値が低い）。こういったデータが健康専門家や栄養専門家の課題となり，ニーズや活動につながっていくのである。

② フードシステム面での課題

食物教育に焦点を合わせる栄養教育プログラムでは，食物がどのようにつくられているかを子どもたちに知って欲しいという願いや，現在のフードシステムが長期的に維持できるかどうかといった懸念に基づいて

図7-2 ニーズ・課題・関心事とこれらに関与する行動・実践の分析

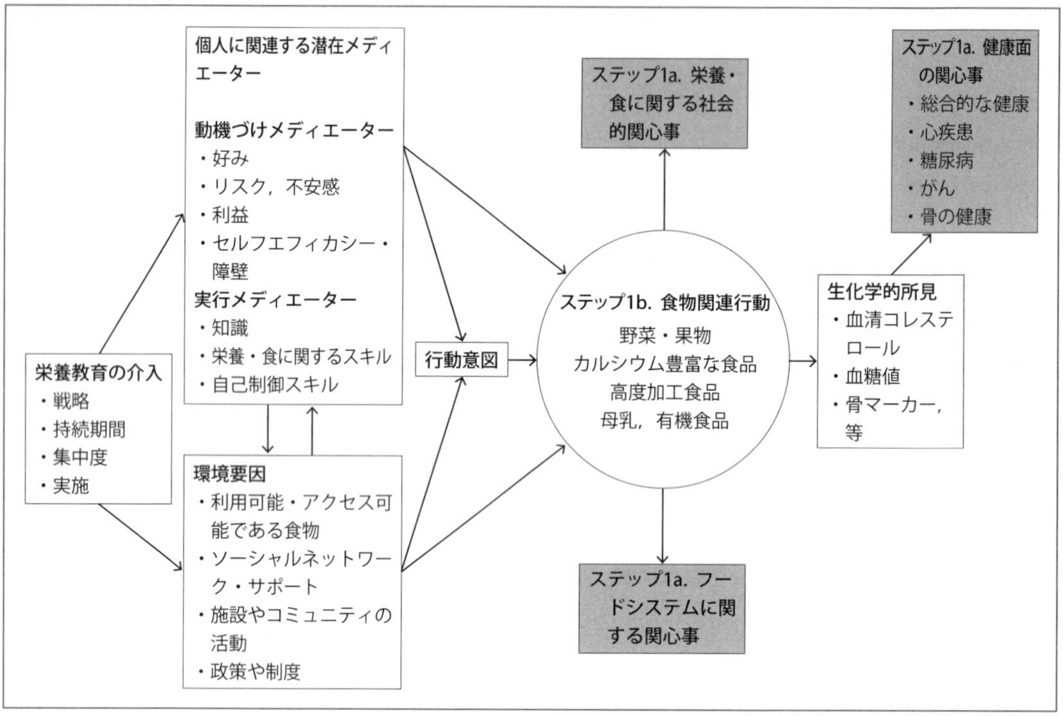

[図：栄養教育の介入（戦略，持続期間，集中度，実施）が，個人に関連する潜在メディエーター（動機づけメディエーター：好み，リスク・不安感，利益，セルフエフィカシー・障壁／実行メディエーター：知識，栄養・食に関するスキル，自己制御スキル）と環境要因（利用可能・アクセス可能である食物，ソーシャルネットワーク・サポート，施設やコミュニティの活動，政策や制度）に影響し，行動意図を経てステップ1b. 食物関連行動（野菜・果物，カルシウム豊富な食品，高度加工食品，母乳，有機食品）へと繋がる。これらはステップ1a. 栄養・食に関する社会的関心事，ステップ1a. フードシステムに関する関心事，生化学的所見（血清コレステロール，血糖値，骨マーカー，等），ステップ1a. 健康面の関心事（総合的な健康，心疾患，糖尿病，がん，骨の健康）と関連する。]

教育介入の焦点が選択されるであろう。こうしたプログラムでは，ニーズ分析をする際に，遺伝子組み換え食品が健康に与える影響に関する科学的研究データ，食品に使われる農薬や，食品の安全性に関する情報を含めるとよいであろう。疫学データから，農地の減少率，中小の農地におけるファーマーズマーケットの普及，そして地域が支援する地元の農業用地に関する情報が得られるであろう。

③ 食に関連する社会的な課題

ある栄養教育プログラムで，既存のフードシステムが地域の社会システムに与える影響や，農家や地域に与える影響の視点から見て，食料生産労働と取引慣行が公正であるかどうか（いわゆる食料の公正取引）といったことに焦点を合わせるとする。その場合，アセスメントデータには，公正な取引慣行によって生産された食物の入手しやすさや，そのような食物の購入と分配についての組織的な政策が含まれると考えられる。

④ 情報源

上記のような情報は，次のような情報源から得られる。文献レビュー，国や地方の栄養・食調査とモニタリングデータ，健康調査，政策文書，地方の栄養・食データ，既存記録，さらに国または地方の専門家の会議や，専門職団体の年次集会，専門家のメーリングリストによる電子メールのやり取り，または電話等での会話を通しての研究者やプログラム作成者，あるいは栄養教育実行者とのコミュニケーション，など。

2 社会からのインプット：国の栄養・食の教育目標と，政策文書から浮き彫りにされる課題

　国は一般国民の栄養・健康について何を求めているのか。国が定める教育・健康・栄養の目標とはどういったものか。各国で栄養，健康，そして食についての方針（政策）が定められ，政府のプログラムに沿っての指導や，一般の人々への情報提供が行われている。栄養教育で取り組む課題は，以上のような政策主導に従って選んでもよいであろう。人々の具体的な健康ニーズは，National Health and Nutrition Examination Survey（NHANES），Continuing Survey of Food Intake of Individuals（CSFII）といった，様々な政府調査によって明確になっている。アメリカでは，こうした調査結果に基づいて，**栄養・健康報告**（Report on Nutrition and Health），**アメリカ人のための食生活指針**（Dietary Guidelines for Americans），**マイピラミッド**（www.mypyramid.gov，**現マイプレート**）などの様々な政府文書で詳細な栄養勧告がなされることがある。がん協会や心臓財団のような民間のボランティア健康団体も，教育介入プログラムの課題を選択する際に判断材料になるような指針を一般の人々向けに公開している。

　栄養・食の専門家の多くは，国の健康目標をめざすには長期間持続するフードシステムが必要であると主張するであろう。フードシステムが持続できるようになるか，その状態が保たれるかといった懸念については，様々な政府文書，フードシステム研究協会や機構，組織の方針文書や，世界中の健康・農業団体の出版物で説明されている。

3 学習者からのインプット：学習者に関する課題，学習者からの課題

　学習者についての情報は，客観的または主観的な情報源から得ることができる。

① 疫学的，実証的な情報（客観的データ）

　意図する学習者や主要団体が特定の要請や機関・組織の任務に基づいて選択されている場合は，事前に収集した地方のデータベース（市や郡の健康データ）や，既存の記録，詳細な面談，フォーカスグループ，もしくは直接観察により，学習者の健康状態や栄養状態についての情報が得られるであろう。しかしながら，こういった情報は一般的な調査か間接的な指標から推測することになる場合が多い。例えば，皆さんのプログラムに参加する高齢者の食生活は，脂肪は多く摂取しているが，野菜・果物・カルシウムの摂取は少ないと予想できる。これは，国レベルの調査により，一般的な高齢者に多い栄養問題がわかっているためである。

② 学習者の認識と要望（主観的データ）

　学習者や主要団体が問題点やニーズと考えている事柄は，科学的研究や国の政策文書から明らかとなっている，実際に目標となる栄養・食のニーズと同様に重要である。学習者の生活を最もよく理解しているのは学習者自身であるため，当事者が何を問題と考え，何をジレンマと思っているかを理解すべきである。栄養・食について，どのような問題が気にかかっているか？　ほかの健康課題や，健康関連以外では何に興味があるか？　グループは何を学びたがっているか？　その答えは，学習者（例：思春期の若者）による国レベルまたは地域の意見投票や，消費行動や食スタイルについての調査から得られる。可能であれば，栄養教育者はフォーカスグループディスカッションや，情報提供者への詳細な面談，調査といった手段を活用して，学習者から直接に情報を得るべきであろう。

　学習者にとってのニーズは，客観的に判断された栄養問題とは異なるかもしれないし，一致しているかも

しれない。健康状態のデータによっては，心臓病や高血圧といった食生活に関連した病気の割合が高いことについて，該当地域自体でも，栄養専門家と同様に懸念するであろう。そうした地域の例として，フィンランドの Kerlia という町があげられる。Kerlia は心臓病の罹患率が世界でも最高レベルの場所である。住民はこの統計を非常に問題視し，政府に対策を要請した。この例では客観的データと主観的考えが一致している。これに対して，時には地域住民と栄養の専門家の懸念事項が異なることもある。例えば，保育所に通う子どもの親たちが気にすることといえば，おそらく料金と施設の利用時間についてであろう。これに対して栄養専門家が気にすることは，その施設でおいしくて健康的な食物が子どもたちに提供されているかどうかである。

　時には差し迫った必要性がなくても，プログラムを依頼されることがある。例えば，出産を控えた女性たちが健康な赤ちゃんを産むために，栄養の専門家に講義を依頼することもある。そのほかにも，より健康的な食生活を送るために料理教室を希望する場合もある。栄養教育者は，問題やニーズを明確にし分析するプロセスを進める際，このことを必ず覚えておかなければならない。実際問題として，栄養教育プログラムが失敗に終わってしまうことが多いのは，参加者たちの気がかりごとや興味（そして強み）に十分に注意を払っていないためである。したがって，アセスメントを実施する際には，略式のアセスメントを行う場合であっても，個人や少人数グループが対象であっても，**十分に聞く耳をもつこと**が必要なのである。参加者が自分の考えを主張する機会を設ければ，自身の状態に関する重要な洞察や，その解決策となり得る有効なアイデアを聞ける可能性がある。

4　管理者側からのインプット：後援組織や財源機関にとっての課題と懸念事項

　栄養教育の焦点を選択する際には，管理上の問題についても考えなくてはならない。皆さんは課外活動，放課後プログラム，民間健康局や高齢者センターのような機関や組織に勤めているかもしれないし，そうした機関や組織による栄養教育セッションを担当する可能性もある。その際には，栄養教育を計画し実行に移す前に，後援機関にとっての全体管理上のニーズに関する情報収集も重要となってくる。

　例えば，ある機関は財政的サポートを受け続けるために，大成功するプログラムをつくる必要があるかもしれない。そのような場合は，成功率が低そうな分野に取り組むよりも，分野にはこだわらずに成功できるプログラムを作成した方がよいであろう。財源機関の希望により，焦点となる問題点や主な対象者がすでに決定されていて，さらに特定の結果が得られなければならない場合も考えられる。機関のスタッフが，自分たちの仕事上の立場や機関，組織そのものの存続のためにプログラムの実施を要請する可能性もある。手元にある教材などを利用して実施できるプログラムを希望されることもあるであろう。

　財源機関が何を期待しているか。プログラムへの期待に応えるためにも，ニーズ分析を行い，組織側のニーズや要求を明確にすることは非常に重要である。ニーズ分析を行う際には，以下のような質問が有効であろう。

- 組織，機関または財源機関の使命は何か。
- 作成するプログラムにより，この組織または財源機関の使命をどのように達成するか。
- 機関，組織または財源機関が，栄養教育の構成要素に何を期待しているか。栄養教育プログラムの設計と実行を促進したり妨げたりするものとして，組織内にどのような要因があるか。例えば，栄養教育の

構成要素に資金または施設が必要な場合，ほかの構成要素と競い合う必要があるか。
- ほかの職員のうち，皆さんが設計する栄養教育セッションやプログラムへの参加を希望する人はどのくらいいるか。

b 食や健康課題に優先順位をつけ，主要な学習者を決める

　ニーズ分析が包括的であろうと簡素なものであろうと，皆さん個人や栄養教育委員会は時間や資源が足りないほどの多くの課題についての情報が集めることができるであろう。そのため，優先順位をつけて優先順位が高いものに集中して取り組まなくてはならない。また，情報は様々な観点から集め，バランスをとらなくてはならない。例えば，学習者の認識は，科学的発見や疫学的データに基づく専門家の懸念事項とは異なるかもしれない。こうした相違点については，これから実施する栄養教育セッションやプログラムに見合うニーズや問題点を決定する際に調整し，バランスをとる必要がある。
　以下のような事項に沿って，取り組む**課題**やニーズを決定する（Green and Kreuter, 1999 により提示）。

- 地方，地域，または国家において優先順位の高い課題・問題は何か。
- 適切に取り組まれると仮定すれば，期待される成果に最も近づくのはどの課題か。
- 教育的手段による介入に最も向いているのはどの課題・問題か。
- 学習者にとって最も重要な課題・問題は何か。
- 後援機関や財源機関にとって最も重要な課題・問題は何か。

　誰が**主要な学習者**であるかは，最も重要なニーズや関心事に基づいて決定することができる。以下のような基準を活用する方法もある。

- ある課題を問題や関心事と考える人の規模。
- 栄養状態やフードシステム状況の深刻さや発現。
- 変容への準備が最もできている人々。
- 周囲に最も影響を与えやすい人々。

c ステップ1aのまとめ：ねらいとする食や健康課題および学習者を決定する

　皆さん個人も栄養教育チームも，本章で示した基準を用いて健康状態，食関連の懸念事項，集団の関心事について優先順位をつけ，介入で取り組むべき主要課題と学習者を決定することができる。議論で優先事項についての意見がまとまることもあれば，プロセスを繰り返す場合もある。課題や学習者の例としては，小児肥満予防，地域住民の骨粗鬆症予防，母乳育児の増加，都市に住む低所得者の地場産の食物活用の増加，などがあげられる。

D　ステップ1b：ニーズや課題に影響を与えている行動や実践を明確にする

　集団の健康状態や食関連の懸念事項といった情報のみでは，教育的介入の基礎として不十分である。本書の第Ⅰ部で詳細に述べたが，概念枠組み全体を通して明確なように，取り組む栄養・食関連の問題に関与する食生活に関する行動と実践を知ることが必要である。**これらの行動**こそが栄養教育の焦点となるためである。要求される情報の範囲と正確さは，介入の性質と期間の長さによって決まってくる。特定の学習者に1，2回のセッションを行うだけであれば，重要な行動に関する情報収集も，自身で作成した簡単なアンケートを行えば十分であろう。介入が長期にわたり，機関や資金援助者から正式な評価が要求されるのであれば，より正式な方法を利用，また応用することが必要になるであろう。

a　問題となる行動や実践を明確にする

　次のステップでは，学習者が懸念する栄養・食問題に関与している行動や食実践を明確にする。このステップ1bは 図7-2 （p.214）に示す。どの行動や実践をアセスメントするかは，すでに決められている問題点や主要学習者によって決定される。手法についてのレビューはContento, Randell, Basch（2002）でなされている。

1　先行栄養研究文献のレビュー

　栄養研究文献は，選んだ学習者やニーズ，課題に関する情報収集を始めるのに適切なスタート地点である。文献から，特定の健康状態やフードシステムに影響を及ぼすと考えられる食関連行動のデータを探すことができる。どれだけの情報が入手できるかは，課題や問題により異なるであろう。食生活と慢性病の関連や，食生活や運動と肥満との結びつきはよく知られている。しかし，可能であれば，より詳細な情報を入手することが重要になる。

　例えば，特定の学童グループにおける肥満高発生率に関与する家族の食実践や社会的環境はどういったものか。甘いジュースの飲みすぎか。運動量が少なすぎるのか。それとも，その両方なのか。主要学習者の明確な行動のうち，どの行動が高コレステロール値につながっているのか。高脂肪食を食べすぎたり，調理に脂肪分を多く利用したりしているのか（揚げものなど），両方なのか。低ビタミンC値にはどのような行動が関与しているか。野菜・果物が少なすぎる食生活か，それともビタミンCを損失してしまうような調理方法を用いているのか，両方なのか。グループがすでに行っている健康的な行動や習慣はどのようなものか（この集団の長所は何か）。おそらくグループでは，すでに豆製品や全粒粉の高摂取のような健康的な行動をいくつも実行していると考えられる。そうした行動を持続するように励ますこともできるであろう。

2　モニタリングデータまたは消費者調査

　モニタリングデータや消費者調査からも，選んだ学習者と主な課題について貴重な情報が得られるであろう。例えば，思春期の若者が学習者として選ばれ，肥満予防が栄養教育プログラムまたはセッションの焦点となる問題点として選択されたとする。この場合，肥満問題に関与している可能性のある行動について情報収集するために，既存の消費者調査，国家・地方のモニタリングデータ，または食物購入行動の調査などを

検討する必要がある。対象となる集団から直接情報を得られない場合も，主要なグループメンバーと類似した人々の食実践と習慣に関する知識は大きな助けとなる。こうした情報収集により，例えば，高脂肪食と甘いジュースの摂取が多いことや，野菜・果物の摂取が少ないことが思春期の若者の肥満につながる行動に関与していることが明らかになるのである。

3　学習者の調査からの情報

　学習者に直接調査できる場合は，それが最も良い手段である。具体的な食実践についてアンケートを行うと，非常に利用価値の高い情報が得られるためである。例えば，自分が普段食べている野菜・果物の量を誤解している人が多いこともわかる（Bogers, et al., 2004）。

　学習者の行動や実践を知るためのチェックリストを用いた略式的な調査も，目的によっては有用である。比較的計画的に調査を行う必要があれば，より公式な方法を用いる必要がある。栄養・食の分野で，**行動**や**実践**といった用語が意味する範囲は広い。いくつかの例と，それぞれのアセスメント方法を下記のリストに示す。

①　食物購入行動または実践

　買物リストを使う，比較しながら買物をする，クーポンを使う，といった具体的な買物実践に関する情報は，調査や面接から得られる（Hersey, et al., 2001）。地場産や有機の食物の購入行動は，地域の販売データや，特別に設計された方法で測定できる。

②　特定食物または食物の摂取

　非常に便利な方法として，集団に，何を食べたか記録し，自分たちの摂取内容と年齢・性別に合ったマイピラミッド（現 マイプレート）のサービングサイズと比較してもらうことがあげられる。

　食物摂取をより正式にアセスメントするには，24時間食事思い出し法，1～3日間の食事記録，または食物摂取頻度アンケートなどの方法がある。思い出し法では，参加者は24時間で摂取した食物と飲料をすべて思い出さなければならない。個人で行ってもよいし，集団でもよい。思い出した食物には，野菜・果物，または高カルシウム食品といった，プログラムの対象となっている食物の摂取量によって点数をつける。参加者は1～3日間にわたって摂取した食物と飲料の記録をつけていく。こうして記録された食物を分析するのである。

　食物摂取頻度アンケートは，包括的に行ってもよいし（Willett, et al., 1987; Block, et al., 1992），関心のある行動のみを問う短いアンケートでもよい。この場合，このアンケートは，**チェックリスト**または**スクリーナー**と呼ばれることが多い（例：野菜・果物，高脂肪食，地場産の食物のためのスクリーナー）（Thompson & Byers, 1994; Block, et al., 2000; Yaroch, et al., 2000; Townsend, et al., 2003; McPherson, et al., 2000; McClelland, et al., 2001）。最も実際的な栄養教育では，短めの食物摂取チェックリストで十分であろう。チェックリストは手作業で採点し，参加者に返却してかまわない。

③　観察可能な特定の行動

　観察可能な特定の行動の例としては，全乳でなく脱脂乳を使い，鶏肉を食べる際には皮を取り除き，精白

小麦粉でなく全粒小麦粉でつくられたパンを食べるといったことがあげられる。このような行動は，Kristal Food Habits Questionnaire（クリスタル食習慣質問票）(Shannon, et al., 1997) のようなアンケートを利用してアセスメントできる。このアンケートにおいて，食生活における脂質削減に関する行動は以下のように分類されている。①除外：品目の排除や調理方法により高脂質を避ける方法，②改良：通常入手可能な食物を改良して低脂質にする方法，③代用：通常の食生活パターンを保ちながら，高脂質食を低脂質製品で代用する方法，④置き換え：高脂質食を，野菜・果物などの低脂質食に置き換える方法，の4つである。食物繊維の摂取に関する行動では，シリアルや穀類を食べたり，野菜・果物を食べる，低繊維食を高繊維食に替えるといった行動があげられる。

安全な食物をとる行動もこの分類に属し，アセスメントすることができる。例えば，食材を十分に調理しているか，自己の衛生状態を保っているか，そして適切な温度で食物を保管しているか，などである（Medeiros, et al., 2001）。

④ 食事パタン

例えば，学習者は朝食を食べているか，間食に果物を食べているか，1日3回食事をしているか，といったパタンである。目的に合わせてアセスメントの方法を工夫するとよい。

⑤ 食生活の質

質問は1つだけで足りる場合もある。例えば，「あなたの食生活の質について説明してください」といった質問が考えられる。マイピラミッド（現 マイプレート）のサービング数などの分析方法を用いて判断することもできる。

⑥ ある行動のために実生活で行うべき下位行動や活動

例えば，毎日4カップ以上の野菜・果物を食べるためには，野菜・果物を購入し，摂取できるように調理し，適切に保管し，毎日特定の機会に準備する（例：朝食のオレンジジュース，午前の間食），という下位行動や活動が必要になる。具体的な教育目標と教育的活動を計画する上で，学習者が行っている活動と行っていない活動を明確にすることが非常に重要である。

4 面接

可能であれば，自分自身の行動と実践について，学習者と話をしてみるとよいであろう。行動データは，個別面接，フォーカスグループ，またはスーパーマーケットなどでの出口インタビューからも得ることができる。特に，文化固有の食物と実践には十分注意を払う必要がある。直接，または電話で行う24時間思い出し法からも，非常に価値の高い情報が得られる。

5 観察

観察は難しい場合もあるが，非常に有益である。子どもたちが学校で何を食べているか，10代の若者たちが放課後に学校周辺で何を購入しているかなど，あまり形式にこだわらずに行えばよい。

b 選択されたニーズ，問題や課題に関与する行動や実践に優先順位をつける

　皆さん個人や栄養教育チームが得た行動や実践についての情報は膨大で，与えられた時間や資源・財源では取り組みきれないほどになるであろう。したがって，収集した情報に優先順位をつける必要が出てくる。例えば，野菜・果物の低摂取，高脂質食と菓子類の高摂取，低運動行動，甘い飲料の高摂取，乳・乳製品の低摂取といった行動についての情報が得られたとする。行動に確実に働きかけようとすると，上記のトピックすべてに取り組むのは，時間・財源上不可能である（すべてのトピックについて簡単に講義し，注意を促すことはできても，だからといって，態度や行動に影響を及ぼせるとは限らない）。

1 ある活動に取り組み，ある行動を変容させることの重要性

　明らかになった行動や実践は，普及度や特定の健康状態や食関連の問題への関与の強さで評価する。そのためには，行動や実践が特定の集団に頻繁に起こるのか，皆さんが担当する集団の特定の健康状態や食関連の問題に，明らかに重大な影響を及ぼすものか，といった事柄を検討するとよいであろう。

　行動の普及度に関する情報は，国家や地方のモニタリングデータから得られる。行動を健康状態や食問題と関連づける科学的根拠は，栄養科学文献のレビューによって強固になる。例えば，飽和脂肪酸が高い食事と野菜・果物の少ない食事のような，普及度が高く，心臓血管リスクとの関連の強い行動が複数示されてきた。低運動行動も普及度が高く肥満を引き起こす可能性との結びつきが強い行動であるが，循環器系やがんのリスクとの結びつきは中程度である。また，母乳育児は普及度が低いが，赤ちゃんの健康のアウトカムに強く結びついている。

2 教育的方法による行動や実践に対する修正のしやすさ

　選択した行動について，「この行動は，どの程度変容や修正に敏感に反応するか」を確認してみよう。ある行動は，明らかになった健康問題やフードシステムの問題との関連が深いかもしれないが，教育により変容できるという妥当な科学的根拠がない限り，栄養教育介入の対象行動としてふさわしいとはいえないであろう。この判断は，介入により改善したことがある行動であることを示すような科学的・専門的な栄養教育，健康教育，ヘルスプロモーションの文献などから得られる科学的根拠に基づいてなされる。

　また，焦点とする行動は，文献「Diffusion of Innovations（イノベーションの普及）」（Rogers & Shoemaker, 1971; Rogers, 1995）で示された基準に基づいて選択することも可能である。この分野の研究から，人々がイノベーション（ここでは食生活に関する行動）を受け入れて適応するかどうかは，イノベーションや行動の多くの側面からの影響を受けて決まることが分かっている。プログラムの対象として選択した行動の変容度合いを知る基準としては，下記についての調査結果が有用である。

- **相対的利益**：学習者にとって，新たな行動は元の行動よりも良いものに見えるか。
- **複雑性**：新たな行動は理解しやすく，行動に移しやすく，取り入れやすいか。いくつのサブステップが関連しているか。
- **共存性**：集団や学習者にとって新たな行動は，既存の行動，価値，文化的な事柄とどの程度共存できるか。
- **試行性**：新たな行動は，長期的に行動したり取り入れたりされるかを決断する前に，試してみることが

できるか。
- **観察の可能性**：学習者が，行動変容の良好な結果を簡単に確認できるか。

3 実行の可能性

利用可能な資源と意図する栄養教育介入を実行できる期間などを考慮に入れると，行動や実践に焦点を合わせた介入設計は，どの程度実行可能か。介入にどの程度の時間と資源を費やすことができるか。どの程度の期間にわたってプログラムを提供できるか。変容があらわれるのに十分な期間か。

4 主要集団または学習者からの要望

学習者の主観的な考え方を知ることは非常に重要である。学習者は，ある食行動を実行したり取り入れたりすることをどの程度望んでいるか。学習者は，その行動を現実的と思っているか。また，効果的・実用的・簡単に実行できると思っているか。

E ステップ1c：セッションの焦点となる行動を選択する（プログラムの行動面のゴール）

気になる行動や実践の中から，プログラムやセッションで取り組むべきものを最終決定し，その行動や実践を，中心となる行動やプログラムの行動面のゴールの観点から説明してみよう。数回にわたるセッションでも，複数の構成要素による介入でも，プログラムのゴールとしてはプログラムの目的や，期待する**行動面のアウトカム**を述べるべきである。繰り返し述べてきたように，プログラムで特定の行動や地域の習慣に焦点を合わせることが，栄養教育の成功の鍵であることが証明されている。したがって，プログラムのゴールは，行動や実践の観点から述べる必要がある。行動のゴールの範囲は，プログラムの期間，集中度，そして徹底度を反映することになるであろう。行動のゴールとしては，思春期の若者の野菜・果物の摂取量を増やす，WICプログラムにおいて女性の高カルシウム摂取量を増やす，food stamp farmers' marketプログラムへの参加を増やす，小学生用の健康的な菓子や飲料の選択肢を増やす，効果的な食事管理を実行している2型糖尿病の女性の数を増やす，地域支援農業に参加する人の数を増やす，などがあげられる。

望ましい変容を示し，プログラムの行動面のゴールを具体的な行動目標として設定する栄養教育者もいる。望ましい変容の例としては，思春期の若者が毎日2カップ以上の野菜・果物を食べる，4週間以上母乳育児をする女性の割合を20%から40%に増やす，などがあげられる。ここでは，上記のような詳しい数値設定も**行動面のゴール**と呼べるであろう。その理由は2つあり，1つには，「行動のゴール（behavioral goals）」に加えて，「**行動目標**（behavioral objectives）」を示そうとすると，もともと長いプロセスを，さらに長くしてしまうことになる。もう1つは，第10章（p.260）で述べるが，教育分野では**行動目標**にほかの意味があり，この用語が何を意味するのか混乱が生じる可能性があるためである。プログラムの特性は，プログラムの目的いかんで決まる。評価段階で特定の行動面のアウトカムを測定するのであれば，行動のアウトカムを特定して述べる必要がある。

例えば，行動のゴールは，「思春期の若者の食べる野菜・果物の量を増やす」などと示すのが一般的である。より目標を特定して述べるのであれば，以下のことを考慮に入れるとよい。

- 介入の主要な学習者は誰か。答え：中学 1, 2 年生。
- 行動や実践の中で達成されるべき活動や変容はどのようなものか。答え：毎日の野菜・果物の摂取量を増やす。
- どの程度の変容が見込まれるか。答え：毎日食べる野菜・果物を 2.5 カップ以上に増やす。

　プログラムの行動のゴールは、「プログラムを実施する学校の中学 1, 2 年生男女が、1 日に食べる野菜・果物の量を、2.5 カップ以上に増やす」といったことから始めることができる。栄養教育の介入研究では、一般的に、このようなアウトカムが主要アウトカムとなる。

　すでに参加者について知っている場合には、この時点で栄養・食教育プログラムの設計に勢いよく取りかかりたい気持ちを抑えることが重要である。特定の状態に関与する具体的な行動については十分にわかっていない可能性があるためである。ある研究では、ブラジルの低収入家庭の食事でたんぱく質の不足が判明した（栄養状態の問題）。そして、こうした家庭では、大豆を食事に取り入れていないこともわかった。大豆はブラジルで生産されており、良質なたんぱく源であるため、大豆の摂取を高める栄養教育キャンペーンが実施された（Wright, et al., 1982）。このキャンペーンが成功していないことが判明して、ようやく家庭との面接が行われ、なぜ大豆を食べなかったのかが調査された。大豆の味があまり好きではない、馴染みがない、関心がない、大豆が入手できない、調理方法の知識がない、といった理由があげられた。こうした情報を入手して初めて、適切な取り組み方を設計し、試してみることができるのである。栄養教育の取り組みを成功させたい時、こうした配慮がアセスメントすべき新たな要因に導いてくれる。新たな要因については次章で述べる。

演習問題

1. 理論や科学的根拠に基づく栄養教育を設計するにあたって、系統的なプロセスを使うことの有利な点と不利な点をどう考えるか。
2. 意図する学習者のニーズ、興味、関心事を徹底的にアセスメントすることは、なぜ重要か。
3. 皆さんが栄養教育プログラムで取り組む課題や問題を選ぶ際、何に基づいて選択するか。
4. 本書のはじめで、栄養教育の効果が上がりやすいのは、行動と習慣に焦点を合わせた場合であると述べた。ニーズ分析のプロセスについてはどういった意味になるか。
5. 皆さんは、意図する学習者に対するプログラムで働きかけるべき行動と習慣をどのように選択するか。つまり、皆さんはどの基準を用いるか。それはなぜか。

文献

Agricultural Research Service, U.S. Department of Agriculture. 2000. *Continuing survey of food intakes by individuals 1994-1996 (CSFII 1994-1996)*. Washington, DC: Author.

Block, G., C. Gillespie, E.H. Rosenbaum, and C. Jenson. 2000. A rapid food screener to assess fat and fruit and vegetable intake. *American Journal of Preventive Medicine* 18:284-288.

Block, G., F.E. Thompson, A.M. Hartman, F.A. Larkin, and K.E. Guire. 1992. Comparison of two dietary questionnaires validated against multiple dietary records collected during a 1-year period. *Journal of the American Dietetic Association* 92:686-693.

Bogers R.P., J. Brug, P. van Assema, and P.C. Dagnelie. 2004. Explaining fruit and vegetable consumption: the theory of planned behavior and misconception of personal intake levels. Appetite 42:157-166.

Borrud, L., C.W. Enns, and S. Mickle. 1997, April. What we eat: USDA surveys food consumption changes. *Community Nutrition Instruction* 18:4-5.

Centers for Disease Control and Prevention. 2000. *Can eating fruits and vegetables help people to manage their weight?* (Research to Practice Series, No. 1). Washington, DC: Author.

Contento, I.R., and J.L. Michela. 1998. Nutrition and food choice behavior among children and adolescents. In *Handbook of pediatric and adolescent health psychology*. Boston: Allyn and Bacon.

Contento, I.R., J.S. Randell, and C.E. Basch. 2002. Review and analysis evaluation measures used in nutrition education intervention research. Journal of Nutrition Education and Behavior 34:2-25.

Cook, S., M. Weitzman, P. Auinger, M. Nguyen, and W. Dietz. 2003. Prevalence of a metabolic syndrome phenotype in adolescents: Findings from the third National Health and Nutrition Examination Survey, 1988-1994. *Archives of Pediatric and Adolescent Medicine* 157:821-827.

Enns, C.W, S.J. Mickle, and J.D. Goldman. 2002. Trends in food and nutrient intakes by children in the United States. *Family Economics and Nutrition Review* 14:56-68.

Gortmaker, S.L., A. Must, A.M. Sobol, K. Peterson, G.A. Colditz, and W.H. Dietz. 1996. Television viewing as a cause of increasing obesity among children in the United States, 1986-1990. *Archives of Pediatric and Adolescent Medicine* 150:356-362.

Green, L.W., and M.M. Kreuter. 1999. *Health promotion planning: An educational and ecological approach.* 3rd ed. Mountain View, CA: Mayfield Publishing.

Guthrie, J.F., and J.F. Morton. 2000. Food sources of added sweeteners in the diets of Americans. *Journal of the American Dietetic Association* 100(43):48-51.

Gutin, B., S. Islam, T. Manos, N. Cucuzza, C. Smith, and M.E. Stachura. 1994. Relation of percentage of body fat and maximal aerobic capacity to risk factors for atherosclerosis and diabetes in black and white seven- to eleven-year-old children. 125(6 Pt.1) *Journal of Pediatrics*: 847-852.

Harnak, L., J. Stang, and M. Story. 1999. Soft drink consumption among US children and adolescents: Nutritional consequences. *Journal of the American Dietetic Association* 99:436-441.

Hersey, J., J. Anliker, C. Miller, R.M. Mullis, et al. 2001. Food shopping practices are associated with dietary quality in low-income households. *Journal of Nutrition Education and Behavior* 33:S16-S26.

Kaiser Family Foundation. 1999. *Kids and media @ the new millennium.* Menlo Park, CA: Kaiser Family Foundation.

Ludwig, D.S., K.E. Peterson, and S.L. Gortmaker. 2001. Relation between consumption of sugar-sweetened drinks and childhood obesity: A prospective, observational analysis. *Lancet* 357:505-508.

McClelland, J.W., D.P. Keenan, J. Lewis, et al. 2001. Review of evaluation tools used to assess the impact of nutrition education on dietary intake and quality, weight management practices, and physical activity of low-income audiences. *Journal of Nutrition Education* 33:S35-S48.

McNeal, J.U. 1992. *Kids as customers: A handbook of marketing to children.* New York: Lexington Books.

McPherson, R.C., D.M. Hoelscher, M. Alexander, K.S. Scanlon, and M.K. Serdula. 2000. Dietary assessment methods among school-aged children. *Preventive Medicine* 31:S11-S33.

Medeiros, L., V. Hillers, P. Kendall, and A. Mason. 2001. Evaluation of food safety education for consumers. *Journal of Nutrition Education* 33:S27-S34.

Munoz, K.A., S.M. Krebs-Smith, R. Ballard-Barbash, et al. 1997. Food intakes of US children and adolescents compared with recommendations. *Pediatrics* 100:323-329.

Nielsen, S.J., and B.M. Popkin. 2003. Patterns and trends in food portion sizes, 1977-1998. *Journal of the American Medical Association* 289(4):450-453.

Ogden, C.L., K.M. Flegal, M.D. Carroll, and C.L. Johnson. 2002. Prevalence and trends in overweight among US children and adolescents, 1999-2000. *Journal of the American Medical Association* 288:1728-1732.

Paeratakul, S., D.P. Ferdinand, C.M. Champagne, D.H. Ryan, and G.A. Bray. 2003. Fast-food consumption among US adults and children: Dietary and nutrient intake profile. *Journal of the American Dietetic Association* 103:1322-1338.

Parham, E. 1990. Applying a philosophy of nutrition education to weight control. *Journal of Nutrition Education* 22:194-197.

Perez-Pena, R. 2003, July 9. Obesity on the rise in New York public schools. *New York Times*.

Rogers, E.M. 1995. *Diffusion of innovations*. 4th ed. New York: Free Press.

Rogers, E.M., and F.F. Shoemaker. 1971. *Communication of innovations: A cross-cultural approach*. New York: Free Press.

Shannon, J., A.R. Kristal, S.J. Curry, and S.A. Beresford. 1997. Application of a behavioral approach to measuring dietary change: The fat and fiber-related diet behavior questionnaire. *Cancer Epidemiology, Biomarkers and Prevention* 6:355-361.

Taras, H.L., J.F. Sallis, T.L. Patterson, P.R. Nader, and J.A. Nelson. 1989. Television's influence on children's diet and physical activity. *Journal of Developmental and Behavioral Pediatrics* 10(4):176-179.

Thompson, F.E., and T. Byers. 1994. Dietary assessment resource manual. *Journal of Nutrition* 124(11 Suppl.):2245S-2317S.

Townsend, M.S., L.L. Kaiser, L.H. Allen, A. Block Joy, and S.P. Murphy. 2003. Selecting items for a food behavior checklist for a limited-resources audience. *Journal of Nutrition Education and Behavior* 35:69-82.

Troiano, R.P., and K.M. Flegal. 1998. Overweight children and adolescents: Description, epidemiology, and demographics. *Pediatrics* 101:497-504.

U.S. Department of Health and Human Services. 2001. *Surgeon general's call to action to prevent and decrease overweight and obesity*. Washington, DC: Author.

Whitehead, F. 1973. Nutrition education research. *World Review of Nutrition and Dietetics* 17: 91-149.

Willett, W.C., R.D. Reynolds, S. Cottrell-Hoehner, L. Sampson, and M.L. Browne. 1987. Validation of a semiquantitative food frequency questionnaire: comparison with a 1-year diet record. *Journal of the American Dietetic Association* 87:43-47.

Wright, M., M.R. Horner, and L.H. Charini. 1982. Approaches for increasing soybean use by low-income Brazilian families. *Journal of Nutrition Education* 14(3):105-107.

Wyshak, G. 2000. Teenaged girls, carbonated beverage consumption, and bone fractures. *Archives of Pediatric and Adolescent Medicine* 154:610-613.

Yaroch, A.L., K. Resnicow, and L.K. Khan. 2000. Validity and reliability of qualitative dietary fat index questionnaires: A review. *Journal of the American Dietetic Association* 100(2):240-244.

Young, L.R., and M. Nestle. 2003. Expanding portion sizes in the US marketplace: Implications for nutrition counseling. *Journal of the American Dietetic Association* 103(2):231-234.

第8章

ステップ2：プログラムのねらいとする行動・実行に関する潜在メディエーターの特定

Step2: Identify Potential Mediators of Program Behaviors and Actions

本章の概要

プログラムのねらいとする実行・行動変容の潜在メディエーターである個人の心理社会的要因と環境要因を明らかにするために，どのように理論や研究を活用すべきかについて述べる。

本章のねらい　読み終えた時に，以下ができること。

- 学習者を十分に理解することの大切さを認識する。
- プログラムがねらいとする核となる行動の潜在メディエーターである，個人の心理社会的要因を明らかにするスキルを身につける。また同様に，学習者の行動を促したり，逆に阻害する環境要因を明らかにするスキルを獲得する。
- アセスメント情報の，様々な入手方法の長所と短所を比較する。

シナリオ

WICクリニックの栄養教育者は，母乳育児のセッションを計画していた。まず母乳育児の栄養面の利点について討議し，その後に授乳方法の実演を行うことを決めたが，それにはまず，参加者である妊婦たちの，母乳と人工乳の授乳の違いに関する知識と，参加者に母乳育児を動機づける方法を調べる必要があることに気づいた。そこで，計画的行動理論に基づく調査を実施した結果，母乳育児の最大の障壁が，「その行為が恥ずかしいこと（社会規範）」と「乳房への影響に対する不安（態度）」であることがわかり，驚いた。また参加者にはすでに，母乳育児の栄養面，医学面の利点や授乳方法に関して，かなりの知識があった。そこで，栄養教育者は予定を完全に変更し，はじめから，先にあげた母乳育児の障壁について学習することにした。

A　はじめに：ねらいとする行動の潜在メディエーターの特定

　理論に基づく栄養教育を設計する手順モデルは，栄養教育を系統的に設計する方法を示すものである。ステップ1では，プログラムが目標とすべき健康増進行動や行動変容，すなわち**プログラム行動**や，**ねらいとする行動**を明らかにした。例えば，カルシウムが豊富な食材の摂取量の増加や，子どもの健康的なおやつの増加などである。これらは，行動面のゴールあるいはプログラムに望まれるアウトカムである（各ステップについては，図7-1 (p.207), 図7-2 (p.214) 参照）。

　本章で扱うステップ2では，潜在メディエーターとして，学習者を介入の焦点である実行・行動変容へと潜在的に媒介する行動の決定要因を明らかにする。

　本書の前半部で取り上げた，概念をつくり上げる枠組みとなる理論や研究では，行動変容を起こす潜在メディエーターは大きく2種類に分けられるとしている。人に関する心理社会的メディエーター（個人レベルのメディエーターと呼ばれることが多い）と，環境に関する要因である。これらの個人的・環境的な潜在メディエーターは，栄養教育の主要なねらいとなる。理論は，どのような行動のメディエーターを評価の対象とすべきかについての手引きとなる。この手引きは重要である。特定した個人的・環境的メディエーターは，計画する教育方法および学習経験の主要なねらいとなるからである。理論は，栄養教育を実行すること自体に役立つと同時に，学習者のニーズ分析を行う際に，重要で優れた枠組みを提供してくれる。理論についての知識があれば，徹底的かつ正確で完全な分析を行えるのである。

　ある学習者について行動，実践や課題を複数特定した場合は，それぞれの潜在メディエーターの個別の評価が必要であろう。例えば，食事の内容を**増やす**こと（野菜や果物など）と，高脂質食品や炭酸飲料の摂取量を減らすなど，食事の量を**減らす**こととでは，実行するための動機づけまたは障害が異なると想定できる科学的根拠がある。また，食関連の行動と身体活動の行動とでは，潜在メディエーターが異なるかもしれない。したがって，野菜や果物の摂取を増やす，炭酸飲料の摂取を減らす，また，じっとしていることを減らすといった行動を目標とした時に，行動を起こすための決定要因はそれぞれ全く異なるかもしれない。取り組む行動や実践の数を絞り込んでいくことで，栄養教育セッションやプログラムの実行がより容易になり，効果的になる可能性が高まることは明らかである。

B　ステップ2a：目標とする行動の個人的メディエーターの特定

　潜在的な動機や障害，ねらいとする行動を起こすために学習者に必要となるスキルをはじめとして，**現在**の行動を決定づける要因を質問するのは重要なことである。ソーシャルマーケティングにおいて，アセスメントで重視されるのはこの構成要素である。こうした調査は，フォーマティブリサーチと呼ばれる。学習者の回答は，ステップ3の教育目標の決定において大変重要であり，ステップ4の教育戦略の決定にも重要である。

　前章で，現在までに得られた理論と研究からの科学的根拠によると，行動変容は2段階で起こると考えられる。信念や感情を重視する動機づけ・前行動期と，知識と技術の習得を重視する行動期の2つの段階で

ある。これらの段階ではそれぞれ，行動変容につながる重要な決定要因がある。以下，学習者の関心や動機づけ，習得すべき技術に対する認識について，理解を深める方法を詳細に議論していく。

a 意志決定や動機づけにつながる潜在メディエーターの特定

　ある学習者の興味をそそるもの，動機づけとなるもの，文化的価値観や関心事を理解するのは非常に難しい。個の食行動や身体活動の性質には，その人の過去や現在の生活のあらゆる面に組み込まれた，複雑で矛盾の多い信念や感情が絡みついているためである。しかし，私たち栄養教育者が学習者にとって有用で意味のある学習経験を設計する際には，これらを理解していなければならない。質問をする際には，ある行動や行動変容を起こした場合の，学習者自身（もしくは学習者の家族や属するコミュニティ）にとっての利点について，学習者がどのように認識しているかを，私たち栄養教育者が理解しやすいように問いかけるとよい。また，行動を起こす準備がどの段階まで進んでいるかを理解するのにも役立てられるとよいであろう。

　それでは，何から始めるとよいか？　また，何を質問するとよいか？　ここで，理論と先行研究が役立つのである。理論と先行研究は，質問の枠組みも示してくれる。皆さんは，学習者への介入方法を決める際に選択する理論によって，以下に述べる項目について，いくつか，もしくはすべてをアセスメントしようと考えるであろう。既存の理論を選択していたり，理論やエビデンスに基づいた介入モデルを作成している場合は，関連するメディエーターや構成概念のみをアセスメントすればよい。適切なモデルが定まっていない場合は，行動変容における様々なメディエーターや，本書で紹介している理論の構成概念について情報収集するとよいであろう。こうした情報は，どんな介入モデルを作成する場合にも役立つ。潜在的に行動につながる動機づけのほか，学習者の現在の行動の決定要因を質問してみよう。表8-1 に，行動変容における潜在メディエーターとなる決定要因のアセスメント方法の例をあげる。これは，低収入の学習者を対象として，様々なメディエーターと動機づけのレディネスをアセスメントする際に用いられてきた評価手段である。表8-2（p.230）は，子どもを対象とした例である。表8-3（p.230）は低収入の女性を対象とした，脂質摂取に関するセルフエフィカシー測定方法の例である。

- **現時点での関心事となる行動の，動機づけ要因や決定要因**

　意図する学習者が現時点での実践に関わる動機づけ要因はどのようなものか？　例えば，野菜や果物の摂取が少なければ，その行動がどのような結果につながると思うか，また現在の摂食パタンを生じさせた学習者自身の態度や価値，社会規範，情動，自己認知，セルフエフィカシーについて質問する。

- **潜在的な動機づけ要因**

　学習者自身は，どうすれば実行することに興味をもったり，実行したくなると考えているであろうか？　実際のリスクや弱点についての自覚を高めることは役立つであろうか？　食行動変容に関してどのような価値観をもっているか？　勧められる行動に対する態度はどのようなものか？　何が変容への動機づけになるか？　何を健康的な行動への障壁と考えているか，また，栄養教育者はその障壁をどのようにして減らし，健康的な行動の価値を増やすことができるか？　ねらいとする食関連の健康的な行動を実行に移すことについて，セルフエフィカシーがあるか？　さらに，すべての行動が文化的背景の中で起こることを思い出そう。文化が行動に与える影響を理解するよう努めよう。

表8-1 低収入学習者の野菜や果物の摂取に関する心理社会的因子の評価手段

メディエーター・理論構成概念	内容
知覚された利益[*1]	私は，野菜や果物をより多く摂取することで私の身体を助けていると思う 私は，野菜や果物を食べなければ，健康問題が生じてしまうかもしれない
知覚された障壁	果物は，高すぎると思う 果物は，常に手に入らないと思う 果物は，手間がかかると思う 家族が果物を好まないと思う 果物は，おいしくないと思う （野菜もこれらと同等）
知覚された支配[*1]	あなたの家庭では，誰が買う食材の選択権をもっていますか あなたの家庭では，誰が食を提供する立場にありますか
セルフエフィカシー[*1]	来週は，食事やおやつにより多くの果物を盛り込めると思う 私は，野菜や果物をおやつとして食べられると思う 私は，鍋料理やシチューにもっと野菜を追加できると思う 私は2皿以上の野菜を夕食で食べられる
ソーシャルサポート[*2]	あなたに野菜や果物を食べる，買う，用意することを勧める人は，誰かいますか 自分の子ども，夫，母，父，そのほか
知覚された社会規範[*1]	私の家族は，私がもっと野菜や果物を摂取するべきだと思っている 私のかかりつけの医師（または栄養士）は，私に野菜や果物をもっと食べるよう勧める
意図：野菜や果物の摂取量増加への意識のレディネス[*3]	果物の摂取量を増やそうと考えていない（前熟考期─〔1〕） 果物の摂取量を増やそうと考えている（熟考期─〔2〕） 来月には，必ず果物の摂取量を増やそうと決めている（準備期─〔3〕） 現在，果物の摂取に努めている（実行期─〔4〕） すでに，2皿以上の果物の摂取を毎日行っている（維持期─〔5〕） （野菜もこれらと同等）
食事の質	あなたの食事をどう評価しますか（5段階で。非常に悪い→とても良い）

評価表の一部のみを表示している。
[*1] 1～3までのスコアを付ける。(1)＝同意しない　(2)＝どちらでもない　(3)＝同意する
[*2] 学習者への指示：「あてはまるものすべてにチェックを付けて下さい」
　　いいえ＝0：支援なし，はい＝1：1人による支援，はい＝2：2人以上による支援
[*3] 学習者への指示：「あてはまるもの1つにチェックを付けて下さい」

下記は，アセスメントする健康行動や行動変容における，動機づけとなる潜在メディエーターのリストである（必ず，現時点での動機づけと潜在的な動機づけの両方についての認知を考慮する）。

● **文化に特有の健康・栄養に関する信念**
　学習者にある一定の行動をとらせる文化固有の信念は何か？

● **行動に向けての動機づけレディネス段階**
　行動に向けての動機づけレディネスは，どの段階まで進んでいるか？　行動前の段階か，行動を起こす準備のできた段階か？

● **態度**
　次の事柄に対する学習者の態度はどうか？　①健康問題などの心配事（例：心血管の健康），②高脂質食物の過剰摂取などの栄養問題に関わる行動，③問題の解決方法としてプログラムで提唱する行動（例：低脂質食物摂取の増加）。態度は信念と成果期待で決まる（次の2点を参照のこと）。

表 8-2 小学校 4 年生とその親を対象とした野菜や果物の消費を増やすための学校栄養教育プログラムの媒介変数のアセスメント

メディエーター・理論構成概念	内容
前向きな結果予期	子どもたちは，1（同意しない）〜3（同意する）で評価をする 野菜や果物を食べれば，より健康的な肌になれる 野菜や果物を食べれば，もっと運動が得意になる 野菜や果物を食べなければ，病気になりやすくなる 野菜や果物を食べることは，虫歯予防になる
セルフエフィカシー	子どもたちは，1（確かでない）〜3（非常に確か）で評価をする 好きな果物（バナナやレーズンなど）を朝食で食べられる 好きな果物（アップルソースやフルーツカクテルなど）を昼食で食べられる 好きな野菜（サラダなど）を昼食で食べられる 好きな野菜（コーンや豆類など）を夕食で食べられる ケーキやクッキーの代わりに，好きな果物（ぶどうやバナナなど）をおやつとして食べられる ポテトチップスやコーンチップスの代わりに，好きな野菜（にんじんやセロリのスティックなど）をおやつとして食べられる お母さん・お父さんに，おやつに果物を買って欲しいといえる お母さん・お父さんが，おやつに野菜や果物を準備してくれるのを手伝うことができる 少なくとも 5 サービングの野菜や果物を毎日食べることができる
規範	
家族内規範	私の家族のほとんどの人が，野菜や果物を 1 日 5 サービング以上食べることが私にとって良いと考えている
仲間の規範	私と同年代の人たちは，野菜や果物を 1 日 5 サービング以上食べることが良いと考えている
先生たちの規範	私の先生は，もし私が野菜や果物を 1 日 5 サービング以上食べたら，私を誇りに思ってくれる
知識	子どもたちは，本当・嘘か，選択肢*を用いて答える 1/4 カップのドライフルーツ（レーズンなど）は，1 サービングとする。 人は健康のために，1 日に何サービングの野菜や果物を食べるべきだと思いますか？ これらのうち，あなたがもっと野菜や果物を食べるようになるきっかけとして一番良い短期目標はどれだと思いますか？ 次のうち，ファストフード店でのあなたの食事に野菜や果物を少しでも加えるための方法として，一番良いと思うのはどれですか？
利用可能性	両親が，家に，リスト*にある 22 種類の野菜や果物があるかどうかを示してくれる
食事をともにする	どのくらいの頻度で，あなたの家族全員が食卓を囲んで一緒に食事をしますか？
親の消費	両親が，野菜や果物のリスト*から食べた量，頻度を報告する

注）評価表の一部のみを表示している。　＊：選択肢，リストは省略

表 8-3 低収入の女性の脂質摂取行動におけるセルフエフィカシーの測定方法

内容	領域
私は，以下の時でも低脂肪食品に執着することができるか…	
緊張している時 怒っている時 人生の出来事によって落胆している時	ネガティブな影響・感情
幸せな時 パーティーにて 皆とレストランで外食している時	ポジティブな影響・感情
高脂質食品が多くあるところで 誰かに高脂質食品を勧められた時	利用可能性

- **リスクの認識や信念**

  明らかになった栄養・食関連の問題の重大さと自身の弱点の認知に関して，学習者はどのような信念をもっているか？　例えば，自分が心臓病になる危険性がどの程度あると考えているか？

- **結果期待**

  ある状態に対して行動がどのように関係しているかについて，学習者は何を期待しているか？　例えば，濃い緑の野菜が健康を改善し，がんや黄斑変性の危険性を減少させると信じているか？　行動の成果にどれだけの価値を置くか（例：総合的な健康，失明する危険性の減少）？

- **障壁**

  学習者が行動する上でどのような妨げがあるか？

- **価値観**

  学習者が価値があり，望ましいと考えるのはどのような状態か？　例えば，菜食主義者である場合，健康・生態的・宗教的理由からか？　それとも，食物と資源を無駄にしないために出されたものを何でも食べたいからか？

- **食物の選択と楽しみ（食物に関連した感覚・感情的要因）**

  学習者には，どのような食物の好み，好き嫌いがあるか？　私たち栄養教育者は，味が食物選択において最も重要なメディエーターの１つであることを知っている。学習者が食べる食物から考えて，勧められる行動をどう判断するか？　楽しみを見出すか，満足するか，満腹になるか？

- **感情や情緒**

  ねらいとする行動をとることについてどのような感情が予想できるか？　行動をとらない場合，後悔することが予想できるか？

- **社会規範や集団からの圧力**

  学習者自身の文化，または学習者にとって重要な人やグループが，学習者がある行動（現在の行動や特定の栄養問題を解決するために教育介入で勧められた行動）をとるべき，もしくはとるべきではないと考えていると信じているか？　期待に沿って行動しようという動機づけはどの程度なされているか？

- **役割**

  集団や社会で特別な地位にある人々にとって，適切で望ましい行動概念はどういったものか？　例えば，ある女性集団は，自分たちのような女性が母乳育児すべきか人工授乳で育児すべきかについて，どのように認識しているのか？

- **文化的・民族的なアイデンティティ**

  学習者の民族的・文化的アイデンティティはどういったものか？　移民であれば，どの程度文化適応しているか？　食事については，滞在期間よりも態度と実践から見た方が判断しやすい。

- **自己アイデンティティ**

  学習者の自己アイデンティティはどういったものか。例えば自分自身を，健康を気づかう消費者，「緑党」の消費者，菜食主義者などのアイデンティティをもつ者と考えているか？

- **支配力やエージェンシーに対する個人的感覚，または行動へのコントロール感**

  自らの行動，健康，および環境をどのくらい支配していると信じているか？

- **知覚されたセルフエフィカシー**

　望ましい健康的な行動を実行する能力をどのように認識しているか？　例えば，学習者は濃厚なデザートを減らすと希望どおりに体重が減少すると信じているが，濃厚なデザートを食べないでいる自信はないことがある。

- **ライフステージと人生径路**

　現時点で人生のどのステージにいるか？　人生のステージは認識と行動にどのような影響を及ぼしているか？　人生経験，人生径路やライフステージに対して，この時点では，どのような配慮が重要になるか？

- **メディアからのメッセージ**

　学習者はどのようなメディアを見るか？　どのメディアから受け取るイメージを重要と感じるか？

- **そのほか**

　対象となる集団の動機づけに使う情報は，効果的な栄養教育を行う上できわめて重要である。そうした情報は，行動変容の必要性を学習者に理解され受け入れられるようなセッション，プログラム，メディアキャンペーンを実施する上でも大切であろう。しかし，こうした情報のみでは，優れたプログラムを計画するには不十分かもしれない。学習者が推奨される行動を起こすためには，資源とスキルの両者を得なければならない。実際に行動を起こすかどうかは，その次の段階である。

b　実行・行動変容を引き出す潜在メディエーターを特定する：行動能力や自己制御スキル

　行動能力とは，健康的に食べたいという動機に従って行動するために必要な栄養・食関連の知識や行動スキルである。同時に，認識的・感情的な能力でもある。例えば，アメリカでは数十年前，たんぱく質を十分にとるためには大きな赤身肉の塊を食べなくてはならないと考える人が多かった。健康的に食べるよう動機づけされていたが，何が健康的かに関する知識は間違っていたのである。このことからわかるように，教育介入を行う前に，私たち栄養教育者は，健康やフードシステムについての学習者の知識度を知る必要がある。これは，誤解がある可能性があるため，それを確かめる機会でもある。さらに，学習者には動機づけに従って行動できるような栄養知識や食関連スキルがあるか？　例えば，特定の食材をより健康的に，かつおいしく調理するスキルがあるか？　また，認識について，つまり，行動を起こすために，どのようなスキルを必要と考えているかを確認することも大切である。

　学習者には現時点で，自分の行動をコントロールする上で，例えば目標設定能力やセルフモニタリング能力など，どのような自己制御スキルがあるか？　自分が不適切あるいは不健康と考える食材を受け入れないスキルがあるか？　食べることでストレス解消せずに済むように，自分でうまくストレスをコントロールできるような感情の対処スキルがあるか？　学習者の多くが属しているのは行動変容のどのステージか？　必要な集団を組織し，集団の中で互いに協力し合って，食環境を変えたり食物を利用したりするようなスキルがあるか？

　以上からわかるように，学習者には現在ある障害やスキルについて質問するのみでなく，学習者が障害を乗り越えられるように，また目標とする行動を実行できるように，必要と思われる**潜在的な**スキルについて質問することが大切である。例えば，現在1日に必要な野菜や果物を十分に摂取していないとすれば，野

菜の調理法や，果物をおやつに出す方法を知っているかどうか聞いてみる。また，野菜や果物を用意する上での障害は何か，今の暮らしの中で何をしたいか，何ができるのか，どのようなスキルが必要なのか，またその必要なスキルを学ぶ気を起こすものは何か聞いてみるとよい。

c 行動変容の潜在的・個人的メディエーターにおけるアセスメント方法のまとめ

行動の動機づけや食行動変容のプロセスについての栄養の行動面，栄養教育，健康教育研究の文献レビューから，前に述べたような態度，信念，そのほかの個人的変数について間接的に知ることができる。これらの研究とは，主要な集団，対象となる学習者，または類似する集団（例：思春期の若者群，閉経後の女性群，アフリカ系アメリカ人の男性群）のモニタリングと研究結果，人々の信念や態度に関する政府・産業界の意見調査，食材をチェックする調査，民族集団に対する心理学手法を用いた調査，および既存の記録である。様々な人口集団を対象にした栄養教育プログラムで使われた手法に関するレビューは，Contento, et al（2002）によりなされている。

可能であれば，学習者から直接情報を得ることが一番である。既存の手法や，皆さんが作成した独自の手法を用いて，調査や簡単なアンケートを行うことができる。学習者グループのメンバーと個人的に接すること，話すことは大いに望ましい。フォーカスグループインタビューや，学習者や重要な情報提供者との包括的な面接，出口インタビューを実施するとよい。

C ステップ2b：ねらいとする行動を潜在的に媒介する環境要因を特定する

ある集団の健康的な食習慣を助長したり妨げたりする環境状況を確定することは，とても重要である。そうした環境状況によって，教育的活動が学習者の実生活に根づくのである。環境情報は次の方法で活用するとよいであろう。①時間や資源の観点から学習者の生活の実態を考慮した教育活動を計画する。②食やサービスの提供者や，学習者が行動を起こす機会を広げたり容易に行動することを手助けするコミュニティ団体と協力する。詳細は第6章（p.177～）を参照のこと。

a 適切な教育的活動を計画するための環境情報

適切な教育的活動を設計するにあたっては，次にあげるような環境に関する多面的情報が必要となる。

●社会環境

対象とする集団では，どういった生活状況が一般的か？　その集団における一般的な家族構成を知ろう。例えば，片親の家庭が多いか？　誰が食物を購入し，食事を用意しているか？　子どもや恋人のような，ニーズを考慮すべき相手といっしょに食事をしているか？　ソーシャルネットワークの幅や質はどうか？　望ましい行動を身につけた後，その行動を持続するために必要な社会的・文化的サポートがなされているか？　仕事の進め方は，新しく習得した行動の長期的な持続に役立っているか？　また，**潜在的**ソーシャルサポートについても質問しよう。皆さん個人や栄養教育プログラムは，どのようにしてソーシャルサポートを改善し，目標と健康行動が根づくように働きかけられるか？　学習者は，食環

境を変えるために他者と関わることに興味をもっているか？　そうであれば，具体的にやりたいことは何か？　その集団には，自分たちの擁護に適した，集団レベルのエフィカシースキルがあるか？

● **物理的な食環境**

学習者がねらいとする行動を起こすために必要な食品を利用でき，入手しやすいかどうか。こうした食品は，仕事場，学食，地元の食料品店で入手できるか？　例えば，野菜や果物，地元で最小限加工されパックされた食品は容易に入手可能か？　皆さんが個人やチームで，地域の食料品店やファストフード店，レストラン，ファーマーズマーケットの場所を示した地図を書いてみるとよい。もしそれが無理ならば，せめて隣近所を歩き回り何があるか見てみる。良質で，新鮮なものはあるか？　どのようなレストラン，食料品店があるか？　人々はどこで食事をしているか？　学校や大学，職場で食事をする人が多いのであれば，その食堂では何を利用できるか？

● **資源**

学習者に，目標とする食物を買えるだけの資金があるか？　調理用設備や冷蔵庫はそろっているか？　食料援助プログラムへのアクセスがあるか？　近所で入手できる食品の値段は，ねらいとする行動に貢献するものか？　店の行き帰りの交通手段はあるか？　人々の生活の社会的・経済的現実における「問題の裏にある問題」の原因は？　学習者の時間的制約は？　このような情報は，学習者のためにより現実味のある栄養教育プログラムをつくる上で役立つ。例えば，学習者が2つの仕事をしていて，食事を支度する時間もままならないようであれば，その人に対する教育活動ではこの点を考慮しなければならない。また，ほかの利用可能な栄養サービスを紹介することも必要かもしれない。

● **情報環境**

学習者が，どのようなメディアを利用しているか聞いてみる（例：テレビを観る，雑誌を読む）。また，どの程度の頻度で利用し，どの程度の重点を置いているかも聞いてみる。栄養教育を実行する場の情報環境はどうか（例：学校や職場の情報環境）？　この環境を，学習者にとってより利用しやすいものに変えるとしたら，どうするべきか？

b　実行に移せるような環境的サポートを推進するため，意志決定者と政策立案者を教育するにあたって必要な環境情報

プログラムの資源，目標，持続期間と適用範囲を考慮し，可能であれば，実行に移せるような環境的サポートを推進することが重要である。それにはまず，実際にサービスや食を提供する立場にある人や，様々な状況で意志決定権のある人を教育する必要があろう。そうした人や集団がプログラムのめざす目標の重要性を感じるならば，その人たちと連携し，活動のための環境的サポートをともにつくっていけるであろう。

1　組織やコミュニティにおける意志決定者と政策立案者の確定

ここでは，まず，プログラムの中心となる行動を起こす機会を増やす上で，パートナーとなり得る組織や機関を確定する。以下に，潜在的な協力者の例をあげる。

- 校長や学校管理者
- 学校や職場の給食サービス提供者

- 公共の健康機関（地方，市営，国営）
- 病院や学校の医療従事者
- 公営や地域の協同組合員
- レストランのシェフやオーナー
- スーパーマーケットや地元の食料品店
- 農家やファーマーズマーケット
- ガーデニング職人
- 持続可能なフードシステム組織
- 栄養・食に関連の団体・組織（食物復旧プログラム（food recovery programs）），フードバンク，給食施設，食の安全と飢えに関する組織など）
- 食関連の販売店

2 連携パートナーとともに環境アセスメントを行う

　皆さんと協力者とで連携をとりながら，実施するアセスメント活動をリストにする。このリストには，コミュニティにおける食物や食関連サービスの入手やアクセスのしやすさなどが含まれるであろう。皆さんが学校で働いていて，校長や給食の責任者との協力体制を整えたならば，まずは学校給食とその方針に関する環境を調査することから始めてもよい。そのためには教員，保護者，生徒などの協力も得られるとよいであろう。この調査では，次のような質問が考えられる。学校では食に関するポリシーを書面にしているか？　その文書では栄養素に触れているか？　学校では栄養相談を行っているか？　清涼飲料についてのポリシーがあるか？　教員は，食物を褒美や動機づけとして使うことがあるか？　校内での食品の販売促進や広告を許可しているか？　比較的大きなプログラムを行うのであれば，食環境アセスメントの資料を活用するとよい。例えば，アメリカ疾病予防管理センター（CDC）の School Health Index（SHI, 2000），農務省の Changing the Scene assessment tools（2000），ミシガン州地域保健部の Healthy Schools Action Tool（HSAT, 2005）がある。

　職場や被雇用者関連の健康管理施設など，ほかの場でも適用できるアセスメント質問項目がある（皆さんのプログラムが該当する場で行われるのであれば）。もし，皆さんが誰かと連携して食物の持続性の課題に取り組んでいるのであれば，学習者が利用できるファーマーズマーケットの数や，これらのマーケットのフードスタンプ受け入れ状況について調査しようと考えるであろう。

c 行動変容における潜在的環境メディエーターのアセスメント方法のまとめ

　潜在的環境メディエーターに関するデータは，下記の例のような数量的・質的な方法によって得られる。類似する場で実施された調査文献のレビュー。利用可能なデータ。調査，チェックリスト，環境保健指標のアセスメント。特定の場（食料品店，ファーマーズマーケット，職場，学校など）での食物の入手しやすさの観察。フォーカスグループディスカッション。重要な情報提供者との面接。

D ステップ2c：個人力や地域力を特定する

　学習者がすでに健康のために実施していることは何か？　例えば，現在の食事関連の実践のうち，どのような実践が健康を促進していると考えられるか？　学習者の個人的・文化的信念や態度のうち，栄養面からの健康やフードシステムの持続性へ貢献しているのはどのようなものか？　学習者は抱えている問題について何を知っているか？　その問題に働きかけるための知識や技術では，どのようなものが備わっているか？健康に寄与する環境的基盤や活動に関して，地域にはどのような強みがあるか？　有効な資源としては，どのようなものがあるか（健康食品店，ファーマーズマーケット，フードパントリーなど）？　利用可能な栄養教育サービスには，どのようなものがあるか？　学習者自身は環境がどうあってほしいと望んでいるか？

E プログラム遂行にあたっての資源問題

　現実的な資源問題は，先述のアセスメントで確定した栄養教育のメリットにかかわらず，プログラムの期間や集中度合いを左右すると考えられる。次のような内容を検討してみるとよいであろう。栄養教育を実施する上で利用可能な金銭面の資源には，どのようなものがあるか？　プログラムはどのくらいの期間継続させる必要があるか，またどのくらい持続可能か？　セッションは1回か，複数回か？　構成要素は1つか，複数か？　どの施設，道具が利用可能か？　ほかには，どのような資源が使用できるか？　利用する施設や状況にはどのような特質があるか？　制約の中で，どのようなチャネルが利用できるか？　プログラムでは，グループセッション，視聴覚に訴えるもの，または印刷物，健康展，メディアキャンペーンのいずれかが行われるか，またはこれらすべてが行われるか，それとも，ほかのチャネルを取り入れるのか？

　皆さんが計画する栄養教育にグループセッションを取り入れるならば，下記を考慮するとよい。

① 時　間

　どのくらいの時間がかけられるか？　準備と片付けにどれだけの時間が必要か？

② 利用できる施設やその構造

　その空間の物理的な構造はどうか？　その空間は，ニーズに合わせてどのように変えられるか？　どのような空間的制限があるか？

③ 利用できる道具

　どのような道具が利用できるか（視聴覚に訴えるもの，調理器具など）？　必要に応じて準備できるものは何か？

④ 一般的な管理・施設面の支援

　活動中に起こる問題への対処，物資の供給，宣伝，セッション中の技術的支援などについて，主要な担当

者はどの程度協力的か？　例えば，担任は教室にとどまってクラスの統制を手伝ってくれるか？　上役のセンター長は，部屋にとどまって技術的問題が発生した時に助けてくれるか？

F　学習者の特徴を明確にする

　ここで，学習者に関する具体的な情報を得ることになる。すなわち，文化的背景，学力，学校で学んだ技術，子どもであれば身体的・知能発達レベル，好まれる学習形態と教育体制，特別なニーズである。より具体的には，以下の事柄を調べるとよいであろう（関係がある場合）。

- **人口統計**：学習者の年齢，性別，人種，社会経済的地位，民族性は？
- **コミュニティの具体的な文化的慣習**：典型的な食事パターンは？　時間や空間に対する感覚は？
- **学力**：（子どもなら）何年生か？　（大人なら）学歴は？　出身校は？
- **身体的・知能発達レベル（子どものみ）**：身体的・知能発達レベルは？
- **学校で学んだ技術**：学習者の読解力は？　数学のスキルは？
- **好まれる学習形態や教育体制**：講義，読みもの，討議，活動，グループワーク，学外学習のうち，どれが好まれるか？
- **特別なニーズ**：学習者の学習能力や身体的能力に考慮すべき問題はあるか？　大人の集団と活動している際に，子どもはその場にいるか？　保育は行われるか？
- **感情的ニーズ**：日常生活において，学習者の感情面では何が起きているか？　そのことは，皆さんからのメッセージを聞く能力にどのような影響を及ぼすか？
- **社会的ニーズ**：グループメンバーはお互いのことをどのくらい知っているのか？　グループ内の団結力はあるか？

G　次は皆さんの番

　ステップ2を終えると，以下の項目に関して言明できるようになるはずである。

- **プログラムにおける健康や食に関する問題と学習者**：例えば，中学年の子どもの過体重を防ぐことや，妊婦の野菜や果物の摂取量を増やすこと。
- **優先度の高い健康増進活動や行動変容（1つか2つ），またはプログラムや介入の目標となる一連の行動や地域の慣習**：これらはプログラムの行動・実践目標にあたる。
- **めざす行動変容や実践において潜在メディエーターとなる個人的・環境的決定要因**：これをリストにすると，比較的長いものになる（10〜20要素）。ステップ3では，これらの優先順位を決定することになるが，その際，これらの決定要因は，介入における複数のセッションなどを通して戦略を開発する上でガイドとなる一般的な教育目標決定の基盤となる。さらには，プログラムの各セッションで行われる

学習体験の特定の教育目的を定める際の基盤となる。

　介入するにあたって行動面での目標を定め，教育戦略のねらいである特定のメディエーターを確定する包括的な働きかけには時間がかかり，退屈にすら感じるかもしれない。しかし，おそらくこの作業は，地域での効果的な栄養教育の学習経験を計画する上で最も決定的なステップになるであろう。学習者に対するアセスメントからは有効なデータが得られるだけでなく，参加者との関係を築く上で有効な材料にもなる。学習者の課題やその原因についての的確なアセスメントを注意深く行えば，参加者に対する皆さんの先入観さえ浮き彫りになるかもしれない。それと同時に，教えることや学ぶことに対する皆さん自身の姿勢も明らかになる。栄養教育は，指導者と学習者がどちらもオープンに，素直に会話でき，個人として互いに尊敬し合える関係を築いた際に，最も効果が上がるのである。包括的なアセスメントにより，この関係をつくり上げることができる。

◆◆◆◆◆　**演習問題**　◆◆

1. 第7章では，学習者にとって関心のある栄養・食課題と，課題の一因となる行動や実践を明らかにした。また，皆さんのプログラムでねらいとする行動や実践も明確化している。こうした行動や実践の潜在的メディエーターを明らかにすることが重要なのはなぜか？
2. 健康的な行動や行動変容の潜在的メディエーターには大きく分けて2つのカテゴリーがある。これらの名前をあげ，簡単に説明してみよう。
3. 行動変容の個人的な潜在的メディエーターに働きかける方法を要訳しよう。皆さんの想定する学習者や，実際に取り組んでいる学習者にとっては，どの潜在的メディエーターに対する，どの方法が有効であると考えるか？　それはなぜか？　相対的に有利な点と不利な点をあげてみよう。
4. 栄養教育プログラムにおいて行動に対する潜在的な環境的影響要因に関する情報は，どのように利用できるであろうか？　学習者に対するそうした影響はどのようにアセスメントすべきか？　いくつかのアセスメント方法と，相対的に有利な点と不利な点を説明してみよう。
5. 栄養教育プログラムを開始する前に知っておくべき学習者の特性を5つあげてみよう。

| 文　献 |

Beale, C.L. 2000. A century of population growth and change. *Food Review* 23:16-22.
Centers for Disease Control and Prevention. 2000. *School Health Index for physical activity and healthy eating: A self-assessment and planning guide.* Atlanta, GA: Author. http://www.cdc.gov/nccdphp/dash.
Contento, I.R., J.S. Randell, and C.E. Basch. 2002. Review and analysis of evaluation measures used in nutrition education intervention research. *Journal of Nutrition Education and Behavior* 34:2-25.
Harnak, L., J. Stang, and M. Story. 1999. Soft drink consumption among U.S. children and adolescents: Nutritional consequences. *Journal of the American Diet Association* 1999;99:436-441.
Liou, D., and I.R. Contento. 2001. Usefulness of psychosocial variables in explaining fat-related dietary

behavior in Chinese Americans: Association with degree of acculturation. *Journal of Nutrition Education and Behavior* 33:322-331.

Michigan Department of Community Health. 2005. *The Healthy School Action Tool*. Lansing, MI: Cardiovascular Health, Nutrition and Physical Activity Section, Michigan Department of Community Health. http://www.mihealthtools.org/schools/.

Nestle, M., and M.F. Jacobson. 2000. Halting the obesity epidemic: A public health policy approach. *Public Health Report* 2000;115:12-24.

Nielsen, S.J., and B.M. Popkin. 2003. Patterns and trends in food portion sizes, 1977-1998. *Journal of the American Medical Association* 289(4):450-453.

U.S. Department of Agriculture. 2000. *Changing the scene: Improving the school nutrition environment*. Alexandria, VA: U.S. Department of Agriculture, Food and Nutrition Service. http://www.fns.usda.gov/tn/Healthy/index.

U.S. Department of Transportation. 1997. *Nationwide personal transportation survey*. Lantham, MD: Federal Highway Administration, Research and Technical Support Center.

Wildey, M.B., S. Pampalone, M. Pelletier, M. Zive, J. Elder, and J. Sallis. 2000. Fat and sugar levels are high in snacks purchased from student stores in middle schools. *Journal of the American Dietetic Association* 100:319-322.

Yaroch, A.L., K. Resnicow, and L.K. Khan. 2000. Validity and reliability of qualitative dietary fat index questionnaires: A review. *Journal of the American Dietetic Association* 100(2):240-244.

Young, L.R., and M. Nestle. 2003. Expanding portion sizes in the US marketplace: Implications for nutrition counseling. *Journal of the American Dietetic Association* 103(2):231-234.

第9章

ステップ3：理論，教育理念，プログラム構成要素の選択

Step3: Select Theory, Educational Philosophy, and Program Components

本章の概要

　介入の基礎となる教育理念だけでなく，プログラムの構成要素を発展させるような理論的枠組みについて，明確に述べることの重要性を探る。

本章のねらい　読み終えた時に，以下ができること。

- 一連のセッションや介入を設計する際に，適切な理論やモデルを選択する。
- 栄養教育者自身の教育的アプローチの考え方が，栄養教育介入の本質に与える影響について認識する。
- 栄養・食の問題にいかに取り組むべきか，自分の信念と理念を明らかにする。
- プログラムの構成要素と道筋を決定する。

A　はじめに

　栄養教育を実施する上で重要となるはじめのステップは，学習者が，自分たちが直面している問題やその環境的背景について深く理解していることである。ここまで読んできた皆さんは，栄養教育デザインのためのロジックモデルにおける「アウトプット」の構成要素を設計できるようになっているはずである。
　しかし，先述の内容を理解したら，最も実施したいこと（例：発表準備，参加者の興味を駆り立てるような活動の設計）に取りかかる前に，予備的な計画を作成しなくてはならない。
　問題，課題，さらには懸念事項の原因となる行動や実践，また実践に影響を与えるものがあるとすれば，これらの問題や課題に取り組む最善の方法をよく考える必要がある。
　この予備的計画段階で行うことを，下記にあげる。

- 理論を選択する。もしくはプログラムを導く概念モデルを創出する。
- 皆さん自身の栄養教育理念を明確にする。
- 栄養の内容と課題について，皆さん自身の見解を明らかにする。
- プログラムにどの構成要素をどれだけ取り入れるかを決定する。

　これらの要因は，設計モデルのステップ3で示したものであるが，本章では詳しく説明していく。各ステップは順に並んでいるが，前述のように構成要素は緻密に関係し合っているため，おそらく構成要素間を行き来することになるであろう。このため，各要素をつなぐ矢印は双方向を指しているのである（設計モデルについては，図7-1（p.207），図7-2（p.214）参照）。
　予備計画のステップを終えれば，変化を媒介する適切な決定要因に焦点を合わせた教育目標を書き出すことができ，かつ適切な理論を基本にした教育戦略の設計が可能になっているであろう。

B　理論の選択と適切な概念モデルの創出

　人が栄養・食関連の行為を行うのはなぜか，また，どのように行うのか。この問いに対して，研究に基づく理論は，質的であれ量的であれ，現時点での最善の理解を示してくれる。また，何に対してどのように取り組むべきかについて，有効なメンタルマップも提供してくれる。そのため，教育プログラムに見合う理論を選択することは必須なのである。まずは，ステップ1,2で得た情報をもとに，皆さん自身が次の質問に答えてみるとよいであろう。

- 実践上の制約や財源から，実行可能な期間，集中度合い，介入の範囲がすでにあるとすれば，プログラムは皆さんが1人でセッションを行えば成り立つか，それとも誰かと協働作業する方がよいか？　ここでいう協働作業は，個人への動機づけはもちろん，学習者の食環境と政策環境に働きかけて実行に向けた支援を促すものである。協働作業をする場合は，行動の個人的・環境メディエーターの両方に対処

できるプログラムになるであろう。
- 栄養教育の最終的なゴールはどのようなものにするか？　ニーズと課題をアセスメントするプロセスでは，プログラムで焦点を合わせる行動や，学習者の動機づけのレディネス，実行・行動変容の主要な潜在メディエーターに関する情報が得られる。これに基づいて考えると，本人の自覚を促し，注意深く考え，行動に対する動機を高めることを目的とするプログラムがよいか？　行動を起こすためのスキルと行動能力を身につけることに焦点を合わせるのがよいか？　それとも両方をめざすか？

　上記の点が一度明確になれば，介入を計画する際に適切な理論を検討することができる。「社会的認知理論」，「計画的行動理論」，「行動変容段階モデル」といった理論を使えるようになるのである。あるいは，ステップ1で栄養教育の参加者に対して行った質的調査に基づいた理論を使うこともできる。p.244～245の囲み記事は，よく使われる理論の特徴を要約したものである。本書の前半で述べたように，調査から得た科学的根拠により，主要な構成概念の共通する理論が多いことが分かっている。すなわち，用いる専門用語は異なっていても，行動のメディエーターを説明する同一の構成概念を扱っているということである。

　皆さんの栄養教育のセッションやプログラムでは，特定の課題や問題に対処する際に科学的根拠と理論を用いるであろう。そうであれば，始める前に，介入やプログラムの理論や概念モデルを明確に組み立てておく必要がある。このモデルは栄養教育を設計する上での指針となるであろう。理論を選択する際には，次のことを考慮するとよい。

① 学習者の特質

　例えば，ヘルスビリーフモデルの知覚されたリスク変数は，特に子どもを対象としたセッションやプログラムには役立たないと考えられる。子どもは自分の健康状態や疾病に対する脆弱さに関心がないためである。一方，大人，特に年配者にとってはリスクの認識は非常に重要であろう。また，ヘルスビリーフモデルの知覚された有益性と障害の構成概念は，どの年齢層への介入でも役立つことがわかっている。

② プログラムの焦点として選択された行動について用いる理論の構成概念（行動のメディエーター）の，科学的根拠の力

　これは，非常に重要な点である。本書のはじめで，様々な理論の科学的根拠の特質について詳細に述べたが，皆さん自身でも選択した行動と学習者に合った行動栄養，栄養教育，または健康教育研究から特定の科学的根拠を見つけ出すとよい。例えば，妊婦の野菜と果物の摂取量を増加させたり，思春期の若者のカルシウム豊富な食物の摂取量を増加させるといった，理論に基づくプログラムから得られる科学的根拠があげられる。

　以上を踏まえると，選択した理論に基づく介入プログラムを設計することができる。設計の際には，現在進行中の研究のうち，行動のメディエーターとして最も役立つと考えられる理論の構成概念はどのようなものかを示す研究を探し，得られた科学的根拠を個々の学習者に向けた教育プログラムに組み込もう。介入モデルを作成する上では，的確な結果予期・価値観・態度・感情・セルフエフィカシーの論点（または，皆さんが取り組みたいほかの構成概念）や，支援的環境の変化そのものを特定するとよい。

学習者の時間的なコミットメントと努力もさることながら，各メディエーターに向けた教育戦略の開発には多くの時間やエネルギーのほか，皆さん側の資源が必要となる。そのため，使用する理論と，プログラムでメディエーターとして役立ちそうな理論の構成概念は注意深く選択したいところである。計画的行動理論と社会的認知理論の主要な特徴を合わせた統合モデル（4章で紹介した行動変容の決定要因に関する一般的統合モデル）は，共通性のある理論を統合した介入モデルの一例である（p. 125, 図4-4 参照）。

栄養教育の段階に応じて用いる理論

この項目では，栄養教育介入の種々の段階と構成要素において，理論がどのように役立つかを述べる。栄養教育の段階と主要な理論は4章と5章で述べ，さらに 図9-1 にまとめている。

図9-1　栄養教育の概念枠組み

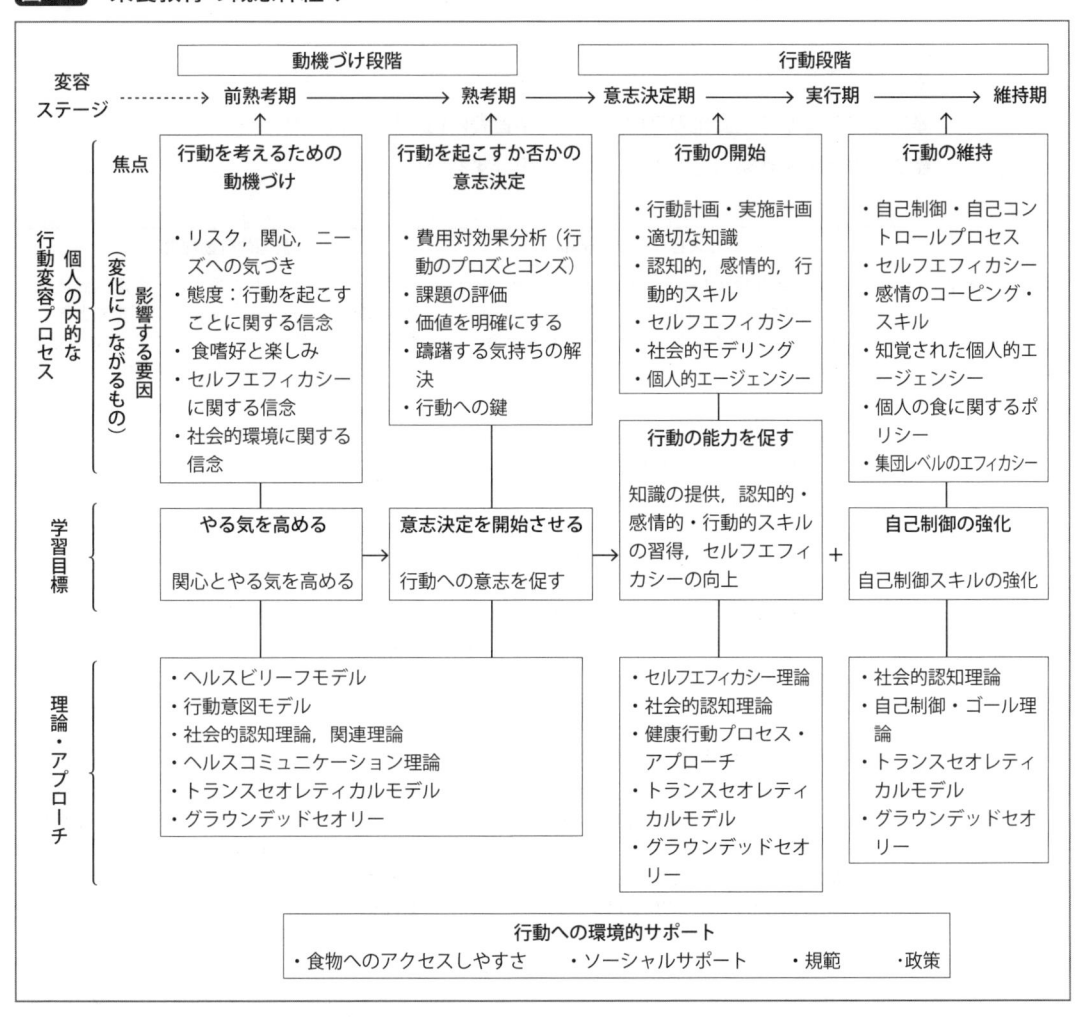

	動機づけ段階		行動段階		
変容ステージ	前熟考期 →	熟考期 →	意志決定期 →	実行期 →	維持期

焦点（個人の内的な行動変容プロセス／影響する要因（変化につながるもの））

- 前熟考期：**行動を考えるための動機づけ**
  - リスク，関心，ニーズへの気づき
  - 態度：行動を起こすことに関する信念
  - 食嗜好と楽しみ
  - セルフエフィカシーに関する信念
  - 社会的環境に関する信念

- 熟考期：**行動を起こすか否かの意志決定**
  - 費用対効果分析（行動のプロズとコンズ）
  - 課題の評価
  - 価値を明確にする
  - 躊躇する気持ちの解決
  - 行動への鍵

- 意志決定期：**行動の開始**
  - 行動計画・実施計画
  - 適切な知識
  - 認知的，感情的，行動的スキル
  - セルフエフィカシー
  - 社会的モデリング
  - 個人的エージェンシー

- 維持期：**行動の維持**
  - 自己制御・自己コントロールプロセス
  - セルフエフィカシー
  - 感情のコーピング・スキル
  - 知覚された個人的エージェンシー
  - 個人の食に関するポリシー
  - 集団レベルのエフィカシー

学習目標

- やる気を高める：関心とやる気を高める
- 意志決定を開始させる：行動への意志を促す
- 行動の能力を促す：知識の提供，認知的・感情的・行動的スキルの習得，セルフエフィカシーの向上
- 自己制御の強化：自己制御スキルの強化

理論・アプローチ

- 動機づけ段階：
  - ヘルスビリーフモデル
  - 行動意図モデル
  - 社会的認知理論，関連理論
  - ヘルスコミュニケーション理論
  - トランスセオレティカルモデル
  - グラウンデッドセオリー

- 行動の開始：
  - セルフエフィカシー理論
  - 社会的認知理論
  - 健康行動プロセス・アプローチ
  - トランスセオレティカルモデル
  - グラウンデッドセオリー

- 行動の維持：
  - 社会的認知理論
  - 自己制御・ゴール理論
  - トランスセオレティカルモデル
  - グラウンデッドセオリー

行動への環境的サポート
- 食物へのアクセスしやすさ
- ソーシャルサポート
- 規範
- 政策

栄養教育で使われる主要理論の要約

なぜ理論が必要か？

理論は次のことを助けてくれる。

- 学習者の理解
- 栄養教育介入の設計
- 食事と身体活動行動変容を促進させる介入方法の理解

メディエーターとは何か？

　メディエーターとは，関心のある行動に影響を与えるものであり，行動の理論的・概念的モデルから引き出される。介入での行動面のアウトカムを媒介するものである。

主要理論

　表に要約されている理論は，4つの観点から分析されている。

- 変化しようとする動機（なぜ行動変容したいのか，行動を起こしたいのか）
- 変化に必要な力（どのようにして行動変容するのか，行動を起こすのか）
- 変化のプロセス（変化のプロセス中に学習者に何が起こるのか）
- 変化の手順・戦略（どのように介入を設計するか）

	ヘルスビリーフモデル	計画的行動理論
動機	知覚された脅威の程度（重大性と罹患性）または，特定の状態におけるリスク（実行のレディネス），知覚された有益性と障害（結果期待）	行動面のアウトカムの肯定的・否定的価値観（結果期待）と個人の人生において重要と思われる，人々の期待に応えようとする願望（願望の欠如）。ほかの動機づけ：個人的規範，アイデンティティ
力	セルフエフィカシーは，個人が関わり，持続し，維持する行動の程度に影響を及ぼす。	行動のコントロール感（セルフエフィカシーに類似）
プロセス	個人は疾病の知覚された脅威を刺激し，高めるきっかけを手に入れる（重大性と罹患性）。きっかけは一度で気づくほど強力なものか，もしくは多数の小さなきっかけが限界に到達するまで積み重なるかのどちらかである。気づいた時に，その人は行動を起こそうと決意する。どのような行動を起こすかは，知覚された有益性と障壁，さらには行動に対するセルフエフィカシーに基づく（結果期待）。個人は脅威を軽減させる様々な行動の中から，ある行動に決める。	行動面のアウトカムの肯定的価値が否定的価値に勝る時に，肯定的な態度が導かれる。社会規範は行動を支える。個人は行動を起こす力を知覚する。学習者は行動を起こすことを意図する。計画的行動理論の拡張版では，次に学習者は実施することを意図し，行動を実行する計画を設計する。
手順・戦略	リスクアセスメントと，リスクを軽減し（反応効果），障壁を乗り越える戦略についての情報を盛り込んだキャンペーン。介入において，行動を起こすきっかけには効果があると考えられるが，これについての研究は少ない。	理論では特に言及されていないが，結果期待と効果に焦点を合わせた態度・変容戦略が使われることがある。計画的行動理論の拡張版では，行動を開始させるためにゴール設定や実施計画を行う。

	社会的認知理論	トランスセオレティカルモデル
動機	肯定的アウトカムを達成し，否定的アウトカムを避ける（結果期待）	望む目的を手に入れ，望まない結果を避ける：変容のプロズとコンズ
力	スキルとセルフエフィカシー（スキルは測定・学習が困難。ゆえに，重点はセルフエフィカシーに置かれている）	最初の3段階では，セルフエフィカシーとプロズとコンズ。実行段階ではセルフエフィカシー。行動を維持する力についてはあまり触れられていない。
プロセス	新しい行動の魅力がその行動の否定的な面に勝る。そこで，その新しい行動を試そうと思う気持ちが高まって人を行動に導く。学習者が試そうとするかどうかは，セルフエフィカシーによって決まる。セルフエフィカシーは成功によって高まり，その行動を繰り返す機会が増える。自己制御スキルは，人々がより難しい行動を継続したり，困難な状況で行動を起こしたりする際に役立つ。	変化のプロセス：初期の段階では，意識の向上，情動的喚起，環境の再評価，自己の再評価や自己解放の認知的・経験的プロセスがより重要。後期の段階では，援助関係，拮抗条件づけ，刺激統制や報酬の行動プロセスがより重要。社会的開放は全段階を通して重要。
手順・戦略	ゴール設定とセルフモニタリング（自己制御と自己コントロールプロセス）	変容のプロセスを促す活動

出典）Baranowski, T., K.W. Cullen, T. Nicklas, D. Thompson, and J. Baranowski. 2003. Are current health behavioral change models helpful in guiding prevention of weight gain efforts? *Obesity Research* 11(Suppl.):23S-43S.

1 事前行動，栄養教育の動機づけ段階

　動機づけ段階の教育目標は，気づきを増し，能動的思考を推進し，動機づけを高めることである。学習者が不明瞭さを克服し，積極的に意志決定し，容易に行動意志を形成できることをめざす。

　本書の前半では，感情を含む信念と態度が行動への主な動機づけであることを述べた。これは学習者の熟慮の段階であり，**なぜ**行動を起こすのかが重要になる。その行動が重要な理由についての科学的根拠も検討するのが一般的である。

　下記にまとめた理論と構成概念は，数回以内のセッションからソーシャルマーケティングのキャンペーンや広範囲なプログラムに至るまで有用なものである。プログラム全体を通して，特定の行動を起こす前の段階の人々が気づきを強め，考えを深め，動機づけを高めるという教育目標に集中して取り組む場合がある。これは特に，安全な食品管理，葉酸塩，妊娠といった，学習者になじみのない課題に向くデザインであると考えられる。より包括的な例として，まずは熟慮を促し，関心を深め，それから学習者に行動する能力と機会を与えるように設計されたプログラムもある。このような例で役立つのは，介入モデルの動機づけ段階を設計する際，行動への動機づけに焦点を置く理論と構成概念である。

　関心のない人々に焦点を合わせる介入では，関心を高め，動機を強める活動や，これらを促すメッセージづくりが必要になる。これについては，下記の理論が有効な指針を示している。求められる成果は，積極的な熟慮と慎重な意志決定プロセスに基づく行動意志である。もちろん，行動しないことも選択の1つであり，こうした意志決定も尊重しなくてはならない。行動することを選択し，行動する準備が整えば行動は起

こるのである。

- 個人的な意志決定要因と動機づけ要因に焦点を合わせた心理社会的理論。これには，態度変容理論，計画的行動理論とその応用理論（愛情や感情，価値観，自己アイデンティティ，道徳や倫理観などの個人的規範を含む），ヘルスビリーフモデル，危険認知理論，社会的認知理論における結果予期とセルフエフィカシーの構成概念がある。
- 感覚的・感情的な食品要因と生理学的要因に関する食品選択のモデル。食品の選択と楽しみ，食品への慣れとその効果，情緒と情感，それに食品の身体への生理学的影響といった点を強調するモデルである。
- グラウンデッドセオリーからのモデルと，意図する学習者を対象とするか，学習者に応用できる解明研究からのモデル。個人的・文化的意義，価値観，自己アイデンティティを重視したものとする。

下記には，多くの研究において栄養・食関連行動の重要な動機づけ要因であり，食行動変容のメディエーターであることが示されてきた**共通の構成概念**を示す。

- 結果期待（知覚された有益性と障壁，または変化のプロズとコンズ）
- 態度と情緒（感情）
- 現在の行動のリスク・恐れの認知（当てはまらない理論もある）
- 感覚的・感情的要因に基づく食品選択と楽しみ
- 目標行動達成時のセルフエフィカシーや知覚された抑制
- 知覚された社会的・個人的規範と役割

2　栄養教育における実行段階

　意志を行動に転化するのは，誰にとっても難しいことである。学習者が行動を起こせるように助けるのが栄養教育の主な役割である。このため，栄養教育を行う際には食関連の行動を起こしたり，食行動を変えたりできるような能力を引き出すことが重要になる。自主性の強い学習者には，実行意志を具現化して，わかりやすい行動計画を立てるとよいであろう。また，あまり自発的意欲のない学習者には，とるべき行動を思い出すようなきっかけや刺激が必要であろう。食材の選択と準備のスキルといった，栄養・食分野特有の知識とスキルは重要である。批判的評価のスキルが重要になる場合もあろう。いかに行動に移すかについての情報とスキルの必要性を強調しておきたい。

　さらに，自己制御，自己感化，選択，行動制御（目標設定とセルフモニタリングを含む）は，学習者が選択した動機と意志に従って行動する上で必要となる。下記の理論は行動計画と自己制御スキルのガイダンスとなるものである。

- ゴール理論は，人がどのように目標を立て，目標に到達するための計画を立て，目標に向けての志を保つかについての理論である（Gollwitzer, 1999; Bagozzi & Edwards, 1999）。
- 社会的認知理論は，セルフエフィカシーと自己制御を重視する理論である（Bandura, 1997）。

- セルフエフィカシー理論と自己制御理論（健康行動のプロセスアプローチを含む）(Gollwitzer, 1999; Schwarzer, 1992; Sheeran, 2002; Sniehotta, et al., 2005)。トランスセオレティカルモデルは，逆戻り予防プロセスを重視するものである（Prochaska & Velicer, 1997）。

多くの研究で，行動能力を引き出す上で重要とされてきた**共通の構成概念**には，下記のものがある。

- 目標設定
- セルフエフィカシー
- 目標設定とセルフモニタリングを含む自己制御スキル
- ゴール達成のための栄養・食の知識とスキル（食事の用意・料理のスキル，さらに批判的評価のスキルが含まれる場合もある）

3　動機づけ段階と実行段階における栄養教育

栄養教育は，動機づけと実行段階の活動，すなわち「なぜ」と「どのように」についての教育を同時に行おうとすることが多い。こうした取り組みの深さと幅は様々である。つまり，例えば動機づけの活動で始まり，実践方法についての活動で終わるセッションが考えられる。その場合，各構成要素は簡潔である。別の例では，何回かのセッションにまたがるような活動や，構成要素ごとにに分けて実施する活動も考えられる。この場合には，マスメディアを使って動機づけのメッセージを発信しつつ，どのように実践するかのスキルに注目してグループセッションを行うことができるであろう。

- **計画的行動理論の拡張版**：動機づけを重視しつつ，行動の意志や目標，実行計画を設定でき有効である。
- **トランスセオレティカルモデル**：変容プロセスの各段階を説明し，これらに基づく手順や戦略の利用を提案するものである。
- **社会的認知理論**：栄養教育介入では，環境要因を考慮せずに社会的認知理論を用いる傾向がある。理論の使い方としては正しくないが，一般的な使い方である。健康行動プロセス・アプローチも環境要因を考慮せずに使用できる。

4　目標行動を実践するための環境整備の促進

行動を起こす機会を得られるような環境を整備することは，行動を継続し，食生活を変容させる上で重要である。ここで指針となるのは，ソーシャルサポート・ソーシャルネットワーク理論，連合構築，集団レベルのエフィカシーとエンパワメントの枠組み，ポリシー構築といった枠組みである。物理的環境（食環境）の変化を促進するためには，連合構築とパートナーシップを欠くことができない。

障害を軽減し，行動変容を増進する上で重要な共通構成概念を下記に示す。

- 家族の支援を含めた，行動に向けてのソーシャルサポート
- より協力的な社会規範
- ねらいとする行動の支援と，関連組織のポリシー実施の推進を目的として，食物・サービスへの入手し

図 9-2 健康行動プロセス・アプローチ

```
結果予期
（個人的，社会的，自己評価的）      →  セルフエフィカシーの気づき
       ↑                                    ↓      ↓      ↓      ↓
リスクへの気づき              →   意図  →  計画  →  開始  →  維持
（脅威への気づき）                                    ↓
                                            健康行動
                                              ↓
                                         外的障壁と資源
```

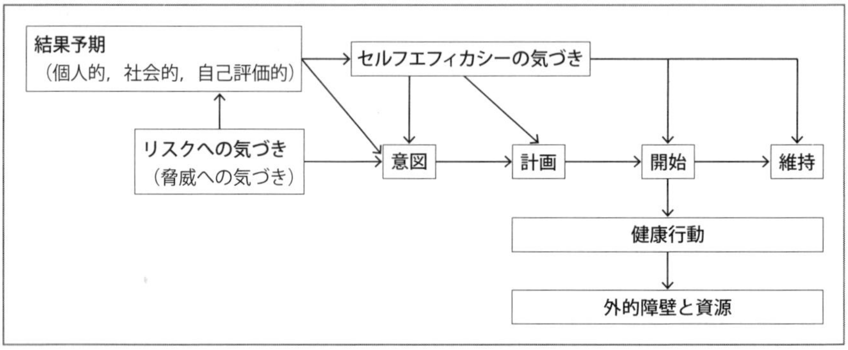

やすさと使い勝手の良さを増加させるような連合の構築

5　適切な環境的サポートにおける，動機づけ・実行段階を対象とした栄養教育

栄養教育の動機づけ・実行段階に取り組む活動を実施し，同時にねらいとする行動を起こしやすい環境をつくり出す栄養教育プログラムには，社会的認知理論，健康行動プロセス・アプローチ（Schwarzer, 1992; Sniehotta, et al., 2005），および行動変容の決定要因に関する包括モデルが有益である。行動変容の決定要因に関する包括モデルには，図 4-4（p.125）に示す医学研究所によるもの（IOM, 2002）や，そのほかの例（Kok, et al., 1996; Fishbein, 2000）もある。健康行動プロセス・アプローチを 図 9-2 に示す。これは，ほかの理論に基づくもので，時間的側面も付加されている。食環境やポリシー環境に変化をもたらす連合構築や集団レベルのエフィカシーへのアプローチが行われる場合は，先述の行動段階を含む計画的行動理論の拡張版（p.247）や，自己制御理論，ゴール理論，トランスセオレティカルモデルといった理論も使える。皆さんがつくる介入モデルは，行動栄養，栄養教育の研究，および最善の手法から得られた最新の科学的根拠によって決まってくるであろう。

6　個人に焦点を合わせるか，様々なレベルの環境に注目するか

第1，2章で述べたように，私たちの食事パタンは様々な要因の影響を受けている。そのため，多層の影響に働きかけるのが理想的である。しかし，1つのプログラムですべての層に取り組めることはほとんどない。栄養教育実践者が行う小規模なプログラムの場合は，なおさら難しい。栄養教育では主に，集団に対して個人的に実施した活動や，様々なメディアやソーシャルマーケティングを使った間接的な教育に焦点を合わせるが，次のような方法でも支援環境の整備を促進するとよいであろう。

①栄養・食サービスを提供している個人・団体や，物理的・社会的環境面で政策立案の権力と権限をもつ個人・団体を教育すること。
②学習者と連携し，実践の機会を増やすこと。

①のサービス提供者と政策立案者には，学校給食職員や，食料援助プログラム，食料品店や食堂といった場の食品販売者，公衆衛生機関，コミュニティリーダー，地域の政策立案者などが含まれる。こうした人々

が栄養教育の重要性を理解していれば，栄養教育プロセスの仲介者やパートナーになってもらえる。

　政策立案者を教育するには，先述の中心となる学習者向け理論とモデル（動機づけし，実行する能力を手助けするモデル）を活用することができる。こうしたサービス提供者や政策立案者と連携するには，連携構築と集団レベルのエフィカシーをめざすモデルの活用が必要であろう。これらの専門家と組織は，様々な影響領域に取り組んでいる。例えば，公衆衛生の栄養士は公衆衛生政策，システム，サービスに専念する。農場経営者は，食物を供給し，フードシステム課題を重視する。学校の校長は，学校環境について決定を下す。学校給食の専門家は，どのような食物を提供するかを決める。このように，効果的な栄養教育では，様々な関心事とスキルのある多様な個人と団体とが連携することになる。したがって，プログラムの規模と利用可能な資源の中で，どのように連携するのか決める必要がある。

C　プログラムのための栄養教育理念の明確化

　栄養教育のセッションやプログラムを考案する際にどの**アプローチ**を選択するのか，また行動理論をどのように教育実践に生かすかは，選んだ理論よりも，皆さんの見解や栄養教育理念の影響の方が大きいであろう。そのため，この理念は最初に明確にしておくべきである。私たち栄養教育者は，バックグラウンドの中で自然科学がかなりの比重を占めているため，自分が仕事で理念を使うとは思っていないが，実際は，栄養教育者は誰でも使っている。

　本書では栄養教育を，長期的健康とウェルビーイング（福祉）を助ける栄養・食関連の行動を自主的に起こすことが容易になるように設計された一連の教育戦略と定義している。この教育戦略には環境的サポートも含まれる。私たち栄養教育者は，この促進プロセスを理解する際，自分たちの理念の影響を受けると考えられる。ここでは，この理念を価値システムと呼ぶ。第1章で述べたように，様々な理由から，栄養教育が価値観の影響を受けないことはあり得ない。したがって，栄養士 Mayer（1986）の，栄養教育には個人・コミュニティの健康とウェルビーイングを改善するという価値観を担うというゴールがあるという見方は適切であるといえる。確かに，栄養教育は，健康教育や関連の専門職や，社会福祉などと同様に，「手助けする」専門職といわれることが多い。ここで私たちにジレンマが生じるのは当然のことである。それは，栄養教育者側の手助けする行為と，参加者側のヒューマンエージェンシーや自己決定の間にはある種の緊張関係があるためである。これが，栄養を専門とする私たちにとって，「手助け」の理念が特に重要である理由である。

　本書では，栄養教育のめざすところは，自らの意志で健康とウェルビーイングにつながる行動を起こせるよう**促す**ことにあるという立場をとってきた。これは，食行動は個々人が自主的に選択するものであり，栄養教育者の役割は，人々が実行するか否かを決定できるように，個人が気づきを高め，熟考し，かつ自身の動機と価値観を理解した上で不明瞭な点を解決する手助けをすることにあるという意味である。また，栄養教育者には実行を促し，実行するための環境機会をひろげる役割もある。皆さん個人も栄養教育チームも，このことに対する**自分自身**の態度や信念を真剣に考えなくてはならない。私たちは教育活動を行う際，必ず多くの仮説を立てるが，仮説を立てていることに気づかないこともあれば，自分自身にも他者にもはっきりと示さないこともある。こうした仮説には役立ち，助けとなるものがある。世界を変えたいという人は多い

表9-1 援助と協調のモデル

問題に対する自己責任	解決に対する自己責任	
	高い	低い
高い	道徳モデル（やる気が必要）	啓発モデル（自制心が必要）
低い	代償モデル（力が必要）	医療モデル（治療が必要）

が，これは何を意味するのであろうか。皆さんは，個人に対して単に情報とスキルを提供し，行動を起こす意志決定をさせることが自分の役割と信じているであろう。または，栄養教育の役割は，より健康的な食べ方を奨励することと信じているかもしれない。

こうした課題にアプローチする方法の1つを，Brickmanら（1982）が提案している。それは，問題の責任は誰にあるのか（例：2型糖尿病や肥満などの現状は誰に責任があるのか），また，ある状況での問題解決に責任があるのは誰か（誰が将来の出来事を制御するのか）を考えること，そして，そこでの「助けること」や「教育すること」の意味も考えることである。以上の責任に関する項目に基づいて，Brickmanらは4つのモデルを提案している（**表9-1**）。

① 医療モデル

学習者は，問題や解決に責任を負わない。例えば2型糖尿病や肥満といった個人の健康状態やその解決が個人の責任とは見なされないため，この哲学的見解は医療モデルと呼ばれる。おそらく個人は，専門家による薬物治療や医薬品を使った**治療**を求めている。専門家やグループ参加者は医療的アプローチを好む。というのは，医療的アプローチを行えば必ず迅速に解決できるような気がするし，個人が現在の健康状態を非難されずに支援を受けることができるためである。これは，状況・状態によっては適切なモデルかもしれない。特に，糖尿病のような医療上，緊急の状況では，適切と考えられる。ところが，AchterbergとTrenkner（1990）は，医療モデルは比較的一般的なアプローチである家父長主義の特例であるとしている。このアプローチでは，栄養士は情報を握る専門家という絶対的な存在であるため，影響力がある。そして意志決定に際する支配権を握り，学習者の自主性が入り込む余地はほとんどない。

このようなモデルを使うと，高圧的な教育となる。参加者に受け入れられる代替案の説明がなかったり，説明があったとしても，どの行動をとりたいかという選択もできない可能性があるためである。たとえ良心的に用いても，このアプローチでは参加者に依存性が生じる可能性がある。

② 道徳モデル

学習者は問題と解決に責任を負う。医療モデルの対極にある哲学的見解である。このモデルでは，学習者は問題をつくり上げた当事者であり，これらの問題を解決する個人的責任があるとされる。学習者は自ら働きかけ，制御もする。学習者には主として**動機づけ**が必要である。これは広く受け入れられている見解である。選択の自由のある自由な社会で，5万種類の食物が普通のスーパーマーケットに陳列されているようなフードシステムの中で，学習者は自らの摂取する食物を自由に決められる状況にある。したがって，学習者の健康状態は，学習者自身の選択と行動の結果ということになる。このモデルでは，栄養教育の役割は興味を引き出し，動機を高めることである。しかしながら，このアプローチは，例えば心臓病のある人が非難さ

れるなど，人の非難につながる可能性がある。また，行動を形成し，実行させる強力な環境の力や，社会状況，選択の幅を狭めるような資源状況が健康に影響を及ぼすのと同様に，遺伝的要因も健康に影響を及ぼすという事実を無視しがちになってしまう。

③ 啓発モデル

学習者は問題に責任を負うが，解決には責任がない。この哲学的見解では，学習者は自分自身のライフスタイルと健康行動が問題のある結果（体重増加，高血圧，2型糖尿病）をもたらしたことに気づき，受け入れるが，自分で解決できるとは思っていない。問題の本質について学習者を教化する必要があり，**啓発と規律**が欠かせない。これらは，外部から提供されることが多い。過食者といわれる人たちは，自らの食べ過ぎや体重過多に対して責任はあるものの，行動と生活を制御するには，外部の権威者や集団の手助けが必要だと思っている。

④ 代償モデル

学習者は問題に責任を負わないが，解決には責任がある。このモデルでは，個人は現在の状況や問題を非難されず，問題解決に責任を負う。学習者は，自分特有の問題に対処しなくてはならない。この哲学的見解では，学習者は自分が生じさせた問題ではなく，当然受け取るはずの品物と**サービス**を提供すべき社会環境の機能不全から生じた問題に苦しんでいると見なされる。受け取るものの例としては，栄養豊富で身体に良い食物や教育へのアクセスがあげられる。したがって，学習者は**力**を必要とする。栄養教育者の役割は，学習者のために資源を動員することであり，環境と効果的に付き合うための集団レベルのエフィカシーのスキルやエンパワメントを身につけるよう手助けすることである。ある人口集団を「乏しい資源に苦しむ人々」と呼ぶ場合，その栄養・食問題が集団自身の行動ではなく，環境の影響の結果と認めていることになる。

これらのモデルの中で，Brickman らは代償モデルを最善としている。4つのモデルの中で，唯一，ジレンマを解決するのが代償モデルであるためである。つまり，（学習者が自身の問題に責任をもたないことで）援助する行為を正当化し，それでいて（解決策を見つけたければ，この助けを借りることに責任を負うので），学習者が積極的に自分の生活を制御する余地が残るためである。さらに Brickman らは，保健の専門家（栄養教育者）と学習者は，特定の介入に関して同じことを期待し，同じ哲学的見解に同意することが重要であると述べている。少なくとも互いの哲学的見解を知る必要があり，期待することに相違があればそれを解決しなくてはならない。

この課題について別の見方をすると，栄養教育者と参加者の相対的責任を考える方法がある（Achterberg & Trenkner, 1990）。このモデルを 表9-2 に示す。これはもともと，クライエントと医師などの保健従事者の関係を説明するモデルに基づく考え方である（Roter, 1987）。この意志決定モデルでは，命令的指示は 表9-1 の医療モデルに類似しており，自主的な意志決定は道徳モデルに類似する。健康問題に責任を負う人がいない時は何の決定も下されない。ところが，このモデルでは，教育者と参加メンバーの間には，合意した目標を達成するための合同意志決定において積極的なパートナーシップがあることを提案している（Achterberg & Trenkner, 1990; Parham, 1990）。

さらに，ヒトにはヒューマンエージェンシーや自由意志があるという事実を強調する人もいる。人々は行

表9-2　栄養教育者と参加者の意志決定の役割

栄養教育者の責任	参加者の責任	
	はい	いいえ
はい	積極的参加	命令的指示
いいえ	自主的な意志決定	意志決定なし

動するのであって，単に反応するのではない。ヒトはこの自由意志や選択能力によって，世の中で類のない地位と人間の尊厳をもつのである。「ヒトは選択能力によって，道徳的な意味づけを行う特有の能力を得る。つまり私たちは，自分が正しいと思うこと，**すべき**と思うこと，つまり，道徳的な責任に基づいて何をしたいかを選択するのである。さらに重要なのは，より高次元の思考では，気持ちに従って行動したいかどうかを決めるということである」(Buchanan, 2004, p.150)。このアプローチにおいて，栄養教育者は，例えば「減量はあなたが決めた目標を達成する助けになりますか？　身体が元気であることは人生で最も重要な目的ですか？」といった質問をして，学習者にとって一番価値があると考えられるライフスタイルについて個々人と対話し，詳しく検討する。Buchanan は，栄養教育者と参加者は，「世の中をより良くするために，ともに取り組む方法を見つけることをめざして，十分に対話し，熟考し，議論すべきである」と提案している (Buchanan, 2004, p.152)。栄養教育において，このモデルは参加者の個人的責任を重視する点で道徳モデルに似ているが，栄養教育者の役割も提案されている。役割とは，合同意志決定に類似するものであり，表9-2 の意志決定モデルにおける積極的参加の役割にあたる。

　自己決定理論でも，類似するアプローチが提案されている (Deci & Ryan, 2000)。この理論では，ゴールに向けた行動の心理的発展とウェルビーイングを達成できるかどうかは，人々の自主性，自信，相関性を求める内在的要求次第であると述べている。栄養教育において学習者が自主性を経験したり，自信のある行動に対する自分の責任を感じる状況で積極的にフィードバックし，安定した基盤として教育者と参加者の相関性を支援すると，動機づけ，包括的な自己統制や自己決定が得られるものである。

　本書で述べてきたように，保健の専門家は，変化のプロセスにおいて合同意志決定と相互参加が最もスムーズに実施できるのは，栄養教育者や栄養教育プログラムによって，まず動機づけを促し（第１段階），次に支援する（第２段階）といった２段階で進める場合であると述べている。これは信頼構築のための時間であり，気持ちと期待を表現し，動機づけを形成する。第２段階では，学習者が変化に向けての行動を選択し，習得し，かつ自分で行動を維持できるように必要に応じてスキルを提供する (Achterberg & Trenkner, 1990; Kolbe, et al., 1981)。合同意志決定と積極的参加のモデルは，１対１での相互作用を説明するために開発されたものであるが，集団にも適応できる。集団に適応する場合，合同の意志決定は次の状況を受けて行われる。①アセスメント・プロセスに集団が関わっており，プログラム設計の時点で集団を十分理解していること。②学習者の事前の知識，気持ちと期待が考慮され，かつ実状に見合うような修正がその場で行えるような，相互作用のあるセッションを設計していること。

　本書でも，２段階の栄養教育を提案してきた。第１段階で重要になるのは，熟慮と動機づけの促進である。第２段階では，適切な栄養・食知識とスキル，行動面での自己統制スキルの獲得を通じたエンパワメントが重要になる。必要に応じて，環境に働きかけられるような集団レベルのエフィカシーとアドボカシースキルが伴われるとよいであろう。栄養教育は，動機づけされ，やる気をもち，行動を起こしたいと考えてい

る学習者の助けになるような枠組みや教育的資源を提供する。これに対して，学習者はどのような時でも，その目標を達成するためならどのような手段を使っても，自分たちにとって常に重要な目標と，どのように成し遂げるかを選択する。つまり，栄養教育者には役割があり，学習者にも役割があるのである。

　Achterberg & Trenkner（1990）の栄養教育についての見解は，さらに思慮深いものである。ここで検討すると有益であろう。1つは「人生は開かれている」ということである。これは，変化は常に可能であるという意味である。したがって，私たちは，どのような集団も個人もあきらめてはいけない。今すぐでなくても，後になって私たちの栄養教育のメッセージと活動が意味をもち，実践されることもあろう。つまり私たちは，学習者が，自分が選択すればいつでも変化できると思えるように，勇気づけることができるのである。今でなくても将来，実行するような状況になる可能性がある。

　「人間は自由行為者である」という見解もある。これが，行動の予測が難しい理由である。行動には，多くの合理的・非合理的な決定要因がある。学習者には「自身の動機，信念と生きる目的を選択する自由がある。そうした目的をもたらす可能性のある選択肢を選ぶ自由がある」（Achterberg & Trenkner, 1990）。学習者と私たち栄養教育者にとって，「人生は困難なものである」。私たちは，学習者が人生においてたくさんの問題と悩みを抱えていること，また，栄養教育活動を実施する際には，学習者にとって栄養が大した問題ではないということを受け入れなければならない。栄養教育は難しく，容易な解決策などないため，専門的ジレンマを多く経験することになるであろう。

D 栄養内容についてのプログラム展望の明確化

　私たちは誰でも，栄養教育の内容についてそれなりの意見をもっている。本書では，栄養教育の内容は幅広いという立場をとってきた。そして，個人の健康とウェルビーイングを増進する行動，コミュニティ，およびフードシステムに焦点を合わせている。この視野は，栄養教育学会（SNE）が「健康で持続可能な食物選択」と「健康的なコミュニティの健康的な人々」を使命・展望としていることに似ている。

　さらに，皆さん個人や栄養教育計画グループは，設計している教育介入の適用範囲と内容に関する本質的な問題について，広範囲かつ特定の観点から自分たちの姿勢を明確にする必要があろう。皆さんのプログラムでは，下記のような問題についてどのような介入をすべきであろうか。ここで，考えてみよう。

- **食料生産問題**：どの食物を食べるべきか提言する時に，皆さんは，どの食物がどのように育てられ，加工され，輸送されるかを考えるであろうか？　ある集団に野菜と果物の摂取量を増やすように話す時，特定の生産タイプを提案するであろうか？　例えば，新鮮，冷凍，缶詰，地場産，外国からの輸入物，といったあらゆる生産タイプの野菜と果物を推薦するであろうか？　皆さんが学校や職場とともに野菜と果物の数と種類を増すことに取り組む場合は，例えば，野菜と果物は地元の農家のものか，有機作物かどうか，といったことを考慮するであろうか？　このことは，皆さんが設計する，例えば，農家から学校へのアプローチといった環境的構成要素に影響があるのと同様に，皆さんのメッセージにも影響を及ぼすであろう。
- **すべての食物が適切であること**：皆さんは，どの食物も健康的な食事にあたり，「良い食物」とか「悪

い食物」といったものはない，という立場をとるか？　それとも，どの食物も健康的な食事にあたるが，食物によってはほかの食物より栄養があるという立場を示し，「時々の食物」と「いつもの食物」といったアプローチを用いるか？

- **自然食品か強化・加工食品か**：栄養素をとるために強化食品（例：ビタミン添加，高度に加工されたシリアル）を使うか，それとも自然食品（例：全粒シリアル）を使うかについて，皆さんはどのように考えるか？
- **体重**：皆さんは食べる量について教育する時に健康を最優先するか？　それとも，健康的に食べることを教育する時に体重制限や体重減少について触れるか？
- **母乳育児**：皆さんは母乳か哺乳瓶のどちらか一方を勧めるか？　それとも，どちらも栄養価値は同じとして両方を勧めるか？　このことは，教育内容の検討に影響を及ぼすであろう。
- **サプリメント**：サプリメントを推薦するか，推薦しないか？
- **甘味飲料**：甘味飲料の問題について，介入でどのような提言をするか？　特に学校を拠点とする学校給食や学校の食生活についての教育のポリシーに関する介入の場合はどうするか？
- **遺伝子組み換え食品**：遺伝子組み換え食品に関する皆さんの立場はどのようなものか？　セッションでどのような話をするか？　環境要因に合わせて食物を選択する際に，この問題を考慮するか？

E　様々な情報源から得た教材を使用するにあたっての，プログラム見解の明確化

　栄養教育介入は，資金が十分でない場合が多い。したがって，高品質な独自の教材を開発して印刷することはできない。その代わりに，様々な情報源から教材を入手することになる。こうした教材の中には，高品質で視覚的にも魅力的なものもある。情報源としては，心臓財団やがん協会といった非営利任意団体のほか，食品産業や，食品以外の産業も考えられる。皆さん個人やチームは，こうした情報源から入手した教材を使うことの可否を注意深く議論し，使用上の指針を決めるべきである。世界消費者連合協会が発表した下記のガイドライン（1990）を参考にするのもよいであろう。

- **正確さ**：情報は既成事実や最善の科学的根拠と矛盾してはならない。適切に引用し，容易に確かめられるようにするべきである。
- **客観性**：主要な見解も関連する見解も，すべて公平に示す。論争中の課題であれば，賛成側と反対側の均衡がとれていなくてはならない。主催者のバイアスは明確に述べ，反対意見も引用すべきである。
- **完全性**：教材には関連する情報をすべて盛り込み，脱落や不適切な注文でだましたり誤解させたりしない。
- **非差別的**：本文と挿絵には，軽蔑的と思われたり，特定な集団を固定観念化するような引用や特性を含まないようにする。
- **非商業的**：特に教育用として制作されたスポンサー付き教材は，そのように明示すべきである。宣伝用教材を「教育用」に使うことはできない。明確であってもなくても，商品やサービスの販売メッセージがあるのは不適切である。企業識別は，教材のスポンサーを示すためのものとし，詳細な情報の問合せ

先でもある。しかし，本文と挿絵には，スポンサーのブランド名や商標などを記載してはならない。

F 栄養教育者としての皆さんのニーズとアプローチの明確化

チームメンバーは各自，次のことを明確にする必要がある。

- 以前に示していない場合は，個々人の栄養教育理念。
- スキルレベル：指導経験，ワークショップ開催経験，教材制作経験など。Cooperative Extension Service（共同普及サービス）従事などの専門家としての経験。栄養・食とフードシステムの課題の理解度（栄養学コース受講，大学院在籍）。
- 好きな集団向けセッションの形式。例えば，講義，討議，体験活動，グループワーク，野外プロジェクト，調理実演，集団調理。
- 栄養教育者であることに対する個人的な優先順位と動機。例えば，なぜ栄養について教えたいのか。なぜこの分野に従事しているのか。

チームで栄養教育を考案し実施する場合は，上記の点をオープンに論議するのがよいであろう。そうすればチームメンバーの好みとスキルを踏まえた計画を作成し，皆さんのスキルが生きる活動をつくり出すことができる。

G プログラムの構成要素やチャネルの選択

介入の幅と利用可能な資源次第で，数回のセッションのプログラムになるか，多くのチャネルを巻き込み様々な構成要素からなるプログラムになるかが決まる。チャネルの例としては，グループセッション，健康展，ランチルーム*の標識，ウェブ，メディアキャンペーンといったものがあげられる。

> *ランチルーム：アメリカの学校等で設けられている，全校あるいは学年ごと等で昼食を食べる部屋。学校では，昼食時に給食を食べる場合には給食費負担であるが，給食費を納めず弁当持参の生徒もいる。さらに，低所得者は無料となっている。

皆さんが理論枠組みとして社会的認知理論を選んだと仮定しよう。この場合，ねらいとする行動の個人的・環境的メディエーターに取り組むプログラムが必要になる。社会的認知理論は，すべての要素を使おうとすると複雑で完璧すぎるモデルであるため，介入モデルでは，主要な個人的・潜在的媒介変数だけに焦点を合わせることを決めたと仮定する。ここでいう主要な個人的・潜在的媒介変数とは，物理的な結果期待（有益性。好みも含む），社会的な結果期待（社会規範），動機づけ要因としてのセルフエフィカシーを伴う自己評価期待，さらに行動とささやかな環境変化を引き出す変数としての目標設定と行動能力（栄養・食関連の知識とスキル）である。

皆さんはこれらのメディエーターに取り組むために，どのプログラム構成要素を，いくつ設計するかについて討議し，選択できるようになっているはずである。前述のように，皆さんの選択は，介入の規模と利用可能な資源次第である程度決まってくる。

上記を踏まえて考えてみよう。職場の介入にはグループセッションだけを計画するか，それとも健康展や，ランチルームの食物標識，メディアキャンペーンといったチャネルも用いるか？　カフェテリアや自動販売機の両方かどちらか一方で，入手できるものを変えることはできるか？　身体活動の構成要因を取り入れられるか？　家族で取り組める構成要素を提供できるか？

学校拠点のプログラムでは，考案するのは教室のカリキュラムだけか，それともカフェテリアでの試食，ポスター掲示や健康展も行うのか？　環境決定要因を変化させるために，学校の給食責任者と協力して学校給食の変容に取り組むことができるか？　食物・保健方針委員会を立ち上げたり，支援することができるか？　親に参加してもらうことは可能か？　可能であれば，どのように行うか？　家庭に持ち帰れるようなニュースレターの配布や，生徒と家族が一緒に取り組めるような活動を行うのか？　家族の夕べを企画するか？　フードスタンプ受給者に対する栄養教育のグループセッションは，参加者のみを対象にして計画するか？　マスメディアキャンペーンも行うのか？　協力者と連携して，ファーマーズマーケットで学習者が利用できる引換券をつくることができるか？

著者らが進めている，中学生の野菜と果物の摂取を増やすケーススタディの構成要素には，教室でのカリキュラム，親の構成要素，学校の食に関するポリシーと環境の変更，給食がある。

上記の質問への回答と，皆さんの栄養教育介入の望ましい範囲や構成要素の数は，次のような質問に対する回答によって決まるであろう。

1. **ステップ1で明確化したプログラムの目標行動に向けて，学習者に対して一般的に用いられる構成要素やチャネルはどのようなものか？**

　すでに評価を受けたプログラムでも，評価を受けていないプログラムでも，文献をレビューしよう。ウェブ上に公開されているプログラムを調べよう。子どもや若者向けのプログラムで主要な構成要素としては，学校のカリキュラム，学校環境，学校給食，課外プログラム，家族，友達，それに若者が所属するガールスカウトやボーイスカウトといった，関連のある地域組織に向けたものが多い。成人向けの栄養教育が行われる場としては，主に職場，地域機関，共同普及プログラム（cooperative extension program）の場，外来診療所，教会が考えられる。こうした場でのプログラム構成要素は通常，主な学習者（例：被雇用者，教会の集まりなどの団体活動の参加者）とその家族を対象としている。

2. **科学的根拠に基づいて検討する場合，学習者と行動に対して最も効果的な構成要素は何か？**

　本書の最初の項目では，科学的根拠をいくつか示した。本章では，意図する学習者（例：アフリカ系アメリカ人の思春期の若者）と，ねらいとする行動（例：高カルシウムの食物の摂取）について，調査研究のレビューや既存の効果的なプログラムから，より具体的な情報を引き出そう。科学的根拠では，行動や変化を成し遂げるために，どれだけの介入期間が必要とされているか？

3. 皆さんにはどのような資源があるか？　どのような時間的枠組みが使えるか？

① 人材とスキル

プログラムに使える栄養教育人材は何人か？　皆さんには総じてどのようなスキルがあるか？　プログラム開発には，学習者のために面白い活動をつくり出すスキル，魅力ある教材を開発する芸術的スキル，それにコンピュータを駆使して教材をまとめ上げる能力が必要となる。利用できる状態の資源は可能な限り使おう。その上で，皆さん自身のセッションとプログラムに合わせて教材を修正しなくてはならない。プログラムを遂行するには，集団と共同作業するスキルや，教師やコミュニティリーダーなどの協働者にプロジェクト関連の専門性を身につけさせるスキルが必要であろう。

② 時　間

長かろうと短かろうと，プログラムをつくる時間が必要なことに変わりはない。つまり，課題の明確化やニーズ分析のプロセス，学習内容を書くことや，配布資料の準備，必要な挿絵の作成，質問紙調査の実施（1回限りのプログラムでなければ），評価指示書の準備などの時間が必要である。その場でプログラムを実施できる時間がどのくらいあるかは，しっかり知っておく必要があろう。学校では45分間授業を6,7回以上確保することは難しい。コミュニティでは，3～6回以上の参加が必要なセッションを行うのは難しい。時間的枠組みによって，どの程度の目標と目的を掲げ，どれくらいの活動を実施できるかが決まってくる。

③ 資　金

配布資料，生徒や学習者が活動で用いる用紙などの資料作成には，資金を必要とする。学校では通常，生徒のバインダー代，教師の指導書と給料が必要である。栄養教育では，食物購入のための資金が必ず重要となる。料理が話題に上るのであれば，その食物のサンプルや，味見用の食品，料理の材料を持参すると効果的である。この場合は，食器とフォークなどの用具も必要になるであろう。大勢に郵送する手段を用いる場合には，切手などが必要となる。

4. 皆さんがつくり出すのは何か？

1回のみのセッションであろうと，比較的長期的なプログラムであろうと，プログラムで使う資料を作成しなくてはならない。たとえ大人を対象とした1回きりのセッションであっても，学習計画とパワーポイントスライド，ワークシート，配布資料といった資料をすべてつくる必要がある。できる限り既存の資料を使おう。学校拠点のプログラムには，教室での活動やカリキュラムも視野に入れた指導書や，生徒が活動に用いるワークシートと宿題，コンピュータを使った活動やビデオ，授業で料理する際のレシピ，褒美も必要になる。教師向けの専門的指導書も必要であろう。環境的サポート活動では，学校給食の職員が献立をつくれるようにする必要があろう。また，学校の給食トレーニングのマニュアルとカフェテリアに掲示するポスターをつくる必要がある。

職場や地域を基盤とするプログラムでは，セッション用の学習計画，小冊子，配布資料，ワークシートなどが必要であろう。これらの資料は，プログラムの目標と目的に忠実であるのはもちろんのこと，目を引き，魅力的で，専門的で，一貫性があり，しかも学習者に合わせて考案されたものでなくてはならない。先に述べた人材，時間，資金を検討しておけば，資料を何部準備するか，誰が作成するかを決める際に参考に

なるであろう。

> **結 論**

以上を踏まえて，皆さんは，プログラムにどの構成要素を組み入れるかを決めなくてはならない。グループセッションを計画する際には，学習者についてのみ検討する場合もあれば，二次的な学習者の活動まで考慮する場合もあろう。例えば，学校拠点のプログラムでは子どもだけの活動とするか，教師や親のことまで考えて活動を計画するかを選択するかもしれない。職場で働く成人の場合には，被雇用者だけか，マネージャーや被雇用者の家族まで含むかを検討することになるであろう。介入活動については，セッションのみか，拡大プログラムや，ウェブを含めた視聴覚資料や印刷物の使用，健康展，掲示板，そのほかの地域活動も行うかを選択する。ポリシー変更や食環境の変化に介入をすることで，特定の食物選択や行動を起こす機会を増やそうと考えるかもしれない。この場合は，他者とも連携することになるであろう。

理念，展望，プログラムの構成要素の例は，すでに示した。

◆◆◆◆◆ **演習問題** ◆◆

1. 栄養教育者が実施する栄養教育プログラムやセッションを選択する際に用いるべき基準のうち，3つ以上について説明してみよう。
2. これまでに学んだことを踏まえて，異なる理論の構成要素を結合して栄養教育プログラムの介入モデルをつくることについて，賛成する点，反対する点を述べてみよう。
3. 気づきを高め，動機づけを強めることに焦点を合わせた介入に役立つ複数の理論に共通する3つの構成要素をあげ，簡単に説明してみよう。3つの構成要素は皆さんの介入モデルを発展させる上でどのように役立つであろうか？
4. 実行に移す能力を引き出すことに焦点を合わせた介入で役立つ理論に共通する3つの構成要素をあげ，簡単に説明してみよう。3つの構成要素は皆さんの介入モデルの発展に，どのように役立つであろうか？
5. 協力し，うまく対処するために医療，道徳，啓発，代償，そして合同意志決定の統合モデルを比較し，対比し，批評してみよう。その際，これらがそれぞれ，いつ，どのように栄養教育に用いられると考えられるか，また使われるべきかに留意しよう。
6. プログラムの構成要素を選択する際，皆さんはどの構成要素を考慮するか？

| **文 献** |

Achterberg, C., and L.L. Trenkner. 1990. Developing a working philosophy of nutrition education. *Journal of Nutrition Education* 22:189-193.
Bagozzi, R.P., and E.A. Edwards. 1999. Goal striving and the implementation of goal intentions in the regulation of body weight. *Psychology and Health* 13:593-621.

Bandura, A. 1997. Self-efficacy: The exercise of control. New York: WH Freeman.

Brickman, P., V.C. Rabinowitz, J. Karuza, D. Coates, E. Cohn, and L. Kidder. 1982. Models of helping and coping. *American Psychologist* 37:368-385.

Buchanan, D. 2004. Two models for defining the relationship between theory and practice in nutrition education: Is the scientific method meeting our needs? *Journal of Nutrition Education and Behavior* 36:146-154.

Deci, E.l., and R.M. Ryan. 2000. The "what" and "why" of goal pursuits: Human needs and the self-determination of behavior. *Psychological Inquiry* 11(4):227-268.

Fishbein, M. 2000. The role of theory in HIV prevention. *AIDS Care* 12(3):273-278.

Gollwitzer, P.M. 1999. Implementation intentions—strong effects of simple plans. *American Psychologist* 54:493-503.

Institute of Medicine. 2002. *Speaking of health: Assessing health communication strategies for diverse populations*. Washington, DC: National Academy Press.

International Organization of Consumers Unions. 1990. Code of good practice. In *IOCU code of good practice and guidelines for business sponsored educational materials used in schools*. Policy statement. London: International Organization of Consumers Unions.

Kok, G., H. Schaalma, H. De Vries, G. Parcel, and T. Paulussen. 1996. Social psychology and health. *European Review of Social Psychology* 7:241-282.

Kolbe, L.J., D.C. Iverson, W.K. Marshal, G. Hochbaum, and G. Christensen. 1981. Propositions for an alternate and complementary health education paradigm. *Health Education* 12(3):24-30.

Mayer, J. 1986. Social responsibilities of nutritionists. *Journal of Nutrition* 116:714-717.

Parham, E. 1990. Applying a philosophy of nutrition education to weight control. *Journal of Nutrition Education* 22:194-197.

Prochaska, J.O., and W.F. Velicer. 1997. The transtheoretical model of health behavior change. *American Journal of Health Promotion* 12:38-48.

Roter, D. 1987. An exploration of health education's responsibility for a partnership model of client-provider relations. *Patient Education and Counseling* 9:25-31.

Schwarzer R. 1992. Self-efficacy in the adoption and maintenance of health behaviors: theoretical approaches and a new model. In *Self-efficacy: Thought control of action*, edited by Schwarzer R. London: Hemisphere Publishing Corporation.

Sniehotta F.F., U.R. Scholz, and R. Schwarzer. 2005. Bridging the intention-behavior gap: Planning, self-efficacy, and action control in the adoption and maintenance of physical exercise. *Psychology and Health* 20:143-160.

第10章

ステップ４：教育ゴールと目標を述べ，プログラムのねらいとなる行動と実行の潜在メディエーターに働きかける

Step4: State Educational Goals and Objectives to Address Potential Mediators of Program Behaviors and Actions

本章の概要

行動理論を教育目標や環境的サポート目標に展開する際の主要課題と，展開の方法について説明する。

本章のねらい

読み終えた時に，以下ができること。

- 栄養教育のセッションやプログラムの教育ゴールおよび目標を書き出すことの重要性を認識する。
- セッションやプログラムのゴールとする行動に到達するための，一般的教育目標を書き出す。
- ステップ２で特定した個人的な潜在メディエーターに焦点を合わせたセッションや構成要素の中で，的確な学習経験や活動が行えるように，具体的な教育目標を書き出す。
- プログラムのねらいとなる行動の環境的サポートを推進する役割を果たす意志決定者や，政策立案者向けの活動における，教育目標を書き出す。

シナリオ

中学校の保健の授業（生徒100名）に栄養教育者が招かれ，「望ましい栄養の重要性」について講義した。コンピュータのスライドを使った45分間の講義であった。10代の若者たちが一般的にどのようなものを食べているかという内容から始まり，政府が示すガイドラインの主要な推奨内容を踏まえ，健康的な食事の組み合わせについて討議をし，野菜と果物の摂取を増やすことの重要性と食事に取り入れる方法，高エネルギー密度・高脂質・砂糖の多い食品を控えることの重要性，1日の規則正しい食事と，健康的な菓子とポーションサイズを選択することの重要性，体を動かすことの重要性と，もっと体を動かす方法について話した。話しているうちに生徒に落ち着きがなくなり，講義が終わると，ある生徒がとても心配そうに，「今日の内容はテストに出ますか？ 内容が多すぎて，ノートをとりきれなかった」といった。「少し混乱して先生のいうことについていけなかったので，何を食べたらいいのかわからない」という生徒もいた。このことを同僚に話すと，「講演の全体的な教育目標は何だった？ 何を達成したかった？」と尋ねられた。栄養教育者は，はっとして，「具体的な教育目標なんてなかった。今年の健康教室で栄養のことを習うのはこの時間だけだったので，賢い選択ができるように，なるべく多くの情報を示してあげたかった」といった。*

> *シナリオの例では，何が起こったのであろうか？ この栄養教育者は，セッションのゴール，つまり具体的な教育目標を検討していなかった。彼女は有意義な情報を大量に提供したが，はっきりしたメッセージはまったくなく，取り留めのない講義になってしまった。そのため，生徒が望ましい食べ方をするためにすべきことをきちんと理解できなかったのも不思議ではない。行動の明確なゴールと，具体的な教育目標をいくつか設定していれば，授業内容の焦点が絞られ，健康的な選択をする力の向上につながったであろう。時には情報が少ない方が得られるものが多いことがある。それは焦点がよく絞られている時である。

A　はじめに

　本章では，行動理論や研究成果を教育活動に生かすプロセスについて述べる。理論に基づく栄養教育を設計する上で最も重要なステップである。ただ，食品学や栄養学を学んできた私たちにとっては，非常に難しいステップである。というのは，私たちは栄養について非常に多くのことを学び，学んだことを多くの人々に伝えたいと思っているからである。本書の冒頭で理論や科学的根拠に触れ，ステップ1と2を学んできていても，先に進みたいばかりに教育目標を無視しがちになってしまう。しかし，ゴールや目標を決定できれば，セッションやプログラムが形になり，効果が上がる。

　理論に基づく栄養教育を設計するための手順モデルのステップ1では，プログラムにおいて焦点となる行動を特定し，プログラムで中心や目的となる行動や実践を明確にする。ステップ2では，対象となる学習者の現在の行動に影響を与える決定要因や，プログラムの目標となる行動を達成するための潜在メディエーターである決定要因を特定する。ステップ3では，栄養教育の理論，理念，構成要素を選定する。本章で述べるステップ4では，プログラムで目標とする行動のゴールに到達できるよう，行動のメディエーターについての教育ゴールや目標を立てる。次のステップ5では，行動変容のメディエーターに働きかける教育戦略を選択し，かつ実践的な学習経験を設計する。皆さんはステップ4とステップ5の間を行き来することになるであろう（図10-1）。

a　なぜゴールや目標を作成するのか？

　私たち栄養教育者は，学習者に合わせて教育活動を展開させることが**好き**で，創造的な人が多い。例えば，10代の若者がカルシウムの豊富な食品を十分に食べていないことがわかると，カルシウム豊富な食品に関心をもてるような活動をすぐに思いつくであろう。しかし，急いで活動を開発しようとするばかりに，活動の目的を明確にしないまま進めることが多々ある。こうした場合には，プログラムの行動目標に到達するような働きかけにはならず，活動的で楽しい学習経験で終わってしまう可能性がある。活動を実践したことにはなるが，必ずしもよく練られた活動を実践したとはいえない。

　栄養教育者にとって，ゴールや目標の作成はつまらなく，不自然で形式ばった活動である。しかしながら，栄養教育者の心の中には個々の活動に対する目標がある。要するに，暗黙のゴールや目標を本質的にもっているのである。これらの暗黙のゴールや目標をはっきりと示すことで，ゴールや目標が栄養教育プログラムの目的にかなうかどうか，また，質的・量的側面から理論的構成概念や科学的根拠に基づいているかどうかがわかってくる。教育活動を設計する際には，まず教育目標を明確にするとよい。

図 10-1　理論に基づく栄養教育を設計するための手順モデル

インプット：アセスメントデータの収集			アウトプットの設計		アウトカム評価の設計
ステップ1 ⟷ ニーズと行動の分析：プログラムにおける行動・実行の焦点の明確化	ステップ2 ⟷ プログラム行動に関連する潜在メディエーターの特定	ステップ3 ⟷ 理論，理念，構成要素の選定	ステップ4 ⟷ 潜在メディエーターに対する教育目標の提示	ステップ5 ⟷ 潜在メディエーターに働きかけるための理論に基づく教育戦略と活動の設計	ステップ6 評価設計
・ニーズアセスメントと学習者の特定：働きかけるニーズや課題の選定 ・ニーズや課題に寄与している行動の明確化 ・働きかけで核になる行動や実践の選定	・潜在する個人の心理・社会的メディエーターの特定 ・潜在する環境メディエーターの特定	・理論の選択および・あるいは適切なモデルの作成 ・教育理念の明確化 ・内容の展望の明確化 ・プログラム構成要素の決定	・働きかける関連メディエーターの選定 ・選択した各メディエーターに対する教育目標の明確化： ―個人の心理・社会的メディエーター ―環境メディエーター	・選定した各メディエーターに対する理論に基づく教育的戦略と活動の設計： ―個人の心理・社会的メディエーター ―環境メディエーター	・行動やメディエーターへのプログラムの影響評価の設計 ・プロセス評価の設計

b　ゴール，目標とは何か？

　ゴール，目標，成果目標，成果指標，行動目標，教育水準，栄養適正，……。様々な用語をあげたが，どれも意味する事柄はよく似ている。どの用語を使っても差し支えないため，本書では，ゴールと目標を以下の意味で用いることとする。

- **ゴール**は，**介入の焦点を決めるものである**。ゴールは，一般的に栄養教育の目的，期待，望まれた結果を指す用語である。このように焦点を定めることは，構成要素の多い数カ月間にわたるプログラムでも，1, 2回の講習会の場合でも必要である。
- **目標**は，**どのように進めばよいかを示す道しるべである**。あらかじめ定めたゴールへの働きかけ方を示す。つまり目標は，ゴールに到達するための具体的な行動である。

教育ゴールと目標

　教育ゴールと目標とは，介入の教育ゴールや目的を一般用語（プログラムの教育ゴール），または特定の学習者用語（教育目標または学習者目標）で表したものであり，特定した行動のゴールへの到達をめざす教育活動や学習経験を具体的に設計する際に役立つ。これは，教育分野の指導ゴールと目標に似ている。教育分野では，指導目標は行動目標と呼ばれるため，混同しないよう注意が必要である。本書で**行動**という時は，常に栄養・食関連の行動と実践を指し，認知学習がなされたことを証明するような行動のことは示さない。例えば，「参加者がマイピラミッド（現 マイプレート）の食品群について，また各食品群から何サービ

ングを食べればよいかを口頭で説明できるようになる」ということは，栄養教育分野では「行動目標」とは考えない。教育分野では行動目標であるが，栄養教育分野では認知的目標なのである。また，ヘルスプロモーションや栄養教育の分野では，個人の行動変容を支援するための戦略を「ゴール設定」というが，これも混乱を招きやすい。ゴール設定のプロセスについては，第5章（p.141～）で詳しく説明した。ゴール設定の際には，参加者に達成したい個人的な行動の「ゴール」を決めてもらう（例：今週は毎日野菜と果物をそれぞれ2サービング多く食べる）。本書では，標準的行動理論に沿って**ゴール設定**という用語を用いる。行動変容スキルや戦略という意味合いである。

c 学習者主体の教育，ゴール，そして目標

学習者主体の教育とは，学習者を中心に置く教育である。こうした教育は，参加者や学習者がこれまでに得た知識，経験，取り組んできた活動などの蓄積を考慮し，尊重して，集団の方向性に一番影響を与えるのは学習者自身であることを認識して行う。そのため，明白なゴールや目標に基づいた教育計画（学習計画）の作成は必要ないと考えられることがある。しかし，これは誤りである。適切なニーズ分析ができれば，対象となる集団を理解するのに役立つであろう。その上で，集団の関心に沿って，ある程度柔軟にセッションを行うことが必要である。ただし，教育の道しるべとなるゴールと目標，そして学習計画が必要なことに変わりはない。明確な計画がなければ，討議は漠然としたものになり，明確なメッセージは伝わらない。このようなセッションでは，参加者が不満を抱いてしまうこともある。実際のところ，集団に合わせた学習課題を設計するのと同様に，学習中心の教育や対話を引き出す方法を設計するには，より多くの労力と計画を要する。

B プログラムがねらいとする実行・行動に到達するための教育ゴールの決定

教育手法によりプログラムにおける行動のゴールに到達するためには，教育目標を慎重に考える必要がある。教育目標によって，教育プログラムの各構成要素を互いに結び付けることができるためである。研究による科学的根拠から，行動変容は一般的に主に2つの段階で起こることが示唆されている。2つの段階とは，動機づけ・前熟考・熟考の段階と，実行あるいは実施の段階である。また，栄養教育には主に2つの教育ゴールがあると考えられている。1つは行動するために意識を高揚させたり意欲を増進させたりするゴール（動機づけ・熟考段階），もう1つは行動を起こすための能力を引き出すゴール（実行段階）である。皆さんが計画している介入ではステップ1で得られた課題分析をもとに設定した，あるゴールか，別のゴール，あるいはその両方に取り組むのかどうか，皆さん個人や栄養教育チームで検討するとよいであろう。各プログラムの構成要素を注意深く見直し，各構成要素のゴールを決めよう。例えば，皆さんが計画している大学のキャンパスや職場における健康フェアの教育目標は何か？　行動に移すために意識の高揚や意欲を増進する方法は何か？　料理教室のように，スキルを提供するような構成要素に関心を引きつける方法はどのようなものか？

例えば，中学生を対象としたケーススタディでは，以下のような**行動のゴール**があげられる。

- 10代の若者の野菜と果物の摂取量を増やす。
- 10代の若者の1日あたりの歩数を1万歩に増やし，可能な時には，スポーツジムや学校提携の身体活動に積極的に参加させる。

プログラムの**教育ゴール**としては以下のような例がある。

- 食事を通して野菜と果物の重要性の認識を高め，さらに学校カリキュラムや学校の課外活動を通して野菜と果物を食べる意欲を増進させる。
- 学校のカリキュラムを通して，栄養・食に関連する知識を増やす機会，そして食関連スキルや自己制御スキルを実践する機会を若者に提供することによって，行動する能力を引き出す。
- 両親や学校の方針に沿った教育的構成要素を通して，若者が学校や家庭で健康的な食べ方ができる機会を増やせるように意志決定者を教育し，ともに取り組む。

ステップ3で特定した栄養教育に対する皆さんの展望や理念は，教育目標の設定に影響を及ぼすであろう。教育ゴールや目標を作成する際に，学習者に合わせて選定した食問題や栄養問題の責任を負うのは誰か，解決する責任があるのは誰かをよく考えてみよう。学習者集団には動機，エンパワメント，自制，あるいは治療，またはこれら複数を促進するような活動が必要であろうか？

ステップ3で特定した栄養・食の内容に対する皆さんの展望や理念は，教育支援目標や環境的サポート目標の設定に影響を及ぼすであろう。セッションの内容や戦略は，教育目標に基づいて作成するため，次のような課題を検討する必要があろう。皆さんの介入目標で摂取量を増やす野菜と果物の産地は問わないか？ あるいは，旬を含め，野菜と果物の産地を考慮して目標を設定するか？ 冷凍，生，缶詰など，様々な形態の野菜と果物を許容して紹介するか？ 環境的サポート目標に関して，カフェテリアでは野菜や果物を丸ごと提供するか，また，地場産のものとするか？ つまり，例えば農場から学校へ，または農場からカフェテリアへのアプローチのようにして，地場産物を取り扱おうとしているかどうかである。それとも，産地にこだわらないか？

C 対象とする行動のメディエーターに働きかける教育目標を作成しよう

対象とする行動の個人的・心理社会的なメディエーターに向けたプログラムの構成要素については，食生活変容の前熟考段階の人々に対しては個人的動機因子と意志決定プロセスに焦点を合わせ，食生活変容の実行と維持段階の人々に対しては認知的な自己制御スキルにあてるとよい。個人的なメディエーターは個人内にとどまるものであり，教育的な経験や学習経験の影響を受ける可能性がある。行動の個人的な決定要因は，理論の構成概念として表現され，栄養教育プログラムでは媒介変数として用いられる。これらの潜在メディエーターには，知覚されたリスク，態度，感情・感覚，知覚された有益性と障壁，結果期待，価値，認知された責務，自己アイデンティティ，セルフエフィカシー，社会規範やゴール設定スキルなどが含まれる。

a 対象とする学習者に合わせて取り組むべきメディエーターを選択しよう

皆さんは，すでにセッションを導く理論を選択している。ステップ2のアセスメントから得られた選択行動の個人的なメディエーターを，理論の構成概念の観点からまとめたリストは，この時点では膨大なものになるであろう。セッションやプログラムの，限りある時間と資源を考慮して，意欲を高めたり，行動スキルを増やしたり，その両方を行ったりするために現実的に取り組めるメディエーターを選択しよう。メディエーターと，ねらいとする行動変容自体との関連についての科学的根拠の信憑性や，教育介入の影響の大きさに基づき，リストのメディエーターを対応可能な数にまで減らすべきである（研究では，これが副次的アウトカムになる）。限られた時間内で達成できるものは何かを慎重に熟考すべきである。私たち栄養教育者には，あまりにもたくさんのことを補おうとする傾向がある。

b 個人的な潜在メディエーターについて，教育目標をそれぞれ作成しよう

行動変容における個々の個人的なメディエーターについて，そのメディエーターに働きかける教育活動を設計する際には，教育目標を少なくとも1つ決めよう。この目標によって，メディエーターを有効にし，学習活動の設計につなげることができる。

目標は，学習者あるいは参加者の視点で表現されるため，**学習目標**と呼ばれることが多い。学習とは参加者が行うものであり，教育とは学習を奨励するために私たち栄養教育者が行うものであるため，この用語は**教育目標**といい換えられることが多い。学習目標と教育目標は，同じ望ましいアウトカムに対する同じ活動を示す。本書では両方の用語を使っているが，学習を奨励するために栄養教育者としてすべきことを忘れないよう，**教育目標**を用いる方が望ましい。目標は，例えば，「調理技術を示す」や「映像を見せる」などのように栄養教育者が行うこと，あるいは「討議する」や「サラダをつくる」など，学習者が行うことであってはならない。それよりも，特定の行動メディエーターの観点から，行動面のゴールに到達するためには，栄養教育の**参加者**が何を知り，感じ，できるようになる必要があるか，という問いかけに応えるような目標にするべきである。

学習目標は，教育分野では**行動目標**と呼ばれることが多い。この用語は，行動主義心理学に由来しており，真の学習ができたかどうかがわかるのは，観察可能な「行動」に結果があらわれた時のみということが主張されている。教育分野では，2+2=4は行動と考えられている。このような「行動目標」を用いる学校教育者は多いため，学校教育者と連携する際には，専門用語の違いがあることを覚えておく必要がある。しかし，すでに述べたように，本書では栄養や食に関する観察可能な行為を**行動**というため，認知的・感情的な学習結果は行動にあたらないのである。

目標を作成する際には，まず**一般**教育目標や**一般**学習目標を作成し，複数回に及ぶセッションや複数のプログラム構成要素を通して行動目標の到達につながるような教育的戦略を開発するべきである。ステップ2を振り返って，時間内で対応でき，集団の能力が高まりゴールとなる行動を起こせるような，中心となるメディエーターを3～6つ特定しよう。そして，それらのメディエーターに直接関わる一般教育目標を作成するとよい。

それから，**具体的な**学習目標を作成して，一般教育目標に到達するための具体的な教育活動を検討しよう。具体的な学習目標は，一般教育目標と同様，各セッションやプログラム構成要素内の教育活動や学習経験を設計する際の道しるべとなる。各セッションの長さやプログラム構成要素の範囲にもよるが，教育活動

や学習経験は多くなるであろう。具体的な学習目標は，正確には学習者が達成できる内容とする。達成できたかどうかは測定が可能であり，セルフエフィカシーや，知覚された有益性，知覚された行動制御，ゴール設定など，実行や行動変容の個人的なメディエーターが関連してくる。具体的な行動目標は，「セッションまたはプログラムを終えると，参加者は○○ができるようになる」という形で示される。○○には，説明する，述べる，確認する，わかりやすく説明する，判断するなどの動詞が入る。

　実際に取り組んでみると，皆さんは一般目標と具体的目標との間を行き来することになるであろう。目標と教育活動の間も行き来するであろう。刺激的で適切な活動をイメージしながら，プログラムにおける行動のゴールに到達できるような目的（具体的目標）を慎重に検討するとよい。さらに，一般教育目標との関連も熟考する必要がある。大きな目的に貢献しない活動であれば，どんなに刺激的でもあきらめるべきである。皆さんはこの時点で一般目標を考え直したくなるかもしれない。行動面のゴールに到達するためには一般目標が重要になるため，具体的目標や活動に適応するように一般目標を変えるとよい。

　セッションの流れは次のようになる。「集団がセッションの結果として理解し，感じ，次の行動を支援するような鍵となるメッセージは何か？」について考えてみよう。これがセッションの主題になる。例えば，ステップ1で高脂質食物や砂糖を多く含む食品のポーションサイズが若者の間で問題になっていることがわかったとすれば，セッションのタイトルは，「ポーションサイズの問題」となるであろう。さらに，ステップ2の結果を見直し，双方向での対応に要する時間を考え，ゴールとなる行動を実行するための能力向上に寄与する鍵となるメディエーターを2, 3特定してみよう。学習者に望まれることを下記に示す。

- 現在の炭酸飲料やファストフードのポーションサイズが大きいことや，ポーションサイズの大きいものが増えた経過についての認識を強める（意識喚起，知覚されたリスク）。
- ポーションサイズの増大が，体の機能や体重に及ぼす影響の大きさを理解する（結果期待）。
- 若者がより賢くポーションを選択できるように，自分が食べているものについての認識（自己アセスメント）を高める（行動に移す能力）。

　上記は一般教育目標にあたる。
　特定した，ねらいとする行動の潜在メディエーターを 表10-1 の左の欄に示す。さらに，これらのメディエーターに対する一般教育目標を右の欄に示す。

c　3つの領域の教育目標を作成しよう

　教育者は「学習」課題を分類し，教育目標を認知，感情，精神運動の3つの領域に落としこむ（Bloom, et al., 1956）。**認知領域**の目標は，思考，理解，認知スキルの向上である。**感情領域**の目標は，態度，感じ方，感情の変容を促すことである。そして，**精神運動領域**の目的は，身体的あるいは操作的なスキルの改善を促すことである。活動が参加者の頭，心，手の3つの領域にかみ合うように企画されれば，栄養教育の効果は高まる。よって，栄養教育者は，目標が3つの学習領域に働きかけることを確認しなければならない。各領域内では，学習課題は単純な内容から複雑な内容まで様々な段階があると考えられる。栄養教育者は，いかなる課題に対しても適切なレベルで目標を設定することが重要である。また，いかなるセッションやプログラムでも，単純なものと同様に，より複雑な理解と態度に対しても目標を設定することが大切である。

表10-1　ねらいとする行動の潜在メディエーター

潜在メディエーター	一般教育目標
動機づけに関わる潜在メディエーター	
知覚された脅威	推奨量と比較して自分の野菜と果物（FV）の摂取量を評価する
結果期待：味，簡便性，ほかの有益性	多様な野菜と果物を食べることの重要性に対する理解と評価を確認する
実行に関わる潜在メディエーター	
セルフエフィカシー	毎日，多様な野菜と果物を食べることについて高まったセルフエフィカシーを確認する
行動に移す能力	日常の食物パタンに野菜と果物を取り入れることについて高まった知識とスキルを確認する
ゴール設定	野菜と果物の消費量を増やすためにゴール設定や意志決定スキルを活用して実践計画を準備する

具体的な教育目標は，下記に示すとおり，
ステップ2で行った潜在メディエーターのアセスメントに関連している。

行動の，個人的な潜在メディエーター	ステップ2からの知見：ニーズアセスメント・関連文献	個人的なメディエーターに対する具体的な学習目標

1　認知（知覚または思考）領域

　私たち人間は，考える存在である。私たちが行うことにはすべて，自身の考えや何らかの解釈が伴う。そのため，栄養教育は常に，何らかの形で知識を提供することになる。しかし，情報は多くの目的にかなう。例えば，情報によって問題やアイデア，これまで知り得なかった自分自身や一般の人々の状況に気づくことができる。これを**認知（気づき）**という。食と健康の関連についての最新の科学的知見を知れば，正しく食べることの重要性について考えるようになるであろう。さらに，3日間で食べた食物を記録し，推奨されている量と比較すれば，自分の食事がどの程度不健康かに気づくかもしれないし，自分自身の食べ方を考えるようになるかもしれない。このように，様々な情報はそれぞれ，ある行動をとる理由を考える上で役立つため，「**なぜ**」についての**情報**と呼べるであろう。本書で最初に述べたように，栄養学や食事の手引きに基づく情報には，ある状況について知覚されたリスク，知覚された有益性，あるいは行動を起こすことに関する情報をもたらすという動機づけの力があり，動機づけの知識と呼ばれる。価値，態度，社会規範，セルフエフィカシーのような個人の行動のきっかけとなるメディエーターである社会心理的理論の多くの構成概念や変数は，**社会的認知**と呼ばれる。このような情報は，栄養学の知見には基づいていなくても，私たちを取り巻く社会における情報であることに変わりなく，動機づけの知識に分類される。

　知識は，**手段**や「**どのように**」についての機能としても役立つ。健康を保つためにはどの食品をどのくらい食べる必要があるかを示すマイピラミッド（現 マイプレート）や，表示，基準サービングサイズ，食品構成などの情報は，健康的な食物選択の方法を指導する際に重要である。知識が2種類ある場合，相対的な重要性は働きかける問題によって異なる。集団にとって比較的新しい問題，例えば食品の安全性，食品のバイオテロリズム*，あるいは地産地消のような問題に対しては，「なぜ」についての知識が比較的重要であろう。これに対して，野菜と果物を食べることのように，よく知られている問題に対しては，「どのように」についての知識の方が重要となる。このように，教育目標には，それぞれ認知の次元がある。

図 10-2　認知領域：思考のレベル

知識	理解	応用	分析	統合	評価
（学習したとおりに情報を思い出す）	（理解状況を示すために，どのように学んだかではなく，以下の方法で情報を報告する）	（学習した情報を新しいものに応用する）	（学習した内容を分解する）	（一部や要素を統合したり，まとめる）	（適切な基準を用いた何らかの価値を判定する）
定義する	いい換える	解釈する	識別する	構成する	判定する
繰り返す	いい直す	応用する	分析する	計画する	鑑定する
記録する	書き示す	活用する	区別する	提案する	評価する
一覧表にする	認める	実証する	査定する	設計する	評定する
思い出す	説明する	劇的に表現する	計算する	形式化する	比較する
名づける	話し合う	実践する	実験する	整える	価値をつける
述べる	表現する	例証する	テストする	組み立てる	改定する
下線を引く	確認する	修飾する	比較する	収集する	評点をつける
付箋をつける	位置づける	操作する	対比する	構築する	選定する
話す	報告する	予測する	批評する	配置する	選ぶ
	復習する	予定する	図式化する	組織化する	査定する
		探す	点検する	管理する	測定する
		描く	討論する	準備する	結論づける
			要約する	関係づける	正当化する
			質問する		批判する
			関連する		
			解決する		
			確かめる		
			分類する		

出典）Adapted from Bloom, B.S. et al., 1956. *Taxonomy of educational objectives. Handbook I: The cognitive domain*. New York: David McKay.

*バイオテロリズム：病原性の強いウイルス，細菌などの生物毒素類を使ったテロ。生物毒災害ともいう。

　社会的認知（「なぜ」についての情報）と，行動に移す能力や自己制御スキル（「どのように」についての情報）の複雑さの幅は，どちらも広い。教育目標は，単純な事実の回想から，新しい考えを組み合わせ統合する，高度に独創的・創造的な方法までの幅がある。一般的に教育で用いられる認知領域の目標についての分類学や分類システムは，Bloomらによって開発された（1956）。これは，教育的な経験や戦略によって学習者が発達していく過程に沿った理解を6段階で示すものである。この6段階とは，**知識**から始まり，**理解**を経て，新たな意志決定に情報を**応用**する能力，そして情報を**分析**，**統合**し，最終的な**評価**あるいは栄養・食問題で行動を起こすための知恵で終わる（図10-2）。

　認知領域における教育的戦略は，ねらいとする集団の行動変容の難易度や意欲，スキルについてステップ2のニーズ分析を行い，その結果に従って，難易度や複雑さの異なるレベルで観測可能な理解の変化をもたらすように設計されると考えられる。

① 知　識

　学習した情報を，何度も思い起こす。学習の初めの段階では，回想と記憶を伴う。この段階での目標を設

定するならば，参加者が情報の一部分や用語，あるいはどの食品がどの食品群にあたるか，どの食品がどの栄養素源となるかなどを覚えられるような学習活動を企画するとよいであろう。例えば，企画する学習活動によって，参加者がマイピラミッド（現 マイプレート）にある食品群の名前と，一般成人に必要な各食品群のサービング数を説明できるようになることをねらいとする。本書の読者の場合は，本書で最初に示した理論の様々な構成概念を定義できるようになることがねらいとなる。

② 理 解
　題材の意味をつかむ能力。理解し始める段階である。つまり，学習者が情報を理解し，自身の言葉でいい換えることができるということである。学習者は，情報から新しいが関連した考えや意味合いを推察することさえできるかもしれない。この過程で簡単な結論も出るであろう。この段階で教育目標を設定する場合，例えば，参加者が一般的な病気のリスクに関する情報を理解し，自分自身で応用できるようになること，あるいは野菜と果物を食べることの有効性が理解できるようになることがねらいとなる。

③ 応 用
　新しく現実的な状況下における情報の活用。この段階では，学習者はある状況で学習した情報，原則，概念または理論を，まったく別の状況へと持ちこむことができるようになる。この段階でセッションの目標を設定する場合は，野菜と果物の摂取量を増やすためのゴール設定の仕方を学習した後に，カルシウム豊富な食品をもっと食べることなどの別の行動について，ゴール設定の原則が応用できることをねらいとする。本書の読者であれば，この段階の目標は，この本で学習した内容を新たな教育活動やプログラムの企画に応用できるようになることである。

④ 分 析
　情報を分解し，情報の組織構造を理解する。この段階では，要素と，要素間の関連，組み合わされた原理や構造を確認するために，情報を構成要素にまで分解することが必要である。さらに，事実と意見，また関連要因と無関係な問題や出来事を区別することも必要になる。この段階で設定する教育目標は，例えば，低脂質と低炭水化物の食事が体重や健康に与える影響の大きさを比較したり，対比したりできるようになることや，母乳育児と人工乳の有益性と障壁について議論できるようになることである。

⑤ 統 合
　独創的な方法や，今までにない方法で情報をあわせること。この段階で学習者は，情報や経験を再収集して統一した枠組みにあてはめ，新しい価値を創造したり，ある状況について新たな方法で考えたりできるようになる。学習者が自分の食生活の実践や食経験に影響を与えるためには，自分が学んでいることやプログラムの中で経験したことを新たな方法で活用する技量が必要である。本書の読者の場合は，栄養教育のカリキュラムとプログラムについて新たな考え方を生むために，本書の様々な箇所から考えを集積できるようになることがねらいとなる。

⑥ 評　価

特定の目的をもって価値を判断すること。この段階では，学習者は普遍的な外的基準（目的に対する妥当性）や内的基準（構成と意味づけ）に基づいて，情報や経験の価値を判断できるようになる。この際の判断基準は，既存のものかもしれないし，自分でつくったものかもしれない。この段階での目標には，基準に則り，意識的に行う価値判断だけでなく，それ以前の段階の要素もすべてが含まれる。すなわち，栄養教育の参加者にとって，例えば，子どもたちの望ましい食習慣の学習支援方法について利点を評価する能力や，科学的根拠に基づいた栄養・食問題について正しく判断する能力である。本書の読者の場合は，科学的根拠に基づいて，様々な異なる理論や教育戦略の長所を評価する能力が目標になる。

2　感情（感覚）領域

私たちは，理性的であると同時に感情的でもある。感情領域は，感情，態度，価値，評価，そして関心が関連している。感情領域における教育戦略を設計する際には，ものや活動に対する学習者の感情的な関わりや，栄養・食関連行動を起こすことへの関与によって，落としどころとなる段階が異なってくるであろう。つまり，最初の段階では，メッセージに対する気づきや**受け入れ**，もしくはメッセージへの関心が見られる。次に，メッセージに**反応**し続けることで，参加者の視点でメッセージを**評価**できるようになり，自分の生活の中で**統合**される（例：有機野菜しか食べないという個人的な食に対するポリシーをもつようになる）。さらに，最終的には価値体系の中に自分自身を**特徴づける**ようになる（例：健康意識のある人として知られるようになる）という流れになる。**図10-3**は，各段階を示したものである。

栄養教育を効果的に行うためには，学習者がメッセージや情報を理解するだけでなく，その内容が自分に関係し重要であると価値を認め，信じることが必要である。感情領域の目標は，感情的な関わりと内在化のプロセスに焦点を合わせたものである。この際，学習者が自身の行動に影響を与える価値判断の形成を助ける態度と原則に気づき，適応するにつれて起こる内部の成長を，段階ごとに分類する。Krathwohlら（1964）は，下記の5つの段階を示している。セッションを設計する際，皆さんは学習者にどの段階の感情的な関わりを求めるかを決めなくてはならない。例えば，ただ学習者にメッセージを受け取って欲しいのか，それとも積極的に参加し，**評価して欲しいのか？**　学習者がメッセージを尊重し，**行動に関与すること**を望むのか？一般的な戦略とは，セッションに対する学習者の感情的な取り組みや関与の状況を強化するような機会を提供するものである。そのため，目標は分類体系において常に高いレベルで設定される。下記に，順に示す。

① 受け入れ

関心を向ける。学習者が栄養教育者の話を直接か，別の形で聞こうとし，話の内容を認識し始める段階である。混乱・競合する刺激があっても，完全に受動的な立場から，意欲的に話を聞く立場に変わってくるであろう。この段階で設定する目標としては，例えば，野菜と果物を食べることの重要性に関するメッセージを喜んで聞いてくれることが期待できるということである。ただし，この段階で期待できるのはここまでである。

② 反　応

積極的な参加。この段階では，最初は必ずしも熱中しなくてもよいが，何かに参加したいという意欲が必

第10章 ステップ４：教育ゴールと目標を述べ，プログラムのねらいとなる行動と実行の潜在メディエーターに働きかける

図10-3 感情領域：感情に関与するレベル

1．受け入れ (関心を向ける)	2．反応 (積極的な参加)	3．評価 (前向きな評価に基づく行動)	4．統合 (原則に従った行動)	5．価値観の習得 (一貫した世界観に基づく行動)
ステージ 1.1 認識 1.2 意欲的な受け入れ 1.3 関心の制御や選択	ステージ 2.1 反応への黙認 2.2 意欲的な反応 2.3 反応への満足感	ステージ 3.1 価値の受け入れ 3.2 価値の嗜好 3.3 価値への忠誠	ステージ 4.1 価値の概念化 4.2 システムへの価値の統合	ステージ 5.1 行動を制御する一般化した価値体系をもつ 5.2 価値体系の特徴づけ
各ステージの説明 1. 立場にとらわれない認識 2. 意欲的な情報の受け入れまたは関心 3. 刺激を拒絶しない	各ステージの説明 1. 教育者の期待への準拠 2. 自分の立場の言及や主張 3. 満足感をもった自身の感情的な反応の表れ 意見・位置づけの形成	各ステージの説明 1. あとで再評価する態勢による仮承認 2. 信念 3. 立場，グループ，原因への関わりと忠誠 もはや，他者に従う価値によって動機づけされない；自身の視点が内在化し始めている	各ステージの説明 1. ある重要な価値の概念化と，ほかの価値と異なることへの理解 2. 対立を解決することによる，行動を導くような内面的に一貫した価値体系の構築と独特の価値体系の構築 実行に移すための自身の価値やポリシーの形成 自身の立場を主張できるようになる	各ステージの説明 1. 行動につながるような自身の一貫したすべての世界観へ価値を統合する 2. 人の行動には一貫性があり，予測可能で，価値観によって特徴づけられる 価値観によって導かれる，一貫し，認識できる生活様式の形成

<-------------- 適応または行動 -------------->
<---------- 価値と態度 ---------->
<------ 評価 ------>

鍵となる動詞	鍵となる動詞	鍵となる動詞	鍵となる動詞	鍵となる動詞
尋ねる，選ぶ，表現する，理解する，与える，保持する，特定する，居続ける，名づける，注意を向ける，選択する，応答する，使う	答える，支える，ねらう，助ける，従う，順応する，あいさつをする，話し合う，名札をつける，話す，読む，演じる，報告する，実践する，書く，朗読する，選択する	完了する，実演する，説明する，開始する，交流する，正当であることを証明する，提案する，報告する，選択する，分け合う，勉強する，働く	順守する，変える，改変する，結合する，比較する，完了する，主張する，説明する，一般化する，一体化する，修飾する，整理する，体系づける，関連づける，統合する	実行する，識別する，表示する，影響する，聞く，修飾する，演じる，実践する，提案する，適格と見なす，質問する，修正する，教える，解決する，検証する

出典）Adapted from Krathwohl, D.R., B.S. Bloom, and B.B. Masia. 1964. *Taxonomy of educational objectives: The classification of educational goals. Handbook II: Affective domain*. New York: David McKay; and Grunland, N.E. 1978. *Stating behavioral objectives for classroom instruction*. New York: Macmillan.

要である。参加者は従順に参加している状態から（おそらく専門家は，参加者に栄養教育セッションに参加するように強く要求している），自発的に反応するようになり，さらに参加するのが本当に楽しいという感情が芽生え，満足するようになってくる。この段階で目標を設定する場合，学習者が，集団での栄養教育活動の見物者から，参加者になる方向へ移行し，自身で楽しめるとわかるようになることを期待する。あるいは，学習者が教育者の期待に応えようとすることで自身の立場を展開し，自分自身に責任をもつように取り組めるように，目標を高めに設定することもできる。この段階における目標は，態度，意欲，セルフエフィカシーを変容させることである。

③ 評　価

前向きな評価が現れる一貫した行動。この段階では，問題や行動に価値が置かれる。価値に対する感覚は，価値の承認から価値に対する深い関与までにわたり，観察可能な行動に反映される。行動は，心情や態度を反映するのである。そのため，この段階の特徴は，学習者自身の関与が意欲的な行動を導くことであるといえる。つまり，栄養教育にとって最も望ましい段階である。この段階で目標を設定する際には，学習者が実行したいと思えるように，学習活動で取り組む行動のゴールや問題の価値を高めることをねらいとする。自分にとって価値が低ければ，学習者は，あとで再評価する態勢で他者からのアドバイスに従って一時的に行動してみることになるであろう。価値が高い場合は，行動や課題に信念を抱き，遂行できるであろう。他者に従わなくてはならない必要があって動機づけされる必要はあまりなく，自身の視点と価値が行動の基盤として内在化するようになるのである。この段階で目標を明確にすることで，例えば，双価性から離れ，毎日より多くの野菜と果物を食べることを決め，実際に実行するようになることがあげられる。

④ 統　合

原則に従った行動。この段階では，学習者は選択の土台となる意識的基盤を構築する。学習者は自身の価値とは異なる価値があることを理解している。この段階で目標になるのは，ある行動についての異なる価値をまとめ，価値間の対立を解決して，一貫した内面的基準の集合となる価値システムを構築して行動につなげることである。学習者は，自身の態度や価値を知っており，遵守することができる。さらに，個人の食に関するポリシーを確立するようになる。この段階で教育的な目標を設定する場合は，例えば，栄養・食関連問題について選択する際に用いる**一貫した**基準として，健康や生態学的関心，社会問題，個人的・社会的・文化的な価値を活用できるような学習経験や活動を提供することが考えられる。

⑤　単独の価値や複合的な価値による特徴づけ

一貫した世界観に基づく行動。この段階では，学習者が価値を理解するために，複数の価値を一貫した内面的世界観に集約する。学習者のライフスタイルには特徴がある。この段階で設定する目標は，皆さんが設計する教育活動や学習経験が学習者の世界観を変え，ライフスタイルを世界観と一貫したものに変えることである。例えば，教育活動によって，学習者は新たな食べ方を一貫して実践するようになり，菜食主義者や生態学的意識が高い消費者，あるいは「緑党」の消費者として知られるようになることが考えられる。

3 教育目標の観点からの「価値観」と「行動」についての注意点

以上のように，感情領域の価値段階で設定した学習者の到達目標は，価値観を反映する観察可能な行動で検証できるようになる。そのため，栄養・食関連行動のゴール達成をめざす場合，教育目標は，感情分類法による価値段階に基づいて設定するのが一般的である。実施期間の長短にかかわらず，栄養教育によって，学習者は自身の価値観を理解し，内在化し，個人の食に関するポリシーのような，感情的な選択の土台となる意識的な基盤を構築できる。注意すべきなのは，専門用語について栄養士と教育者間で誤ったやり取りがよく起こることである。栄養士が行動変容を促すための目標について話しているが，教育者が上述のような価値段階や，それ以上の段階における感情領域における教育目標について話しているということが起こり得る。本章では，2つの専門用語を区別して用いる。本書の流れに従うと，プログラムの行動目標は上述のような価値段階や，それ以上の段階で設定した教育目標を通して達成されることになる。

4 精神運動領域

理解の程度や感情の多様性も関わってくるが，精神運動領域では精神運動的なスキルの発達を重視する。この領域では，単純なものから複雑なものまで一連の段階分けがなされる。最も単純な段階では，参加者は自分より経験豊かな人の行動を観察する（例：食事の準備）。真似ができるようになり，感情的な努力が必要なくなるまで実践を続けると，自然に習慣化されていく。最終的に，学習者は行動に適応できるようになるであろう。

① 観　察

この段階で目標を設定する場合は，学習者より経験豊かな人の行動を観察させるのがよいであろう。仕様書を読むことが，この経験の代わりになることもある。ただし，仕様書は，サラダや食事を準備している人を見るといったことと同じで，直接的な観察の補足にすぎない。

② 真似る

この段階で目標を設定する場合は，指示に従ったり，近くで見守りながら真似をするような機会を提供するのがよい。引き続き実行に移せるように，学習者の感情面に訴える取り組みが必要であろう。

③ 実　践

この段階で目標を設定する場合は，感情的な取り組みが必要なくなるまで，一連の行動を繰り返す機会を提供する必要がある。行動は多かれ少なかれ習慣化し，学習者はスキルを求めるようになる。おそらく，学習者は，野菜を使った食事を準備できるようになる。あるいは，脂質が少なくなるようにアレンジして食事を準備できるようになるかもしれない。

④ 適　応

この段階で設定する目標には，望ましいアウトカムを得るために適応したり行動を修飾したりする能力が関係してくる。学習者個人や家族の味覚に応じたレシピに適応するような能力である。

5 まとめ

教育目標を立てるには，どのような戦略を設計すべきかを明確にする必要がある。次の点について明らかにするとよいであろう。認知領域のみの目標にするか？ 感情領域のみにするか？ それとも両方か？ 学習者の精神運動に関するスキルの発達を促すような機会を設けるのか？ 実際のところ，栄養・食関連活動のほとんどは，認知領域（知ること）と感情領域（感じること）の両方に関連している。調理も考慮に入れると，精神運動領域にも働きかけることができる。認知・知覚領域では，情報を思い起こすという簡単な作業だけでなく，活用や評価といったより困難な活動を支援するような教育戦略がよい。感情・感覚領域では，学習者が積極的に参加でき，かつメッセージを熟考し価値を見出して，推奨する行動に喜んで挑戦してもらえるような活動を設計することが望ましい。しかし，ただ単にメッセージを聞いたり，受け取ったりするような（例：講演を通して），学習者の参加度が低い目標を設定することが実に多い。

6 具体的目標を詳細に設定する際の注意点

教育の世界では，「行動」目標を作成する際には，学習はある刺激に対する目に見える反応であることが前提になっている。つまり，ある目標に対する達成は，観察可能な行動によって検証される必要がある（Bloom, et al., 1956; Krathwohl, et al., 1964; Grunland, 1978）。これには通常，下記の要素が必要になる。

① 学習者に期待する行動
② 行動を検証する状況

そのため，具体的な目標は下記のような形式になると考えられる。

（ここには状況や刺激を記入のこと）を与えると，学習者（参加者）は，（ここには期待する反応を記入のこと）であろう。

例えば，「政府が示す健康に良い食べ方のためのマイピラミッド（現 マイプレート）についての情報を提供すると，参加者は食品を正しい食品群に分類できるようになるであろう」などとなる。

上記のひな型には，3番目の要素が追加されることも多い。3番目の要素とは，求められる熟達の程度である。この場合の目標は，「政府が示す健康に良い食べ方のためのマイピラミッド（現 マイプレート）についての情報を提供すると，参加者は12食品のうち80％ は正しい食品群に分類できるようになるであろう」になる。

このひな型は，好きなように展開していくことができる。ただし，栄養教育を目的として，絶対的な模範（手本）として展開する必要はないことを助言しておきたい。また，教育目標ごとに学習領域と段階を作成する必要もない。しかし，栄養教育活動で難易度の異なる段階に働きかけること，頭，心，手すべての動員を保証するために各セッションやプログラムを通して異なる領域や段階を意識することや，焦点を絞ることが**非常に**重要なことには変わりがない。

D 教育目標と支援目標を作成し，ねらいとする行動の潜在的な環境メディエーターに働きかけよう

選択した行動に影響を与える環境メディエーターは，個人の外側で変容を仲介する。時間や資源が十分あるとして，ステップ1で確認したゴールとなる行動を仲介し得る環境要因の中から，環境的サポートを増加できるような要因を選択しよう。環境的サポート目標の達成には，変容に関わる潜在メディエーターとして特定した環境要因のうち，権限をもつ食物提供者，サービス提供者，政策立案者，あるいは個人や組織などの意志決定者との連携の中で教育，協働することが必要な場合が多い。このことは，学校給食の指示者，学校長，管理者，食料品店の管理者，食支援プログラムや地域のリーダーと組織にもあてはまるであろう。

まずは，学習者がプログラムの行動目標や行動に関心を向ける機会を増やす環境変化が起こるような，**一般的**環境的サポートゴールを作成しよう。

皆さんの栄養・食問題に対する見方は，環境に対する行動の選択に影響を及ぼすであろう。影響を及ぼす見方の例としては，次のものがある。食物提供者に（缶詰よりも）新鮮な野菜と果物を提供することを奨励するか？　また，farm-to-school プログラムを通して，可能な範囲で地場産の食材を使うように奨励するか？

a 個人間レベルの環境メディエーターに対する教育目標と支援目標を作成しよう

ソーシャルサポートが個人の食パタンの重要な環境メディエーターであることは確実である。子どもたちが健康的に食べようとする試みを支援するために，親あるいは家族への手助けを計画することも有効である。

親や家族は，子どもたちの外側に存在する。同時に新たな学習者であるため，先述したプロセスに沿って一般目標や教育目標を作成する必要がある。

b 組織レベル，コミュニティレベルの環境メディエーターに対する教育目標と支援目標を作成しよう

プログラムで対象とする実行，行動，実践を容易に実現できる環境づくりを推進するために，私たち栄養教育者は，健康，食物，健康に関する栄養問題の重要性について，鍵となる意志決定者とポリシー策定者の意識を高めなくてはならない。

◆◆◆◆◆ **演習問題** ◆◆

1. 栄養教育にとって教育ゴールと教育目標を作成することが重要な理由を簡潔に3つ書いてみよう。
2. 学習目標とは？　プログラムあるいはセッションの学習目標と（ステップ2の設計プロセスで特定した）行動あるいは実践の潜在メディエーターとの関係を説明してみよう。
3. 教育目標，一般教育目標・学習目標，そして特定の教育・学習目標を区別してみよう。
4. 目標は，学習の認知領域，感情領域あるいは精神運動領域で作成される。これらの意味は？　これらは学習において，どのような手引きになるか？
5. 練習として，10代の女性にカルシウムが豊富な食物の摂取を増やすような行動に関係する3つの潜在メディエーターを選び，各領域で働きかける一般教育目標・学習目標を作成してみよう。
6. 練習として，10代の女性にカルシウムが豊富な食物の摂取を増やすような行動に関係する潜在メディエーターに付随する，特定な教育目標・学習目標を作成してみよう。個々の目標に対し，学習領域とレベルを示そう。
   - 結果期待・知覚された有益性
   - 知覚されたセルフエフィカシー
   - 個人の実行ゴール

文献

Bloom, B.S., M.D. Engelhart, E.J. Furst, W.H. Hill, and D.R. Krathwohl. 1956. *Taxonomy of educational objectives. Handbook I: The cognitive domain*. New York: David McKay.

Grunland, N.E. 1978. *Stating behavioral objectives for classroom instruction*. New York: Macmillan.

Krathwohl, D.R., B.S. Bloom, and B.B. Masia. 1964. *Taxonomy of educational objectives: The classification of educational goals. Handbook II: Affective domain*. New York: David McKay.

第11章

ステップ5a：理論に基づく教育的戦略を設計し，行動を動機づける潜在メディエーターに働きかける

Step 5a: Design Theory-Derived Educational Strategies to Address Potential Mediators of the Motivation for Action

本章の概要

本章では，「なぜ」実行するかについての戦略を立てることに焦点を合わせる。特に，理論に基づく教育的戦略の選定と，学習プログラムの目標とする行動の潜在メディエーターに働きかける実践的な教育活動の計画を重視する。これは，学習者の認識を高め，課題に関する熟考を促し，動機づけを強めるためである。このステップでプロセスを計画するにあたっては，第3章，第4章の内容が役立つであろう。

本章のねらい　読み終えた時に，以下ができること。

- 理論に基づく戦略の種類を記述し，学習者の認識を高め，課題に関する熟考を促し，動機づけを強めることに焦点を合わせた目標行動の，潜在メディエーターに働きかける。
- 複数の教育活動や学習体験を具体的に企画して，理論に基づく教育的戦略を実践的なものとし，目標行動の潜在メディエーターに働きかける。
- 教育的戦略を企画し，順序づける際に，系統立った指導計画プロセスを用いることの重要性を認識する。
- 教育目標と教育的戦略の順序を整えた上で，教育計画や授業計画を作成する。

シナリオ

　ある地域組織に新たに配属された栄養教育者は，地域組織の栄養サービスを利用する女性たちから話を聞き，女性たちが，飽和脂肪酸とエネルギー量の多いファストフードを頻繁に食べることを知った。また，野菜が嫌いであまり食べないが，食べ慣れている果物はあるということであった。そこで栄養教育者は，次のセッションでは，女性たちが食事で摂取する野菜量を増やすことを重視するような内容にしようと決めた。

　数日後に開かれたセッションで，栄養教育者は女性たちにマイピラミッド（現マイプレート）を紹介し，各食品群を説明し，各食品群から摂取すべきサービング数を教えた。その上で，野菜群に注目し，代表的な野菜の栄養素と，毎日食べるべきサービング数を説明した。後日，栄養教育者はコーヒー店で，女性たちが飽和脂肪酸とエネルギー量の多い，いつもの食物を注文しているのを目撃した。誰一人，野菜を注文していなかったのである。[*]

＊シナリオの例では，何が起こったのであろうか？ 栄養教育者が，野菜・果物摂取の意義を理解してもらうために感情面の目標を選定したことは妥当で，要するに，女性たちに積極的な態度をもってもらうことを目的にしていた。しかし，「講義」という教育形式は，きわめて説教的かつ経験的知識を得るものにすぎず，目標に合わなかった。確かに，感情的変化や行動変容を目標とした栄養教育においては，慣習的な認知的活動のみに焦点を合わせることが多い。しかし，目標が感情や行動に関するものである場合，教育戦略・内容は，信念，態度，感情，個人的・文化的価値観，仲間からの圧力，地域社会の規範などの，動機づけに関わる要因に重点を置くべきである。

A　はじめに

　ステップ4で設定したプログラムの目標とする行動の潜在メディエーターを対象とした教育ゴールと目標を掲げ，メディエーターに働きかける教育活動を作成する用意ができた。理論に基づく栄養教育を設計するための手順モデル（p.207, 図7-1）からわかるように，ステップ5では，ステップ4で選択した行動のメディエーターに働きかける理論モデルに基づいた教育的戦略を選び，教育活動や学習体験を計画する。

　理論に基づく教育的戦略は，行動変容のメディエーターを説明する心理社会的理論の構成概念を活用する方法であり，教育的・教授的目的にかなう。理論に基づく教育戦略は，**教育活動**あるいは**学習体験**として実施される。骨粗鬆症の知覚された脅威という（理論的）構成概念は，その脅威を減らすためにカルシウムが豊富な食品をより多く食べるという行動を動機づける潜在メディエーターになり得る。選択された教育的戦略は，リスクを有する学習者にとって，大胆に立ち向かう必要のあるものであるかもしれない。教育活動や学習体験では，考えるきっかけとなる映画，写真，図表，人目を引く国・地域別の統計を見せたり，個人的体験談を紹介したり，骨粗鬆症の家族がいる学習者に体験を語ってもらうなど，様々な方法を用いる。

　第3章（p.65〜）で紹介した論理的枠組みは，計画の枠組みになる。**インプット**は，私たち栄養教育者が実施するニーズ分析プロセスであり，投資するための資源でもある。**アウトプット**は，私たち栄養教育者の介入活動であり，介入は様々な場所で，ゴール達成のための活動や場で用いる理論に基づく戦略を通して行われる。戦略には，動機づけと行動の潜在メディエーターへの働きかけが含まれる。介入の期間と介入の強さによっては，環境的サポートの活動も組み込むことができるであろう。

a　学習者の関心と関与を獲得する

　Dewey（1929）やTyler（1949）といった，影響力のある教育者は，授業をすることと実際の学習体験を明確に区別している。学習体験は，学習者と外部的条件を介して行われる学習との相互作用である。学習は，学習者の積極的な行動を通して行われる。また，教育は私たち栄養教育者が行うもので，学習はプログラム参加者が経験し成し遂げるものである（ただし，栄養教育者自身も学ぶところが大きい！）。しかしながら，教育者の意図だけでは学習にならない。情報の提示だけでは学習にならず，参加者が内容にダイナミックに関与することが不可欠である。これが，あらゆる良い教育の基本であり，学習中心の教育において重視すべきことである。

　本書において**学習**は，単なる事実や数字，あるいは，例えば小さじ1杯の砂糖のエネルギー量や，どう

やって栄養表示を読むかといった認知的情報やスキルの学習を意味しているのではない。本書でいう学習とは，学習者（プログラムの参加者）と私たち栄養教育者が企画した活動の相互作用である。こうした学習活動は結果として，課題に関する積極的な熟考や，自分を取り巻く状況についての参加者の捉え方の変化，参加者の価値観を知ること，そして，実際の栄養・食に関する期待，態度，感情の変容などが起こるように企画される。学習は，公式な場，非公式な場など，様々な場で行われる。誰でも皆，生涯，学習者なのである。この点に，栄養教育の企画が抱える真の難問がある。私たち栄養教育者は，栄養・食を確実に理解するだけでなく，行動のメディエーターに働きかける，創造的で，生産的で，意味のある体験の企画によって特定のゴールや目標を達成することも求められるのである。これには，創造的でリスクのある進め方と，注意深く組織的な進め方がある。私たち栄養教育者は，参加者に学習体験を提供するような教育戦略を計画する。そのため，**理論に基づく戦略**と，**教育活動**あるいは**学習体験**という用語は同じ意味で用いられることが多い。本書では，行動変容の潜在メディエーターに働きかける方法を**理論に基づく戦略**，戦略が実際に実行される方法を**教育活動**あるいは**学習体験**と呼ぶこととする。

b さあ，始めよう

栄養教育の企画の中で，理論に基づいて，魅力的で，楽しく，学習者に合わせたメッセージと活動を計画する段階を，最も創造的で楽しいステップと考える栄養教育者は多い。目的・目標を活動に置き換えるアイデアを次々に出していく時間である。アイデアは，学習者を理解した上で考えなくてはならない。同僚と一緒に，また小グループで計画を立てれば，誰かがセッションでの活動のアイデアを出し，別の誰かがフィードバックして，さらなるアイデアを出すなど，有益な作業になることが多い。実際の教育計画の作成は，誰か1人に任せてもよいし，交代で作成してもよい。学習**計画**とは，場の公式・非公式を問わず，あらゆる集団の教育活動計画のことである。学習計画は形を変えて，ほかのチャネル（例：ニュースレター，ポスター）での教育内容・活動にもつながってくる。つまり，学習計画の概念は，ソーシャルマーケティングのアプローチにおける「メッセージ」の概念と類似するのである。

栄養教育戦略の設計を始める前に，まずは以下の情報を確認しておくとよいであろう。

① 文献研究

本書の第Ⅰ部（特に第3章と第4章），最近の栄養教育研究，対象とする学習者の健康・食関連行動や，プログラムの行動目標に対する動機づけを高める効果的な戦略の最適な実践。

② ほかの介入のプログラム，活動，教材

本書で推奨する理論を組み込んだモデルであれば，参考になるであろう。すでに適切に評価されているプログラムや教材が利用できる。利用できるものがあるのに，新しくつくる必要はないのである。インターネット上で，行政の援助により開発された様々な教材が公開されているため，プログラムや教材を探してみるとよい。公開されているプログラムや教材を検討して，もし質問があれば，それを開発した人や組織に尋ねるとよいであろう。この際，教育戦略と学習体験が確実に理論または科学的根拠に基づいていることがきわめて重要である（プログラム開発者が理論を明記していなくても，自分自身で理論的変数を明らかにできれば，それでもよい）。下記の点を検討してみよう。

- そのプログラムや活動は，皆さんのプログラム固有の行動目標と学習目的に対応しているか？
- その教材を使ったプログラムでは，良い成果が出ているか？ 鍵となる戦略はどのようなものか？ 行動のメディエーターに働きかける上で，どの戦略が最も効果的かについて，科学的根拠はあるか？

③ ニーズ分析情報

対象とする集団の特徴に関して，ステップ1で収集した情報である。学習に影響するものの例として，10代の若者における仲間の存在の重要性を示すデータや，子どものいる女性のライフステージへの配慮などがあげられる。学習者が頻繁に利用し信頼を置く雑誌，本などのメディアを調べることも有用であろう。

④ ステップ1の学習者の背景への考慮

この段階では，下記の点が非常に重要である。

- 学習活動の好みに関連する文化的背景への考慮
- 教育水準：学校教育の年数
- 学術的スキル，読み書きのレベル
- 身体的・認知的発達のレベル（子どもの場合）
- 特別なニーズ：成人の集団であれば，子どもがいるか否か？ その場合，学習時間中の保育を引き受けたり，母親と子どもが一緒にできる活動を企画することは可能か？ 学習者には，学習上の障害や身体的障害があるか？
- 感情的ニーズ：学習者の人生において，感情的にはどのような状態か？ その感情は，栄養教育のメッセージを受け入れる力にどのように影響するか？
- 社会的ニーズ：学習者は知り合いどうしか？ いっしょに学習することで，社会的ニーズ，教育的ニーズともに満足させられるか？

⑤ ステップ1の学習者が好む学習スタイルや教育形式

例えば，講義，映像，議論，実習，グループワーク，スーパーマーケット見学のような学外体験など。

c 積極的な参加・学習の機会を設ける

学習活動を企画する際には，人が一般的に覚えていられるのは下記の程度であることを心に留めておく必要がある。

- 読んだことの10％
- 聞いたことの20％
- 見たことの30％
- 聞いて見たことの50％
- 話して書いたことの70％
- 話して実施したことの90％

積極的な参加を促す主要な方法の1つとして，実習を組み入れることがあげられる。実習では，自分自身で直接学んでいると感じることにより，動機づけが高まる。例えば，栄養表示に関する学習は，参加者が実際の食品の包装や容器，缶などを手に取って表示を読む実習を行うことで，健康的な食品選択につながる学習となる。このような学習活動では，ただ「食品表示の読み方」を講義する場合と比べて，参加者の動機づけが高まる。実演を行う際は，参加者にも登壇してもらい，一部を実際に体験してもらう（例：各種ファストフードに含まれる脂肪をスプーンですくい出す）など，実演に参加して，ほかの参加者に見せる側になってもらうと効果的である。こうした学習活動は，一部の参加者に積極的な参加を促すだけでなく，仲間どうしの社会的規範の強化にもつながる。

積極的参加を促す手法としては，**ロールプレイング**も行われる。自分以外の人の役割を，台本を読むのではなく即興で演じる方法である。これは強力な技法であり，自分とは相反する態度を知ることにより，自分自身の視点や他者の視点，提言された視点や行動についての熟考と変化を容易に引き起こすことができる。

また，参加者を2人組，3人組，もしくは小グループに分け，設定した話題で議論してもらう方法も使える。話題の例としては，子どもに野菜を食べさせることはなぜ大変なのか，もっと健康的な食べ方をしようという意図を実行に移すことがなぜ難しいのか，数分という短時間で健康的な食事をするためのアイデアにはどのようなものがあるか，地場産の食物を活用した食事をするにはどうすればよいか，などがある。このようなアプローチにより，仲間どうしの共同学習が促進される。共同学習に関する研究によれば，人は，小グループ活動に参加すると，課題について熟考し，自分自身の態度を分析し，さらなる学習を望む傾向が高まるという（Johnson & Johnson, 1987）。

ファシリテーターのいる議論は，積極的参加を助長するグループセッションの手法として一般に用いられるアプローチであり，進行役である栄養教育者と参加者との間で行われる対話と意見交換に基づいて行われる。栄養教育者は講義をせず，代わりに，開かれた質問，積極的傾聴，参加者の考えに敬意を払うことを重視する。これにより積極的参加を促し，参加者全員にとって意味のある学習体験をつくり上げていくのである。先に説明した共同学習の要素も，いくらか含まれる。

B 教育的戦略を実施するための指示的枠組みの構築

理論を実践に置き換えていく際には，選定した行動目標と教育ゴールの達成をめざして，理論に基づく教育的戦略を企画し，順番を組み立て，実施することが主な作業になる。

第1章（p.1〜）での定義によると，栄養教育は，環境的サポートとポリシーを伴い，健康につながる行動の自発的な採用と継続を促すよう計画された教育的戦略の組み合わせとされている。つまり栄養教育は，目的に向かって体系的に計画され，構成された一連の学習活動からなるということである。栄養教育計画は，このように，教育戦略や学習体験を，論理的かつ生産的な配列になるように選択し構成していくという，難しい課題である。教育的戦略計画は，授業計画，活動計画，教育計画，カリキュラム，プログラムなどとも呼ばれる。指示は，計画を実施可能にする手段または方法である。カリキュラムやプログラムは，教育の「何を（what）」にあたり，指示は「どのように（how）」にあたる。本書では，「何を」は，プログラムが働きかける行動変容のメディエーター，つまり理論的構成概念を指す。「どのように」は，メディエー

ターを操作するために使う教育戦略であり，「活動」は戦略を具体的な学習体験として表したものである。

教育戦略を実施するための指示的枠組みの構築には，以下の2つの作業が必要である。

① 理論的構成概念に基づく戦略を選択し，操作すること。
② ①の戦略を順序良く，適切に構成すること。

この2つの作業の概要は簡潔に示すにとどめ，本章の残りの部分は，どのように実施するかの部分に焦点を合わせる。

a 行動変容の潜在メディエーターに働きかける教育的戦略計画

教育的戦略は，理論的構成概念を操作する方法であり，それにより教育的手段で行動変容の潜在メディエーターに働きかけることができる。様々なチャネルを通して，前述の科学的根拠や現在進行中の研究に基づく栄養教育を実施する際には，教育戦略を活用することができる。図11-1 は，第Ⅰ部を通して用いてきた栄養教育の概念枠組みであるが，この図では，理論に基づく教育的戦略と活動が行動変容の潜在メディエーターと教育ゴールに働きかける際に，具体的にどのような方法があるかを示している。この図は，行動を起こしたり変容したりするプロセスの動機づけ段階と実行段階の2つの段階について，蓄積しつつある科学的根拠を反映したものである。行動変容の潜在メディエーターは，段階によって異なる。動機づけ段階で役立つ理論に基づく戦略については本章で，実行段階で役立つ戦略については，次章で述べる。

栄養教育者は教育戦略の中から，自身が選択した理論や，介入にあたって作成した概念モデルに沿った変容メディエーターに基づくもの，自身の教育目標に役立つもの，それに自身の栄養教育方針を反映できるものを選択する。つまり，ヘルスビリーフモデルを使う計画にしても，計画的行動理論を使う計画にしても，複数の戦略が関連してくる。統合の程度が高いモデルや，本書の栄養教育の概念モデルの基本となる健康行動プロセス・アプローチモデルの場合には，あらゆる戦略が関わってくる。理論間には重なる部分が多く，複数の理論に関連する戦略も多い。

本章では，目標行動の潜在的・個人的メディエーターである社会心理的理論の構成概念を操作する戦略について述べる。こうした戦略は，課題やリスクへの気づきを高め，積極的熟考を促し，動機づけを強め，行動意図を促進することに焦点を合わせている。第12章（p. 308〜）では，行動変容を起こす潜在的・個人的メディエーターである社会心理的理論の構成概念を操作できる戦略について述べる。この戦略により，学習者が行動計画を作成し，栄養・食に関連するスキルを形成し，自己制御スキルを強化できると考えられている。教育戦略を2つの章に分けて説明するため，皆さんが戦略を計画する際は，2つの章を行ったり来たりしながら進めることになるであろう。

もちろん，人間はいろいろな要素が統合された存在であり，考えや感情，行動は，一直線上に並ぶものではなく，互いに密接に関連している。例えば，調理などの新しいスキルを学習することにより，動機づけに応じた行動が促されるであろう。同時に，新しいスキルによってセルフエフィカシーが高まることで，動機づけそのものも高まるであろう。さらには，例えば家族や友人といった身近な社会環境により行動変容のためのソーシャルサポートが得られたり，逆に，身近な社会環境が行動変容の障壁であることが判明したりする可能性もある。加えて，すでに栄養教育者が企画した集団活動に参加している人は，興味・関心が比較的

図11-1 学習目標と行動のメディエーターに働きかける教育的戦略を企画するための栄養教育の概念枠組み

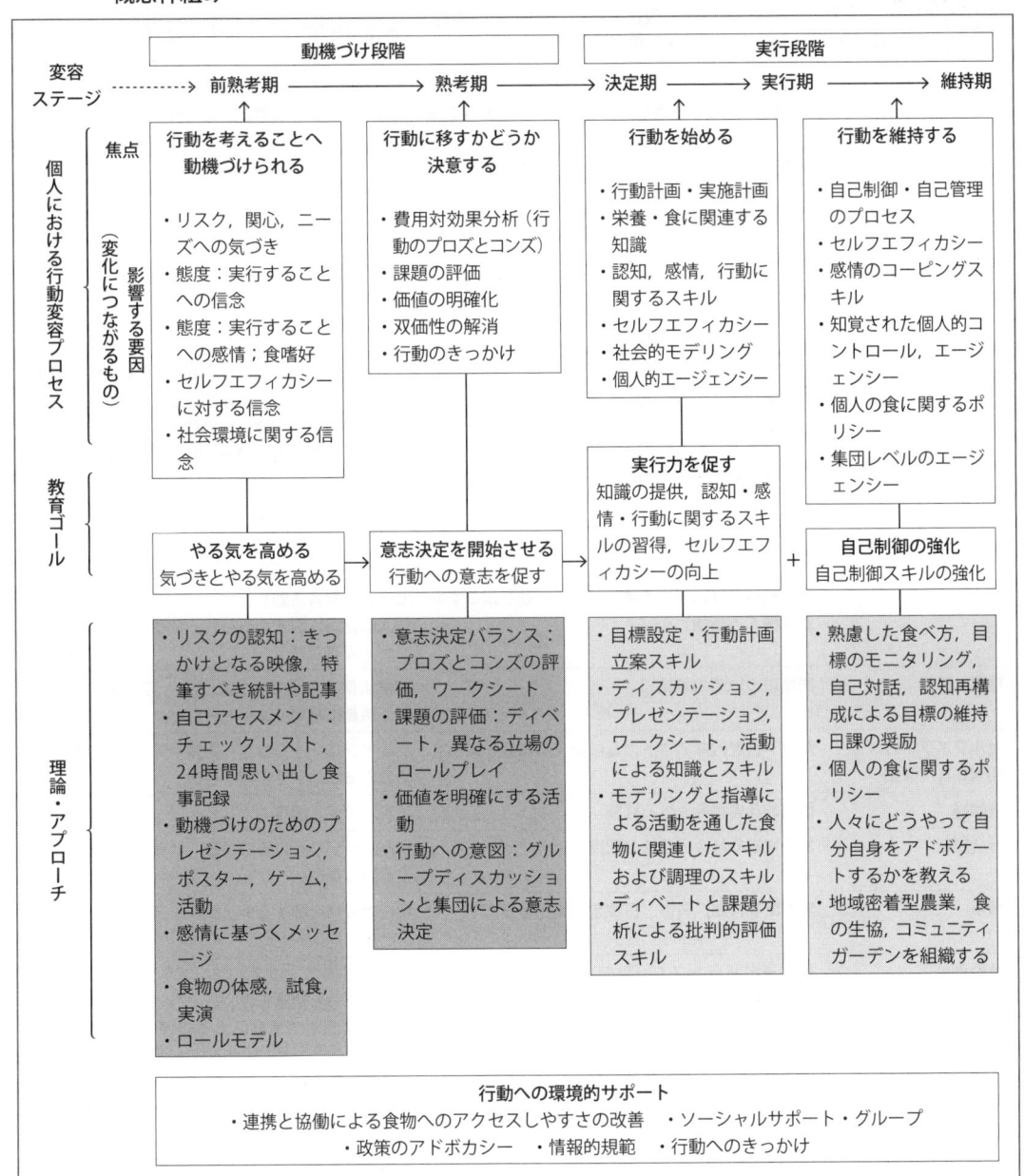

		動機づけ段階		実行段階	
変容ステージ		前熟考期 → 熟考期	→	決定期 → 実行期 → 維持期	
個人における行動変容プロセス	焦点	行動を考えることへ動機づけられる	行動に移すかどうか決意する	行動を始める	行動を維持する
	影響する要因（変化につながるもの）	・リスク，関心，ニーズへの気づき ・態度：実行することへの信念 ・態度：実行することへの感情；食嗜好 ・セルフエフィカシーに対する信念 ・社会環境に関する信念	・費用対効果分析（行動のプロズとコンズ） ・課題の評価 ・価値の明確化 ・双価性の解消 ・行動のきっかけ	・行動計画・実施計画 ・栄養・食に関連する知識 ・認知，感情，行動に関するスキル ・セルフエフィカシー ・社会的モデリング ・個人的エージェンシー	・自己制御・自己管理のプロセス ・セルフエフィカシー ・感情のコーピングスキル ・知覚された個人的コントロール，エージェンシー ・個人の食に関するポリシー ・集団レベルのエージェンシー
教育ゴール		やる気を高める 気づきとやる気を高める	意志決定を開始させる 行動への意志を促す	実行力を促す 知識の提供，認知・感情・行動に関するスキルの習得，セルフエフィカシーの向上	自己制御の強化 自己制御スキルの強化
理論・アプローチ		・リスクの認知：きっかけとなる映像，特筆すべき統計や記事 ・自己アセスメント：チェックリスト，24時間思い出し食事記録 ・動機づけのためのプレゼンテーション，ポスター，ゲーム，活動 ・感情に基づくメッセージ ・食物の体感，試食，実演 ・ロールモデル	・意志決定バランス：プロズとコンズの評価，ワークシート ・課題の評価：ディベート，異なる立場のロールプレイ ・価値を明確にする活動 ・行動への意図：グループディスカッションと集団による意志決定	・目標設定・行動計画立案スキル ・ディスカッション，プレゼンテーション，ワークシート，活動による知識とスキル ・モデリングと指導による活動を通した食物に関連したスキルおよび調理のスキル ・ディベートと課題分析による批判的評価スキル	・熟慮した食べ方，目標のモニタリング，自己対話，認知再構成による目標の維持 ・日課の奨励 ・個人の食に関するポリシー ・人々にどうやって自分自身をアドボケートするかを教える ・地域密着型農業，食の生協，コミュニティガーデンを組織する

行動への環境的サポート
・連携と協働による食物へのアクセスしやすさの改善　・ソーシャルサポート・グループ
・政策のアドボカシー　・情報的規範　・行動へのきっかけ

高いと考えられる。学習者がセッションに参加する理由としては，誰かに勧められたから，誰かに要求されたから，自ら行動変容する準備はできているがまだ変容できていないから，というものが多い。このため，学習者自身の動機の再検討や熟考の支援は，有用であり重要である。

表11-1 は，教育的戦略をまとめたもので，教育的戦略を活用するにあたっての具体的な教育活動や学習体験についても示してある。

表 11-1 理論，戦略，教育活動のつながり

行動変容に関連する潜在メディエーター（理論の構成概念）	行動変容に関する潜在メディエーターのための理論に基づいた戦略	実際の教育活動，学習体験，内容，メッセージ
知覚されたリスク	リスクへの直面 ・問題に関連する課題や関心に関する重要性を増やす ・脅威を知らせたり恐怖感のコミュニケーションを利用する （TTM：意識の高揚，劇的な安堵感）	きっかけとなる映像，写真，図表，国やその地域に顕著な統計，経験談，ロールプレイ，実演 脅威のイメージの明確化（例：高飽和脂肪食が動脈をつまらせる様子の映像） 脂肪でふさいだプラスチック管や閉塞を示す色水を使った実演
認識	自己アセスメント ・楽観主義に打ち勝つための個別の自己アセスメント （TTM：自己の再評価）	自己アセスメントのためのチェックリスト：食事記録や生活活動記録（もしくは思い出し法）
結果期待	結果期待に関する，特定かつ個別的な情報（なぜ行動を起こすのかに関する情報） ・肯定的なアウトカムに関する説得力のあるコミュニケーション ・行動を起こすことの反応効果や有効性に関する情報	プレゼンテーション，視覚教材，食習慣と健康や疾病リスクに関する科学的根拠についての実演，栄養と健康との関連（目の健康のための抗酸化，栄養素と骨の健康），動機づけとなる活動
知覚された有益性	行動を起こすことの知覚された有益性や，行動を起こそうとしている学習者にとって個人的価値のある動機づけに関する情報（なぜ行動を起こすのかに関する情報）	「私のためにどんな役に立つのか」を強調するための，望まれた行動や実践の理由を提供するメッセージや教育活動 個人の健康に関する有益性，他者，家族，コミュニティの有益性
態度・感情	感情についての意見	態度に関する発言や話し合い，学習者中心の活動，情動に基づくメッセージ
セルフエフィカシー・知覚された障壁	障壁や否定的なアウトカムに関する知覚を減らす	ブレインストーミング，障壁や障壁に打ち勝つための方法についての話し合い
食嗜好	健康的な食物を食べる経験	試食，実演，調理
社会規範	社会規範や社会的期待の認識	印刷物やテレビ広告の視聴，他者からの影響に関する話し合い
習慣	無意識な行動，習慣，日課を意識させる	現在の習慣に関するチェックリスト，自己観察のツール
行動意図	意志決定バランス：行動のプロズとコンズの分析，行動の中での選択 価値の分類：妨害や双価性の解消 予期された後悔 集団の決定と公的な関与 （TTM：自己解放）	行動や選択のプロズとコンズを分析するためのワークシートや話し合い 個別や集団での活動による価値の分類のためのワークシート 心に描いた活動 行動の目標に関する集団の決定や公的な関与につながるグループ討議
目標設定	目標設定と実施や活動の計画	目標設定のスキルを教える，契約・誓約や活動計画の書式を提供する
行動に移す能力（情報の利用方法）	行動するための，栄養・食関連知識，認知，行動のスキル：事前の知識，信念，態度，価値に見合っていること 情報の利用方法について教える 栄養・食関連スキルの構築 能動的に参加する手法 議論，ファシリテーターつきの議論 指導を受けての実践	行動に必要とされる栄養・食知識やスキル，調理スキルを教えるための議論，プレゼンテーション，学習体験

行動変容に関連する潜在メディエーター（理論の構成概念）	行動変容に関する潜在メディエーターのための理論に基づいた戦略	実際の教育活動，学習体験，内容，メッセージ
セルフエフィカシー	行動の社会的モデリング 行動スキル習得のための指導を受けての実践 疑いに打ち勝つための忠告や説得	下記により，望まれる行動を理解しやすく，実践しやすくなる ・明確な助言 ・尊重される社会的モデルによる行動の実演 ・ガイダンスやフィードバックを伴う実際の体験（例：食事の準備や調理） ・成果についてのフィードバック，達成の強調や克服した困難
強化	強化や報酬の授与	言語的賞賛，Tシャツ，賞品
自己制御	自己制御スキル（自己作用や自己コントロール）の強化 ・目標の到達度に関するセルフモニタリング・スキル ・目標の維持 ・セルフエフィカシーとの調和 ・環境からの働きかけを統制する 個人的考え，日課や習慣の発達 （TTM：拮抗条件づけ，強化マネジメント，刺激の統制）	拮抗する目標を明確にし優先順位をつける，セルフモニタリングの様式を提供する，気を散らす（邪魔する）ものから行動目標を守る：十分に気をつけた食事摂取，意識した配慮（心の中のつぶやき），先を見通した計画，困難に対処するための戦略の発展
ソーシャルサポート	ソーシャルサポート （TTM：援助関係の利用）	支援してくれるグループ，励ましてくれる仲間
行動のきっかけ	行動のきっかけの提供	ラジオやテレビの提供クレジット，買物袋，メディアのメッセージ，ニュースの記事，メッセージ付きの冷蔵庫用マグネットやキーホルダー

注）TTM：トランスセオレティカルモデル

b 教育的戦略を構成し順序づける：指示計画（instructional design）

　教育的戦略を順序づけるには，Gagne（1965, 1985）の指示計画の原則と，ヘルスコミュニケーションのステップモデル（McGuire, 1984）が参考になる。Gagneの指示理論は，多様な媒体（口頭，印刷物，コンピュータ，ウェブなど）で，また，子どもや成人など多様な学習者に活用されてきた。指示とは，学習が行われ，その学習が効果的なものになるように，参加者の置かれた環境における取り組みを慎重に準備することとされる。このように指示理論とは，学習の内的経過を支援するために，どのように**一連の指示**を選択し準備するかに関する理論である。本章の後段で，Gagneの指示計画の原則に沿って教育戦略を組み立てる方法を具体的に示す。最終的には一連の教育計画や授業計画ができあがる。本章で，著者らの事例の教育計画例を示す（p. 304～）。

c 実行や変容の潜在的・個人的メディエーターである理論的構成概念を活用する教育的戦略の選択

　動機づけを高める際には，「それが自分にどのような利益をもたらすか」に焦点を合わせる。実行や行動変容の潜在的な**動機づけメディエーター**は，例えば信念や態度といった，栄養教育の理論や研究に由来する

ものであるが，栄養教育者は，こうした理論的構成概念を活用可能にする教育戦略を選択できなくてはならない。そのような教育戦略により，学習者は，重大な食関連課題に気づくであろう。すなわち，自分に必要なもの，気持ち，動機，自分の行動を制御する事柄である。活発に課題を検討し，積極的に熟考し，双価性を解決する。そして，今ある状況下で行動を起こすか起こさないかを選択する。このプロセスを踏まえて行動を起こす場合は，理論に由来する**実行メディエーター**を操作する戦略（例：実施意図，実行計画）が役立つ。さらに，次章の主題である行動変容メディエーターに取り組むことで変化を起こすことができる。ここで覚えておくべきことは，学習者が行動を変化させられるのは，学習者自身が変化の必要性を実感し，その変化が学習者のより深い価値に関連し，変化したいと思う時のみということである。さらに，生物的特性や環境により変化が難しくなるため，その時の状況に合わせて，教育の役割を設定しなければならない。

　実践を熟考しその動機を高めるために，どのように潜在メディエーターに取り組むかは，選んだ理論，使うチャネル（媒体），そして，働きかける学習者次第で，ある程度決まってくる。小さなグループで取り組む場合には，比較的直接的な会話ができ，争点，リスク，問題を議論することが可能である。一方，例えば様々なチャネルを通したヘルスコミュニケーションのような活動は，注目を集めた上で，争点を掲げ，考えてもらう場合にはとても便利である。特に，ソーシャルマーケティングを使ったメディアキャンペーンなどのチャネルでのヘルスコミュニケーションも役立つであろう。

　気づきは，食生活変容プロセスの第一歩と考えられる場合が多い。それでは，行動が及ぼす健康などへの影響に気づいていない人の自覚は，どのように高められるであろうか？　指示理論やコミュニケーション理論はどちらも，人の関心を集めることから着手することが重要であるとしている。すなわち，印象的で，忘れがたく，学習者に尊敬され，学習者が魅了されるような方法で，行動や実践の肯定的な結果，否定的な結果に関するメッセージを伝達することである。メッセージは，**リスクの認知**などの潜在的行動メディエーター，または，良い点（**行動の知覚された有益性**などの潜在的行動メディエーター）に焦点を合わせることで伝えることができる。

　表11-1は，戦略が，理論に基づく変容メディエーターからどのように生まれてきたか，また，戦略により，栄養教育で使われる教育経験や学習経験がどのように形成されるかを示している。これらの戦略から，目標行動と意図する学習者に適したものを選択するとよい。どの戦略も，あらゆる状況に適しているわけではない。ステップ2で行った評価を踏まえた選択になるであろう。また，セッションで試みる内容は，多すぎない方がよい。人が一度に処理できる情報はわずかであるため，目的の達成にあたり，適切かつ必要な内容に絞るべきである。経験則的には，想定している内容の半分を，倍の時間をかけるくらいのつもりで計画するとよい。

a　リスク認知の理論的構成概念に基づく教育的戦略

　いくつかの理論によると，学習者が即時に行動に移すには，ある問題に対する懸念や，個人的リスクの認知が重要であるという。認知されたリスクや懸念は行動の迅速・直接的なメディエーターではないが，欠かせない最初の一歩である場合が多い。心配事に気づいていない人や，必要以上に楽観的な人は多いが，学習者が確実に行動するためには，潜在的な問題について十分な知識を得なくてはならない。問題を否定したり，無視したりしてはならないのである。問題やリスクの認識の正確な理解を助ける学習経験やメッセージから始めることが効果的な場合が多い。このような戦略は，トランスセオレティカルモデルの変化プロセス

表 11-2　トランスセオレティカルモデル：ステージの変容に関するプロセスと介入戦略への提言

変化プロセス	個人における変化プロセスの概要	働きかけの戦略
意識向上	原因と結果についての学習者の意識を高める，健康的な行動についての新しい情報を探す	自己アセスメントとフィードバック，問題と向き合うこと，メディアキャンペーンなどにより，個人の食べ方（例：野菜・果物の摂取など）について認知を高める
情動的喚起・感情高揚	行動を起こすことで軽減される脅威についての感情的体験を促す	感情に訴えるような，リスクの当事者意識，個人的証言，ロールプレイング，きっかけとなる映像，メディアキャンペーン
環境の再評価	自分の行動が他者や周囲の環境に及ぼしている影響を認知させる	共感の訓練，ドキュメンタリー
自己の再評価	自分自身が行動を変えた時のイメージを想像し，評価させる	個人が自分自身の価値づけを明確にできるように支援する，活動的で健康的な自分を想像する，行動変容は自分のアイデンティティの一部であることを信じさせる
自己の解放	行動を変える能力があることを確信させる，十分に考えさせた上で行動への強いコミットメント（行動契約）を行わせる	コミットメント，契約や公的な集団の意志決定などの技法を強化する
援助関係の利用	健康的な行動変容のためのソーシャルサポートをリストにする	ラポールの形成，集団や仲間づくり，要求等による支援的環境づくり
拮抗条件づけ	あまり健康的でない食べ方や考えを，より健康的な行動や考え方に置き換える	行動についての新しい考え方，例えば栄養・食に関するスキルなどを教える
強化のマネジメント	健康的な食べ方に対する報酬を増やし，健康的でない食習慣への報酬を減らす	Tシャツ，インセンティブ，言語的強化などの明らかな報酬を与える，自分で自分自身を強化することを教える
刺激統制	健康的でない食べ方のきっかけとなるものを取り除き，より健康的な食べ方につながるきっかけを追加する	環境を再構成するための指示を提供する。例えば，冷蔵庫に貼るリマインダー付きマグネット，情報集など
社会的解放	健康的な食習慣を支える環境を選択し，アドボケートする	支援的環境の整備。例えば，学校や職場でのより多くの野菜・果物の提供，アドボカシー，ポリシー

の「意識向上」・「情動的喚起」・「感情高揚」に取り組むために計画された戦略に似ている（表 11-2）。

1　現実的評価と楽観的評価のバイアスに気づくための自己評価の提案

　栄養教育の初めの動機づけを行うにあたり，一人ひとりに合わせ，かつ推奨された値との比較もされている食関連行動の自己評価は，効果的な活動といえる。人は，自身を解明することが好きである。さらに，人は自分の栄養状態に対する認識が薄い場合が多く，変化の必要性を見抜けないため，正しい自己評価は動機づけの鍵となるであろう。自分自身の実際の行動を知ることで，課題の熟考への興味が増し，動機づけが強まるであろう。このような個別のフィードバックにより，楽観的になりがちな傾向が食い止められ，学習者は真のリスクに基づいて食行動の変容の検討もできるであろう。先述のとおり，予防的適応プロセスモデルの研究によると，学習者は，初めてリスクに気づくと，不適切で重要でない問題として無視する傾向があるという。その次には，他人にとって重要な問題であるが，自分には関係ないと信じ込む。最後にようやく，自分に直接的に関連があると信じられるようになる。そうなってから初めて，参加者は行動を起こすと考え

られる。

　学習者に，介入の行動ゴールに合わせた情報を示したチェックリストに記入してもらう方法がある。例えば，実際の野菜・果物，甘い飲料や乳製品の1日の消費量，1週間で朝食をとる回数などを問うものである。また，集団活動での自己評価として，24時間以内に食べたものを思い出してもらい，バランスシートを使って学習者の食事摂取状況を比較した例がある。また，集団の栄養摂取量を分析したり，集団における平均値を栄養教育の出発点として扱うこともできる。例えば，ステップ1のニーズ分析のプロセスでこのようなデータを収集しておき，平均値を計算して，集まって活動する際に配布物やスライドで見てもらう。これは特に，学習者の知識が低い場合に有用な方法である。研究成果を見る限りでは，集団でこのような評価を行う場合，分析後のデータを見せるよりも学習者自身に分析してもらった方が効果が大きい。したがって，時間があり，学習者に分析をする能力がある時は，自身で分析してもらう方法が好ましいといえる。

　疾病管理予防センター（CDC）が実施した，Powerful Girls Have Powerful Bonesキャンペーン（活発な女子は丈夫な骨をもつキャンペーン）では，少女たちがオンライン上の「骨の健康についての習慣クイズ」を通して，栄養や，身体活動が骨の健康とどれほど関連しているかに気づけるようになっていた。このサイトは色鮮やかで，やる気を起こさせるものであった。クイズそのものも面白そうである。参加者は得点と，自身の骨の健康のためにすべきことのアドバイスを受けるようになっていた。

　また，「緑党」の学習者がどのように食品を購入しているかがわかるようなチェックリストを工夫することも考えられる（おそらく，食物がどこから来たのかや，包装の程度に基づいて）。また，得点システムを検討し，栄養状態改善のための前向きな行動につながるようなチェックリストを考案することも可能である。グループメンバーは，自身の食事内容を変える上でふさわしい情報が得られる簡単な道具も利用できる。身体活動分野の動機づけには，歩数計が非常に効果的である。健康リスク査定は，自己アセスメントである。そのため，前述したとおり，個々人へのフィードバックには，学習者が脅威に対処するための効果的な行動に関する情報や，別のより良い行動に関する情報を加えるべきである。

　自己アセスメントには，地域や組織の行動や実践に関する評価を含めることができる。組織や地域のメンバーは，食関連の実践や情報源を評価することで，リスクの範囲や問題の深刻さの本当の姿を知ることができる。例えば，子どもの場合，まず24時間思い出し法で，手を付けずに捨ててしまった給食を思い出させるとよい。食後，学校からどれだけの量の給食が廃棄されるかを調べてみることもできるであろう。さらには，その地域，またはアメリカ中の学校で，どれだけの投廃棄物があるかも計算できる。

2　リスクや懸念事項についての気づきの増加：「なぜ」についての知識

　第4章（p.98〜）で述べたように栄養教育では，状況の脅威に対する恐れへの訴えかけが効果的である。ただしこれは，学習者が，脅威を弱める行動に関する情報を効果的に得られ，そうした行動が簡単に実践できそうに見える場合のみにいえる。科学的根拠によると，特に食安全行動などの問題に対しては，脅威の感覚が重要といわれる。しかし経験によれば，特定の学習者に対して，果たして恐怖が役立つのかという疑問が残る。もし恐怖が役立つとなれば，どの程度の脅威が必要なのであろうか。この情報については，ステップ1の活動をもとに判断しなくてはならない。恐怖を抱くことは将来の予防には役立つが，逆に，現時点の問題に取り組むには非生産的であるといわれている。

　リスク認知アプローチを用いる場合，最初の段階では，リスクや危険を避けるための動機づくりのメッ

セージが伝えられる。集団活動の場では，映画，写真，図表，国や地域の統計，個人の話などの意識向上戦略が使われるであろう。これにより，学習者に現実味をもたらし，肥満増加や，母乳育児者率の増加，食べる量の増加，骨量減少，メタボリックシンドロームの思春期での発現などの科学的根拠に基づいた，適切な課題への関心が引き起こされるであろう。このような活動は，ほかの問題に気づかせる際にも活用できる。例えば，農地の減少率や，毎日学校でどのくらいの給食，使い捨て食器等（皿や，先割れスプーンなど）が捨てられているかを見せることには，特に説得力がある（生徒自身で究明してもよい）。例えば，映画館やファストフード店などで売られる多様な食物や飲料の1人分の量を示す写真や，実際の食品（パッケージのみ）を見せる。この場合，メディアキャンペーンが特に役立つ。

次の段階では，恐怖や脅威を弱めるための具体的な手段，すなわち，いつ，どこで，どのように行動していくかを，具体的に示すメッセージが必要である。

がんリスク認知についての集団活動の場において，リスクの概念を説明した例をあげる。まず，学習者を1～4に分ける。1に振り分けられた人を1群とし，そのほかの人は「そのほか群」とする。1群には，がんリスクが高いと伝え，「そのほか群」にはがんリスクがないと伝える。ここで，1群の中で，1日に4カップ以上の野菜・果物を摂取している人は，「そのほか群」に移動してもらう。そして野菜・果物を1日4カップ以上摂取している人は，がんリスクが減っていることを説明する。同様に，「そのほか群」の人で野菜・果物の摂取量が4カップ未満の人は，1群に移動してもらう。そして，移動した人の健康行動ががんへのリスクを高めていることを説明するのである。この活動では，その後，どちらの群の参加者が野菜・果物の摂取量を増やせたか，また，予防行動の実施方法（例：身体活動の増加，定期健康診断の受診）について追跡調査が必要である。

b 結果期待や，知覚された有益性の理論的構成概念に由来する教育的戦略

1 実行による肯定的なアウトカムや知覚された有益性を増やすには：「なぜ」についての知識

熟考を促し，動機づけを強める上で重要な作業は，潜在的に望ましいアウトカムや，ある行動の利益についての信念に焦点を合わせた活動を計画することである。このような信念は，態度や意志，目標形成への影響を通して，行動を起こす強力なきっかけになる。有益性に焦点を合わせることは，意図する学習者の注目を集めるには最善の方法である場合が多い。

望ましいアウトカムに関する情報は通常，行動すべき理由として示されるが，これには2つの理由がある。1つは実行の効果に関する科学的根拠などの根拠に基づく有益性であり，本書では**「なぜ」に関する知識**と呼んでいる。もう1つは，学習者にとって個人的に重要な有益性である。ここで，健康のための食事，体重管理，疾病予防，骨健康への役割や，乳児の健康における母乳育児の重要性について，役立つ科学的研究やデータを示しておこう。持続可能な食料供給に関心がある栄養教育者にとっては，地場産の食物を食べることの有益性について話すのも，この時である。また，個人的特質の有益性を明らかにする時でもある。

開催回数を問わず，セッションの冒頭，あるいはメディアキャンペーンの最初には，行動の有益性を簡潔に，魅力的に，記憶に残るように示し，注目を集めるようにしなければならない。教育の流れが進むに従って有益性の詳細が明らかになっていき，栄養・食に関するデータを検討して示すことになる。例えば，乳児の感染を低下させる母乳育児の有益性に関する統計データを妊婦に提供するなど，人の気持ちを引きつける

統計データを示すことで，知覚された有益性を示すことができる。推奨されるスキル，予想される行動の有益性，望ましいアウトカムは，映像，ポスター，ゲーム，ロールプレイ，意図する学習者が好む雑誌からの抜粋などによっても伝えることができる。例えば，野菜の摂取量を増やすことの効果などの，様々な栄養・食関連行動の有益な効果は，健康面やフードシステムの持続可能性における有益性の面から示すことができる。現実味があり鮮明で，かつ個人的な資料の活用は効果が大きい。

　学習者に対しては，短期的な有益性を強調すべきである場合が多い。例えば，気分が良くなる，元気になる，魅力が増す，自分自身や地域社会に良いことをしているという満足感が得られる，地場産の食物の利用可能性を改善できる，といった有益性である。このようなアプローチは，例えば，病気のリスクが減る，長生きできる，22世紀の人々に十分な化石燃料を残せる，といった長期的な有益性を説明するより，はるかに効果的である。ある研究では，学校給食の利用者を増やす試みとして，学校給食を食べることは「格好が良い」というメッセージとともに，スポーツなどの，子どもたちにとって役立ちそうな事柄と関連づけた取り組みを実施した。具体的には，栄養素の豊富な食物は運動のパフォーマンスを高めることに焦点を合わせた，Training Tableプログラムである。活動は楽しく魅力的で，子どもたちが積極的に参加したがるようなものでなくてはならない。

　もちろん，同一の行動から得られるアウトカムに関して，誰でも，相矛盾する信念を有していることを心に留めておかなければならない。矛盾の例としては，贅沢で栄養価の高いデザートは太る原因であるが，とてもおいしいことや，母乳育児は乳児のためにとても良いが，外出先では不便であることがあげられる。さらに，様々な有益性や行動する理由の相対的重要性は，行動によっても，また学習者個人や集団によっても異なる。例えば，野菜・果物を食べる行動では，10代の若者にとって格好が良いことが重要であり，若い女性にとっては美肌をつくることが重要であろう。妊婦にとっては赤ちゃんの健康を良好にすることが重要であり，男性にとってはがんのリスクを減少させることが重要であろう。一般的に，目の前の有益性は，将来の有益性よりも重要である。このことは特に，10代の若者についていえる。このように，有益性や建設的かつ期待されるアウトカムに関するメッセージは，対象とする集団の学習者個人にとって意味のあることに基づいていなければならない。

　マスメディアのキャンペーンにおいては，特に，実行の前向きなアウトカムに焦点を合わせることが有効である。この場合において，特に有効な方法は，コミュニケーションの精緻化見込み方法（ELM）である（Petty & Cacioppo, 1986）。第4章（p.98〜）で取り上げたように，この方法は，教育的メッセージを用心深く処理する能力や動機づけが個人によって異なることを示している。そのため，動機づけを促すには，受け手の能力に合わせてメッセージを加工する必要がある。ただ単に多くの論拠を示すだけでは，効果は上がらない。論拠の質が重要なのである。参加者のメッセージ処理**能力**を高めるには，単刀直入で明確なメッセージを用い，繰り返したり強調したりして，できる限り気をそらさないように示すとよいであろう。メッセージを処理するための**動機づけ**の課題に働きかけるには，予期できない新規性があり，記憶に残り，文化的に適切なメッセージを作成することである。より重要なのは，メッセージが意図する**学習者個々に関連づけられ**，学習者にとって重要な，良いアウトカムを強調するものであることである。また，メッセージにはユーモアや，温かみ，学習者に合った要素を含めることができる。メッセージは，学習者が実行することによって得るものと同様に，実行しないことによって失うものは何かを示すことも考えられる。この原則は，マスメディア，パンフレット，ニュースレターや集団の場のいずれの形態においても応用できる。

第11章 ステップ5a：理論に基づく教育的戦略を設計し，行動を動機づける潜在メディエーターに働きかける

　5 A Dayキャンペーンのメッセージは，「健康のために1日5サービング以上の野菜と果物を食べよう！」であった。メッセージの「健康のために」の部分は，野菜・果物を5サービング食べることの論拠，有益性を示すものである。このメッセージは，フォーカスグループにより，気分が良くなることや，健康，体重管理の有益性が，消費者にとっても最も重要であることを見出したことから選ばれたものである。興味深いことに，「がんになるリスクを半減する」という十分に可能性のある有益性は信じられておらず，野菜・果物を食べることにより，「ストレスが減り，自分の生活を管理できる」という有益性に対しても懐疑的であった。このように教育活動は，明らかに意図する学習者に関連する有益性に合わせたものにしなければならない。なお，「5 A Day」のメッセージは，後に「1日5サービングを彩りの方法で：健康と元気のために，毎日あなたの色を食べよう」というメッセージに改変されている。

　CDCによる，9～13歳の子ども向けに開発されたVERBキャンペーンは，広告，普及促進，少年向けイベントを通して，身体活動量を増やすことを目的として行われた。CDCは，様々な教材を開発し，子ども関連組織がVERBキャンペーンと連動してプログラム，教室，活動を実施できるよう支援した。VERBキャンペーンは，潜在的な動機づけに関する研究に基づき，10代の子どもにとって意味のあるアウトカムをもたらすことを意図して行われた秀逸なキャンペーンの例である。しかし，活動的でないことが健康に及ぼすリスクと，活動的なことが健康に及ぼす有益性の存在を合理的に取り上げたプログラムであったにもかかわらず，若者の参加を促す動機づけ（期待されるアウトカム）には至らなかった。

　人の行動と選択は，必ず，より大きな価値の中に包括されている。前述の知覚された有益性は，特定のアウトカムをもたらす価値である。より大きな価値とは，自尊心，達成感，平等，喜び，真の友情，賢明さなどの，内的な価値や最終的な価値のことである。価値については，本章の後段「学習者自身の価値を明らかにするためのグループ支援」（p. 296）で詳述する。

2　行動を起こすことによる否定的なアウトカムや障壁についての認知の軽減

　栄養教育では，有益性の認知を高めるだけでなく，行動への障壁の認知を軽減することも模索する。行動の否定的なアウトカムを減らすことは，行動の肯定的な効果や有益性を増やすことよりも重要である。ソーシャルマーケティング交換理論の言葉を借りれば，栄養教育は，学習者が実行することによって被る費用と，得られる有益性との重みづけを支援するものである。プログラムの目標行動やステップ2の実践について，意図する学習者に特有の障壁や認知される費用を明らかにしなければならない。ここで，こうした戦略を実施する際に利用できる活動や学習経験を紹介する。

　栄養教育者は，学習者のグループが困難を共有・理解し，健康的な食実践についての学習者自身の（あるいは家族の）障壁を明らかにすることを支援する。グループで障壁を確認し，リストを作ってもらい，その上で，克服方法の案を次々に出すよう促すことにより実現できる。栄養教育者は，この活動を支援し，助言してもよい。この戦略は，あらゆる集団で活用できる。栄養教育の際には，実行する力に関する学習者の誤解に働きかけ，必要があれば誤解を解いておく。例えば，野菜・果物の値段に関する障壁であれば，旬のものを購入するよう助言できるであろう。野菜・果物の傷みやすさに関する障壁であれば，腐敗を防ぐ保存方法や，例えば冷凍や缶詰の形態などでの購入を助言できるであろう。公共の場での母乳育児に関するとまどいについては，目立たない授乳方法を助言する。誤解も確かに存在し，例えば，カルシウムに富んだ食品を食べると動脈硬化が促進すると考えている人もいる。

c　セルフエフィカシーの理論的構成概念に基づく教育的戦略

■　セルフエフィカシーを高める：望ましい行動の理解と実行を容易にする

　セルフエフィカシーは，動機づけと行動を起こすこと（実行）の両方にとって重要である。栄養教育の動機づけ段階では，知覚された障壁は，セルフエフィカシーおよび知覚された行動のコントロール感と密接に関連しており，鏡像のような関係にある。つまり，障壁が克服されるとセルフエフィカシーは高まり，セルフエフィカシーが高まると知覚された障壁は軽減するのである。このため，栄養教育では，セルフエフィカシーを高めることにより，実行に伴う知覚された困難さの軽減がもたらされる。スポーツ選手や，母乳育児に成功した母親など，行動を実行して高い評価を得ている社会的モデルの例を用いる方法が効果的である。

　ここでは，介入の目標行動の理解と実行を容易にすることに焦点を合わせる。集団の場では，集団の学習者からヒントを引き出し，大きな紙に書き出す方法がある。目標行動を実行できた人がいれば，その経験を皆で共有することもできる。社会的モデルを用いると，学習者は，行動のアウトカムはモデルにとって明らかに役立つものと捉えるに違いない。

　ここで，都心に住む10代の若者に対する栄養教育の例を示す。栄養教育者は，学習者自身で計算することにより，自分で作った簡単な軽食や持ち運びやすい果物に比べ，自動販売機や商店で購入する包装された軽食の方が，実はお金がかかることを学習者に理解してもらった。さらに若者に，例えば，レーズンやナッツなどの基本的な食材料で作られた簡単な軽食を集めてもらった。そして，軽食を集めたり準備するのにかかった時間を計算して提示し，時間が障壁とならないことを示した。

　セルフエフィカシーを高める教育戦略には，マスメディアのキャンペーンも含まれる。野菜・果物の摂取を増やすマスメディアのキャンペーンの興味深い事例として，チラシ配りのほかに，地域の掲示板に，具体的なメッセージを添えた野菜・果物の絵を描いた例がある。例えば，バナナの絵には，「むいて，食べる。簡単じゃない！？」といったメッセージが添えられていた。

d　実行に関連する態度と感情の理論的構成概念に由来する教育的戦略

１　プログラムの目標行動や実践に関する態度と感情に関する熟考を増やす

　行動のアウトカムに関する信念は，態度の認知的構成要素の1つであり，前述のように，行動意図の主たる動機づけ要因でもある。なお，態度の感情的構成要素と内省的感情も，強力な動機づけ要因である。栄養教育では，栄養・食関連行動に対する感情を学習者自身が理解できるように支援する。それにより学習者は，健康改善への関心を満たす必要のある状況に置かれると，行動変容できるようになる。肯定的な態度や感情は，調理や試食などの学習活動の肯定的な経験から生じることもある。また，集団活動で，プログラムの中心行動に関する感情（考えではない）を見出していく際にも生じる。つまり，肯定的な態度や感情は，態度を明確にしていく過程で得られるのである。

　いくつかの態度を言葉にして示し，集団で議論したり，個人で探究してもらおう。態度の文を作る戦略を用いることもできる。例えば，下記のように態度を言葉で表し，学習者に「強く賛成」から「強く反対」までの段階によって1列に並んでもらう。列の代わりに，部屋の四隅を，強く賛成，賛成，反対，強く反対の「態度ごとの角」として使うこともできる。どのような方法であれ，こうした活動により，集団内の人々

が自分の回答について仲間と話し合うようになるであろう。態度の例を下記に示す。

- 完全な母乳育児は，私の赤ちゃんにとって最善である。
- 健康的な食事は，つくるのに時間がかかる。
- 人は，もっと自制して食物選択すべきである。
- 地場産の食物を食べることは，地球の健康にとって重要である。

食物に関する態度や感情は，私たちの食体験から生まれた感覚的・感情的な反応に由来する。このため，本章で後述するように，健康的な食物について，楽しい，快い体験の機会を提供することが重要である。

2 個人的意味に基づいて進める

進行役が進める対話や学習者が主体となる活動では，学習者にとっての食物や食べることに対する個人的意味や機能的意味を探究できるように進めよう。例えば，思春期の若者では，ジャンクフードなどを食べることで，自立や個人的願望，親の権威への挑戦，限界の試金石を表現することがたびたび見られる。女性では，食物を敵と見なすことが多い。ステップ1で確認した個人的意味に基づいて進めていくとよいであろう。

3 健康的な食物の楽しみが増すような，直接的な食体験を提供する

味わうことは，食物選択の強力な決定要因であることを理解して学習しよう。味は，食物を食べる際に期待する楽しみであり，重要な生理的要素でもある。健康的な食物の味わいを強調するために，栄養教育者は，健康的でおいしい食物の試食を含む活動を企画すべきである。

一般に，積極的な参加（例：集団活動，チェックリスト，自己評価など）は，動機づけやセルフエフィカシーを高める上で重要であるが，食物に関連した実体験も，特別なカテゴリーと見なされるほど重要である（Liquori, et al., 1998; Ammerman, et al., 2002）。調理や食物の準備においては，単に調理の模範を見てもらうのではなく，学習者に実際にその活動を行ってもらうと，生き生きとした体験や，やる気を高める体験を提供することができる。Cookshopプログラムがその例である。このプログラムでは，教室で生徒たちが実際に調理し，つくったものを食べるという活動を行っている（Liquori, et al., 1998; Levy & Auld, 2004）。生徒が調理したクラスと，体験活動はするが調理をしなかったクラスを比較すると，どちらの群も知識は増えたが，調理をした群のみ，学校給食で提供される全粒穀類と野菜をたくさん食べるという行動でも変化が見られた。

e 社会規範と社会的期待の理論的構成概念に由来する教育的戦略

社会規範と社会的期待に関する気づきを増やす

すでに述べたように，社会規範と社会的期待も，重要な行動のメディエーターである。栄養教育者は，意図する学習者が集団であっても，個人であっても，社会規範が学習者自身に及ぼす影響に気づけるような活動を企画することができる。例えば，WICプログラムにおいて，参加者である母親たちに，育児中の母親

に関するテレビCMや広告を分析してもらい，広告に対する感情の共有を促すことができる。また，小学生において，野菜・果物の摂取を増やすには，土曜日の朝食の広告を調査・分析してもらい，広告キャンペーンを企画してもらうのが効果的であろう。

　学習者集団が，例えば，職場のカフェテリアや，家庭，友人との外食先などの様々な場において，食物選択に影響を及ぼす多様な社会的情報源を分析することも可能である。栄養教育者は，誰かが重要と思っていることに集団で取り組むべきことを明確にするという手助けができる。例えば，配偶者やパートナー，母親が母乳育児に賛成か反対かといったこと（命令的規範）の分析についてである。教材，映画，統計データの活用により，対象とする集団に類似する個人がいかに健康的な行動をとっているかを示すことができる。ここでいう健康的な行動とは，例えばWICプログラムにおける女性の母乳育児，10代の若者が甘い飲料の代わりに水を飲む（説明的規範）といったことである。このほかにも，ピア・エデュケーター（p.183参照）を活用する栄養教育もある。この方法は，思春期の若者や高齢者のプログラムで行われてきた。また，思春期の若者には，スポーツ選手の活用も有効である。この場合，必ずしも選手自身に協力してもらわなくても，ビデオやパンフレットを用いればよい。栄養教育者自身の体験や，信頼できる社会的モデルの体験を語ることも効果的である。マスメディアを介するコミュニケーションを企画する際は，視覚的なものでも印刷物でも，学習者が重要と認識している人からのメッセージを活用することができる。ポスターを作成する際は，学習者と類似点のある，魅力的な人物（例：学習者ではない生徒，WICプロジェクトの母親）が，介入の中で重点を置く食物を楽しそうに食べている様子を示すのも良い方法である。

　社会的圧力に抵抗するスキルも重要である。例えば，職場のパーティや社交的集まりなどで，推奨される食物を選択したり，プログラムの目標行動を実行することが難しそうな社会的状況での対処方法を助言することもできる。加えて，学習者に，自分の行動が他者に与える影響に気づいてもらうことも効果的である。例えば，親の行動が子どもの食べ方に及ぼす影響，兄の行動が弟の行動に及ぼす影響，10代の若者では友人に対する影響などである。これは，トランスセオレティカルモデルの環境の再評価の方法に該当する。

f　自分自身についての信念の理論的構成概念に由来する教育的戦略

自己表現と自己評価的信念を明らかにする

　自己アイデンティティ（自己同一性）や社会的アイデンティティなどの自己表現を探究する。例えば，「私は自分を，健康意識の高い消費者だと思う」，「私は自分を，環境問題に関心がある人間だと思う」，「良い母親だと思う」のように，自分自身を探究する活動を行うのである。学習者個人が自分のイメージをアセスメントし，そのイメージを肯定的な言葉で表現できるように支援する際，トランスセオレティカルモデルの自己の再評価の方法が利用できる。

　栄養教育セッションやプログラムで焦点を合わせる課題に関して，個人的・社会的な立場で責任や道徳的義務に関する個人の認識を探究する議論や活動を開発しよう。個人的・社会的な立場とは，例えば，母親として，配偶者として，市民として，といったことである。理想の自分や，それらの源，どれだけ現実的か，どれだけ健康的かいったことに気づけるようにメッセージや活動を工夫することで，学習者が理想の自分と現実の自分との不一致を探究する手助けになる。これを踏まえて，学習者は，気づいた不一致の処理方法を決めることができる。同じような方法で，自分のあるべき姿と現実の姿との不一致を探究する活動により，

例えば良い母親であるべき，やせているべき，といった「あるべき姿」の源と，その対処方法に気づくことができる。最も効果的な戦略は，自己探求と理解の活動的な手法，プロズとコンズに関する討論，議論であろう。なお，映画や文字教材も，適切に用いれば有益である。

g　習慣とルーティン（日常行動）の理論的構成概念に由来する教育的戦略

1　無意識の行動，習慣，ルーティンを意識してもらう

人々は，あまり考えることなく行動を起こしている場合が多い。これは，本書で述べてきたように，その行動は食物と，食物を使う（食べる）時の周りの状況との組み合わせの結果であるためである。学習者は栄養教育活動で，このような態度・状況の合図に気づくことにより，自分さえ望めば，行動変容を選択できるようになる。例えば，栄養教育者は，学習者が行動を起こす直接のきっかけ（焼き菓子の匂いがする，アイスクリームを目にする，など）や，食物のおかわりにつながる一連の出来事を明らかにできるような活動を考案するとよい。そうすれば，学習者は自分の行動に気づくであろう。

習慣やルーティン（日常行動）は，行動の動機づけとしても重要である。学習者に有益とはいえないルーティンがある場合（例：高エネルギースナックを食べる），このことに気づけるような栄養教育活動を受けることにより，行動を見直し，より有益なルーティンや習慣に変えることができるであろう。有益な行動には，努力（例：野菜・果物を切ること）が必要であるため，情報誌，チェックリストや活動は，学習者が新しいルーティンを始めることを支援できるようなものを考案する。

2　行動のきっかけを提供する

学習者は，ある程度まで動機づけられており，実行すべきことを思い出せる何かを必要としている場合が多い。冷蔵庫のマグネット，しおり，買物袋，鉛筆にメッセージを付けておけば行動へのきっかけになる。マスメディアのメッセージも，非常に有用である。広告のメッセージも役立つ。また，例えば，電話，e-mailのメッセージ，郵便物といった，比較的強い方法もある。

社会的認知理論に基づいて，野菜・果物の摂取量を増やし，脂質の摂取量を減らすことをめざして，大学キャンパスで行われた栄養介入がある（Right Bite）。この介入は，学生の気づき，態度，結果期待，行動に関連した「どのように」についての知識を向上させる上で，本章で説明している様々な戦略の活用方法を例示するものである。

h　行動意図に取り組むための教育的戦略を計画する

1　双価性の解決と関与に焦点を合わせる

栄養教育活動において，学習者に個人的欲求，感情，行動への気づきを強め，行動を妨げる要因と動機づけを理解してもらい，問題を熟考できるような機会を設けたら，次にすべきことは，学習者の抱く双価性を解決し，置かれた生活環境の中で，実行するか否かを決断する機会を提供することである。前述したように，個人の態度や，行動のアウトカムに対する信念は多数あり，対立したり競合したりすることも多い。双価性とは，個人の中にある，同一行動のもたらすアウトカムに対する肯定的な信念と否定的な信念の共存を

反映するものである（例：チョコレートはおいしく，食べると太る）。このように相反する感情や態度は，ほかにも数多く存在する。学習者の望みや行動には多くの選択肢があり，その中から選ぶことになる。このことは，特に，食物選択と食行動についてあてはまる。

本書では，学習者に意志決定してもらい，双価性の解決に向けて支援し，行動意図やゴール意図の形成を促す際に有益と考えられる戦略を説明している。これらの戦略は，認知領域と感情領域の両方に関わる。また，一般的に，行動や実践の実行可能性と望ましさに関する，学習者の評価と関係してくる。これらの戦略には，トランスセオレティカルモデルの自己の再評価と自己の解放の方法に類似した方法も含まれる。

2 行動のプロズとコンズ，行動選択のプロズとコンズを分析する機会を設ける：意志決定バランス

栄養教育者は，学習者が実行のあらゆる有益性やプロズ（良い点）と，実行に伴うコンズ（悪い点）や費用について，ワークシートや議論によって分析する機会を設けることができる。この反対，つまり実行しないことで何を失うかについても検討する。下記の表を使うとよいであろう。

	プロズ（良い点）	コンズ（悪い点）
実行しない場合		
実行する場合		

学習者は，これを踏まえて，実行するか否かの意志決定を行う。

学習者は，実行の意志決定を孤立したものとして行うわけではない。どの行動も，選択肢の1つである。例えば，デザートに果物を食べるかチーズケーキを食べるか，母乳か人工乳か，ランニングをするかテレビを観るか，といった選択がある。ワークシートがあると，時間や配慮が競合する行動を評価し，その中から行動を選ぶ助けになるであろう。

3 学習者自身の価値を明らかにするためのグループ支援

価値は，行動の重要な根拠である。すでに述べたように，ある行動が，自身が価値を置くアウトカムや目標につながるものであれば，実行へと動機づけされる。これらを手段的価値といい，例えば，おいしさ，体重減少，魅力的に見えること，友人に好かれることなどがあげられる。こうした価値を探究し，学習者にとっての重要性を評価できるように，グループを支援する。ただし，より大きな，最終的な価値に基づく選択も行われる。例えば，自尊心，達成感，平等，社会認識，喜び，真の友情，わくわくするような人生，美の世界，精神的調和，自由，幸福，円熟した愛，英知，有意義な人生，などの価値である。こうした価値を，短期的・手段的な価値よりもはるかに重視する人もいる。直近の行動が，大きな価値にどのように関連するか，行動変容が，こうした価値に対してどのような意味をもたらすかといったことを，学習者自身で明らかにしなくてはならない。

学習者が自身の価値を明らかにするための支援に役立つ活動がある。栄養教育者が価値をいくつか示し，参加者に2人1組，あるいは3人1組で話し合いや探究をしてもらうとよい。参加者が自分の感情を理解し対処することを助ける強力な活動として，まず，食物や健康に関連する様々な活動の様子の写真や絵を，

雑誌，地域で撮った写真などから集める。食物や健康に関する活動の例としては，食物を購入する，ファーマーズマーケットに行く，赤ちゃんに授乳する，ファストフードレストランで食事をする，体重を測る，ランニングをする，といった活動がある。こうした写真や絵を1枚ずつ参加者に示し，写真や絵から喚起される気持ちを書いてもらったり，言葉にして報告してもらう。回答は，コード化し，集計して，集団全体での議論の資料として報告する。参加者は，自分の反応に，他者の反応を知ったときと同じくらい驚くこともあろう。次に，ある気持ちが沸いた理由を考え，問題のありそうなものを中心に，沸いてきた気持ちの理解を進めていく。そして，写真等が描き出し暗示する問題に説明をつけ，解決方法を見つけるのである。このプロセスは，Freireの意識化のプロセスである（1970, 1973）。

4　情動・感情：予期される潜在的後悔について熟慮する

行動すること，あるいは逆に行動しなかったことにより生じる結果についての予想される後悔や懸念は，予防的健康行動の動機づけになるであろう。人は，行動するか否かの意志決定をしたら，自身についてどのように感じるかを想像したり可視化することによって刺激されるであろう。自らの選択を後悔するであろうか？

5　抵抗と双価性を解決する

効果的な栄養教育を行うには，受け手の肯定的な考え，感情，行動を強化する戦略とメッセージを用いる必要がある。しかし必然的に，集団活動の参加者，すなわちメッセージの受け手は，いわれることに抵抗する可能性がある。変化への抵抗は人間の一貫性を支え，また，意見や行動が定まらない状態を防ぐものであるため，有効に利用できる。Manoff（1985）は，推奨される行動の認知を行動へと置き換える場合は，学習者の認知的・感情的な「抵抗のポイント」として考えられる点，あるいは行動への障壁を，把握し，理解し，コミュニケーションを通して断固として解決すべきであると提言している。つまり，メッセージに同意しない学習者に潜在的・内面的対話が受け入れられ，対話に対する共感が示され，必要に応じて反論や，不安に感じていることが行動の妨げにはならないという励ましがなされ，快く抵抗をあきらめるような方法が示されれば，栄養教育の有効性は向上すると考えられるのである。これは，学習者をごまかすことではない。むしろ反対に，学習者の社会的・文化的・宗教的信念や実践，経済状況，政治的現実を理解することであり，栄養教育のメッセージを現実的な価値のある，実施可能なものとすることである。

栄養教育者は，学習者が自らの双価性や反発を解決することを支援しなくてはならないが，それは守りの体制で行うべきことではない。私たち栄養教育者の役割は，中立的・専門的な話し方で，別の面を示すことである。ここで，プログラムの参加者の内面的対話や反論の例を3つあげる。この3つの例で，あらわされた不安を一掃することを目的とする会話の例を示そう。

●例1
　内面的対話：（集団活動に参加する学習者，すなわちメッセージの受け手。以下同じ）：「祖父は生涯，高脂質の食事をして，タバコを吸っていたが，心臓病にはならなかった。それなのに，どうして私が心配しなければならないの？」
　栄養教育者：反論のアプローチは，このようになされるであろう。「皆さんの中には，不健康な食事

をして喫煙しても長生きしたお祖父さんやお祖母さんをおもちの方もいらっしゃるでしょう。幸運な方々だったのです。皆さんは幸運かもしれないし，幸運でないかもしれない。その方々に50人の友達がいたとして，その半数が，皆さんの祖父母と同じように不健康な生活習慣をしており，残りの半数は健康的な食生活をし，運動をして，タバコを吸わないとしたら，平均すれば，後者の方が長く，健康的な人生を送ったに違いないでしょう。皆さんが自分の体に気をつければ，がん，心臓病，脳卒中などの慢性疾患のリスクが低下するのです。」

● 例2

　　内面的対話：「母は，きちんと糖尿病を管理しなさいというので，私はいつもイライラします。私は，いわれた通りのことをするのが嫌いです。母のいうことは絶対しません。」

　　栄養教育者：10代の若者が親に腹を立てるのはよくあることで，説教を聞き入れないこともある。新たに糖尿病と診断された10代の若者との会話では，若者のいい分を認めるアプローチを用いる。「皆さんの中には，糖尿病のケアにうるさいお母さんがいる人が多いと思います。でも，皆さんの糖尿病の管理は，お母さんの仕事ではないのです。皆さんの仕事なのですよ。医師の指示に従うことを考えてみましょう。お母さんのためではなく，皆さん自身のためにです。皆さんはそれをやるだけの価値があるのです。お母さんは良かれと思っているのです。だから，皆さんは，お母さんを安心させてあげましょう。皆さんは自分でうまく管理できるのだから，お母さんの口出しはいらないのです。」

● 例3

　　内面的対話：「あなたがすべきということは難しすぎて，やる気がなくなる。」

　　栄養教育者：このような学習者に必要なのは励ましである。元気づけるような会話をしよう。「皆さんにお勧めしていることは，1日で達成しなくてもよいですよ。どんなに高い坂道を登るときでも，一歩からです。より環境にやさしい食べ方をすることも，同じです。一度にすべてを変えることはできません。今日できそうな，小さなことから考えてみましょう。例えば，食料品店で買ったものはお店の袋に入れるのではなく，バッグを持って行って入れることにするとか。行動を変えたことで気分が良いと感じたら，次の行動に進みましょう。」

プログラム参加者はほかにも，以下のような内面的対話をしていると考えられる。

- 「あなたのいうことは複雑すぎます。自分が無能に思えてしまいます。」
- 「野菜・果物をもっと食べるようにといいますが，近所の商店は野菜・果物の品ぞろえが悪い上に，値段も高いのです。」
- 「高血圧に良さそうなことをすべてしているわけではありませんが，何も悪いことは起きません。だから，あまり深刻に考えないことにしています。」
- 「母乳で育てられたことがありませんが，私には何の問題もありません。私の友人でも母乳育児をしている人はいません。それなのになぜ，私が赤ちゃんに母乳をあげなければならないのでしょうか。」

ある集団の中で起こる可能性があると考えられる内面的対話や，双価性，反論などを具体的に理解し，これらについて，講演で話したり，率直に討論したりして解決する機会を設けると，行動意図の形成はより促進される。

6　集団での意志決定および人前での行動関与

　学習者は，自身の態度や関与を個人的なものにしている場合と比べて，周囲に公表し，特に，仲間が学習者の関与の遂行に責任を課すような場合に，特定の行動や行動パターンを最後までやり通す傾向が強い。強制されず，人前で実行に関与する限りでは，学習者は自分がその類の活動の信奉者であると考えるようになる。加えて，態度を公にすると，行動を知らないといったり，忘れたりしにくく，行動が定着した後にも，挑戦を継続しやすくなる。

　心理学者であるLewinは，グループダイナミクスと社会的影響などの課題を研究し，集団の社会的影響やソーシャルサポートが関わっている場合には，行動の関与がより強まると結論づけている。第二次世界大戦中，食料の配給と管理が重要な関心事であった時に，Lewinは食習慣を変える一連の実験を実施した（Lewin, 1943; Radke & Caso, 1948）。いくつかの食習慣変容方法と，グループ討議を通した明確なゴール設定を「集団で意志決定する」方法と比較した。ゴールは，集団のために，集団全体か，集団の中の各学習者によって設定された。どちらの場合も，挙手や口頭での表明により，目標行動に取り組もうという公的な（共通の）意志決定が行われた。強制的な意志決定も，高圧的販売のテクニックも，一切用いられなかった。

　主婦を対象としたある研究では，目標行動は，通常の肉の切り身の代わりに，家畜の心臓，肺，肝臓，腎臓などの内臓を活用することであった。対照群（講義を実施）では，栄養の専門家が内臓を活用することの利点，例えば，安価で，栄養価が高く，戦時中において重要であることなどを講義した。情報提供は熱意をもって行われたが，講義形式は一般的なものであり，参加者相互の関わりはなかった。内臓を使った「おいしい料理」のレシピも配布された。集団での意志決定群では，栄養専門家がごく簡潔に，対照群と同様の情報提供を行った。そして，集団で，内臓を使う上で想定される障壁（家族が嫌がるかもしれない，調理中の臭いが気になる，など）について意見交換を行った。専門家は時々，障壁への対処方法を助言したが，助言は，グループメンバー自身が障壁の克服方法を話し合った後のみに行われた。グループメンバーは，公開投票により，翌週，内臓を使うという意志決定を行った。7日後に各研究参加者の自宅でフォローアップ面接をした結果，対照群では，目標行動である内臓肉を使った者は10％しかいなかった。一方，集団での意志決定群では，52％がいずれかの内臓を活用していた。

　別の研究では，寮で暮らす男子大学生の全粒粉パン摂取の増加について，通達による行動変容の要求と集団での意志決定とを比較した。また別の研究では，母親が赤ん坊に適量の肝油とオレンジジュースを与えることについて，個別教育と集団での意志決定を比較した。この2研究はいずれも，集団での意志決定は，対照群の方法と比べて，行動変容の上で実質的に効果が高いことを示すものであった。

　Lewinの集団での意志決定法は，最近では，循環器疾患のリスク低減を意図したFamily Heart研究を成功裡に導いた（Carmody, et al., 1986）。約200家族が，5年間にわたって毎月，8〜12家族の小グループで集まった。集まりには毎回，栄養専門家も同席し，何らかの教育教材を提供した。しかし集会中の大部分は，参加者がうまくできたことや問題を共有し，集団での意志決定を行い，翌月の集まりまでに各家族が実行する行動を皆の前で約束するための時間とされた。

上記のような研究では，仲間どうしのグループが，関心事を共有し，行動の関与を宣言し合い，その宣言の実行に共同責任をもつというプロセスが，個人の自己イメージや行動宣言と実行に，強い影響を及ぼすことが示されている。栄養教育者は，集団での意志決定と行動関与を促すことにより，学習者の意図と行動の落差をつなぐ支援を行うことができるであろう。

7　意図の形成

　教育戦略により，学習者が特定の行動を実行することや，特定の行動変容をすることの望ましさと実行可能性の評価を支援し，意志決定を促すことができる。学習者が実行を決意すると，その決定は，行動意図または目標意図となる。学習者に行動意図を明確に表明してもらったり，できれば，例えば，宣言書，契約，誓約として書き出してもらうのが最も望ましい。または，グループ内で口頭宣言するのもよい。すでに述べたように，グループの参加者が人前で行動を実行する約束をすると，参加者は互いに責任をもち，約束した行動を実行するように支援し合うのである。

　栄養教育プログラムにおいて，行動意図は，プログラムの行動目標となるのが一般的である。プログラムの行動目標が，例えば，野菜・果物を毎日4カップ以上食べるといった，きわめて特殊なものであれば，行動意図は，「私は毎日野菜・果物を4カップ以上食べます」のように宣言する。もし，プログラムの目標がより大規模で，例えば，健康的な食事といったことであれば，学習者はその目標を達成するための行動を選択し，個人的かつ個別化された目標として表現する。行動意図を行動につなげるよう人々を支援する方法は，第12章（p.308〜）のテーマである。

D　教育的戦略を構成し優先順位をつけるための教育計画理論の応用：教育計画または学習計画

　すでに述べたように，指示は，学習を行い，学習を効果的にするための，学習者の環境における一連の取り組みと考えることができる（Gagne, 1994）。指示の理論とは，学習の内的プロセスを支援するために，どのように**指示**を選択し，準備するかを説明するものである。

　Gagneの指示の理論は，様々な媒体（例：口頭，印刷物，コンピュータ，ウェブ）を用いた，様々な学習者（例：子ども，成人）に対する指示を計画する際に，広く使われてきた。Gagneの指示計画の原則と，ヘルスコミュニケーションのステップモデル（McGuire, 1984）により，行動変容のメディエーターに対する教育戦略の順番が考えやすくなる。

　Gagneの枠組みでは，指示は9つのステップから構成される。まず，注意を引きつけるところから始まり，学習者にセッションの目的を伝え，事前学習内容を把握し，新しい情報を提示し，「学習の手引き」を提供し，実行を引き出し，フィードバックを行い，実行を評価し，そして次に進む。私たち栄養教育者の目的において，**指示**という用語は最大限に広い意味をもつ。公的な場での指示だけでなく，私的な場やマスメディアも含む様々な場における多様なチャネルを通した教育的メッセージや活動なども含まれてくる。**学習**も，言語的情報だけでなく，スキル・態度・行動の変化を含めて，最大限に広い意味をもつ。このように，**指示の設計**とは，指示の取り組みを順番に並べたものであり，本書で述べているように，食生活変容に関わる内的・精神的な過程の一連の流れを反映し，かつ，一連の流れに指示を与えるものである。

第11章 ステップ5a：理論に基づく教育的戦略を設計し，行動を動機づける潜在メディエーターに働きかける

表11-3 指示のプロセスにおける，理論に基づく健康行動変容のメディエーターに働きかけるための教育戦略の活用

Gagne の指示のプロセス：教育戦略 （Kinzie により健康行動用に修正されたもの）	McGuire のヘルスコミュニケーションに関するステップモデル
注意を集める *脅威：恐怖と健康を失うこと* *便益：健康面の便益*	曝露・メッセージへの注意 メッセージに対する興味，個人的関心
事前の学習内容をもとに，刺激あるいは新しい素材を示す *学習者の知識と価値観に合わせてメッセージを調整する* *望ましい行動による効果（反応効果）を示す* *望ましい行動は容易であることを理解させ，実施させる（セルフエフィカシー）*	メッセージを理解する 行動を各人の生活に合わせて個別に調整する（メッセージが推奨していることを学習する） 変化に関するメッセージを受容する（態度の変容） メッセージを記憶し，メッセージへの同意を継続する
指導・助言を提供する *信頼できる社会的モデルを使う*	スキル（メッセージが推奨する内容をどのように行えばよいか学習する） 行動が必要な時に使える情報を蓄積し，検索する
実践につなげる *信頼できる実践方法の提供とフィードバック*	意志決定（心に留めたメッセージに基づいて） 意志決定に基づく行動 行動に対する肯定的な強化を受ける
維持を強化し，発展させる *ソーシャルサポートの提供* *行動のきっかけを供給*	行動をその人の生活の中に統合する（維持）

注）*斜体*：健康行動理論に由来する教育的戦略
出典）Kinzie, M.B. 2005. Instructional design strategies for health behavior change. *Patient Education and Counseling* 56: 3-15; and McGuire, W.J. 1984. Public communication as a strategy for inducing health-promoting behavioral changes. *Preventive Medicine* 13: 299-313.

　Kinzie（2005）は，表11-3 に示すように，Gagne のプロセスを5つのステップに再編し，健康教育の計画に使えるようにした。ヘルスコミュニケーションのステップモデル（McGuire, 1984）も同様に，学習者がメッセージに注意を払うことから，メッセージを理解し，態度を変容し，スキルを修得し，意志決定して行動を採用し，強化し，そして最後にはライフスタイルの中で新しい行動を確固たるものとしていくというように，学習者自身が内的に反応を変えていくための活動計画に焦点を合わせている。

　上記のモデルはどちらも，どのようなセッションやメディアキャンペーンであろうと，指示の取り組みは，学習者の注意喚起に焦点を合わせるところから，興味や動機づけを高めることを通して，行動の採択と維持を促すことへ進むべきであることを示唆している。表11-3 は，指示の取り組みの各段階で，健康行動変容の理論に基づくメディエーターに取り組むためにどのような教育的戦略が使われているかを示している。健康行動理論に由来する教育的戦略は，表中に斜体で示している。

　指示の理論と，ヘルスコミュニケーションの枠組みにより推奨される順序づけは，単発のセッションでも，数回続くセッションにおいても，教育戦略をどのように配列し，指示の順序を決めるか，つまり**指示計画**あるいは**学習計画**へと進むための実践的手引きを提供してくれる。

- 動機づけの活動，あるいは（行動変容を）促進させる活動は，複数回続くセッションにおいても，多様な要素を含む栄養教育介入の中でも，最初に行われるのが一般的である。この段階で示す栄養科学情報は，**なぜ**に関わること（**why-to** nature）である。ただし，動機づけの活動は，介入全体を通して，活

表11-4 理論的構成概念に働きかけるための栄養教育の戦略の流れ

栄養教育の段階	指示の流れ	理論に基づく栄養教育の戦略
動機づけ段階 動機づけを高め，熟考を活性化し，意志決定へ （なぜ行動を起こさねばならないか）	注意を引く	脅威：関心とリスクの認知を高める，自己アセスメント 便益：行動を起こすことの便益の認知，なぜ行動を起こさなくてはならないのかに関する科学的情報，個人的便益
	事前の学習内容をもとに，刺激あるいは新しい素材を示す	結果期待または便益の認知：科学的研究データを用いて望ましい行動による効果を示す 障害・セルフエフィカシー：望ましい行動は容易であることを理解させ実施につなぐ 行動を起こしたことについて，振り返りや感動・感情を増やす 社会規範や社会的期待に向き合わせる 無意識の行動，習慣，日課を意識させる
	指導・助言を提供する	健康的な食物の直接的体験 行動を起こすことのプロズとコンズ：抵抗と双価性の解決を支援 価値を明確にする グループでの意志決定および人前での行動契約
実行段階 行動を起こすための能力を支援する （どのように行動を起こしたらよいか）	実践につなげる	目標を定める 行動を起こすための栄養・食に関する知識と認知的スキルを提供する セルフエフィカシー：望ましい行動は容易であることを理解させ，実施へとつなぐ 社会的モデルを示す
	維持を強化し，発展させる	強化や報酬を提供する 自己制御スキルを強化する 各人が自分の方針，日課，習慣を開発するよう支援する 行動のきっかけを提供する

発な熟慮を促し，動機づけを強化する上で必要となる。
● 実行に移す力を促す戦略は，動機づけの活動の後に用いるのが一般的である。この段階で示す栄養・食に関する情報は，**どのように**に関すること（**how-to** nature）である。

表11-4 は，学習計画作成において，本章で述べた理論に基づく教育的戦略が，一連の指示の取り組みの中にどのように配置されるかをまとめたものである。

単発のセッションを実施する場合には，5つの指示の取り組みのすべてと全戦略を取り扱うことはできないであろう。しかし，各セッションにおいて一般的な手順に従うのは有効である。各指示から1, 2の戦略を選択し，焦点を合わせることは可能である。複数回のセッションを実施する機会があれば，動機づけ段階の活動から開始し，次回以降，実行段階の活動へと進めることができる。この場合においても，各セッションは注意を引くことから始め，次にグループの態度を強化するような動機づけ活動を行う。また，動機づけを再活性化させて，栄養・食のスキルや自己制御のスキルを形成する前に，実行しようとする気持ちを新たにしてもらうことも有用である。

複数の行動を扱う場合，例えば，野菜・果物を食べることや，高度に加工された高エネルギーのスナックを避けるといった行動のそれぞれを，上記の教育計画の順番で進めるとよいであろう。

トランスセオレティカルモデルの変容ステージによる順序づけ

学習者の食行動変容のレディネスのステージにより，教育活動と学習を順序づけることもできる。**表11-3**（p.301）は，トランスセオレティカルモデルの10の変容プロセスを示している。動機づけのレディネスステージを通じて，ステージの移動を促す教育活動は，今ほど述べた，指示の取り組みやヘルスコミュニケーションのステップを順番に並べることと非常によく似ている。すべてのステージであらゆる変容プロセスを用いることができるが，一般に，経験的なプロセスは動機づけレディネスの前半のステージで用いられることが多く，行動的プロセスは後半のステージで用いられることが多い。前半のステージにおいて，経験的な変容プロセスは，意識向上，情動的喚起，環境の再評価，自己の再評価に用いられることが多い。後半のステージでは，行動変容のプロセスは，拮抗条件づけによる逆戻りの防止，強化のマネジメント，刺激統制，社会的解放に用いられることが多い（詳細は第5章（p.141～）参照）。結果として，変容ステージに基づいて教育活動と学習経験を計画したいと望むならば，各ステージに適した介入活動を用いることができる。

E 次は皆さんの番

皆さんは，本章の情報を活用して明らかにしたメディエーターと，提示した教育目標に取り組むことができるようになったはずである。戦略は，指示を提示した上で，進め方を示す教育計画の中に順序立てて配列しなければならない。その結果である計画には，様々な名前がつけられる。例えば，1回のセッションについては**学習計画**や**教育計画**，数回の連続セッションについては**カリキュラム**，**メディアメッセージ計画**，多様な要素からなる介入については**介入の手引き**などである。活動を計画することは，非常に流動的なプロセスである。活動を計画し，適切な順序に並べる作業は，進んだり，戻ったりしながら行うことになる。また，パイロット（事前）テスト後には，活動を変えたり，配列し直したりしたくなるであろう。

教育戦略の順序づけの方法は，皆さんの学習者特有の様々な要因や，皆さんの介入を動かしている理論に左右される。しかし一般的には，1回きりのセッションであっても，連続するセッションであっても，注意を喚起する活動から始め，動機づけを高め，熟考を促す活動へと進め，意志決定と実行意図の形成を手助けする活動に焦点を合わせていく。同様の系統的プロセスが，あらゆる栄養教育において，メッセージと活動を企画する際に求められる。例えば，パンフレット，ニュースレター，ポスター，メディアメッセージ，キャンペーンなどの企画において必要となるのである。意図を行動に移そうとする学習者への支援戦略は，第12章（p.308～）で述べる。

複数回にわたるプログラムを行う場合は，計画した学習経験はすべて，意図する学習者によって広くパイロットテストされるべきである。食物を使う場合は，レシピや調理手順が嗜好的に受け入れられるか，実行可能であるかを試しておこう。フォーカスグループや直接的な観察，インタビューを用いて，活動が意図する学習者に受け入れられそうか，有効そうかも評価しておこう。

F　ケーススタディ

　ここで，本章の情報を著者らが実施中のケーススタディにあてはめて，動機づけの潜在メディエーターに取り組むための，適切な理論に基づく教育的戦略の選択プロセスを説明する。また，グループ学習者向けの，特徴があり，楽しく，しかもステップ4の教育目標を達成できるような教育活動や学習経験の企画のプロセスも例示する。

　皆さんは，本書で野菜・果物をもっと食べるという最初のゴールとなる行動に取り組む，連続するセッションに焦点を合わせてきたことを覚えているであろう。セッションは，the Whys and Whats of Colorful Eating（なぜ？　何？　カラフルな食）という題であった。セッションのインプット，アウトプット，アウトカムの企画には，ロジックモデルの概念枠組みを用いた（**図11-2**）。

　インプットには，資金提供組織の協力，栄養教育者，担任の教師，教材，教室，パートナーが含まれる。

　アウトプットには，介入活動と介入戦略が含まれる。介入活動には，授業の実施，親や家族の要素，学校の要素，ポリシー策定者との協働が含まれる。介入そのものの計画については，①～③に関する戦略を立てた。

①10代の若者の集団が野菜・果物をもっと食べるための，動機づけ段階の潜在的メディエーター：例えば，十分に食べていないことのリスクの認知，野菜・果物を食べることの利点の認知，野菜・果物の嗜

図11-2　事例「the Whys and Whats of Colorful Eating」におけるロジックモデル枠組み

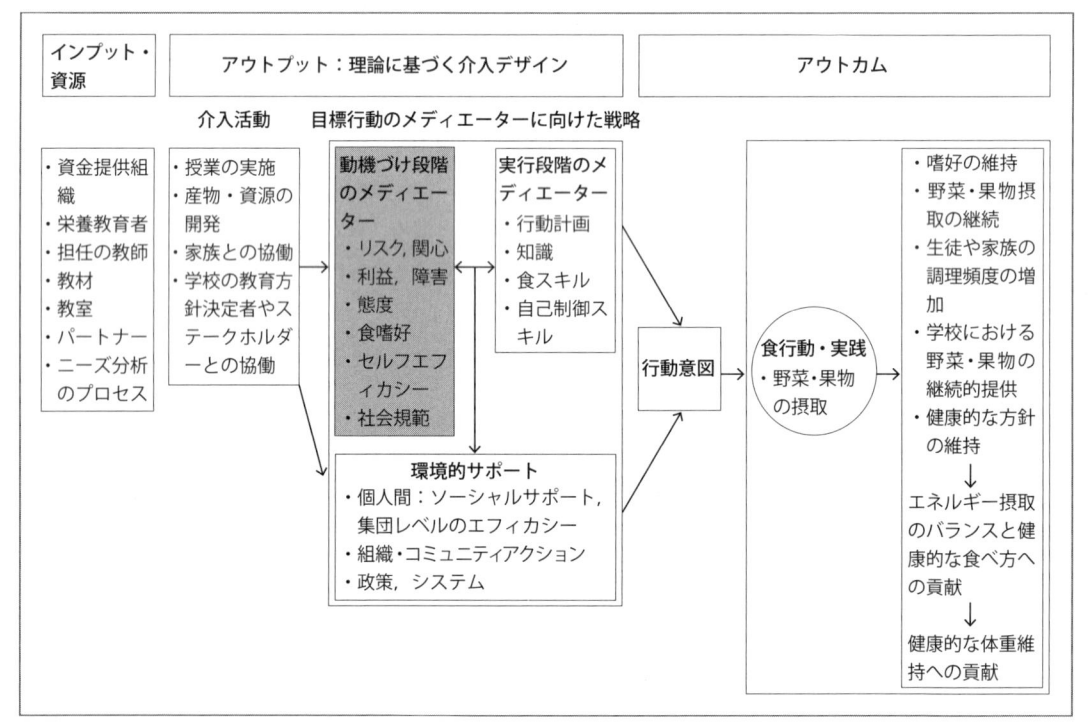

インプット・資源	アウトプット：理論に基づく介入デザイン	アウトカム
・資金提供組織 ・栄養教育者 ・担任の教師 ・教材 ・教室 ・パートナー ・ニーズ分析のプロセス	**介入活動** ・授業の実施 ・産物・資源の開発 ・家族との協働 ・学校の教育方針決定者やステークホルダーとの協働 **目標行動のメディエーターに向けた戦略** **動機づけ段階のメディエーター** ・リスク，関心 ・利益，障害 ・態度 ・食嗜好 ・セルフエフィカシー ・社会規範 **実行段階のメディエーター** ・行動計画 ・知識 ・食スキル ・自己制御スキル **環境的サポート** ・個人間：ソーシャルサポート，集団レベルのエフィカシー ・組織・コミュニティアクション ・政策，システム →行動意図→食行動・実践 ・野菜・果物の摂取	・嗜好の維持 ・野菜・果物摂取の継続 ・生徒や家族の調理頻度の増加 ・学校における野菜・果物の継続的提供 ・健康的な方針の維持 ↓ エネルギー摂取のバランスと健康的な食べ方への貢献 ↓ 健康的な体重維持への貢献

好，社会規範．

②実行段階の潜在的メディエーター：例えば，行動計画の作成，栄養・食関連スキルの練習，自己制御スキルの練習，など．

③家族や学校環境に対する潜在的な環境的サポート活動．

本章では，動機づけ段階のメディエーターに取り組む戦略の設計に焦点を合わせている．事例は，2つの仮想セッションのうち，1つめの，動機づけ段階の戦略に重点を置いたセッションの学習計画あるいは教育計画のアウトラインを示している．図11-2 の 網かけの部分 は，動機づけ段階の潜在メディエーターに対する戦略を示している．

実際の教育セッションでの活用にあたって，表形式は，口述的形式に変換される．

事例中の教育計画や学習計画は，きわめて特異的で，詳細で，融通が利かないように見えるかもしれない．このような計画を立てることは重要であるが，学習計画はもっと流動的に活用するものであることを理解しておく必要がある．学習者中心の教育や会話を促進するアプローチを用いる場合でも，理論に基づいた強い学習計画を作成する必要性がないというわけではない．皆さんも，実践現場の状況に応じて学習を適応させていくことの必要性がわかってくるはずである．集団と互いに影響を与え合うような交流をもったり，必要に応じて内容や活動を適応させることになるであろう．

◆◆◆◆◆ **演習問題** ◆◆◆

1. 本書における教育的戦略の意味を定義し，説明しよう．教育活動や学習体験との関係は？
2. 教育的戦略，潜在メディエーター，理論的構成概念，食関連行動とその変容の関係について，よく考え，説明しよう．
3. 私たちが，指示，指示的枠組み，指示的デザインと呼んでいるものについて比較しよう．これらの用語は，教育的戦略とどういった関係にあるのか？
4. 5つの指示をあげ，それぞれ1, 2文で説明しよう．
5. 以下の理論に基づく教育的戦略を，それぞれ教えたり，実施したりする際に用いる教育活動，または学習経験の具体例をあげよう．
    a. 知覚されたリスク
    b. 結果期待・知覚された便益
    c. 態度
    d. 習慣
    e. 行動の意図
    f. 行動のきっかけ
6. 次の表に沿って，10代女子においてカルシウムに富む食物の摂取を増やす行動の動機づけ段階について，各潜在的メディエーターに対する教育戦略を1つあげよう．さらに，その戦略に対する具体的な教育活動または学習体験を，少なくとも1つあげよう．

動機づけ段階の 潜在メディエーター	教育的戦略	教育活動または学習体験
結果期待・知覚された便益		
知覚されたリスク		
情動・感情		
行動の意図		

文 献

Ammerman, A.S., C.H. Lindquist, K.N. Lohr, and J. Hersey. 2002. The efficacy of behavioral interventions to modify dietary fat and fruit and vegetable intake: A review of the evidence. *Preventive Medicine* 35(1): 25-41.

Armitage, C.J., and M. Conner. 2000. Social cognition models and health behavior: A structured review. *Psychology and Health* 15:173-189.

Buchanan, D.R. 2000. *An ethic for health promotion: Rethinking the sources of human well-being.* New York: Oxford University Press.

Carmody, T.P., J. Istvan, J.D. Matarazzo, S.L. Connor, and W.E. Connor. 1986. Applications of social learning theory in the promotion of heart-healthy diets: The Family Heart Study dietary intervention model. *Health Education Research* 1(1):13-27.

Contento, I., G.I. Balch, S.K. Maloney, et al. 1995. The effectiveness of nutrition education and implications for nutrition education policy, programs, and research: A review of research. *Journal of Nutrition Education* 27(6):277-422.

Dewey, J. 1929. *The sources of a science of education.* New York: Liveright.

Freire, P. 1970. *Pedagogy of the oppressed.* New York: Continuum.

―――. 1973. *Education for critical consciousness.* New York: Continuum.

Gagne, R. 1965. *The conditions of learning.* New York: Holt, Rinehart, & Winston.

―――. 1985. *The conditions of learning and theory of instruction.* 4th ed. New York: Holt, Rinehart, & Winston.

Halverson, R., and M. Pallack. 1978. Commitment, ego involvement and resistance to attack. *Journal of Experimental Social Psychology* 14:1-12.

Iowa Department of Public Health. 2005. Pick a better snack. http://www.idph.state.ia.us/inn/PickABetterSnack.aspx

Johnson, D.W., and R.T. Johnson. 1987. Using cooperative learning strategies to teach nutrition. *Journal of the American Dietetic Association* 87(9 Suppl.):S55-S61.

Kinzie, M.B. 2005. Instructional design strategies for health behavior change. *Patient Education and Counseling* 56:3-15.

Levy, J., and G. Auld. 2004. Cooking classes outperform cooking demonstrations for college sophomores. *Journal of Nutrition Education and Behavior* 36:197-203.

Lewin, K. 1943. Forces behind food habits and methods of change. In *The problem of changing food habits. Bulletin of the National Research Council.* Washington, DC: National Research Council and National Academy of Sciences.

Liquori, T., P.D. Koch, I.R. Contento, and J. Castle. 1998. The Cookshop Program: Outcome evaluation of a nutrition education program linking lunchroom food experiences with classroom cooking experiences. *Journal of Nutrition Education* 30(5):302.

Lytle, L., and C. Achterberg. 1995. Changing the diet of America's children: What works and why? *Journal of Nutrition Education* 27(5):250-260.

Manoff, R.K. 1985. *Social marketing: New imperatives for public health.* New York: Praeger.

McGuire, W.J. 1984. Public communication as a strategy for inducing health-promoting behavioral changes. *Preventive Medicine* 13:299-313.

Petty, R.E., and J.T. Cacioppo. 1986. *Communication and persuasion: Central and peripheral routes to attitude change.* New York: Springer-Verlag.

Pomerleau, J., K. Lock, C. Knai, and M. McKee. 2005. Interventions designed to increase adults fruit and vegetable intake in adults can be effective: A systematic review of the literature. *Journal of Nutrition* 135:2486-2495.

Radke, M., and E. Caso. 1948. Lecture and discussion-decision as methods of influencing food habits. *Journal of the American Dietetic Association* 24:23-41.

Rokeach, M. 1973. *The nature of human values.* New York: Free Press.

Schwarzer, R. 1992. Self-efficacy in the adoption of maintenance of health behaviors: Theoretical approaches and a new model. In *Self-efficacy: Thought control of action*, edited by R. Schwarzer. Washington: Hemisphere.

Tyler, R.W. 1949. *Basic principles of curriculum and instruction.* Chicago: University of Chicago Press.

第12章

ステップ5b：理論的な教育的戦略を設計し，実行に移す力を引き出す潜在メディエーターに働きかける

Step5b: Design Theory-Derived Educational Strategies to Address Potential Mediators of the Ability to Take Action

本章の概要

行動を起こすための戦略設計に焦点を合わせる。特に，行動変容の潜在メディエーターに働きかけて実行に移す力を引き出すような教育的戦略の選択と，実際的な教育活動や学習体験の設計について述べる。この過程では，第5章の情報が役立つであろう。

本章のねらい　読み終えた時に，以下ができること。

- 実行に移す力を引き出す上で特に重要となる潜在メディエーターに働きかけるような，理論に基づく戦略を説明する。
- ねらいとなる行動の潜在メディエーターに働きかけるように設計した，理論に基づく教育的戦略を実現するために，的確な教育活動や学習体験を設計する。
- 学習計画と教育計画を作成するために，教育目標と教育戦略を整理する。

シナリオ

ある栄養教育者は，コミュニティの女性グループへの教育を依頼された。女性たちは，家族のためにより良い食事をつくりたがっていた。しかし，とても忙しく，時間を節約するためによく加工食品を利用していたため，食品表示を学んでもらおうと決めた。栄養教育者は食品表示を拡大して掲示板やイーゼルに置き，表示項目を1つずつ取り上げ，その意味について20分かけて説明した。原材料の一覧についても同様に説明した。そうしているうちに，女性たちの集中力が切れてしまった。

＊シナリオの例では，何が起こったのであろうか？　必要なスキルを身につけてもらうという，栄養教育者の大まかな教育目標は適切であった。しかし，学習者がスキルを高めるためには，学習者自身で実践する機会が必要であった。この場合，様々な食品の包装紙を持参して実演していれば，効果を高められたであろう。さらに，女性たちに包装紙（中身は不要）を渡して，実際に表示を読む練習をしてもらうこともできた。ペアになって活動すれば学習者の満足度は上がり，包装紙の表示を読みながら話し合えば学習が深まる。

A　はじめに

　食べることはとても個人的な行為であり，人は，自身の食事パタンを気に入っている。そのため，食事パタンの変容には感情の交錯が伴うこともある。健康的に食べたいが，精神的な満足感や自身の文化への帰属感，さらに楽しみも得たいといった感情が生じるのである。また，食べることは，喫煙のような健康関連行動と異なり，任意の行動ではない。そのため，食べることについて何らかの選択をすると，たいてい，妥協や難しい決断が必要になる。また，意図を行動に移す時には困難をはらむことが多いが，これは当然のことである。私たちは，行動を変える動機がある場合でも，ほかの関心事や障壁に悩まされるため，必ずしも興味や動機づけに基づいて行動できるとは限らないのである。この意図と行動の不一致はよく起こる現象で，容易に実証できる。それでは，どうしたら動機づけに基づいて行動できるようになるのであろうか？　意図から行動への移行を促進するには，どのような教育戦略を設計するとよいのであろうか？

　科学的根拠により示されているアプローチは，主に2つある。1つは**自己制御スキル**で，栄養教育者は，特に学習者のゴール設定スキルが高まるように手助けする。もう1つは，行動を容易にする**環境**づくりである。本章では，1つめのアプローチに注目し，2つめのアプローチは次章で取り上げる。健康的に食べたり，活動的になろうとしたりすると，環境は多くの挑戦状をつきつけてくる。そのため，環境にうまく対処するための知識やスキルが必要である。ヘルスプロモーションの取り組みでは，さらに環境に対処しやすくなるように努めることも必要になる。

　自己制御モデルによると，行動や実践しようとする動きは，その行動や実践が望ましく，実現可能であると強く判断しただけでは起こらない。動機づけだけでは，健康づくりに向けての変容は始まらないのである。さらに，意図（意志）と行動の不一致を埋めるためには，明確な実行目標や，実行目標を達成するための明確な実行計画を作成する必要がある。食行動変容における複雑な行為について，行動を長期間にわたって維持するためには，たとえ困難に直面しても実行のゴールを求め続け，さらには，自身の行動を選び，管理し，コントロールできる力に焦点を合わせた自己制御プロセスを続けなくてはならない。

　研究により，動機づけを実行に移し，その行動を維持する上で，有効な助けとなる戦略が多く存在することが示されている。一般に，このプロセスには栄養・食関連知識と，行動を起こすスキルが必要になる。また，行動を起こすための知識やスキルを用いる際には，強い自己制御スキルが必要である。

　第11章（p.277～）では，行動変容メディエーターに影響を及ぼす理論に基づき，戦略を設計する方法について述べた。戦略とは，具体的には，関心やリスクへの認知を高め，行動の熟考を促し，動機づけを強め，行動の意志を実行に移しやすくする方法である。本章では，ステップ3（p.240～，第9章）で決定した目的を達成するためには，理論に基づいた戦略，教育メッセージ，学習活動をどのように設計したらよいかを述べる。ステップ3で決定した目的とは，学習者の行動を起こす能力を高めることに焦点を合わせたもので，行動変容のメディエーターに影響を及ぼすものである。したがって，本章では下記の行動に役立つ，理論に基づいた戦略について述べる。

- 実施意図や実行計画を作成する。
- 栄養・食関連のスキルを構築する。

- 自己制御スキルを高める。

皆さんは，セッションやプログラムを設計する際，異なる戦略や，本章と第11章に示す戦略の間を行き来することになるであろう。

B 行動を起こす能力を引き出す理論的戦略を選択する

教育的戦略を選択する際には，ステップ3で作成した介入のための理論やモデル，皆さん自身の教育理念がよりどころになるであろう。しかし，この段階では，自己制御モデル，社会的認知理論と，行動変容段階モデルのプロセス，広範囲にわたる面接によるグラウンデッドセオリーが最も有用であるとする科学的根拠も多い（Pelican, et al., 2005; Bisogni, et al., 2005）。第5章（p.141～）で述べたように，先行研究によると，栄養教育において，この段階ですべきこととしては，学習者が行動を始めること，必要な栄養・食関連知識やスキルを獲得すること，そして自己制御を強めて行動の維持を支援することが重要である。この節では，このようなタスクに関する教育戦略について述べる。

思い出してみよう。**教育的戦略**は，教育や指導を目的として，行動変容に対する個人的なメディエーターを操作する方法である。したがって，メディエーターと戦略は同様に扱われることも多い。**表11-1**（p.284）は，理論の構成概念，行動変容の潜在メディエーター，後の章で述べる教育的戦略や学習体験の関連を示している。

人をひきつけて楽しませ，認知的領域だけでなく感情的領域も巻き込んで，精神運動領域も適宜含むような教育活動を設計することが重要である。第11章で述べたとおり，一般に人が記憶するのは，読んだことの10％，聞いたことの20％，見たことの30％，聞いて見たことの50％，話して書いたことの70％，話して実践したことの90％である（Wiman & Mierhenry, 1969）。

a 行動計画：実施意図や行動計画の策定

学習者が動機づけを行動に移し，意図を現実のものにするために，私たち栄養教育者にはどのような支援ができるであろうか。理論や研究成果では，下記の理論に基づいた教育戦略の有用性が示唆されている。

1 行動面のゴールの明確化（ゴール意図）

私たち栄養教育者がまずすべきことは，学習者が行動のゴールやゴール意図をはっきり述べられるように手助けすることである。社会的認知理論で身近なゴールと呼ばれるものである。ゴール意図を明確に述べることによって，学習者は，行動する決意や，その結果として行動を具体化できるというコントロール感，決心や責務の感覚を理解することができる。行動に焦点を合わせた栄養教育介入では，**個人の**行動面のゴールは**プログラムの**行動の焦点を反映するものになるはずである。プログラム参加者が1日5サービングの野菜・果物を食べることがプログラムの行動のゴールならば，学習者個人の行動のゴールは「私は毎日5サービングの野菜・果物を食べるつもりだ」となる。しかし，プログラムの行動のゴールはきわめて一般的なものである（例：学習者が健康的な食事をする，高脂質食物の摂取を減らし，もっと野菜・果物を食べ，身体

活動を活発にする)。そのため，学習者個人の行動のゴールも複数になることが考えられる（ステップ3）。この場合，学習者は，複数のゴールから自分が採用したいものを選ぶことになる。「低脂質の食物を食べる」か「もっとたくさんの野菜・果物を食べる」のどちらかが選ばれることが多く，両方ともを選択することはほとんどないであろう。

2 行動計画

行動意図やゴールを実際の行動に移す際の引き金（きっかけ）になるのは，実施しようという意図の存在である（Armitage, 2004)。行動意図やゴールは，実行のゴールとも呼ばれる。**ゴール**という言葉を大げさに感じる人が，**行動計画**という用語を好む場合もある。自分自身との契約ともいえるため，**契約**という用語が使われることもある。このような実施意図や実行のゴールは，行動のゴールやゴール意図を実行に移しやすくなるように設計された，意志に基づく（意識的に選択された）戦略である。したがって，行動のゴールが「私は毎日野菜・果物をもっとたくさん食べる」となるのに対し，実行のゴールや実施意図は「来週，私は朝食にオレンジジュースを加え，午後の間食で果物を食べ，夕食に野菜料理を1つ増やす」となる。

実施意図は，ある状況に特定の行動を結びつけるという点で効果的である。実施の意図があれば，朝食といった状況が訪れた時，その都度考えて新しい決定をする必要がない（Gollwitzer, 1999）。前もって計画しておけば，行動を起こすたびに余計な精神的労力を使う必要がないのである。健康的な栄養・食関連行動（例えば，高脂質の食事をやめて低脂質のものに変える，テイクアウトの食事をやめて自炊に変える，毎日運動を始める，地場産の食物を購入する）は，たとえ望ましく実現可能なものであっても，困難であり実施したくないと思うことがあるため，前もって決めておくことは特に重要になる。実行のゴールや行動計画を作成する際には，学習者が自分で書き込めるようなワークシートを提供するとよいであろう。グループメンバーに行動計画の証人のサインをもらい，適切で快適な実施場所を提供して，グループ参加者に自分の行動計画について話し合ってもらおう。こうして言語化することによって，自分が関わっているという感覚が強まる。

b 栄養・食関連知識やスキルの構築

学習者が健康行動を起こしたり，食事を変えたりするためには，「どのように」についての知識だけでは不十分で，動機づけが必要であると述べてきた。しかし，学習者が動機づけに基づいて行動したり，行動のゴールや行動計画を達成したりするために「どのように」についての実用的な知識が必要なことに変わりはない。そのため，行動を遂行するには，動機づけと実行力の両方や，「なぜ」に関する情報と「どのように」についての特定の知識やスキルの両方が必要になるのである。

1 知識と認知的スキル

学習者が行動を起こす気になったら，その行動を遂行するために特別な知識やスキルが必要になる。例えば，5万種類もあるスーパーマーケットの品物の中から最も健康に良い食物をどのように選ぶのか，雑誌，新聞，テレビのニュース番組，広告，友人から得られる多くの食情報をどのように評価すればよいのか，医師からの医学情報をどのように解釈すればよいのか，わからない可能性がある。そのため，食教育活動では，思慮深い行動がとれる力を高めるような，基本的知識や認知的スキルの向上に取り組む必要がある。

表 12-1　知識：思考の段階

思考の段階	説　明
知識	学んだ通りに情報を思い出す
理解	理解を示すために，学んだ通りとは異なる方法で情報を報告する
応用	学んだ情報を新しい状況に応用する
分析	情報の組織構成の理解のために，学んだ情報を構成要素に分解する
統合	新しい意味や構造をつくり出すことを主眼として，部分や要素を統一した，1つの組織に統合する
評価	適切な尺度を用いてある事象についての価値を評価する

資料）Adapted from Bloom, B.S. 1956. Taxonomy of educational objectives. Handbook I: Cognitive domain. New York: David Mckay.

　学習者の知識に基づくプログラムを考えるには，学習者が知っていることを把握するのも重要である。これによって，すでに知っている情報を提供して学習者が見下されているように感じたり，提供した情報が複雑すぎたりすることを防げる。また，集団の場では情報を共有しあうことを勧めるのがよいであろう。

　食物，栄養素，食事指針，表示を読むことに関して，「どのように」についての情報（事実に関する知識）と，このような情報を学習者の日常の食事計画に応用する方法（手続きに関する知識）の両方を提供する必要がある。例えば，野菜・果物については，1日にどのくらい食べればよいか，彩り豊かな食事にすることの重要性，食事に加えるタイミングと方法の秘訣といった情報が必要になる。私たち栄養教育者は，こうした活動が得意ではないか！　現行のプログラムやカリキュラムを再検討し，皆さんの教育介入によく合う利用可能な教材を使い，活動を設計する。皆さんの独創性や想像力を大いに活用するところである。

　ステップ4（p.260～，第10章）で教育ゴールや教育目標について述べた際，皆さんに，認知的領域で段階ごとに分類した思考に働きかける目的を書き出すことを思い出してもらった。段階ごとに分類した思考とは，知識（情報を思い出すこと）に始まって，理解，応用，分析，統合を経て評価に至るものであった。表 12-1 に，知識スキルの段階をまとめた。基本的な事実に関する知識のみに注目していてはいけない。どの年代の集団でも，受け入れられない学習段階はない。違うのは言語や概念の洗練度だけである。例えば，小さな子どもや読み書きがあまりできない学習者との教育活動は，情報の思い出しや理解といった低い段階の認知的学習に設定すべきと決めてかかってはいけない。たとえ小学2年生でも評価することができる。すべての段階で均等に活動を行うために，学習計画の中に各活動の認知レベルの情報を含めるような取り組みが望ましい。

① 事実に関する知識と理解の提供

　これまで見てきたように，知識は，教育プログラムを展開するために，「特性や一般概念を思い出すこと，方法やプロセスを思い出すこと，パタン・構造・設定を思い出すこと」と定義されてきた（Bloom, et al., 1964, p.201）。栄養・食分野では，知識には，年齢や性別，ライフステージに合った健康的な食事のためのガイドラインや，ガイドラインに見合う食物の選び方や量について，また，マイピラミッド（現 マイプレート）の各食品群を何サービング食べればよいかについてや，様々な食品加工技術と包装材の環境への影響も含まれる。理解には，野菜・果物を食べることが重要な理由や，表示の読み方を理解することも含まれる。

　こうした情報は，講義，配布資料，スライド，討議，実演を通して提供される。栄養に関するメッセージ

が明瞭で個人に適したものであれば，さらに動機づけに役立つであろう．特に一般の人向けの「どのように」についての栄養関連情報も，日常的な言葉で理解しやすい明瞭なメッセージであれば，記憶に残りやすいと考えられる．グラフを用いる場合は，数字で抽象的にあらわす代わりに，「食品」を視覚的に利用して単位を示すこともできる．食品の写真やモデルを用いて目分量を教えたり，食品の箱や容器で栄養成分を示したりすることも可能である（秘訣：参加者が家に持ち帰りたいといい出さないように，容器は空の方がよい．容器のみであれば繰り返し使うこともできる）．皿とスプーンを準備してハンバーガーに含まれるのと同量の脂肪をすくいとったり，クラッカーを燃やして「カロリー」があることを示したり（秘訣：脂質の含有量が多く，酸素を取り込みやすいように，粗く編んだような形状のクラッカーを使う）といった実演も効果が高い．行動や実践，または選択するチャネル（例：マスメディア，対面）次第であるが，ニュースレター，小冊子，ウェブ上のプログラムという手法も考えられる．この時点で誤解があれば解いておき，参加者が行動を起こす力をつける上で障壁にならないようにすることも非常に重要である．

② **高次思考の刺激**

栄養・食に関連する課題は複雑なことが多い．行動を起こし，その行動変容を維持するためには，事実に関する知識だけでなく，個々のメッセージを，概念的枠組みの中で組み立てることも必要である．いわゆる**知識の構造**を構築するのである．この際，分析，統合，評価のスキルが重要となる．このようなスキルを構築することは，事実に関する情報を提供することよりも難しい．分析には，飲料に含まれる砂糖の量やファストフードに含まれる脂質の量を比較することも含まれる．統合とは，1日のメニューを計画する際に野菜・果物を9サービング組み入れる（もしくは，1日のうちで野菜・果物を9回食べるタイミングのみを計画する）といったことになるであろう．評価には，価格や身体への影響といった基準に基づいて最善の供給源を選ぶために，カルシウム源の食品を評価したり，いろいろな食品包装の製造に使われるエネルギー量を評価したりといったことが含まれる．通常，活動的な方法は，ほとんどの学習者において効果的である．ワークシートや実際に体験したり考えたりする活動は，概念間のつながりを見つけたり，与えられた課題に対する概念的枠組みを策定するのに役立つのである．

2　批判的評価と問題解決におけるスキル

行動や実践および選択するチャネル（例：マスメディア，対面）によって，栄養教育には，議論の余地のある複雑な課題を評価したり，栄養・食に関するポリシーを理解したりといった，批判的判断のスキル強化に取り組む活動が含まれるであろう．健康への関心だけでなく，摂取が環境に及ぼす影響への関心（伝統的か？　有機栽培か？　地元産か？），道徳的・倫理的な関心（肉を食べるか否か），社会的正義についての関心（製造者は誰か？　どのような労働条件のもとでつくられたか？），食品の安全についての関心も考えあわせると，食物選択の基準がより複雑になることが多い．このため，食物選択時に情報に基づいた基準間で折り合いをつけられるように，クリティカルシンキングのスキルが必要となるのである．ある課題の両面について論拠を調べられるようなスキルも必要である．課題の両面とは，例えば，体重を減らすために脂質を減らすか炭水化物を減らすか，有機栽培の野菜・果物を食べるか「普通の」ものを食べるか，乳児を母乳で育てるか人工乳で育てるか，といったことである．矛盾を分析したり，解決したり，食に関連した活動を導く個人のポリシーを絶えず展開できる批判的評価のスキルが求められる．フードシステムとその影響力の認

知的理解は、行動を起こすための背景となる。栄養・食に関連した行動も、より大きな社会的・経済的・政治的状況に取り囲まれているため、変化を維持し続けるには、こうした状況の理解が必要である。

また、討議を行った後に、きっかけとなるような映像や録音テープを使うことで、議論の余地のある課題の評価や、複雑な内容の理解を進めるクリティカルシンキングのスキルの強化が容易になる。グループメンバーがある行動についての賛成・反対意見を自発的に発表し、意見をブレインストーミングの要領でざら紙に記録して、議論し、さらに場合によっては投票を行うことも考えられるであろう。記述や口述による批評やディベートといった、慎重に計画した活動も、課題の分析を進めるのに役立つ。この場合は参加者が、立ち位置についての主張や、その立ち位置を肯定・否定する科学的根拠、科学的根拠の信憑性、そして科学的根拠の評価に基づく結論に焦点を合わせられるように計画するとよいであろう。また、ディベートで反対意見を述べる集団を選ぶ時には、なるべく個人的な考えとは逆の立場で意見を出せるような人を割り当てるとよい。個人の信念ではなく科学的根拠に基づいた討議やディベートが行いやすくなるためである。こうした活動を行うかどうかは、学習者の満足度だけでなく、学習スタイルの好みも考慮して検討する。しかし、ディベートは誰にとっても興味深い活動であるため、考慮すべきである。読み書きの能力が低くても、口頭のディベートは可能である。

3 感情的スキル

喫煙などの健康関連行動と異なり、食物摂取は選択できる行動ではない。食物は生きるために必要であり、食事における変化は相反する感情を伴って起こるものである。生存や生活の質を保つためには、食欲や食べることに対する情熱を維持しなくてはならない。しかし人は、たとえ自分が実践していることに心理的・文化的な利点があったとしても、健康面の理由があればその食実践を変えなくてはならないとわかっている。また、たとえ自分にとって不便でお金がかかる行動であっても、より広い目標や価値を支持するために（例：地域の農業を支援する）、フードシステム上の課題について行動を起こしたいと思うかもしれない。

ステップ4で教育ゴールと教育目標について論じた時、皆さんに、受容から反応（メッセージを受けることに対する意識や積極性）、価値づけ、組織化、価値の内在化に至る感情的関与において、いくつかのレベルに働きかける目標を書いてもらった。表12-2に感情的関与のレベルについてまとめている。

皆さんが活動を行う際には、学習者に合った感情的関与のレベルを探すとよいであろう。グループや学習者には、課題に気づくことだけを求める場合も考えられる（マスメディアのキャンペーンで要求されるのはこのレベルであろう）。もしくは、学習者が授業やプログラムに積極的な反応を示すことを求めることもあろう。さらに、ただ見ているだけでなく参加したり、教育活動に満足を示すようになったり、自身の意見をもつことを期待する場合も考えられる。感情的関与の価値づけの段階をめざすプログラムは多いが、こうしたプログラムでは、学習者はプログラムが推奨する行動を起こすようになるであろう。おそらく、最初は試験的に、後には確信をもって。この段階の関与とは、行動を起こす準備ができており、行動を起こしたいと思い、意図を行動に移すことである。皆さんの活動が、取り組みと関与の度合いを高めるものであるかどうか見直してみよう。課題や学習者にもよるが、実行に向けて矛盾を解決したり、自身のポリシーをもつことによって、行動について、内面的に一貫した価値体系を構築する手助けになる活動を設計することができるであろう。感情的分類の詳細は第10章（p.260～）で述べた。

認知的領域と感情的領域のスキルは、行動領域のスキルを伴い、融合しているのが普通である。例えば、

表12-2 感情的関与のレベル

コミットメントや統合のレベル	説 明
受容：注意を払う	1. 意識が高まる 2. 進んで情報を受け，注意を払う意向 3. 刺激を避けようとせず，受け入れる
反応：自発的な参加	1. 教育者の期待に応じる 2. 自身の立場をはっきり述べ，守る 3. 満足した自身の感情的反応の始まり
価値づけ（意味づけ）：前向きな評価に基づく行動	1. 再評価のレディネスのある試験的な受け入れ 2. 確信 3. 行動の関与，自身の立場の内在化の始まり
組織化：一連の主義に従った行動	1. あることの重要な価値の概念化，ほかとの相違の理解 2. 矛盾を解決し，新しい独特の価値体系をつくり出し，行動を導くための内面的に一致した価値体系を構築する
価値の内在化：一環した世界観に従った行動	1. 行動を導く，一致した世界観への価値の統合 2. 人々の行動は一貫しており，予測可能であり，価値によって特徴づけられている

資料）Adapted from D.R. Krathwahl, Bloom, B.S., and B.B. Masia. 1964. Taxonomy of educational objectives Handbook II: Affective domain. New York: Longman.

　学習者が行動を遂行するために必要なのは，ある状況を正確に観察・解釈することや，その状況にある時の自分の感情を理解すること，心の中のつぶやきを変えたり，正確さと生産性の低い方法から高い方法に代わる際の状況についての考え方を変えたりすること（**認知再構成**と呼ばれることが多い）である。これらにより，自分の行動を成し遂げる能力を評価し，状況や人に合った方法で自分のことを説明し，個人的目標を説明し，自分の意見をもち，適切な方法で要求を調整することができる。

　小さなグループで討議や対話を促すのは，栄養教育者が感情的，情緒的な事柄を扱う手段の一つである。促された討議では，グループメンバーは感情や経験を共有する。参加者を3，4の集団に分けて，食べ方を変えるための努力で最も難しいことは何か？　これまでに，別の習慣を変えるのに成功した方法で，今回の特定の食行動に応用できるものがあるか？　といった質問について話し合うことも可能である。

4　スキルの熟達や実践指導（行動のリハーサル）

　セルフエフィカシーは，栄養教育の実行段階における，行動変容の重要なメディエーターである。セルフエフィカシーがスキルのレベルを上げることもあるが，スキルとは別のものである。セルフエフィカシーにはスキルと，妨害や障壁に直面しても一貫して使うことができるという自信の両方が含まれる。社会的認知理論では，行動を遂行できることについてのセルフエフィカシーやコンピテンスについての感情は，ねらいとする行動を実行する上で不可欠であるとされている（Bandura, 1986）。さらに，コントロール感や成功の感情は，望ましい行動の実行に，より熟練することによって高まる。したがってスキルの獲得は，意図を行動へと導く上で，きわめて重要なステップであるといえる。

　スキルには，食品の購入，世帯での食品管理，時間管理といった行動的なスキルが含まれる。買物リストを作る，特売品を買いだめしておく，クーポンを利用するといった買物のスキルは重要であり，低収入世帯での栄養素等摂取と関連することが示されている。身体的には，食物を準備する，調理する，授乳する，菜園で野菜を育てる，スポーツに参加するといったスキルが含まれる。

スキルの熟達を促進する方法は数多く存在する。これらは，食べものの準備，調理，授乳，安全な食品の取り扱いなどの栄養・食関連スキルの獲得に応用できそうな，下記の3つの教育方法に整理できる（Thoresen, 1984）。

- **望ましい行動の実行方法を明確に助言する。** 行動を実行に移す方法や，科学的根拠を批判的に評価する方法について明確で現実的な教育を行えば，ゴールとする行動を遂行したり，課題を分析的に考えたりできるという自信が深まる。例えば，低脂質の食事の作り方や，野菜・果物を食事に取り入れる方法，野菜・果物を腐らせない保存方法，菜園で野菜を育てる方法，授乳，台所での安全な食品の取り扱いなどを教えるのである。口頭で直接教えたり，視聴覚教材やロールプレイング，文字媒体を用いて教えることもできる。

- **社会的モデリングにおいてスキルを実演する。** 食に関する実演としては，代表的な方法である。こうした実演は目の前で行うほか，ビデオテープやテレビのようなマスメディア，印刷物を通して行うこともできる。ご存知のように，テレビの料理番組や調理実演は人気がある。モデリングは重要な教育ツールであり，行動を動機づける強力な要因でもある。私たちも栄養教育者として，公式であろうと非公式であろうと，気づいていようといまいと，常に行動のモデルであることを認識していなければならない。悪いケーススタディをあげると，パプアニューギニアの看護師が，貧困家庭の母親たちに母乳育児を勧めていたにもかかわらず，自身は人工栄養で子どもを育てていたという例がある（Zeitlin & Formacion, 1981）。この場合，母親たちは，看護師の子どもが健康なのは人工栄養のおかげだと解釈し，看護師の言葉より行動を見習ってしまうであろう。

- **実践を指導し，フィードバックを行う。** この方法は，スキルを教えることとセルフエフィカシーを高めることの両方に効果がある。調理において重要なのは，実演よりも調理に関する知識や姿勢，行動を改善することであるとする先行研究もある（Levy & Auld, 2004）。行動を実践する（ある食物を調理する）機会を与え，望ましい行動の実行後，速やかにフィードバックを行うという教育方法である。学習者の自己不信克服には励ましが有用である。スキル獲得の早い段階で，学習者が獲得すべきスキルに注目できるように，栄養教育者や自分自身の評価にとらわれずスキルを試してみることを勧めるとよいであろう。もちろん，これには調理できる設備が必要である。しかし，必要な食品や機器，カセットコンロや電磁調理機を準備することで，調理の実演や参加者に調理してもらう方法を開発してきている栄養教育者も大勢いる。また，スーパーマーケット見学により，栄養的に望ましく環境にも優しい買物行動のスキルを高めることができる。

以上をまとめると，これら3つの手順は，**実践の指導，行動のリハーサル，スキルの熟達**の戦略といえる。この中で栄養教育者にできるのは，望ましい行動やスキルの実演を行うこと，参加者が指導を受けながら見たことを実践する機会を設けること，改善できるように必要な助言をすること，活動している参加者を励ますことの4つである。

5　食行動変容の複雑さ

食に関する変化を起こすには，行動の繰り返しや食品の購入，外食，食事の準備習慣といった，行動を構

成する様々な特定の行為に注目する必要がある。健康に影響を与えるのは，このような行動の累積的な効果である。食の選択が必要になる環境に関わることは，たいへんな努力を必要とする。例えばある研究では，野菜・果物をもっと多く食べるために，「野菜・果物店に行く回数を増やさなくてはならなかった」，「友達の家で食事をすることが難しくなった」，「持ち帰りの食事を買うことは，より問題となった」といった意見が得られている（Anderson, et al., 1998）。

食物摂取の変容には，以下のようなカテゴリーの行動が関わってくる。

- ある食物，成分，飲料を減らしたり，避けたりする。
- 食事に新しい食物を加える。
- 食物を加減する。

特に脂質摂取については，Kristalら（1990）が人類学の理論と彼ら自身の調査に基づき，食行動に関する以下の特徴を明らかにしている。

- 高脂質の食材を避けることと準備の技術
- 高脂質食品の加工
- 特定の高脂質食品の代替用低脂質食品の使用
- 高脂質食品の低脂質食品への置き換え

一方，野菜摂取の場合，妥当な行動の特徴は，食事に野菜を**加える**ことである。すなわち，盛り合わせの皿に野菜を加える，昼食や夕食に野菜を加える，生野菜を食べる，サラダを食べる，といったことである（Satia, et al., 2002）。

脂質摂取を減らす行動と，野菜摂取を増やす行動を比べてみると，心理的・教育的・実用的観点から大きな相違が見られる。脂質（もしくは食塩）を避けるためには，脂質（もしくは食塩）を含む食品の種類の見分け方や，食品表示の読み方，新しい調理技術を学習するとよいであろう。心理的には，ある食物を我慢することになるかもしれない。これに対して，野菜・果物は見分けるのが簡単なので，教育はそれほど必要ない。さらに心理的には，野菜・果物を食べることは食事に新しい食物を加えることであり，特定の食物を我慢するということではない。また，脂質と野菜に関する行動は補完しあう場合があるため，同時に働きかけることもできる。例えば間食に，高脂質のスナック菓子ではなく，果物を食べることなどが考えられる。

もちろん，こうした行動は文化との関連が深いため，個々の参加者について調査しなくてはならない。また，食行動は複雑で，心理的動機づけや必要とされるスキルは食物によって異なる。栄養教育を計画する時には，これらの要因を考慮に入れる必要がある。

c 自己制御を強めるプロセス

自己決定による変化は，動機があり，さらに自己制御が働く時に起こる。自己制御には，学習者が自ら努力して活動や行動に影響を及ぼしたり，コントロールしたりする能力を身につけることにより，自己作用，自己決定を起こすプロセスが必要である。これは，**自己管理**と呼ばれることが多い。したがって，健康関連

行動変容の実行段階は、**意志的・意識的選択**や、**行動コントロールの段階**とも呼ばれる。このプロセスを説明するモデルはいくつかある（Bandura, 1997; Gollwitzer, 1999; Schwarzer & Renner, 2000）。自己制御は、自制力ではなく、自己制御スキルを身につけることで達成される。こうしたスキルは、行動の始まりと維持の両方に必要である。栄養教育介入では、学習者がこうしたスキルを身につけ、さらにはこのようなスキルを通して**エージェンシー**の感覚を身につけられるような機会を設けなくてはならない。

　自己制御スキルを獲得するための戦略としては、専門家にはゴール設定（p. 150 参照）として知られているプロセスが重要である（Locke & Latham, 1990; Shilts, et al., 2004; Cullen, et al., 2001）。ゴール設定というと、ただゴールを設定するということのみを指すように思えるが、専門家が「ゴール設定」という場合は、すでに述べたように、様々な教育的戦略や行動変容戦略を必要とする、組織的な行動変容プロセスを指す。プロセスの段階については研究者や専門家によって若干異なる記述があるが、重要な特徴は同じである。

　　注：ここでは栄養教育の専門用語を用いて戦略を論じている。一般の人に対しては、必ずしも同じ用語を
　　　用いなくてもよい。

1　ゴール設定

　ゴール設定は様々な方法で、栄養教育プログラム参加者を動機づけたり、意図と行動のギャップをつないだり、行動を維持するのに役立つ。これにより、ゴールに関与している感覚が生じる。先に計画しておくことによって、学習者が食物選択をする状況になるたびに新しい決定をする必要がなくなり、精神的な負担が減って、日常化につながる。ゴールを宣言することで学習者に気づきが芽生え、食物選択時の意識が高まり、注意するようになる。このことにより、自身の行動を抑える感覚が得られ、セルフエフィカシーや統御力を認知できる。さらに、ゴールを達成することにより自己満足と達成感が生じ、プロセスへの活発な参加により、本質的な関心を植え付けることにつながる。

　ゴール設定は、自分自身の行動をコントロールしたり、**エージェンシー**を働かせる訓練の一例である。また、ゴール設定にはトランスセオレティカルモデルにおける自己解放プロセスとの類似点がある。ゴール設定のプロセスが食の分野で非常に役に立つという先行研究がある（Cullen, et al., 2001; Shilts, et al., 2004）。

　ゴールという言葉には様々な意味があり、一般の人にも専門家にも広く使われている。ゴールは達成されるべき様々なレベルの状態を指す。その中で**最終的なゴール**（end goals）は、生活に働きかけ、非常に価値があり、長く続く最終状態をいう。例えば、健康であること、自分に満足すること、上質の生活を楽しむこと、コミュニティに貢献すること、生きがいをもって暮らすことなどがあげられる。最終的なゴールを達成するための行動としては、他者とともに健康的な食事をすることや、活動的に行動することが考えられる。このような、最終的なゴールを達成するために行うべき行動や実践を**中間的なゴール**（intermediate goals）、**手段的なゴール**（instrumental goals）という。これは、（健康的な生活という最終的なゴールの達成を助けるために）健康的な食事を食べる、運動のために歩くといったことを指す。さらに、こうした中間的なゴールを達成するために行う、「朝食に毎朝オレンジジュースを飲む」といった特定の行動に関するゴールが**特定の実行のゴール**（specific action goals）である。様々なモデルや理論には、こうした異なるレベルのゴールを表す用語が数多く見られる。ゴール設定のプロセスにおいて、私たち栄養教育者は通常、中間的なゴール（もしくはゴール意図）や手段的なゴール、また、これらを達成するための実行のゴールに注

目する．実行のゴールは実施意図と同じものである．なお，ゴール設定のプロセスを説明するには様々な方法があるが（Cullen, et al., 2001; Shilts, et al., 2004），方法の一例を下記に示す．

① 行動のゴール（もしくはゴール意図）を選ぶ

　行動のゴールを選ぶプロセスが起こる原因には，外的なものと内的なものがある．自発的な変化では，感情的体験や気づきがきっかけとなって行動を起こすことが決まる場合が多い．栄養教育介入の背景としては，行動面のゴールは，栄養教育の設計モデルのステップ1（p.206～，第7章）で行ったニーズ分析に由来する．指定されたゴール，自分で選んだゴール，協同で（集団で）設定したゴールの有効性が比較されてきた．先行研究によると，ゴールの種類による有効性の差はないが，様々なゴールの適合性は，学習者の年齢，変化へのレディネス，ねらいとする行動の種類など，様々な要因の影響を受けることが示唆されている（Bandura, 1986; Shilts, et al., 2004）．集団のゴール設定でも，必ずしも全員が同じように参加したり，そのゴールを受け入れるわけではない．人々がいったんゴールの重要性を信じ，そのプロセスに没頭すると，どのように設定されたかよりもゴールそのものの方が重要になるようである．

　行動に焦点を合わせた介入では，行動のゴールは指定されるが，特定の実行のゴールはプログラム参加者が選ぶという，**指導を受けて行う**ゴール設定のプロセスが適している．つまり，個人の行動ゴールは，健康的な食事を食べる，骨を丈夫にするためにカルシウムを多く含む食品をもっと食べる，身体活動をより活発に行う，野菜・果物をもっと食べるなど，介入やプログラムであらかじめ決められている行動のゴールと同じである．プログラムの行動のゴールが「学習者が健康的な食事を食べる」といったきわめて広いものであれば，学習者は選択できる．学習者の行動のゴールは，「私は……しよう（したい）」という形で記述される．

- 野菜・果物の摂取を増やす（もしくは，より明確に，1日2.5カップ以上の野菜・果物を食べる）
- 高脂質，高糖分の食物の摂取を減らす
- カルシウムを多く含む食物の摂取を増やす
- 地元の農家からの購入を増やす

　プログラムで実施可能な期間や頻度にもよるが，皆さんは学習者に取り組むべきゴールを1つか2つ選んで欲しいと思うであろう．

② 学習者に合わせた自己アセスメントのツールの選択・開発を行う

　自己アセスメントにおいて，学習者は，自分が取り組む介入プログラムの行動面のゴールに関連する特定の行動が自分に関連することを自覚しなくてはならない．特定の行動とは，健康的な食事を食べる，カルシウムを多く含む食物をもっと食べて骨を丈夫にする，もっと身体活動を増やす，地場産のものを食べるといったことである．

　例えば，介入やプログラムの行動面のゴールが脂質を減らすことであれば，参加者は自分の食事中の脂質摂取状況を知らなくてはならない．食べている肉の量やデザートの量はどうか？　介入のゴールが野菜・果物の摂取を増やすことであれば，1日に何サービング食べているか？　プログラムの行動面のゴールが地場

産の食物の摂取を増やすことであれば，どのくらいの頻度でファーマーズマーケットを訪れるか？　スーパーマーケットで地場産の表示を探すか？　これらを検討することで，変化の必要性の認識が強まるであろう。学習者が現実的なゴール設定に必要な情報を得る過程で行動の決定要因が明らかになることもある。自己アセスメントの記録方法としては，1～3日の食事記録，24時間思い出し法，重視する食物や実践についてのチェックリストなどがある。

③　自己アセスメントツールを点数化し，適切なゴールを作成するためのシステムの開発

自己アセスメントツールで評価した複数の行動の点数を合計する単純なシステムである。

④　効果的な実行のゴールや実行計画を設定するための教育の実施

実行のゴールは，明確で計測可能であり，それほど先の話でなく，到達可能でなければならない（Bandura, 1986; Locke & Latham, 1990; Shilts, et al., 2004）。

- **明確で計測可能であること（具体性）**。実行のゴールは明確であるべきである。大雑把な実行のゴールは，行動変容の達成には役立たないと考えられている。明確なゴールとは，ゴールを達成するために必要な取り組みの種類や量を示し，活動のねらいを明らかにしたものである。例えば，「（野菜・果物の摂取を1日あたり1～2カップ増やすために）私は朝食にオレンジジュースを飲み，昼食に野菜を加える」のようになる。
- **時間的に接近していること（近接性）**。近い将来に達成されるべき実行のゴールは，長い時間枠で設定されたものよりも効果が上がりやすい。なぜなら後者の場合，簡単に行動を先延ばしできてしまうからである。例えば，「私は今月，もっとたくさんの野菜・果物を食べる」と宣言するより，「私は**今日**，朝食にオレンジジュースを飲み，午前中の間食に果物を食べ，昼食にサラダを加え，夕食に2種類の野菜料理を加えることによって野菜・果物を2.5カップ食べる」の方が効果が上がりやすい。
- **到達可能性（難易性）**。実行面のゴールは，困難であっても到達可能なものでなければならない。挑戦しがいがあり，少し多く努力すれば到達可能なゴールであれば，動機づけられやすく，満足が得られやすい。難しいゴールを達成する場合には，やさしいゴールの場合よりも多くの努力を要する。動機づけとしては，今の自分と理想の自分の不一致が考えられる。実行のゴールが道理にかない，到達可能なものであれば，実行のゴールを徐々に難しくなるように設定することによって動機づけを維持することができる。とても難しく複雑な変化は，比較的小さな単位に分けて取り組むのがよいであろう。そして，単位ごとにゴールを設定する。ゴールは達成可能な小さいものであると同時に，対処するには十分に大きなゴールでなくてはならない，という格言がある。例えば，「脂質や糖分を少なくし，野菜・果物を多く食べる」という実行面のゴールを1つ設定するよりも，「今週は毎日，食事に緑黄色野菜を1つ加える」もしくは「今週はアイスクリームを食べるのを2回だけにする」といった別々の実行のゴールを設定し，それぞれを明確にすべきであろう。

プログラム参加者には，まず比較的小さく達成しやすいゴールを設定し，うまくいったら難しい行動へと移していくことを勧めるのが最善であろう。また，最初は，たとえ高脂質や高糖分であったり，環境的に良

くないものであっても，好物を完全に除去してしまわないのが賢明である。これらの根拠となるのは，セルフエフィカシーやコンピテンスに対する評価は，成功により高まるが，度重なる失敗により下がるという調査結果である。ゴールを達成した場合に得られる自己満足への期待と成功の経験がコントロール感を高め，決定への関与を持続させることになる。ことわざにもあるが，「一事成れば万事成る」である。普段は野菜・果物を 1/2 カップ食べている人が毎日 1 カップ食べることは難しいが，達成可能なゴールである。しかし，2.5 カップ以上食べるとするのは無理であろう。時がたてば，徐々に 2.5 カップ以上にすることができるはずである。小さな変化をめざして努力するのか大きな変化をめざして努力するのかという問題について，ある研究では，脂質摂取を減らすために実行のゴールを設定する際，最も劇的に減らす設定をした人が，最も成功したという成果が得られている（Barnard, et al., 1995; Brunner, et al., 1997）。小さなゴールを設定するようなアドバイスにより，変化の有益性を十分に体験できるような変化を遂げることが妨げられると考える研究者もいる。ただし，これがあてはまるのは，強く動機づけられている人，疾病リスクを強く感じている人，疾病の再発を避けたいと思っている人々である。こうした人々にとっては，現在食料棚にあるものを一掃し，新しいものに入れ替えることの方が容易であろう（例：加工度の高い食品をすべて全粒粉の製品に変える）。多くの人にとっては，小さな変化の方が効果が高い。（皆さんの学習者にとっては，小さい変化と大きな変化のどちらが容易か確かめたくなるであろう。）

⑤ 契約書，誓約書，チャレンジシートの作成

　実行のゴールへの関与はゴール遂行に向けての個人の決心であり，いくつかの要因の影響を受ける。そのため，ゴールには価値があり，到達可能と思えなくてはならない。そのため，個人的で長期間にわたって価値を失わないような実行面のゴールは，関与を持続させやすい（おそらく，本質的なゴールは健康に関することではなく，自分自身を大切にするといった個人の判断基準に関することが重視されるであろう）。はじめに求められる関与は小さく，後に大きな関与が求められるようになっていくであろう。すでに述べたが，実行のゴールを設定することで集中力や粘り強さが高まるだけでなく，頑張りも強化される。誓約書によって強固になった個人的な関与は，学習者に将来の行動を義務づける。自分自身に将来の行動を義務づけるような動機づけが効果的なのは，主として契約を破りたくない気持ちがあるためである。こうした効果は，ゴールの価値が高まっている時に顕著にあらわれる。

　グループ参加者が自分の関与や誓約を記入できる契約書のひな形やワークシートを提供する取り組みは有用である（図 12-1）。自分自身との契約であるため，実際の書式が**契約書**と呼ばれることも多い。**契約書**という用語に馴染みのない学習者もいるであろう。学習者に最も適した用語を見つけるためにはパイロットテスト（p.210）を行ってみるとよい。契約書は，**実行計画**などと呼ぶこともできる。書式には各参加者がサインする。関与を公にすることで誓約に従いやすくなる場合は，グループメンバーや友人，家族に証人としてサインしてもらうのもよい。表 12-3 に，契約書活用の秘訣を示した。これは，グループへの配布資料としても活用できる。契約書をなくしてしまいがちな小さな子どもを対象として教室で行う栄養教育では，契約書の代わりに卒業アルバムにサインさせることもある。

⑥ スキルの構築

　プログラム参加者は，約束した行動を遂行するために，すでにあるスキルに磨きをかけたり，新しいスキ

図12-1 高脂質食を減らすための誓約書（例）

高脂質食を減らすための誓約書

来週，私は ポテトチップス （食品名）を食べることを減らすことを約束します。

私は今，(週)/月（○で囲む）　5　回　1　袋（量）食べています。

私の今週の目標は，食べる量を(週)/月（○で囲む）　3　回　1　袋（量）以下にすることです。

私は，以下の課題を抱えています：

　私はポテトチップスが大好きです。そして，ポテトチップスは，都合良くレジのすぐそばに置いてあります。

この課題を解決するために，私は以下のことに気をつけます：

　かわりに，ポップコーンか果物を持ってくるようにします。

サイン：＿＿＿＿＿＿＿＿　日付：＿＿＿＿＿＿＿
証　人：＿＿＿＿＿＿＿＿　日付：＿＿＿＿＿＿＿

表12-3 変化にあたり効果的なこと，効果的でないこと

効果的なこと	効果的でないこと
現実的な目標を設定し，達成できるような小さいステップに分ける	非現実的な目標を設定する
嫌いな食物を認める	好きでない食物を取り入れようとする
小さな変化をめざす	劇的な変化をめざす
入手しやすい食物を選ぶ	探す必要のある食物を選ぶ
家族や友人からの支援を得る	すべて自分の力で変えようとする
柔軟である：ある状況において妥協する	**柔軟でない**：まったく例外を認めずに変化を実践しようとする

ルを学習しなくてはならない場合が多い。望ましい行動を実行するためにスキルを身につけることも、コントロール感や成功の感情を強めることにつながる。プログラムを設計する際には、学習者の必要なスキルの獲得を助けるような戦略と活動を検討しなくてはならない。高めるべきスキルとしては、行動の能力、栄養・食に関連した特定の知識、認知的スキル、食事の準備を含めた行動のスキルがあげられる。スキルを構築するためにできそうな活動については本章の前半で述べた。

⑦ **追跡・フィードバックシステムの開発（セルフモニタリングと自己評価）**

次のステップでは、進行状況を追跡して、実行のゴールに対してどのくらい実現できているかを評価する。自己観察や自己評価は自己制御プロセスにおいて特に重要とされている。こうしたフィードバックは、自分で使える追跡システムで行うことができる。これは、野菜・果物を食べるなどの、見て把握・確認のできる行動であれば特にわかりやすい。これに対して、脂質を減らすといった行動はわかりづらい。後者の場合、高脂質の食品と低脂質の食品の明確な定義を見つけて追跡可能にすることができるであろう。学習者が

記入した追跡フォームを見直して，学習者にフィードバックすることも可能である。実行のゴールが公になっている場合は，学習者が集団の場で口頭で報告することもできる。この場合，グループメンバーからのフィードバックも得られる。実行のゴールがどのような状況で設定されたかにもよるが，個人的なフィードバックと集団のフィードバックの両方を活用することができる。この際，焦点を合わせるのは失敗ではなく，肯定的な達成にすべきである。

⑧ 褒美と励ましの作成

実行のゴールを達成できれば，褒美が与えられる。褒美は，状況によってプログラム従事者から与えられる場合もあれば，学習者側全体の活動として与えられる場合も，達成した学習者自身によって与えられる場合もある。栄養教育者は，様々な方法を用いて褒美を強化することができる。例えば，言葉での励まし，笑顔，賛成，客観的な教育，プログラムを修了した者へのキーホルダーやマグネット，Tシャツ，スウェットなどの品物が褒美になる。例えば，ランニングをする学習者には，Tシャツが動機づけになるであろう。ニューヨーク・ロードランナーズクラブ*の創設者も「Tシャツの力をみくびってはいけない！」といっている。実際，もらえるTシャツによって参加するレースを決めるランナーもいるほどである。契約遂行の褒美として宝くじを配ることも考えられる。このような強化に隠されたメッセージは，口頭ではっきり伝えるメッセージと矛盾せず，支援するものでなくてはならない。例えば，活発に身体活動できた子どもへの褒美として高脂質，高糖分の食品を与えるのはメッセージの助けにならない。また，ゴールを達成した時には達成証明書を贈るのもよいであろう。

> *ニューヨーク・ロードランナーズクラブ：New York City Road Runners Club。ニューヨークシティマラソンを主催する非営利団体。

学習者は，新しい洋服を買う，運動のための用具を買う，といった目に見える方法で，自分のやる気を継続させることができる。もしくは，ゴールを達成した時に自分自身をほめる，達成しなかった時には問題解決するといった情動的な反応によっても，やる気の継続が可能である。生理的・外的な刺激もゴールの達成に影響を及ぼす。そのため，血清コレステロールレベルが下がったことが分かると，低脂質の食事を食べることへの関与が強まる場合がある。同様に，健康状態が改善され，それまでどおりの運動をする必要がないと気づいた時にやる気が継続したりすることもある。ほかにも，他者からの「健康そうだ」，「（体調が改善されたために）仕事の効率が上がった」などの意見も励みの継続につながる。

⑨ 問題解決

学習者が実行のゴールを達成できない時には，より効果的なゴール達成方法を見つけられるように問題解決と意志決定を助けたり，達成しやすいゴールを新しく設定できるように手助けする。

2　ゴールの維持（逆戻りの防止）

食行動の分野では，逆戻りを防止するより，ゴールを維持するという概念が適している。先述のとおり，食べることは選択する行動でなく，絶対に必要な行動であり，喫煙のように行動を変えてもまた逆戻りするといった単純な行動でもない。食べることは日常の食物選択を必要とし，数多い，代わりになる行動との交

換を行い続けることで成り立つ。健康的な食物選択は，長期間にわたって続けられるべきである。脂質の摂取を減らすために設計された介入で，4つの高脂質食品群の摂取量が変わった例がある。最も大きな変化があった食品群は油脂・油で，赤身の肉，牛乳・乳製品と続き，最も小さな変化にとどまったのは穀類であった（Burrows, et al., 1993）。野菜・果物の摂取に関する介入では，間食に果汁を加える，昼食に野菜料理を加えるなど，従来の食習慣を変えることによって，変化が見られた（Cox, et al., 1998）。野菜・果物の摂取のように食事に新たに食物を加える方法は，脂質の場合のように食品やある食品成分を除くことと比べて実行しやすく，維持しやすいと考えられる。

　効果的なアプローチは，処方箋的な食事ではなく，一般的な食事の枠組みを用いることである。このことによって，学習者は自身の食事をコントロールできるようになる。皆さんは，学習者に食事を変える方法を複数示すことができるし，新たなメニューを教えて学習者が自分で調整する力を高めることもできる。ほかには，実行しやすく使いやすいセルフモニタリング・システムを考案し，プログラム参加者に提供するといったアプローチも効果的であろう。野菜・果物のように見分けの簡単な食品の場合，数を数えたり，量をはかったりできるため，このシステムは比較的簡単である。食事性脂質の場合，目に見える脂質（例：バター，油）は簡単に見分けることができ，その変化も確認できる。しかし，ほとんどの栄養素（例：脂質，食塩，食物繊維）は目に見えない。この場合，セルフモニタリングで用いる点数制度を考案する必要があり，表示を読むスキルも重要となる。

　一般に，変化による肯定的な結果を期待することで，最初の動機づけが起こり，変化を維持するための動機づけは，健康的な食事に満足し，楽しいと感じるなど，変化がもたらす**実際の**肯定的な経験から起こる。したがって，食関連行動が変容した後，その行動を維持するためには，ゴール設定以外にも，様々な自己制御プロセスが重要となる。

① **対抗するゴールに優先順位をつける**

　選択した行動を維持するための自己制御の中心となるのは，対立するゴールや拮抗する優先順位をうまく扱うことである。対立するゴールや欲求に優先順位をつけることは常に，健康的な行動の維持において大きな挑戦となる。例として，もっと健康的に食べるというゴールや，計画的・健康的に食べるためには精神的・肉体的なゆとりが必要であるが，仕事に情熱的に取り組んでおり余裕をもてないという個人的事情との関係があげられる。このような状況で，勤務中に健康的な昼食を食べることを行動面のゴールにする場合，有能な勤労者でありたい，長時間席を離れたくない，といった対抗するゴールとの関係を考慮する必要がある。さらに，選択したゴールの方が重要であれば，対抗するゴールから守る必要がある。食事に野菜・果物を加えるといった，新しい健康的な行動を実行することによって，高脂質・高糖分のスナック菓子を食べるといった不健康な習慣が自動的に少なくなるわけではないことも肝に銘じておかなくてはならない。学習者には，設定したゴールがどのくらい重要で望ましいのか，より大きな人生のゴールにどのくらい関係するのか，ゴールを達成すること・達成しないことをどのように感じるのか，どのくらい投資してきたのか，といった肯定的な価値の視点から，達成しようとしているゴール（例：野菜・果物を食べる，母乳育児をする）の見直しと，選んだゴールに関与することの価値の再確認を進めよう。

② 注意散漫となることから実行のゴールを守る（思慮深く食べる）

ゴールを維持できるか否かは，意識的なコントロールと注意によって決まる。学習者が，集中力がとぎれてゴールを中断してしまったり，早まってあきらめてしまったりすることがないよう，手助けすることが重要である。例えば，おいしそうな高脂質の食物でいっぱいのテーブルがあると，低脂質の食事を食べることをゴールに選んだ人の集中力が妨げられてしまう。学習者には，障害になりそうな状況を明確にし，このような予測可能な障害を無視できるよう，事前に計画を立ててもらおう。これには，学習者がその状況を口に出したりイメージしたりする方法や，望ましい行動をとりゴールを守ることによって得られる肯定的な結果を正確に思い描く方法がある。また，注意深く食べることや，食べる前に考えることを学習者に気づかせるという方法もある。

③ 理由づけと拮抗条件づけ（心の中のつぶやき）

学習者は，食事パタンを変えようとする時に，成功と失敗の両方を経験することになるであろう。成功や失敗の理由は，セルフエフィカシーや後の行動に影響を及ぼすであろう。学習者が自身の能力といった確たる理由によって成功した（例：調理において）と考えられる場合は，運などの不安定なものによって成功した人に比べて，次回での成功に対する期待が高まるであろう。失敗した場合には，逆のことが起こる。こうした理由づけは，よく**心の中のつぶやき**と呼ばれる。皆さんは，学習者がより的確な理由づけや，新たな思考，心の中のつぶやきの方法を作成するよう手助けすることが可能である。例えば学習者に，不器用なわけではなく十分なスキルがあることを話したり，素晴らしい食事を準備できたのはたまたまではなく，学習者自身のスキルによることに気づかせたり，もう一度できるということを伝えたりして励ましてみよう。このプロセスは，トランスセオレティカルモデルで**拮抗条件づけ**と呼ばれるものである。

④ 実行のゴールの達成に際して，より高次の行動のゴールに焦点を合わせる

より高次の行動のゴールがあれば安定性が生じ，困難な状況下での実行のゴールの選択を引き出す。学習者が困難な状況にある場合には，主要なゴールに集中できるよう励まそう。ここで，同僚の誕生日パーティーがあって，昼食に野菜を食べるという計画が不可能であることがわかった場合について考えてみよう。パーティーに参加することで学習者は昼食時に社交的ゴールを果たせるし，野菜・果物をもっと食べるという健康面の主要なゴールを達成するには，「予定変更」して夕食時に野菜を加えればよい。

⑤ 実行のゴールを自己アイデンティティにつなげる

もし，参加者が選んだゴールを自分自身のアイデンティティと結びつけて考えられるならば，対抗するゴール（例：仕事の締切）が出現した時に，価値を低く評価したり，後回しにしたりすることは起こりにくい。例えば，学習者が自分のことを，健康を気遣う人や，環境のことを考えて食べる人だと考えていれば，野菜・果物をもっと食べるという実行のゴールの維持は容易であろう。

3　協調的セルフエフィカシー

ゴールの維持は，決めたゴールに応じられない場合に心配や失望といった感情を無視する能力など，感情処理の戦略にも依存する。望ましい栄養・食関連行動には，地場産の食物を食べたいとファーマーズマー

ケットを探したり，食べるものをコントロールできるよう調理を学んだりといった努力が必要となる場合が多いため，こうした戦略が重要になってくる。動機づけの大きな妨げとなる障壁がある場合，その障壁に対処する能力についての楽観的な信念が役立つであろう。これは，新しい行動を守り通すことが予測していた以上に難しいことがわかるためである。こうした信念は，**協調的セルフエフィカシー**といわれることもある。例えば，「うまくいくまで何回か試さなくてはならないが，健康的な食事を自分のものにすることができる」，「あたり前の日課となるまでには長い時間がかかるが，健康的な食事を自分のものにすることができる」といった信念である（Schwarzer & Renner, 2000）。もしくは，「家族のメンバーが望んでいなくても，私は健康的な食事を自分のものにできる」という信念も考えられる。したがって，栄養教育者はプログラム参加者が協調という手段があることに気づけるように手助けする必要がある。繰り返すが，肯定的で，実行を重視した心の中のつぶやき（もしくは，認知的再構成）を実践させることで，自分たちは実践できるということを思い出させることができるのである。

4 きっかけの管理（刺激のコントロール）

きっかけの管理や刺激のコントロールとは，健康的でない食べ方のきっかけをなくし，健康的な食べ方のきっかけを増やすことである。プログラム参加者に自分の環境の再構築方法を教えてみよう。この場合，例えば，自宅にある不健康な食物を減らしたり，見えないところに置いておいたりすることが可能である。また，手に取ったり使ったりしにくくすることもできる。不健康な食物は，時にはお楽しみに買って食べることができる。これに対して，果物は洗ってすぐに食べられるようにカウンターに置いておいたり，冷蔵庫に入れておくこともできる。野菜も同様に，洗って切ってすぐに食べられるように冷蔵庫に入れておくことができる。食料品店で使われるビニール袋を減らすことがゴールであれば，食料品店で使える布バッグをドアノブにかけたり，車に積むなどして準備しておくことが可能である。

5 日課や習慣をつくる

行動変容の維持段階の主要な目的は，新しい行動を無意識的・習慣的にすることである（Bargh & Barndollar, 1996）。特定の状況下である行動を繰り返し行うと（例：朝食にオレンジジュースを飲む），動機づけ（もっと果物を食べよう）や実行の指示（朝食にオレンジジュースを飲む）が統合され，ある状況（朝食）になると，意識的に意志決定しなくても記憶の中で特定の行動が誘発されるようになる。このように，特定の状況で行動を繰り返すことで，努力しなくても徐々に行動が成立していくのである。

ゴールを設定しておくと，新しい習慣を始めやすくなる。はじめのうちは，ゴール達成に意識的なコントロールが必要であるが，行動を繰り返すうちに無意識のコントロールが増えていく。プログラム参加者が望ましい行動を日課にできるよう手助けしよう。困難な行動であっても，日課（例：学校や職場に昼食をもって行く）になってしまえば簡単であることを伝えよう。

6 健康的な食物への慣れや経験の繰り返し

栄養教育の重要な目的は，学習者が健康的な食物を楽しんで食べられるようになることである。本書でも述べたとおり，食物を繰り返し食べる（経験する）ことでその食物への好みや親しみが増すという科学的根

拠は重視すべきである。食塩を減らそうと決めた人が，最終的に薄味を好むようになったという研究もある。脂質摂取の例では，脂質摂取を減らすために脂質の代用品を用いると脂質の味を好きなままであるが，低脂質の食べものに変えると脂質の味への嗜好が減少するという報告もある（Mattes, 1993; Grieve & Vander Weg, 2003）。長期間にわたって低脂質食を食べ続けた研究では次のような結果が得られている。脂質の代用品は容易に受け入れられるが，食事での脂質摂取量はあまり減少しなかった。一方，調味料としての脂質（野菜のソースやパンにつけるバター）を避けることや肉の摂取を減らすことは受け入れがたいが，総脂質摂取量の減少に最も貢献していた（Bowen, et al., 1993）。前者の研究は，ある製品の類似品への代替は行動の変化ではないことを示唆しており，後者では行動に変化が見られたとしている。別の研究では，食事管理に失敗した参加者が多かったが，続けられた人は脂質の味を好まなくなったことが報告されている（Urban, et al., 1992）。**私たちは食べたいものを食べるが，食べているものを好きになることもある**ということは明白である。選択した行動変容を十分に続けると新しい食物を好きになり，食べることが楽しみとなることをプログラム参加者に気づかせよう。

7　個人の食に関するポリシー

栄養教育の究極のゴールは，本章で述べてきたような自己制御のプロセスを用いながら，食物選択や行動を学習者自身でコントロールできるようになることである。自己制御のプロセスは，学習者が個人的な行動だけでなく，自身が食物選択をする場である環境にも影響を及ぼせるようなスキルを展開するのに役立つ。学習者が，自身の食事の選択や食行動を導く食に関するポリシーを決める上での助けにもなる。例えば，朝食を欠かさない，昼食には毎回野菜を食べる，デザートは週1回にする，手に入る時やファーマーズマーケットが開かれる季節には有機栽培や地場産の食物を買う，ファストフード店で食べる（週1回でもよいし，回数にはこだわらなくてよい），といったことを決められる。食に関するポリシーは，従っている原則に沿って決定を下す際の手引きになるであろう。

8　社会的状況のマネジメント

1人で食事をすることが多くても，ほとんどの食事は社会的状況の中で起こる。例えば，食品を購入する際には家族のニーズを考慮しなくてはならない。例えば，母親が脱脂乳を飲もうと決めても家族が脂質の入った普通の牛乳を飲みたがることがある。この場合，母親は両方の牛乳を買うべきであろうか？　スペース的に，両方を置いておけるであろうか？　家族がハンバーガーやフライドポテトを食べたいと思っていて，母親がもっと植物性の食物や全粒粉を中心とした食事にしたいと思った場合，母親は2種類の食事をつくるであろうか？　もしくは，自分の食事だけを調理し，家族には自分で準備させるであろうか？　母親は，自分の健康についての希望と，家族との良い関係を維持したいという希望との間で折り合いをつけるであろう。もちろん，小さな子どものいる母親にも，子どもを育てる上で励みやスキルが必要である。こうした場合には，自分と同じ立場の人々と出会い，考えや課題のほか，克服の仕方を共有できるようなファシリテートのあるグループ討議が役立つであろう。栄養教育者は，このプロセスにおいて貴重な手助けを行うことができる。

　実行段階で行うセッションやプログラムの構成要素で役立つ教育的戦略と活動については，図11-1（p. 283）を参照のこと。

| C | 次は皆さんの番 |

　さて，本章で述べた内容は，参加者やプログラムによって決まった行動のゴールやゴール意図を達成する上で，適した教育戦略を選択したり，学習体験を設計したりする際に活用できる。前章で述べたように，こうした戦略は，進行計画を準備するための指示として順序立てるとよい。私たち栄養教育者は，参加者の年齢を問わず，実際の集団活動で使われる場合にも，特に形式の定まっていない活動の場合も含め，すべての場面において，作成された計画を**学習計画**や**教育計画**と呼ぶ。ここまでで，学習体験や活動の設計はとても流動的なプロセスであり，活動の設計，その順序，それに教育目標の間を行き来しながら進んでいくことがわかったであろう。さらに，質問紙調査の後にも，活動を変えたり再整理したくなることも考えられる。

　前章で述べたように，はじめに学習計画の概要を表にするとよいであろう。表形式にすると，行動変容や設定した教育目標の潜在メディエーターに漏れがないか，活動の学習領域や複雑さのレベルが適切かどうかを見直すことができる。

　この表をもとに実際のセッションを行うこともできるが，グループ参加者といっしょに用いる場合は，説明的な授業計画に変える必要があるであろう。栄養教育者が，自身の状況に合わせて新しいひな型を設計するのもよい。どのような形式の指導であっても，はじめに表を作成することは，栄養教育者の戦略を概観するためにも，これまでに有用であった戦略が組み込まれているかをチェックするためにも重要である。

　1つのセッションで扱う事柄が多くなりすぎないように注意しなくてはならない。私たちは，知っていることや熱中していることをすべて，学習者と共有したいと思ってしまいがちである。しかし，学習者は，情報が多すぎると一度に処理できないのである（Achterberg, 1998）。一度のセッションで焦点を合わせるのは，行動のゴール関連の最重要テーマを1つ，裏づけとなる概念（一般的な教育目標）を2〜4つ，特定の理論に基づく戦略（特定の教育目標）を多すぎない数だけにしよう。大雑把であるが，皆さんが必要と考える時間の2倍の時間をかけて，半分の内容を扱うと考えると手っ取り早いであろう。

　授業に，セッションで行う一度限りの行事以上の価値をもたせるためには，学習者に対して，設計した全活動について幅広く質問紙調査を行うのがよい。食物を使う場合は，味が受け入れられるか，実行可能か，また，レシピや準備の手順を試しておこう。フォーカスグループや直接観察，インタビューを行う場合は，活動が学習者に受け入れられるか，効果があるか確かめておこう。

◆◆◆◆◆◆　**演習問題**　◆◆

1. 効果的な栄養教育介入のために，ゴール設定や実行計画の作成が重要な理由を論じよう。
    a. 効果的な実行のゴールの3つの特徴は何か。
    b. ゴール設定を可能にする実際の方法を書き出そう。
2. 自己制御スキルを高める特定の教育活動か学習体験を3つ書き出そう。
3. 練習として，10代の女性がカルシウムを多く含む食物の摂取を増やす能力を高める場合の，次に示す潜在メディエーターに関する教育の**戦略**を述べよう。各戦略について，少なくとも1つ，教育活動か学習体験を示そう。

第 12 章　ステップ 5b：理論的な教育的戦略を設計し，実行に移す力を引き出す潜在メディエーターに働きかける

行動を起こすための 潜在メディエーター	教育的戦略	教育活動または学習体験
知覚された セルフエフィカシー		
ソーシャルサポート		
行動のきっかけ		

文　献

Achterberg, C. 1998. Factors that influence learner readiness. *Journal of the American Dietetic Association* 88:1426-1428.

Anderson, A.S., D.N. Cox, S. McKellar, J. Reynolds, M.E. Lean, and D.J. Mela. 1998. Take Five, a nutrition education intervention to increase fruit and vegetable intakes: Impact on attitudes towards dietary change. *British Journal of Nutrition* 80(2):133-140.

Armitage, C. 2004. Evidence that implementation intentions reduce dietary fat intake: A randomized trial. *Health Psychology* 23:319-323.

Bandura, A. 1986. *Foundations of thought and action: A social cognitive theory*. Englewood Cliffs, NJ: Prentice-Hall.

―――. 1997. *Self-efficacy: The exercise of control*. New York: WH Freeman.

Bargh, J.A., and K. Barndollar. 1996. Automaticity in action: The unconscious as repository of chronic goals and motives. In *The psychology of action: Linking cognition and motivation to behavior*, edited by P.M. Gollwitzer and J.A. Bargh. New York: The Guildford Press.

Barnard, N.D., A. Akhtar, and A. Nicholson. 1995. Factors that facilitate compliance to a low fat intake. *Archives of Family Medicine* 4:153-158.

Bisogni, C.A., M. Jastran, L. Shen, and C.M. Devine. 2005. A biographical study of food choice capacity: Standards, circumstances, and food management skills. *Journal of Nutrition Education and Behavior* 37:284-291.

Bowen, D.J., H. Henry, E. Burrows, G. Anderson, and M.H. Henderson. 1993. Influences of eating patterns on change to a low-fat diet. *Journal of the American Dietetic Association* 93:1309-1311.

Brunner, E., I. White, M. Thorogood, A. Bristow, D. Curle, and M. Marmot. 1997. Can dietary interventions change diet and cardiovascular risk factors? A meta-analysis of randomized controlled trials. *American Journal of Public Health* 87:1415-1422.

Burrows, E.R., H.J. Henry, D.J. Bowen, and M.M. Henderson. 1993. Nutritional applications of a clinical low fat dietary intervention to public health change. *Journal of Nutrition Education* 25:167-175.

Cox, D.N., A.S. Anderson, J. Reynolds, S. McKellar, M.E.J. Lean, and D.J. Mela. 1998. Take Five, a nutrition education intervention to increase fruit and vegetable intakes: Impact on consumer choice and nutrient intakes. *British Journal of Nutrition* 80(2):123-131.

Cullen, K.W., T. Baranowski, and S.P. Smith. 2001. Using goal setting as a strategy for dietary behavior change. *Journal of the American Dietetic Association* 101:562-566.

Gollwitzer, P.M. 1999. Implementation intentions: Strong effects of simple plans. *American Psychologist* 54:493-503.

Grieve, F.G., and M.W. Vander Weg. 2003. Desire to eat high- and low-fat foods following a low-fat dietary intervention. *Journal of Nutrition Education and Behavior* 35:93-99.

Kristal, A.R., A.L. Shattuck, and H.J. Henry. 1990. Patterns of dietary behavior associated with selecting diets low in fat: Reliability and validity of a behavioral approach to dietary assessment. *Journal of the American Dietetic Association* 90:214-220.

Levy, J., and G. Auld. 2004. Cooking classes outperform cooking demonstrations for college sophomores. *Journal of Nutrition Education and Behavior* 36:197-203.

Locke, E.A., and G.P. Latham. 1990. *A theory of goal setting and performance.* Englewood-Cliffs, NJ: Prentice-Hall.

Mattes, R.D. 1993. Fat preference and adherence to a reduced fat diet. *American Journal of Clinical Nutrition* 57:373-377.

Pelican, S., F. Vanden Heede, B. Holmes, et al. 2005. The power of others to shape our identity: Body image, physical abilities, and body weight. *Family and Consumer Sciences Research Journal* 34:57-80.

Satia, J.A., A.R. Kristal, R.E. Patterson, M.L. Neuhouser, and E. Trudeau. 2002. Psychological factors and dietary habits associated with vegetable consumption. *Nutrition* 18:247-254.

Schwarzer, R., and B. Renner. 2000. Social cognitive predictors of health behavior: Action self-efficacy and coping self-self-efficacy. *Health Psychology* 19:487-495.

Shilts, M.K., M. Horowitz, and M. Townsend. 2004. An innovative approach to goal setting for adolescents: Guided goal setting. *Journal of Nutrition Education and Behavior* 36:155-156.

Thoresen, C.E. 1984. Strategies for health enhancement overview. In *Behavioral health: A handbook of health enhancement and disease prevention*, edited by J.D. Matarazzo, S.M. Weiss, J.A. Herd, and N.E. Miller. New York: John Wiley & Sons.

Urban, N., E. White, G. Anderson, S. Curry, and A. Kristal. 1992. Correlates of maintenance of a low fat diet in the Women's Health Trial. *Preventive Medicine* 21:279-291.

Wiman, R.V., and W.C. Mierhenry. 1969. *Editors, educational media: Theory into practice.* Columbus, OH: Charles Merrill.

Zeitlin, M. and C.S. Formacion. 1981. *Nutrition in developing countries. Study II. Nutrition education.* Cambridge, MA: Oelgeschlager, Gunn, O'Hain.

第13章

ステップ5c：実行の潜在的な環境メディエーターに働きかけるような戦略を設計する

Step5c: Design Strategies to Address Potential Environmental Mediators of Action

本章の概要

　学習者がプログラムのねらいとする行動または習慣を実行に移す際の潜在的な環境的サポートに働きかけるような，戦略の設計について述べる．第6章が特に参考になるであろう．

本章のねらい　読み終えた時に，以下ができること．

- 介入の目標となる実行，行動または実践の潜在的な環境メディエーターに働きかける際の，一般的な戦略について説明する．
- 意志決定者と政策立案者の連携の重要性を認識する．
- ステップ1で特定した，ゴールとする行動の潜在的な環境メディエーターの中から，環境的サポートの改善をめざす介入でねらいを選択する．
- 理論と，最新の栄養教育についての研究，および既存の評価プログラムを使用して，ステップ4で述べた適切な環境的サポートの目標に働きかけるような，個別の戦略を設計する．

A　はじめに

　第12章（p.308～）において，学習者が意図と行動との落差を埋める上で役立つ方法として，ゴールを設定し，前もって計画を立て，日課となる行動（ルーティン）を考案し，実行や行動に関する個人的なポリシーを策定するよう奨励することが重要であると述べた。この過程によって関与が増えるため，学習者はすべての状況について，毎回決定を下す必要がなくなり，労力が減る。意図と行動との落差を埋める，もう1つの方法は，目標とする行動のための環境的サポートを促進し，学習者が行動するような**機会**と**支援**を増やすことであり，これが本章の目的である。先述のように，社会経済学的アプローチ（McLeroy, et al., 1988; Green & Kreuter, 1999; Gregson, et al., 2001）では，介入は，行動変容の個人的・心理社会的メディエーターだけではなく，健康への影響をより高めるため，個人間，組織，地域および政策の影響圏内における因子に対しても実施する。

　一部の研究者により，人は，意識的・無意識的過程を通じて環境の影響を受けることが示唆されている（Kremers, et al., 2006）。意識的な過程は，心理社会的認知を通じて行動に大きな影響を与える。例えば，周囲に健康的な食品がない場合にはセルフエフィカシーが低下し，高価であれば健康的な食品への否定的態度が生まれることになる。このような認知の変革は，意図・行動変容のメディエーターになり得る。無意識的な過程は，環境と行動のつながりによって環境から自動的に引き出される「無意識的」，すなわち自動的な行動手順に沿って進行する。この手順の存在理由は，人の限りある認知能力を，生活のあらゆる面で自動的な過程によって四六時中考察し，選択し，対処する必要から解放することである。人は，自動的かつ無意識に，環境が出す合図に反応して行動を起こす。例えば，朝食の時間になれば深く考えもせずにドーナッツに手を伸ばしたり，テレビでCMの時間になれば冷蔵庫に軽食を取りに行ったりする。このように，意欲や知識，そしてスキルがあっても，環境への自動的な反応や環境的な障害のため，行動を起こすことが困難になる場合が多い。このため，栄養教育を効果的に進めようとすれば，環境に取り組まなくてはならないのである。

　栄養教育者は，プログラムで焦点を合わせる行動のための環境的サポートを強化する上で，主に次の2つの実践的アプローチを用いることになる。

　1つは学習者に対する直接的役割であり，もう1つは間接的な役割で，学習者の行動を支援するため，環境を変革することを目的とする他者との連携である。直接的な役割には，栄養教育者が学習者に向けた情報的サポートおよびソーシャルサポートを創出するために使用する戦略が含まれる。これには，プログラム参加者のためのサポートグループの育成，ピア・エデュケーターとの協力，学校や職場ベースのプログラムを支援する家族という要素の強化，行動を強化し社会規範を変容させるような情報環境の整備が含まれる。

　間接的役割は，食品やサービスの提供者（食料援助プログラムや公衆衛生当局など），および都市や州レベルの政策立案者のように，他領域で意志決定力と権威をもち，プログラム参加者の生活に影響する人々と栄養教育者が協力することで果たされる。こうした人々やグループは，健康と栄養状態のゲートキーパーと見なすことができる。この場合，私たち栄養教育者の役割は，プログラムで焦点を合わせる問題の重要性について協力者を教育し，関連する食環境変容の協力体勢を打ち立てることである。

　学校や職場の給食管理者，地域社会の指導者などを協力者とする場合，「教育」は合議的で，完全に非公

図 13-1　地域社会における栄養教育のロジックモデル

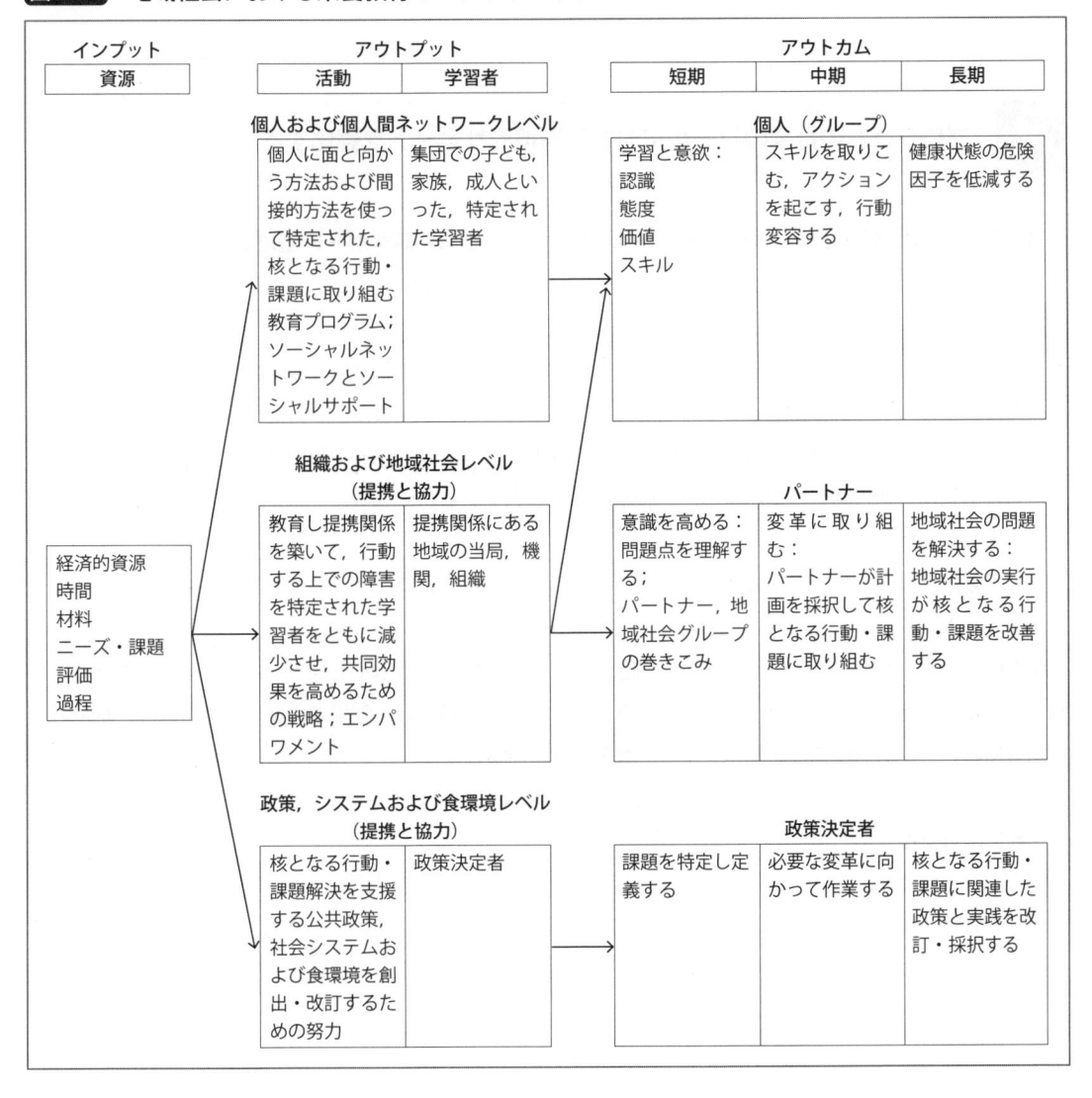

インプット	アウトプット		アウトカム		
資源	活動	学習者	短期	中期	長期

個人および個人間ネットワークレベル

			個人（グループ）		
	個人に面と向かう方法および間接的方法を使って特定された，核となる行動・課題に取り組む教育プログラム；ソーシャルネットワークとソーシャルサポート	集団での子ども，家族，成人といった，特定された学習者	学習と意欲：認識 態度 価値 スキル	スキルを取りこむ，アクションを起こす，行動変容する	健康状態の危険因子を低減する

組織および地域社会レベル（提携と協力）

			パートナー		
経済的資源 時間 材料 ニーズ・課題 評価 過程	教育し提携関係を築いて，行動する上での障害を特定された学習者をともに減少させ，共同効果を高めるための戦略；エンパワメント	提携関係にある地域の当局，機関，組織	意識を高める：問題点を理解する；パートナー，地域社会グループの巻きこみ	変革に取り組む：パートナーが計画を採択して核となる行動・課題に取り組む	地域社会の問題を解決する：地域社会の実行が核となる行動・課題を改善する

政策，システムおよび食環境レベル（提携と協力）

			政策決定者		
	核となる行動・課題解決を支援する公共政策，社会システムおよび食環境を創出・改訂するための努力	政策決定者	課題を特定し定義する	必要な変革に向かって作業する	核となる行動・課題に関連した政策と実践を改訂・採択する

式なものである場合が多い．すなわち，個人的な会合，提携候補者への提示，対策委員会の会合といった活動を通して行われるのである．また，協力者や協力組織にプログラムの目的の重要性を認識してもらえれば，必要に応じてスタッフに専門性を身につけてもらうなどして連携することができる．

　教育は，直接的手段・間接的手段の両方で行われることが多い．例えば，中心となる学習者が子どもであれば，保護者向けの教育プログラムを開発したり，学校保健指針委員会でパートナーとして協力するといった支援方法が考えられる．

　図 13-1 は，地域社会の栄養教育において考えられるロジックモデルであり，様々なレベルで目標行動に影響を及ぼす活動の種類を要約したものである．プログラムの設計には，個人間や，組織・地域社会レベルにおける活動が関わってくるため，本章ではそうした活動を中心に述べる．

　活動を考案する際，プログラムゴール行動達成のために，ステップ4で描いた潜在的な環境的教育・サ

第Ⅱ部 ● 実践における研究と理論の活用：栄養教育を計画するための手順モデル

ポート目標の中から，時間と資源の許す範囲での活動を特定しよう。環境メディエーターは個人の周りに存在し，プログラムゴール行動に影響を与えるものである。

B　プログラムの行動のゴールに対する環境的サポートを強化する

理論に基づく戦略を設計し，個人間のソーシャルサポートと情報的サポートを強化する

　栄養教育者は，行動における潜在的な環境メディエーターであるソーシャルサポートに取り組むことによって，支援的環境を強化することができる。この取り組みにおいては，授乳率の向上と期間の延長（例：家族を介入に関与させることによって）といったプログラムのゴールとなる栄養・食関連行動目標の支援強化のために既存のソーシャルネットワークを強化することをめざす。また，実行を望むプログラム参加者を支える新しいネットワークの形成，ならびに行動の推進，きっかけとなる情報的サポートの提供もめざす。こうした活動は，個人間レベルのサポート戦略と考えられている。

1　教育活動を通じ，既存のネットワークをプログラム参加者にとってより協力的なネットワークに変える

　現在のソーシャルネットワーク参加者に働きかけて，より協力的なネットワークに変えるような活動を計画することができる。ここでいうネットワークには，学校の保護者会，職場の従業員組合のほか，地域社会や組織において定期的に会合をもつグループなどが含まれる。

① 親による支援

　学校で行う学齢前または学齢児童向けプログラムの場合，保護者は児童にとって外部の存在になり，児童の外部環境の一部と見なされる。この場合，保護者は，第11章（p.277〜）と第12章（p.308〜）で述べた新しい「学習者」にあたるため，保護者向けの総合的・個別的教育目標を文書で示し，児童向けの課程と同様の教育活動を計画する必要がある。

　最も総合的なアプローチは，子どもたちが健康的なものを食べてみようとすることを保護者が支援できるように，子どもと保護者がいっしょに参加するセッションを計画することである。この講座は，ステップ1（p.206〜，第7章）とステップ2（p.226〜，第8章）の評価と，ステップ4（p.260〜，第10章）の達成目標に基づいて行う。著者らは，中学生における野菜・果物の摂取量増加についての事例に取り組んでいる。保護者向けプログラムの例を，章末のケーススタディ（p.345）で示す。

　ほとんどの地域社会において保護者は多忙であり，栄養教育講座に出席してもらうのは容易ではないと考えられる。このような場合には，別の方法を用いたり，スケジュールに合わせて別の教育活動を考案したりする必要がある。こうした教育目標は慎重に見極めなければならない。一般に，別の教育目標と類似したものになる。つまり，意識や関心を鼓舞し，栄養・食に関連する知識と技能を提供し，プログラムで目標にしている食品を入手しやすくすることなどによって，プログラムに対する保護者の支援を引き出すという目標である。

　小学校におけるプログラムでは，保護者の参加も必要な家庭活動の効果がたいへん高い。家族が活動の要

点を蓄積すれば，刺激や補強になる。10代の若者向けのプログラムでは，学校からの郵送物とともに，目標とする食品を描いたカラフルなパンフレットを配布するとよいであろう。

また，活動やレシピ，割引券，目標行動の有益性を説明する特別版のニュースレターや，月ごとの食に関するアドバイスを付したカレンダーの配布も効果的であろう。さらに，PTAの会合での試食品の提供や，マスコミの報道や活動についての情報提供，カラフルなパンフレットの配布を行うのもよいであろう。この際には，教育目標を明確にしておく必要がある。

② 成人への，家族による支援

職場や外来患者向けクリニックにおけるプログラムでは，家族向けの教育活動を行うのが効果的である。野菜・果物，または飽和脂肪酸の少ない食品の摂取を増やすといった，必要な活動または望ましい活動を行おうとする学習者の試みを支援する家庭環境づくりに役立つ教育である。自宅学習プログラムを文書にし，職場で学習者に配布したり，家族向けのニュースレター，プログラム目標と関連する家族向け活動を組み込んだ，休日の家族ぐるみのパーティやピクニックといった活動は，効果のあることが明らかになっている。どの活動においても，達成目標を定め，活動目的が明確になるようにしておく必要がある。

③ ソーシャルサポートとしてのピア・エデュケーター

第6章（p.177～）で述べたとおり，ピア・エデュケーターは，学校や，栄養・食教育プログラム（EFNEP）では低所得家族や高齢者向けに，さらに母乳育児促進といった様々な場で利用されてきた。

ピア・エデュケーターの役割は，セッションの講師や手本になることだけでなく，ソーシャルサポートを提供することでもある。

栄養教育者は専門家として，ピア・エデュケーターが理解しやすいように，プログラムの目的や内容を整備しなくてはならない。ピア・エデュケーターは，新しい教育対象としての学習者であるため，一連の達成目標を明らかにし，理論に基づく適切な教育的戦略を設計して訓練する必要がある。

2 変革を支える新しいソーシャルネットワークを形成する

ソーシャルサポートは，体重管理グループや保健センターのHIV支援グループ，料理教室，プログラム参加者向けの行動変容講座など，新しいソーシャルグループの形成という形で健康介入に組み込まれることが多い。

プログラムにより，介入に参加する学習者が助け合える新しいソーシャルネットワークを生み出すことも可能である（例：ウォーキングの会，2人一組で助け合うバディシステム）。

① 支援グループ

栄養プログラムにおいて，学習者が会って助け合う機会を系統立てることによってソーシャルサポートを創出するのはよくあることである。栄養教育のレビューにより，このような構造化されたソーシャルサポートが栄養教育の効果を高める主要要因の1つであることが確認されている（Ammerman, et al., 2002）。体重減少介入は，日課となる行動（ルーティン）としてソーシャルサポートグループを組み込んでいる（例：Weight Watchers）。

ソーシャルサポートグループは，学校，職場，および地域社会における介入にも組み込まれている。ソーシャルネットワークを通じてソーシャルサポートを増やすことにより，下記に述べるサポートのうち，いくつかが増えることになる。

- **精神的サポート**：共感，思いやり，愛情，信頼の表出
- **情報的サポート**：アドバイスと提案
- **評価的サポート**：自己評価に有用な情報
- **手段的サポート**：具体的な支援と資源

ソーシャルサポートグループのセッションは，単に集まって語り合うのではなく，慎重に考案し，円滑に進めなければならない。セッションの教育目標を書き出し，各目標について活動を考案して，教育プランを作成しなくてはならない。さらに，セッションの進行には円滑な会話と相互支援が欠かせない。

ソーシャルサポートグループの構造または検討項目には，通常，下記のものが含まれる。

- 学習者は，前回のセッションが行われた週もしくは期間に，成功や挑戦（成功に焦点を合わせる）という観点で行った行動を共有する。
- グループメンバーは，豊富な経験をもとに支え合う。
- 栄養教育者は，必要に応じて話題内容を提供し，学習課題を考案し活発な関与を促して，サポートを続ける。
- ワークシート，プリント，試食会のほか，可能であれば料理講習会を行う。
- 活動計画の作成や，次回のセッションの目標設定のための時間を別枠で設けておく。

グループリーダーが栄養教育者でない場合には，上記の情報をすべて盛り込んだリーダー向けのマニュアルを作成し，学習者向けにもマニュアルを作成しておく。さらに，学習者には毎回，セッション内容のプリントを配布する。

セッションの間，栄養教育者の役割は，話し合いを円滑に導くための進行役である。なお，栄養教育者は，栄養・食情報については専門家であるが，学習者の生活についての専門家は，学習者自身である（学習者が非常に博識な場合もある）。学習者は，これまでの経験と専門知識を携えてセッションに臨む。学習者が話し合い，会話が生まれるように導かなくてはならない。グループメンバーに不足している部分ではなく，強みに基づいて進行しよう。

② 相互支援

バディシステムやウォーキングの会をつくったり，アイデアや経験，資源を共有するメーリングリストをつくったり，いっしょに食事をして学習内容を実践することを通して，プログラム参加者が助け合うことを推進するのも，ソーシャルサポートの育成にあたる。

3 プログラムの行動面のゴール達成のための情報的サポートを創出する

プログラムの行動目標達成を支援するため，行動のきっかけとなる情報を公開し，環境的サポートに役立てることができる。

例えば，食料品店や職場における，野菜・果物や低脂質食品といった目標食品選びの要点として，ラベル表示の決まりを設けるという方法があげられる。さらに，プログラムのメッセージを書いたキーホルダーを配布したり，カフェテリアなどの，プログラム参加者が食事するテーブルにチラシやパンフレットを置くのもよい。

公共スペースにおける情報は，プログラムの行動面の目標を支援する社会や地域において，当たり前と見なされる水準を確立する上で役立つ。

例えば，小児科診察室の母乳育児についてのポスターや，レストラン，会社の食堂，保健センターおよびコミュニティセンターの野菜・果物を食べることについてのポスターは，そのような行動を当たり前と見なす社会づくりを促す。地域社会における広告看板も当然と見なされる水準の確立に役立ち，行動のきっかけとなる。ほかには，ラジオや雑誌等のメディアを通じたプロモーションも，介入が目標とする行動変容を支援できる。

C 連携と提携を通じて，支援的な政策，システム，食環境変革活動を設計する

栄養・食についての重大な懸念の多くは，栄養教育者の努力だけでは対応できないことが明白になってきている。行動変容には個人間の支援や各個人の行動だけでなく，組織および地域社会レベルの支援が必要である。そのため，私たち栄養教育者は，他者と協力して過体重の予防や慢性疾患リスクの低減，食品の危険性の低下，野菜・果物摂取の増加，地産地消の増加といった問題に取り組まなくてはならない。プログラムの計画に際しては，食品やサービスの提供者および政策決定権や権力のある人と協力して，施設・組織レベル，および地域社会レベルで，プログラムの行動目標を支援する食品を容易に入手できるように配慮する必要がある。このように，学校や職場，コミュニティセンター，スープキッチン，フードバンク，スーパーマーケットなどの栄養教育介入の場で提供される食品を変えるには，私たち栄養教育者が提携者と連携して，政策，制度，および食環境を変えなくてはならない。

このような場で変革を起こすには，意欲を高める段階と実行の段階の両方における教育活動が必要であり，その際には，食品サービス提供者，行政官，または施設管理者，あるいは組織や地域社会の政策立案者等の新しい学習者が対象になる。この場合，専門性を高める勉強会や刺激が重要になるであろう。提供される食品を変革するには，組織の方針や労働組合の規則を変え，食品サービス従事者が変革を行えるようにしなくてはならない。これには交渉や支援運動が必要である。また，食品の変革には，学校などの施設を物理的に変革し，実際にその場で食事の調理や下準備ができるようにしなくてはならない。この変革には資源（資金）と集団の行動が必要である。家族のほか，PTAや地域グループ，市議会，健康に関連するボランティア組織（例：心臓財団，がん協会）といった地域組織も，プログラムの新たな学習者となり，中心となる学習者の行動面のゴールを支援してくれるであろう。

1 連携，提携，集団レベルのエフィカシー

連携は，「多様で，それぞれが自立的な活動をしている団体や個人が共同で主導権を発揮し，共通の懸念に取り組み，または別の方法で共通の目標を達成する流動的プロセスであり，相互利益，相互依存，互恵主義，調和した行動，および共同制作」と特徴づけられる（Rosenthal, 1998）。関与の程度によって，連携の範囲は，共同・協調といった緩やかなネットワークから完璧な連携までと幅広い。連携は，栄養の分野において長年実践されてきた。例えば，栄養教育者は学校給食従事者や，Food Stamp プログラム，WIC プログラム（妊婦と乳幼児プログラム），高齢者向け集団給食プログラムなどの食料援助プログラムと連携し，栄養教育を実施してきた。栄養教育者は，健康推進プログラムにおいて公衆衛生局と連携したり，農業と学校のつながりをめざすプログラム（farm-to-school programs）や，学校や地域社会における自家栽培プロジェクトに携わる地域グループと連携することもできる。

また，連携には広範囲の構造的関係が含まれ，様々な名称がある（Rosenthal, 1998; Gregson, et al., 2001）。こうした名称は，別の名称を使っても差し支えない場合が多いため，正確な名称を用いることは重視されない。こうした連携の例として，ある目的や，多面的な冒険的事業のために結ばれる**戦略的提携**があげられる。この提携は，組織の自己利益と実用主義のために結ばれ，長期の提携と短期の提携がある。パートナーの固有の資源と専門知識が蓄積されれば可能性が広がり，各部分の合計よりも大きな成果が得られる。パートナーは，責任と努力，生産したものの所有権を共有する。もう1つの例として，組織や公共機構，部門が包括的アプローチを開発するために融合する**連立**または**共同体**である。この体制では，焦点は社会的変革，権限付与，コミュニティ構築に合わされ，活動としては計画立案，地域社会の組織化，提案，プログラム開発があげられる。

また，**サービス統合協力**という例もある。この体制では，統合は政策または行政レベルで行われ，サービスシステムは特定の領域や集団に合わせて統合される。さらに，様々な関係者と様々な見解が存在する複雑な問題を解決するために**問題解決協力**が行われることもある。問題点を探求し，提言を作成するために形成される作業部会は，この一例である（Rosenthal, 1998）。協力によっては，非常に緩やかなものも，相互に法的処置を備えたものもあり，共通の運営団体が存在する場合もある。

本書では，栄養教育が関わる多様な企画を説明するのに，**連携**（collaboration）や，**提携**（partnership）という用語を使う。農務省の Team Nutrition プログラム（チーム栄養プログラム，www.fns.usda.gov/tn/Healthy/index.htm）は，特定の学校に栄養教育と健康的な食品を導入するために地域社会で取り組んでいるグループ間の連携の例である。連携体制によって形式的手続きも様々である。プログラム中の多様な活動は，ウェブ上で紹介されている。

連携は，集団レベルのエフィカシーにつながる。集団は計画を立てて，特定の問題に取り組み，個別の目標を達成する（各学習者のためのゴール設定と似た面もある）。集団である問題点に変革を起こすことができると，メンバーはセルフエフィカシーを感じ，ほかの問題にも取りかかろうという心構えができる。

連携では，材料や人の知識，技能および，小集団では不可能な方法で，望ましい目標を達成するための熱意を結集させることができるが，同時に，費用がかかる。連携の取り組みは複雑で，時間と努力が必要である。また，連携の成功には次のものが欠かせない（Rosenthal, 1998）。

- 合意に基づく，共有の理想像と使命感。これらは，話し合いと交渉，問題解決を通して一致した意見に

よって得られる。
- メンバーにとって重要な，特有の目的。
- 個別的で自信を引き出す，明白な課題。
- 生産性とエフィカシーの感覚。
- チーム形成と衝突の解決を促進する能力のあるリーダー。
- 意志決定への多くの賛同を得た関与。
- 開放的で頻繁なコミュニケーション。
- 参加することで生じる利益。
- 信頼，開放性，尊敬に基づく関係。
- 権力の共有。
- 十分な資源。

　皆さんのプログラムは，ほかのグループとの連携によってさらに強化できる可能性がある。実際に，プログラムでの環境的サポートの部分には，提携が必要な場合もある。例えば，学校での栄養教育カリキュラムの環境的変革という目標には，学校給食従事者や学校管理者，おそらくPTAとも提携することが必要であろう。同様に，職場などの場において食品を変革するには，まず栄養教育者による教育を行い，次に，状況に合わせて食品販売者との提携に進む必要があることが多い。第10章（p.260）では，プログラムの環境的サポート目標を書き出してもらったが，ここでは，目標を実行に移す方法について述べる。

2　学校における食に関するポリシーと食環境活動

　アラカルト（一品料理）の食品や，軽食や飲料を自動販売機で購入できる学校の生徒は，昼食での野菜・果物の消費が少なく（Cullen, et al., 2000, 2004），1日を通して見ても野菜・果物が少なく，飽和脂肪酸の摂取が多い（Kubik, et al., 2003）。このことから，食環境を変えることは，学校での食事提供，自動販売機，自由選択の提供方式，学校売店で扱う食品の種類，資金集めプログラムや，教師からの褒美として用いる食品といった，様々な現場で変化を起こすことでもあるといえる。第6章（p.177）で論じたように，こうした変化はいずれも，達成が困難である。校長や給食従事者，教職員組合，保護者会など，様々な人が各現場に対する意志決定権や権威を有しているため，様々な現場に変革をもたらすには，様々な人と提携しなくてはならないのである。
　現在，法律によりアメリカ全体で取り組んでいる学校給食プログラムに参加しているすべての地域は，ウェルネスのポリシーを策定し，実施しなくてはならない。

- 授業のある日に学校内で入手できる全食品の栄養ガイドラインを含んでいること。
- 生徒の健康促進のための栄養教育，身体活動などの学校活動の目標を含んでいること。
- ポリシーの実施状況の測定（判定）計画を含んでいること。
- ポリシーの整備には，保護者，生徒，学校給食関係者，学校委員会，行政者や一般市民の代表者が参加すること。

学区が上記のようなポリシーを考案していても，計画の一部が不完全であったり，各学校で実施しきれないこともある。ポリシーは，何度か評価を行ったり，更新することも必要になる。栄養教育者は貴重な資源でもある。

学校と学区は，ポリシー立案中に，様々な役立つ資源を入手できる。アメリカ疾病対策予防センターの，**生涯にわたって健康な食事を促進するための学校保健プログラムガイドライン**（CDC, 1996）では，学校の食環境改善に利用できる種々の戦略が明らかにされている（教育課程のガイドラインに加えて）。農務省による Team Nutrition プログラムでは，包括的な段階に応じた指導法を述べた「**背景を変える：学校の栄養環境を改善する**」（USDA, 2000）がまとめられている。州教育委員会全国協議会も政策資料「Fit, Healthy and Ready to Learn（適切，健康，学ぶ準備は完了）」を作成した（Bogden, 2000）。このほかにも，農務省（www.fns.usda.gov/tn/Healthy/wellnesspolicy_resources.html），アメリカ栄養士会（www.eatright.org），栄養・食組織を併せた栄養と活動のための全国同盟（national alliance for nutrition and activity：www.schoolwellnesspolicies.org）といった多くの栄養・食関連専門組織が，ポリシー展開の提言を行っている。また，学校栄養財団（school nutrition association）は，地域のウェルネスポリシーを報告している（www.schoolnutrition.org）。

学校における介入の領域と期間および資源によっては，健康的な食事を支援するウェルネスのポリシーを実施，改訂，更新する際に，下記の戦略を組み込んでもよいであろう。

① **学校チームと連動し，他者の積極的関与を促進する：学校保健委員会または学校栄養諮問委員会**

保健政策関連の法律制定には，多くの利害関係者の関与が必要である。CDC は，学校栄養ポリシーは，「学校コミュニティに関連するすべての構成員，すなわち生徒，教師，指導者，職員，校長，給食従事者，看護師，カウンセラー，公衆衛生専門家，保護者からのインプットを組み込むこと」を提言している（CDC, 1996）。一般的には，学校栄養諮問委員会，学校保健方針委員会，共同学校保健チームなど，様々な名前で呼ばれる既存の集団と連動することである。学校保健委員会があれば，学校に保健方針が存在する可能性が高い（Brener, et al., 2004）。しかし，そのような公的委員会がすべての学校に存在し，機能しているわけではない（Wechsler, et al., 2001）。

栄養教育者は，アセスメントを行い，学校の食環境を明らかにすることの重要性と有益性を校長に進言することにより，学校の保健方針制定の過程に貢献できる。校長は，学業成績と同様に，健康にも強い関心を抱いているものである。また，PTA と連動し，PTA が委員会の目的や委員の責任に精通するように働きかけることもできる。校長と教師が推薦する生徒を委員に加えることも可能である。このような委員会を構成し維持することは，大きな挑戦である（Kubik, et al., 2001）。また，チームの参加者は，積極的に参加でき，関与し続ける固い意志（決意）のある者でなければならない。

② **学校の食環境アセスメントを実施する**

食に関連する慣例や政策の現状を正確に説明することによって，討議と意志決定の枠組みができる。さらには，皆さんが取り組んでいる学校について，適切な実行計画を策定してウェルネスのポリシーを実行に移し，その後の進展を確認する手段にもなる。CDC の School Health Index（SHI，学校健康指標）（2004a, 2004b），農務省による Team Nutrition プログラムのアセスメントツールである Changing the Scene（現場

を変える）（USDA，2000），CDC と Team Nutrition プログラムの調査票に基づくミシガン州公衆衛生局の Healthy Schools Action Tool（HSAT），健康的な学校づくりのための行動ツール，（Michigan Department of Community Health, 2005）など，プロセスに役立つアセスメントツールが広く利用されている（ステップ 1 の評価の一部にも利用できる）。これらの方法はきわめて一般的なものであり，栄養問題や身体活動への参加度，質の高い食事，楽しい食経験といった広範囲に及ぶポリシーの情報を得ようとするものである。より的を絞った情報を得る必要が出てくる場合もあるであろう。学校における最新のウェルネスのポリシー実施状況が不十分であれば，下記の質問も利用できる。TEENS 介入（Kubik, et al., 2001）で用いられたものである。

- 食に関するポリシーを成文化しているか。その中で栄養に焦点を合わせているか。
- 活動中の栄養諮問委員会，または健康諮問委員会があるか。
- 清涼飲料についてのポリシーを定めているか。
- 教師と職員は，食品を褒賞や刺激として使用しているか。
- 食品を資金集めの手段にしているか。
- 食品の販売促進活動や広告を認めているか。
- すでに優れた栄養ウェルネスポリシーがある場合，そのポリシーは実行されているか。ポリシーの実施状況はどのように確認しているか。

　必要なデータを集めるには，様々な方法がある。なかでも，学校の栄養諮問委員会，学校保健方針委員会，または健康活動チームによる評価が最適であろう。栄養教育者は，集団がアセスメントツール（ポリシーが実施されている場合には確認ツール）の開発・適用を行うことを支援する。または，上記のような質問をもとに，校長や副校長など，重要な情報提供者の話を聞く。さらに，給食や自動販売機，学校の売店，またはカフェテリアでの競合食品など，様々な場の食品や飲料を直接観察することが望まれるであろう（Kubik, et al., 2001）。このことから，皆さんのプログラムにおいて重要な行動に関する情報のみを対象とした，非常に単純な符号体系を考案する必要が出てくる。例えば，野菜・果物の摂取を増やし，脂質の摂取を減らすことをめざす TEENS 介入では，推奨する食品，推奨も制限もしない食品，制限する食品の一覧表を用意し（Kubik, et al., 2001），符号体系に従って様々な場における食品の特徴を示している。

③　実行計画を作成する

　ポリシーの実施であれ改訂であれ，この段階におけるグループの任務は，収集した学校の栄養・食品評価データを解析し，共通の理想像を設定し，改善すべき領域を特定して，実行計画を立てることである。行動としては，健康的な食品を確実に入手できるようにすること，不健康な食品に対する健康的な食品の割合を高めること，価格設定の実践を推進すること，競合する食品と飲料の契約についてポリシーを定めること，教室で教師が生徒をほめる際に，食品以外を用いる方法を考えることがあげられる（Kubik, et al., 2001; Kramer-Atwood, et al., 2002）。栄養教育者の役割は，専門家として関連する研究データを提供し，課題を通じての思考と選択を援助することである。この際，ステップ 3（p. 240～，第 9 章）で明確にした栄養教育プログラムの理念が重要になる。例えば，学校では，選択は生徒に委ねたままで，競合する食品や飲料の

栄養基準を設け，不健康な食品を入手できないようにしたり，代わりの食品を仕入れたりしているであろうか（Kubik, et al., 2005）？

④ 計画を実行に移す

　チームは，創造性が高く，管理しやすく，有意義な活動を考案し，プログラムのゴールとなる行動を支援する。例えば，TEENS 研究では，栄養諮問委員会は，学校の売店で提供される品目の 50％ を「推奨食品」一覧表に記載されているものにすべきというポリシーを定めている。さらに，教師が生徒に褒賞を与える際には，高脂質で糖分の多い食品ではなく，学校のカフェテリアで使える，ベークドチップス（揚げてないポテトチップス），果物，低脂質のデザート類といった「健康的な食品」の引換券を与えたり，健康に良い選択についてのメッセージを伝えるポスターを作製して掲示することもポリシーとして定めている（Kubik, et al., 2001）。栄養教育者の役割は，専門的な支援と助言を提供することである。

　食に関するポリシーを実行に移す際には，障壁があることに注意しなければならない。ポリシーに反対する者は様々な理由で異を唱え，特に財源が逼迫していれば，変革を行わないよう学校に大きな圧力をかける。ポリシーが実際に施行されるには，校長の政治的意志と保護者の支援が必要である。さらに，追加資金によって質の高い昼食の提供を始めても，生徒の健康に良くない食品への嗜好が変化し，保護者や地域社会が健康的な食行動の育成に努めない限り，成功が続かないことがわかっている。また，給食従事者，教師，健康教育関係者の協調と意志疎通は，学校全体の栄養教育と同様に不可欠であることがわかっており（Cho & Nadow, 2004），学習者が意志と機会の両方を得て実行するには，個人レベルと環境レベル両者の戦略が必要である。

⑤ 学校給食の変革

　どの学校も，生徒に質の高い食事と，楽しい雰囲気で食事できる環境を提供することに関心を抱いている。栄養教育プログラムのゴールとする行動をより強力に支援するような学校給食にしようと思えば，栄養教育者は学校給食の管理者と面会し，連携方法について話し合う計画を立てるとよい。例えば，生徒が野菜・果物（全粒粉，または低脂質・高カルシウム食品）の摂取量を増やすことがプログラム目標であれば，予算と職員の制約を考慮した上で，学校給食プログラムをより強力に支援する方法を話し合う。また，栄養教育者の役割を明らかにする。おそらく給食従事者は，皆さんが対象としている食品をすでに提供しており，より強力に推し進めるような支援を求めている。メニューの修正や従事者の研修といった専門的支援が役立つであろう。この過程を，同一ではないが補完的な知識と技術のある者どうしの連携ととらえると，健康的な食の推進に必要なものと考えることができる。

　Team Nutrition は，生徒の食行動パタンの改善において，学校，保護者，栄養教育者，地域社会のメンバー，政策決定者および，ほかの利害関係者間の提携例を示している。

⑥ 学校で地場産の食物を使用する：Farm to School プログラム

　Farm to School プログラムにおいて，地元のファーマーズマーケットや地元農家から仕入れた新鮮な生産物を使用したサラダバーを導入している学校は多い。ほかにも，卵や肉，豆類，蜂蜜などの農場直送の食品を購入している学校もある。このプログラムは，地域で始まったものである。皆さんのプログラムに関連が

あれば，この選択肢の推進を検討してもよいであろう（French & Wechsler, 2004）。Farm to School プログラムは通常，教室に農業経営者を招いたり，ファーマーズマーケットでの教育イベントを後援したり，農場訪問を行って体験学習の機会を設けたりして進める。子どもたちは，地場産の食物や農業について学び，自分たちが食べるものがどこから来たかを知れば，積極的に新しい食物を試してみようという気になる。学校は，生徒たちが食べたがる，健康的で栄養のある食品を提供するという使命を果たし，農場主は新たな市場にアクセスできることになる。the National Farm to School Program のウェブサイト（www.farmtoschool.org）に，各州の様々な活動についての情報が紹介されている。

⑦ 学校菜園

学校においては，野菜を育てる学校菜園の妥当性と重要性の認識が高まりつつある。子どもたちは，食物がどこから来るのかを学ぶことで，栄養に対する関心を深める。チームに専門家がいなくても，プログラムにとって重要な支援活動になる場合には，学校菜園についての手ほどきができ，維持する知識のある人やグループと合同で進めるとよい。詳しい情報は www.edibleschoolyard.org を参照されたい。

3 職場におけるポリシーと食環境活動

これまでに述べた戦略は，職場での環境的サポート活動にも当てはまるものが多い。しかし，給食業務は，外部の営利企業が管理しているのが一般的であり，従業員の健康改善について，職場と同様の関心をもっているとは限らないため，実施は比較的困難である。

職場でプログラムを実施する予定であれば，計画に下記の戦略を含めるとよい。

- **提携関係を築き，積極的関与を促進する**。プログラム目標の重要性を説明し，フードサービスの主要な意志決定者と面会して指導する。フードサービス企業の現場管理者だけでなく，直属の上司である，複数の現場を束ねる地域統括者と協力することも必要である。
- **段階的アプローチ**。単純な変革から始める。現在提供されている品目のうち，プログラムの行動目標を支援する食物（例：野菜・果物）について，管理者とともに，皆さんの基準に適合する品目の簡単な一覧表を作成する。一覧表は，目印やシンボルマークを用いて分かりやすく示す。これがうまく受け入れられれば，コンピュータで栄養成分を解析し，基準を満たす料理やスープなどの品目を特定する。このような変革が経済的に負の影響を及ぼさないことが明白であれば，フードサービス管理者は料理法を変える。変更にあたり，栄養教育者は専門的支援を行う。
- **従業員のための諮問委員会の普及を促進する**。従業員の積極的参加は不可欠である。プログラムの範囲に合わせて，管理者側だけでなく従業員も参加する栄養諮問委員会の設立を支援し，フードサービス従事者に対して，継続的なフィードバックと提言を与える。委員は，栄養教育者の役割を引き継ぎ，フードサービスの変革を長期的に制度化していかなくてはならない。

4 地域社会におけるポリシーと食環境活動

介入の行動目標達成のために試みる地域社会レベルでの環境的サポートの拡大範囲は，介入の範囲と利用可能な資源によって決まる。活動には，多くのグループとの連携が必要な場合が多い。既存の組織や社会構

造が整っている場合，栄養教育者はまず，プログラムの行動目標の重要性を認識してもらうための教育者的役割を果たさなくてはならない。次に果たすべき役割は，必要に応じて支援と専門的援助を行うパートナーである。地域の社会構造が脆弱である場合，栄養教育者は，集団レベルのエフィカシーを高め，互いに望ましい目標を達成してもらうことに取り組む。

地域社会のメンバーが，計画立案から実施，評価まで，すべての活動に積極的に参加することは非常に重要である。そのため，学校や職場における制度化された活動について述べたように，栄養教育者の最初の活動は，食料品店であれ地域の菜園であれ，ほかの組織における意志決定者の所在を突き止め，プログラムについて話し合い，強力な提携関係を求めることである。この共同グループで戦略を決定する。プログラムとの関連度合いによっては，以下の戦略を検討してもよいであろう。

- **店頭情報（POP）の提供**。プログラムにふさわしい食料品店と提携し，介入の目標とする食品についてのポスターやパンフレット，棚札を提供する（Glanz & Yaroch, 2004）。棚札により，食品についての意識や，情報の利用度が高まる。店頭情報提供の戦略は，レストランなど，食品を提供する場所で利用できる。
- **商店やファーマーズマーケットでの引換券の提供**。プログラム参加者が特定の店で利用できる，低脂質乳など，介入にふさわしい食品の引換券を発行してもよい。費用はプログラムが弁済する。政府による，低所得者向けの様々なファーマーズマーケットのクーポンプログラムは，ファーマーズマーケットの買物客数を伸ばすことに一役買っており，プログラムの環境的サポートとしても利用できる。
- **地域社会の食料援助組織との協力**。地域には，食料回復プログラム（food recovery program）や食料収集プログラム（food gleaning program），フードバンク，共同炊事場やスープキッチンなど，地域社会への食料援助を行う組織が多く存在する。このような地域社会のプログラムと，教育プログラムの活動を結びつける。前述の組織を通じて栄養教育を行う場合，利用する食品は，プログラムの行動目標を支援するものでなければならない。必要とする人に組織が提供する食品についてのポリシーは栄養教育者が定め，健康的で栄養価の高い食品を確保するよう努める。アメリカのSecond Harvest（現 Feeding America, www.feedingamerica.org）は，全国に広がるフードバンク・ネットワークで，200以上の地域のフードバンクと食料救援組織が参加している。
- **地域社会による農業支援（CSA）**。教育プログラムにおいて，学習者と，地域社会が支援する農業とを結びつけることができる。CSAは，低所得者を中心とする都市住民に，地場産の，高品質で価格の手ごろな製品の入手機会を提供する一方で，生き残りを模索する家族経営農家を支援している。CSA農家は，冬と春に収穫物を個人，家族や施設向けに販売する。収入は，季節の生産品を育て配布する経費と人件費に当てる。6～11月までは毎週，1週間の生産物を地域センターや礼拝堂といった，近隣の配送センターに持参する。メンバーは，近隣の場所でその週の生産物を受け取る。このように，地域社会組織により，プログラム参加者と地域のCSA農家を結びつけることができる。

5　地域社会における重層的な栄養教育

各地域および州レベルの栄養教育ネットワークおよび協力は，ほとんどの州で行われており，第6章（p.177～）に述べたように，青少年および成人の食生活を改善するための重層的な活動もある。ネット

ワークは，様々なグループ間の提携関係が主で，農務省のFood Stampプログラム（現SNAP, www.fns.usda.gov/snap/supplemental-nutrition-assistance-program-snap）や州などによる資金援助を受けているのが一般的である。こうしたネットワークは，様々な場で，フードスタンプ受給者や適格者に栄養教育を行っている。契約上の協約を伴うパートナーには，主として州のフードスタンプ機関と，その州にネットワークを構築することを任務とする州の共同拡張事業，または保健局などの諸機関がある。ネットワークは通常，比較的形式にとらわれない提携である。また，ネットワークにはパートナーとして，共同拡張事業，WIC，福祉機関，大学の栄養学または医学部，がん協会，アメリカ糖尿病財団（American Diabetes Association）などの専門的・自主的な協会，フードバンク，および，そのほかの食料関連組織，さらに利益団体（スーパーマーケットなど）など，公私にわたり，平均的には数十の会員組織が含まれる。

D　ケーススタディ

著者らが進めている事例では，中学生を対象として，野菜・果物の摂取を増やすという目標に取り組んでいる。本章では，保護者向けのプログラムと，学校環境に取り組むプログラムについて述べたが，保護者に対して教育を行い，プログラムがめざす行動をより強力に支援してもらうためには，保護者の行動変容の潜在的メディエーターに向けた，理論に基づく戦略を考案する。この戦略は，ステップ4（p. 260～，第10章）で策定した教育目標を踏まえて構築する。

食環境の変容とは，意志決定者および政策立案者に対する教育を意味する。つまり，意志決定者らと協力して健康に良い食環境をつくり出すことである。これには，個人間レベル（ソーシャルサポートと情報による支援），および制度上のレベル（食品のアクセスしやすさや食品に関する方針の変化）における環境の潜在メディエーターに取り組む戦略の設計が含まれる。

E　結　論

栄養教育プログラムは，パートナーと共同で，プログラムが目標とする栄養・食品関連の行動にプログラム参加者が参画することを支援するポリシー，食環境，地域社会の介入を促進することである。したがって，学校やHeadstartプログラム，職場，および高齢者が集まって食事をとる場所など，介入の場の食環境の変容により，栄養教育者が考案するプログラムの目標行動や実践を奨励し強化するだけでなく，健康的な食品を入手・アクセス可能にすることができる。学校では，学校全体の食に関するポリシーを策定して，飲料の入手しやすさ，自動販売機および学校売店や学校のカフェテリアで提供する食品の問題に取り組み，健康的な食品選択を促し，健康的な食品選択実践の手本を目にする機会を提供する必要がある。職場においては，健康的な代替品をカフェテリアや自動販売機で入手できるようにして販売促進する。あらゆる場において，栄養教育プログラムでは，意志決定者と協力し，健康的な食品選択を容易にしなくてはならない。どの介入にも，地域組織やコミュニティの構築を通じて，指導者だけでなく地域のメンバーや職場の従業員の積極的な参加を組み込まなければならない。地域社会への権限付与と集団レベルのエフィカシーが大いに優先

されるのは事実である。このような包括的なアプローチを導入することによって，栄養教育介入の効果改善の可能性が高まるのである。

◆◆◆◆◆ **演習問題** ◆◆

1. 既存のソーシャルネットワークは，どのようにすれば，(a) 子ども，および (b) 成人を，よりよくサポートできるようになるかを述べよう。

2. 皆さんが意図する学習者のためのソーシャルサポート・グループを考案するにあたり，その効果を高める上で重視すべき特徴をいくつか述べよう。

3. 栄養教育において連携と提携が重要である3つの理由と，それらが困難である3つの理由を述べよう。また，こうした困難はどのように克服できるか？

4. 学校または職場で効果的な栄養・食関連のウェルネスのポリシー策定における重要な段階を述べてみよう。この過程における栄養教育者の役割は何か？

| **文 献** |

Ammerman, A.S., C.H. Lindquist, K.N. Lohr, and J. Hersey. 2002. The efficacy of behavioral interventions to modify dietary fat and fruit and vegetable intake: A review of the evidence. *Preventive Medicine* 35(1): 25-41.

Bogden, J.F. 2000. *Fit, healthy and ready to learn, a school health policy guide. Part I: Physical activity, healthy eating, and tobacco-use prevention*. Alexandria, VA: National Association of State Boards of Education.

Brener, N.D., L. Kann, T. McManus, B. Stevenson, and S.F. Wooley. 2004. The relationship between school health councils and school health policies and programs in US schools. *Journal of School Health* 74: 130-135.

Centers for Disease Control and Prevention. 1996. Guidelines for school health programs to promote lifelong healthy eating. *Morbidity and Mortality Weekly Report* 45(RR-9):1-33.

———. 2004a. *School Health Index: A self-assessment and planning guide. Elementary school version*. Atlanta, GA: Author.

———. 2004b. *School Health Index: A self-assessment and planning guide. Middle school/high school version*. Atlanta, GA: Author.

Cho, H., and M.Z. Nadow. 2004. Understanding barriers to implementing quality lunch and nutrition education. *Journal of Community Health* 29:421-435.

Cullen, K.W., J. Eagan, T. Baranowski, E. Owens, and C. deMoor. 2000. Effect of à la carte and snack bar foods at school on children's lunchtime intake of fruits and vegetables. *Journal of the American Dietetic Association* 100:1482-1486.

Cullen, K.W, and I. Zakeri. 2004. Fruits, vegetables, milk, and sweetened beverages consumption and access to à la carte/snack bar meals at school. *American Journal of Public Health* 94:463-467.

French, S.A., and H. Wechsler. 2004. School-based research and initiatives: Fruit and vegetable environment, policy, and pricing workshop. *Preventive Medicine* 39(Suppl. 2):S101-S107.

Glanz, K., and A.L. Yaroch. 2004. Strategies for increasing fruit and vegetable intake in grocery stores and communities: Policy, pricing, and environmental change. *Preventive Medicine* 39(Suppl. 2):S75-S80.

Green, L.W, and M.M. Kreuter. 1999. *Health promotion planning: An educational and ecological approach.* 3rd ed. Mountain View, CA: Mayfield Publishing.

Gregson, J., S.B. Foerster, R. Orr, et al. 2001. System, environmental, and policy changes: Using the social-ecological model as a framework for evaluating nutrition education and social marketing programs with low-income audiences. *Journal of Nutrition Education* 33:S4-S15.

Kramer-Atwood, J.L., J. Dwyer, D.M. Hoelscher, T.A. Nicklas, R.K. Johnson, and G.K. Schulz. 2002. Fostering healthy food consumption in schools: Focusing on the challenges of competitive foods. *Journal of the American Dietetic Association* 102:1228-1233.

Kremers, S.P.J., G. deBruijn, T.L.S. Visscher, W. van Mechelen, N.K. de Vries, and J. Brug. 2006. Environmental influences on energy balance-related behaviors: A dual-process view. *International Journal of Behavioral Nutrition and Physical Activity* 3:9.

Kubik, M.Y., L.A. Lytle, P.J. Hannan, C.L. Perry, and M. Story. 2003. The association of the school environment with dietary behaviors of young adolescents. *American Journal of Public Health* 93:1168-1173.

Kubik, M.Y., L.A. Lytle, and M. Story. 2001. A practical, theory-based approach to establishing school nutrition advisory councils. *Journal of the American Dietetic Association* 101:223-228.

———. 2005. Soft drinks, candy, fast food: What parents and teachers think about the middle school environment. *Journal of the American Dietetic Association* 105:233-239.

McLeroy, K.R., D. Bibeau, A. Steckler, and K. Glanz. 1988. An ecological perspective on health promotion programs. *Health Education Quarterly* 15:351-377.

Medeiros, L.C., S.N. Butkus, H. Chipman, R.H. Cox, L. Jones, and D. Little. 2005. A logic model framework for community nutrition education. *Journal of Nutrition Education and Behavior* 37:197-202.

Michigan Department of Community Health. 2005. *The Healthy School Action Tool (HSAT).* Lansing, MI: Author. http://mihealthtools.org/schools/.

Rosenthal, B.B. 1998. Collaboration for the nutrition field: Synthesis of selected literature. *Journal of Nutrition Education* 30(5):246-267.

United States Department of Agriculture. 2000. *Changing the scene: Improving the school nutrition environment.* Alexandria, VA: Author.

Wechsler, H., N.D. Brener, S. Kuester, and C. Miller. 2001. Food service and foods and beverages available at school: Results from the School Health Policies and Programs Study 2000. *Journal of School Health* 71: 313-324.

第14章

ステップ6：理論に基づく栄養教育のための評価を設計する

Step6: Design the Evaluation for Theory-Based Nutrition Education

本章の概要

評価を設計し実施する上での重要事項と，理論に基づく栄養教育プログラムのアウトカム評価にどのように適用できるかを解説する。

本章のねらい　読み終えた時に，以下ができること。

- 栄養教育介入を評価する理由を述べる。
- 評価の主要な種類について，区別をつける。
- 教育目標，媒介変数，およびアウトカム測定方法の関係を説明する。
- メディエーターと行動を評価するための測定方法の種類を説明する。
- 評価指標を設ける上で，特に考慮すべき事柄を説明する。
- 対象となる介入と学習者について，様々な評価設計の適否を判断する。
- 栄養教育介入の評価を設計するスキルを説明する。

シナリオ

アメリカのPeace Corps（政府によるボランティアプログラム）のボランティアが，マラウイの，5歳未満児のクリニックで活動した。栄養不良の子どもが多く，ボランティアは子どもの食事の質を向上させるよう，母親に説得を試みた。活動を進めるうち，次のようなメッセージソングまでつくった。「子どもの体重を増やしたければ，すりつぶしたピーナッツの粉を，トウモロコシのお粥に入れて，1日に3回食べさせましょう」。この歌はヒットして，国民的なラジオのヒットパレードで1位になった。この栄養教育へのアプローチはたいへん独創的で，うまくいったように見えるが，マラウイの母親の行動を変え，子どもの栄養状態を向上させることができたであろうか。残念ながら，わからない。*

*シナリオの栄養教育の例を読んで，プログラムに注がれた熱意，創造性，資源の豊かさに，また，それらが生み出した効果についてほとんどわかっていないことに驚かされる。

A　はじめに

　本章では，理論に基づく栄養教育を設計するための手順モデルのうち，最後のステップであるアウトカム評価の設計を取り上げる。プログラム実施方法のプロセスの評価方法に加えて，セッションやプログラムのインパクト（効果）の評価方法を吟味していく。

　集団の栄養教育のセッションやプログラムの設計を楽しいと感じる栄養教育実践者は多い。また，講義や，自身が設計したプログラムを実施することで大きな満足感を得る。しかし，セッションやプログラムの効果を評価する段階になると，栄養教育実践者の目の輝きは失われる。栄養教育の評価は重要であることに異論はないが，系統立った方法による評価の実施を阻むものは多い。時間，エネルギー，そのほかの資源が限られる中で，直接学習者の利益になる活動の分を割いて，価値の見えにくいものに配分することに抵抗を感じる。財政面などの資源の圧迫は問題である。事実，「事前」（課題を見つけ，ニーズと条件を分析すること）と，「事後」（評価）の評価を両方行うことは，予算が限られている人が前菜とデザートを食べるように，贅沢なことと思われている。

　評価という項目は，感情的にとらえられやすく，個人的にも恐ろしいものである。評価は，人の現在や将来に影響を及ぼし，教育歴から引き出された多くの記憶を具体化する。そのため，評価により，自分の働きかけが不適切であることが指摘されたり，好ましくない解釈をされることを恐れる栄養教育者が多いのである。評価は，自分自身をどのように見るか，ほかの人にどのように見られるかに影響してくる。私たち栄養教育者は，栄養教育プログラムを「明らかに」学習者の利益になると考えているので，自分の直観的な認識を脅かす可能性のある評価に，抵抗を感じるのかもしれない。さらに，仕事に一生懸命打ち込んで，職務として期待されている以上の業務にも時間を費やしている栄養教育者は多い。そのため，評価によってやる気が完全にそがれてしまうことを恐れる。こうした評価は，一般的に助成団体や外部の人によって行われるが，教育は特に効果がとらえにくく，効果があらわれるのに時間がかかるため，不公平な評価と感じる。

　プログラムによっては，政治的な配慮が評価のプロセスに影響することも考えられる。生き残るために政府や，ほかの資金団体に依存しなくては継続できないプログラムが多いが，こうしたプログラムに関わる者の大部分は，資金団体の期待を満たさない評価結果を得るよりは，評価をしないほうがよいと考える。一方で，政治的に魅力的なプログラムの場合は，大した価値のないプログラムであることが露呈しないために，プログラムに着手した政治家から，プログラムを作成して実施した団体に至るまで，評価しようとする者はいない。

　栄養教育プログラムを評価したいという望みが強い場合でも，技術的・方法論的な問題は大きい。栄養教育評価法の資料集を集めてみても，所定の場で所定の人々に簡単に使える，既存の一連の手法がない。一般的に，私たち栄養教育者は，介入に合わせた評価手法を設計し，試した上で用いる。技術的な問題として検討すべきなのは，何を，いつ評価するかである。セッションを一度か，短期間に複数回行う介入の効果の検証には，どの評価方法が適切か？　比較的長期間にわたって実施する包括的なプログラムでは，どのような評価設計を行うべきか？　量的手段で，栄養教育の効果を適切に評価できるか？　学習者の多いプログラムで，質的なデータを簡便に分析するには，どのような方法があるか？　私たち栄養教育者は，何が効果的で，何が効果的でないか，また，それはなぜかを確かめなくては，自分の経験から学ぶことはできないであ

ろう。John Deweyがかつて,「人は,自分の経験から学ぶことはできない。自分の経験の中の**反省**から学ぶのである」と述べている。プログラムの評価計画は,介入計画と同時に行わなくてはならない。

　評価は重要な話題であるため,あらゆる領域における人類の努力について,評価の本質と役割に関する多くの書物が著されている。栄養と健康の領域においても文献は多い。本章では,関連する要点のみについて議論し,行動に焦点を合わせた,理論と根拠に基づく栄養教育プログラムに用いる方法を確かめる。そして本章の最後で,本書で取り上げたケーススタディに適用してみる (p.371)。栄養教育の領域で手引きとなる,詳細な情報の得られる文献もある (Thompson & Byers, 1994; Freedman & Perry, 2000; Kohl, et al., 2000; McPherson, et al., 2000; Gregson, et al., 2001; Keenan, et al., 2001; McClelland, et al., 2001; Medeiros, et al., 2001; Contento, et al., 2002)。

a　評価とは何か

　評価（evaluation）という用語に**価値**（value）という言葉が含まれていることを考えると,評価とは,ある事業の価値や金銭的価値を決定するプロセスであると簡単に定義できる。人は毎日の生活の中で常に,「このレストランの夕食は,支払う金額に見合っているか,このワークショップは,参加するために費やす時間や労力に見合っているか」などの価値判断をしている。食事や栄養教育における評価は,以下のうちのいくつか,あるいはすべてに該当するであろう。

- プログラムは,宣言した行動目標や目的を達成したか（目標達成に役立ったか）？
- プログラムは,特定の大きな目標に貢献したか？　学習者の栄養的なウェルビーイング（幸福,充足）や行動を向上させたか？　学習者の動機づけとスキルを強化したか？　学習者の実行の機会を増加させたか？
- プログラムには,出資組織や財源にとって,見合った価値や金銭的な価値があるか？
- プログラムや教育介入には,学習者にとって,見合った価値や金銭的な価値があるか？

　上記の点は判定を伴う性格をもつため,評価される側には,強い不安感が生じ,抵抗が起こることもある。このため判定の要素を弱め,意志決定のための情報提供として評価を定義することを好む人が多い。このアプローチは,栄養教育実践者と学習者双方の心配を取り除き,評価に対する態度を改善することに役立つが,利点や価値の判断といった評価の本質を無視するものであり,現実的ではない。「測定と評価は中立,あるいは価値基準から排除されていると信じている人は,自分たちを欺いている」(Green & Lewis, 1985) という言葉もある。

　評価に対する,上記の2つの定義は,相容れないものではない。確かに,評価により,意志決定のための情報が得られる。しかし,その情報は,収集される時間や機能によって,判定に用いられることもあれば,用いられないこともある。情報は,特にプログラム実施の最初の段階では,プログラムの改善に用いられるであろう。資源が制約された状況では,栄養教育プログラムや,プログラム構成要素の効果についての情報は,資源の配分にも用いられるであろう。この場合,情報は意志決定に用いられ,その決定は,必然的に,判定のニュアンスをもつ。

b　なぜ評価するのか

　私たち栄養教育者は，理論と根拠に基づいてプログラムを設計しているが，なぜ，評価しなければならないのか？　一般的に評価は，研究目的やプログラムを評価するために実施される。研究目的の評価では，介入が潜在メディエーターに影響したか否か，どのように影響したか，介在する変数が栄養行動にどのように影響したかを調べることにより，介入がどのように，なぜ，有効だったのか，または有効でなかったのかを，はっきりと知ることができる。このような理解は，栄養教育の効果を高めるための根拠に基づく理論づくりに生かせる。

　現場では，栄養教育実践者は，実施するプログラムを説明できなくてはならない。このような場では，評価は多くの機能をもつ。その例を下記に示す。これらの機能は，プログラムの性質と実施状況によって，相対的な重要度が異なる。

- 計画した栄養教育の目標や目的は達成されたか。
- プログラムは，学習者のウェルビーイングを向上させたか。また，目標行動や目標行動の介在変数にインパクトを与えたか。
- メッセージや内容は，学習者集団に合っていたか。
- 教育の取り組み方や活動方法（形式，期間，頻度など）は，学習者集団に合っていたか。目標や目的の達成に寄与したか。
- プログラムは計画どおりに実施されたか。もし計画どおりでない場合，それはなぜか。
- 学習者に参加の機会とフィードバックを提供できたか。
- 出資者に対して，出資は適正に使用され，目的や，比較的広い社会の目標（慢性疾患の減少，過体重の予防，小規模・地元農家減少の抑制）に貢献したという科学的根拠を提供できたか。

　上記のような情報は，全体的な価値についての評価と同様に，栄養教育計画や実施内容の改善に活用する。評価には，社会政治的な機能もある。評価は，例えば，そのプログラムにどのような良さがあるか，今後の公的・私的分野の財源にどのように価値があるかを一般人に示すことによって，プログラムの広報として用いられる。評価報告書は，様々なメディアで報道され，組織の仕事を目に見えやすくする際や，栄養教育分野での立法に対する政治的圧力を与える際にも用いられる。

　評価は，最終的に心理的な効果をもたらす。実施内容が効果的であったとわかれば，栄養教育プログラムの全関係者，特に教師，職場の従業員，地域の栄養教育者など，実際にねらいとする学習者向けにプログラムを実施する人々のやる気が高まるのである。

B　評価：評価の種類，対象者，実施者

　評価は，栄養教育のプロセスの最終段階ではない。むしろ，全体のプロセスの中で進行中の一部である。この項目では，評価の様々な機能と類型を確認していく。

a 評価の類型

プログラム評価には，主に4つの類型がある。形成的評価，総括的評価，アウトカム評価，プロセス評価であり，必要に応じて使い分ける。

1 形成的評価

形成的評価の機能は，プログラムや教育的セッションなどの実施中の活動を，進展させたり，改善したりすることである。形成的評価は通常，プログラム開発の初期か，形成段階で用いられる。この評価で得られる情報は，意志決定に役立てられる。しかし，この情報は，最初のニーズや条件の把握から，目標の決定，目的設定，活動，実施という，教育計画の全段階においても重要である。実施の前に介入の特色を形づくっておく上で，助けになるのである。

例えば，形成的な調査により，対象とする学習者がメッセージを理解できるかを判断することができる。プログラムの進捗状況の把握は，プログラム改善に役立つ。また，パイロットテストや，各プログラム要素の見直しにより，プログラム全体を強化できるであろう。例えば，皆さんが設計した学習計画やカリキュラム（活動のマニュアル）は，皆さんの課題・関心事・強みの把握，研究による科学的根拠，そして理論に基づいている。皆さんは，目標や目的が明確か，含まれる内容は関連しているか，教育活動は適切か，興味深いか，実現可能か，評価の仕方は有益かを見出すために，カリキュラム案を教師や地域の栄養教育者に送付し，いくつかの活動を実施するよう依頼したいと思っているかもしれない。皆さんは，そこから得られる情報を踏まえて，カリキュラムの目的や教育内容を確定することができる。さらに，カリキュラムに含まれる食物関連の活動やレシピも試してみたくなるであろう。また，形成的評価には，最終結果を出す前に実施される，新しいカリキュラムや教材についてのより系統立った実地試験も含まれる。

2 総括的評価：インパクトとアウトカム

総括的評価はプログラムの最後に行われ，プログラムや介入の最終的な効果についての情報を，まとめて提供するものである。**効果評価**と呼ばれることもある。プログラムの結果を示す評価である。栄養教育プログラムが実際に，計画どおりに遂行されたかを評価するのである。総括的評価には説明責任が含まれる。そのため，単に教育介入が効果的であったかどうかを報告するだけでなく，なぜそうなったのか，なぜそうならなかったのか，またどういう状況であったかも報告するものが良い効果評価，もしくは総括的評価といえる。その意味では，効果評価，または総括的評価は，形成的な意味を含んでいる。

総括的評価の説明には，**影響評価**（impact evaluations），**アウトカム評価**（outcome evaluations）という用語が用いられる。様々な機関や教師は，これらの用語を多様な意味で用いている。その区別は完全に任意であり，互いに交換可能である。本書では，**アウトカム評価**という用語を，第6章（p. 177〜），第13章（p. 331〜）で述べたコミュニティ栄養教育理論モデル（Medeiros, et al., 2005）と同様に用いる。アウトカムのアセスメントは，介入に関連して，集団に期待される変化が起こったか，または，違いが生じたかという点に注目する。しかし，アウトカム評価のみでは，測定したアセスメントにより，観察されたアウトカムが介入によるものであるとする決定的な根拠を示すことはできない。観察されたアウトカムが介入によりもたらされた結果であると結論づけるためには，**影響評価**を行わなくてはならない。影響評価は，観察された結果について，介入したこと以外の説明要因を排除するために，系統立った設計・計画によって行われ

る。これは**影響評価設計**と呼ばれる。

コミュニティ栄養教育理論モデルなどの理論モデルでは，短期・中期・長期のアウトカムを区別して扱うのが普通である。通常，短期のアウトカムはメディエーターの変化，中期のアウトカムは行動と実践の変化，長期のアウトカムは健康，社会，環境などのアウトカムを指す。

研究文献の中には，効果と効力感を区別しているものがある。**効力評価**は，最適条件下での効果の評価である（研究者やプログラム設計者が，外部の資金や援助によって実施する場合など）。一方で，**効果評価**は，現実世界の状況下でのプログラムの評価である（教師や栄養教育実践者側が，自分の仕事の一貫として実施する）。

3 プロセス評価

プロセス評価は，プログラムは対象とする人に届いたか，設計や計画どおりに実施されたかについて知ろうとするものである。対象とした人に届き，設計・計画どおりに実施されたのであれば，何がうまくいって，何がうまくいかなかったか？ もしプログラムがうまくいかなかった場合には，なぜそうなったか？ プロセス評価は，特に，成功と同様に，失敗を検証する上で有益である。プロセス評価には，学習者数や，介入活動やプログラムの構成要素についての学習者の判定などのデータが含まれる（例：学習者は，いくつかの点は好ましいが，ほかの点はそうでないと感じた）。

4 要 約

評価の目的は，形成的評価とアウトカム評価によって果たされる。評価の専門家は，判定側面が少なく形成的な側面をもつ評価を好む場合が多い。確かに，栄養教育者やプログラムの運営担当者は，プロセス評価と形成的評価の方がより有益であると判断する傾向にある。しかし現実には，何らかの組織がプロジェクトに資金提供している場合，その資金が，宣言された目標や望ましい目標に到達する上で効果的に活用されたかを知らなくてはならない。つまり，主な評価対象はアウトカム評価ということになる。以上から，評価の目的は，評価結果を受け取る者次第であるといえる。

異なる機能のデータ収集には，異なる方法が必要になる。したがって，介入においては早い段階で，評価の機能を明確にしておくべきである。そうすることで，プログラムの設計・実施の段階に，適切な評価方法を取り入れることができる。

b 評価：誰のために行うか

評価は，誰に対して行われるべきか。評価から得られる情報に興味をもつ人が多いのは間違いない。**関係者**という用語は，通常，評価の結果に何らかの利害関係のあるすべての人を指す。政策立案者やプログラム実施者の間で，何を効果指標とするかの意見が異なる場合がよくある。しかし，公平な評価というものは，様々な関係集団の異なるニーズを考慮しなくてはならない。評価設計プロセスの初期段階から全関係者に参加してもらい，すべてのニーズを明らかにし，考慮することが最善の方法である。

1 栄養・食の教育者

カリキュラムの開発者からマスメディアのキャンペーン設計者まで，ほとんどの栄養・食教育者にとっ

て，評価の最大の機能は，介入効果に関する情報である。宣言した目標や目的を達成したかがわかる情報である。そして，何が有効で，何が有効でなかったか，なぜそうなのかを知ることも重要である。栄養・食教育者は，次の事項にも関心をもっている。

- 学習活動やメッセージの内容は適正であったか？
- 教育形態やアプローチは適正に用いられたか？
- 印刷物，音響，ビデオ機材は効果的に用いられたか？
- プログラムは，簡単に設計どおりに実施できたか？
- 何が実施を助けたか，何が実施を妨げたか？

1回限りの教育的イベントを実施する場合は，セッションの最後の簡単な評価が唯一の評価の機会となるであろう。このような情報は，将来的に同じ集団か類似の集団が行う活動にとって，道しるべとなり得る。また，教育者は今後に役立つフィードバックを得ることができる。

個人レベルでは，ある人に対する好ましい評価は，組織の中での地位向上の手段となる可能性がある。少なくともその人が仕事を失うことを防ぐであろう。

組織において，評価のプロセスは，ほかの報酬システムと注意深く適切に組み合わせれば，良い仕事をしようという強力な動機づけの力となり得る。単独のコンサルタントとして仕事をしている栄養教育者にとっては，評価を適切に行うことは，仕事を増やすことと考えられる。こうした人々には，形成的評価とアウトカム評価の両方が重要である。

2 支援団体

国や地域の行政や私的なボランティア組織，学校，非営利団体，共同組合，健康増進センターなど，プログラムの支援団体は，プログラムの目標や目的が達成されたかどうか，プログラムがうまく運営されたかどうかを判断する評価情報を必要としている。また，資金提供機関の要求に応えて，プログラム効果の科学的根拠を示す情報でなくてはならない（資金提供機関と支援団体が異なる場合）。評価の結果は，今後の活動方針についての意志決定においても重要である。そして，組織では，ほかの組織に対してプログラムに実施する価値があることを示し，潜在的な学習者やクライアントに対してプログラムが効果的で時間や資金を費やす意味があることを示せる評価情報も必要である。支援団体では，形成的評価よりもアウトカム評価に対する関心が高いであろう。

3 資金提供機関

資金を提供した機関は，支援団体と同一のこともあれば，ほかの私的な財団や公的な機関である場合もある。資金提供機関は，栄養教育プログラムのインパクトや効果を知る必要があるため，評価情報に関心がある。また，資金の配分が有効で，期待された結果が得られたかに関心がある。効果が期待したほど大きくなかった場合は，なぜできなかったのか，今後どのように変えていったらよいのかについての情報が必要になる。資金提供機関は，プログラム運営上の効率を知り，実際に資金が当初合意したとおりに用いられているかを照合しなくてはならない。また，例えば新聞報道や政府の報告を通して，政治的な側面でのプログラム

のインパクトを示せる情報が必要とされる。

4 学習者

地域住民，職場の被雇用者，学校の児童生徒といった，プログラムに参加している学習者は，そのアウトカムやインパクトの一番の関係者である。評価は学習者に，充実感と自尊心をもたらし，食事パタンや健康状態が向上したかどうかの主観的・客観的な情報を提供する。また，評価により，栄養教育での指導に料金を支払った学習者（例：心疾患のリスク軽減集団）に，支払った金額に見合う効果が得られたかどうかを判断できるような情報を提供できる。学校の児童生徒に対しては，必要な健康知識やスキルを身につけたかどうかをフィードバックすることができる。評価活動は，児童生徒にとって興味深い活動になるであろう。

c 評価：誰が行うか

誰が評価を行うべきかは，栄養教育の範囲によっても変わってくる。皆さんが集会を開催している場合，評価実施者は皆さんになるであろう。比較的大規模な栄養教育であれば，評価実施者は，基本的に2つの要因（使える資源，客観性の必要性）によって決まってくるであろう。

資源には，時間と資金のほかに，評価技術が含まれる。簡便な評価であれば，必要な資源はわずかである。1回の教育的イベントに対して，セッション後に行う簡単で形式的な量的評価には，鉛筆，紙，コピー機（できれば），簡単な質問を組み立てて分析する知識などがあれば十分であろう。非形式，または質的評価では，必要になる物理的資源は少ないが，学習者が学んだ内容について言葉で質問するなど，比較的多くの技術的スキルが求められるであろう。全国の野外調査によるカリキュラムの評価や，マスメディア・キャンペーンの評価にはさらに多くの資源が必要となる。このような評価には，評価設計の計画・実施や，結果の分析について技術的な経験をもつ人が必要とされるであろう。また，相応の時間と資金が必要とされるであろう。栄養教育プログラムの評価は，これらの中間の程度の場合がほとんどである。

通常，多くの資源を投入するほど，評価の質は高くなる。しかし，栄養教育の評価にどの程度の資源を投入するか，得られるであろう情報と要するであろう資源のトレードオフを注意深く考慮して選択しなくてはならない。評価のプロセスが後回しにされる場合もある。欲しいのは，必要とする情報を得られる，最低限の評価である。

評価の結果を信頼してもらうには，客観的な評価であると信じてもらえるような方法を使わなくてはならない。そのためには，評価は常に結果に無関係の，例えば外部の人や集団によって実施されるべきであろうか？　こうしたアプローチには，結果の信用が高まるという利点があるが，外部の評価者はプログラムを熟知しているとはいえ，プログラムの実施内容や学習者とは，文化的・社会的な差がある可能性がある。このため，外部による評価では，プログラムの重要な複雑性や，プログラムが実施されている現実世界の文脈を捉えることができないであろう。一方で，関係者の評価では，評価実施者は比較的プログラムを知っており，多くの情報を得ており，問題点と同様に解決策を見つけることができるという利点がある。不利な点は，プログラムの継続やプログラム従事者の雇用が評価結果に左右される場合には，客観的評価が非常に難しくなることである。関係者の評価は，客観的に行っていても，外部からは評価者に利権があると考えられるため，部外者による評価と比べると信用度は低いであろう。また，評価に時間を割くと，プログラム実施の人的時間が減少する。関係者と部外者の評価を用いることが可能な場合が多い。ある観点（例：形成的評

価）では，関係者が評価し，ほかの観点（例：アウトカム評価や職員の雇用に関わる観点）では，部外者や外部のグループが評価するとよいであろう．

d 何を評価すべきか

　栄養教育介入の評価では，アウトカムとプロセスの両方を調査すると，介入の効果が上がった理由と，上がらなかった理由に光をあてることができる．意図した結果がもたらされたかというプログラムの効果に対する調査（影響評価）と，プログラムがうまく実施，運営されたかというプログラム実施上の調査（プロセス評価）の両方を実施するのである．

1　アウトカム評価

　アウトカム評価は，栄養教育セッションやプログラムの目標・目的に基づいて行われる．行動に焦点を合わせた，理論に基づく栄養教育介入やコミュニケーションにおいて，アセスメントすべき主要なアウトカムは，そのプログラムで目標とする行動である．すなわち評価は，プログラムの行動目標が達成されたかどうかのアセスメントである．行動目標とは，野菜・果物の摂取量を増加させる，健康的な食物を食べる，母乳育児，ファーマーズマーケットでフードスタンプを使う，といったことである．こうした行動のアウトカムは，**中期的なアウトカム**と考えられるであろう．

　また，栄養・食関連の知識とスキルや，目標設定や自身に影響を与えるスキルと同様に，知覚された脅威，知覚された有益性，行動の障壁，健康的な食物への嗜好，セルフエフィカシー，意図などの，目標行動のメディエーターに改善が見られたかを測定する必要も出てくるであろう．準備から変容までの段階を通して，学習者の変化を測定する場合もある．これらは，**短期的なアウトカム**と呼ばれる．本書で，相当量の行数を割いて述べてきたように，こうしたメディエーターは，プログラムの一般的な教育目標のねらいになる．栄養教育のプログラムにおいて，特定の行動が達成されたことを実際に示すことが求められる一方で，プログラムの期間，集中度，適合範囲が整っていれば，この短期的なアウトカムの達成そのものが，期待されていることのすべてであるといえるかもしれない．研究に基づく科学的根拠により，媒介変数と行動そのものに強い関連のあることが示されている場合には，メディエーターの変化は，適正な条件下においてインパクトが行動に移行することをよく示す指標になるであろう．例えば，セルフエフィカシーと行動の関係の強さを示す研究が多いことから，プログラム学習者のセルフエフィカシーの高まりは有意義であると考えられる．これらの行動メディエーターの変化についての情報は，介入や介入の構成要素がどのように，なぜ有効であったか，あるいは有効でなかったかを説明する際に役立つであろう．

　ある教育介入では，血清コレステロールレベルや体重などの身体的な媒介変数，一次的なエンドポイントとして**長期的なアウトカム**が求められる．これらはかなり集中的に，時間をかけて教育介入を行うことが求められる．アウトカムの選択は，評価の機能と資金源の影響を受けるであろう．

　教育介入の設計をする際に，それぞれの**行動のゴール**（行動）とそれぞれの**一般的な教育目標**（行動のメディエーター）の評価方法を設計することが望ましい．また，**特定の教育目標と環境的サポート目標**をすべて評価するか，それとも抽出標本を評価するかを決めなくてはならない．これは，評価の目的と，評価がどの程度，詳細・完全に行われる必要があるかによって決まってくる．

2 プログラムまたはプロセス評価

プログラムまたはプロセス評価では，下記の問いへの回答を得る。

- プログラムは，対象とする学習者に届いていたか？
- 学習者は何名か？
- プログラムは設計・計画どおりに実施されたか？ そうであれば，何が有効で何が有効でなかったか？なぜ有効でなかったか？
- 活動はすべて実施されたか？ どの程度実施されたか？
- 学習者は，介入の活動や構成要素をどのように判断しているか？

環境的サポート活動の場合には，下記の問いも加わる。

- いくつの連合パートナーが関与したか？
- パートナー間のコミュニケーションは効果的であったか？
- パートナーはプログラムについてどのように感じているか？

また，成功だけでなく失敗を検証することは重要である。失敗の検証により，もともとの設計の欠点が明らかになり，プログラム実施上の問題点を見出すことができる。失敗は，プログラムでアプローチできる範囲を知る上でも役立つであろう。

C 評価を設計する

評価の手順は教育介入を計画する際に選択し，プログラム活動に組み込んでおくべきである。プログラム実施前に，プログラムの途中か最後に必要になると考えられる情報の種類を計画し，適切な測定手法を設計しておく必要がある。栄養教育設計のモデルと同様に，栄養教育概念の枠組みとして用いてきたロジックモデルを，評価の枠組みとして提示する（図14-1）。

評価は価値判断に関与するため，価値を測定する何らかの方法を開発する必要がある。日常的な例をあげて，測定と評価の違いを明確に説明しよう。**測定**により，部屋の温度が68°F（20℃）であることがわかる。**評価**では，自分がこの温度で寒く感じるといっている。測定の道具（この例では温度計）は，正確で信頼できるものでなくてはならず，自分の判断は，自分が寒いと感じた理由を説明できる根拠に基づいていなくてはならない（その日は体調が悪かったので，寒く感じたというような別の説明をしりぞける意味で）。人が「今日は寒い」というとき，測定と評価は混ざっている。68°Fあるため**寒くない**が（測定），**私は**寒く感じる（評価）という場合も考えられる。

a プロセス評価の設計

プロセス評価は，設計と実施が簡単で，最もなじみが深いものであり，日常業務として実施される傾向に

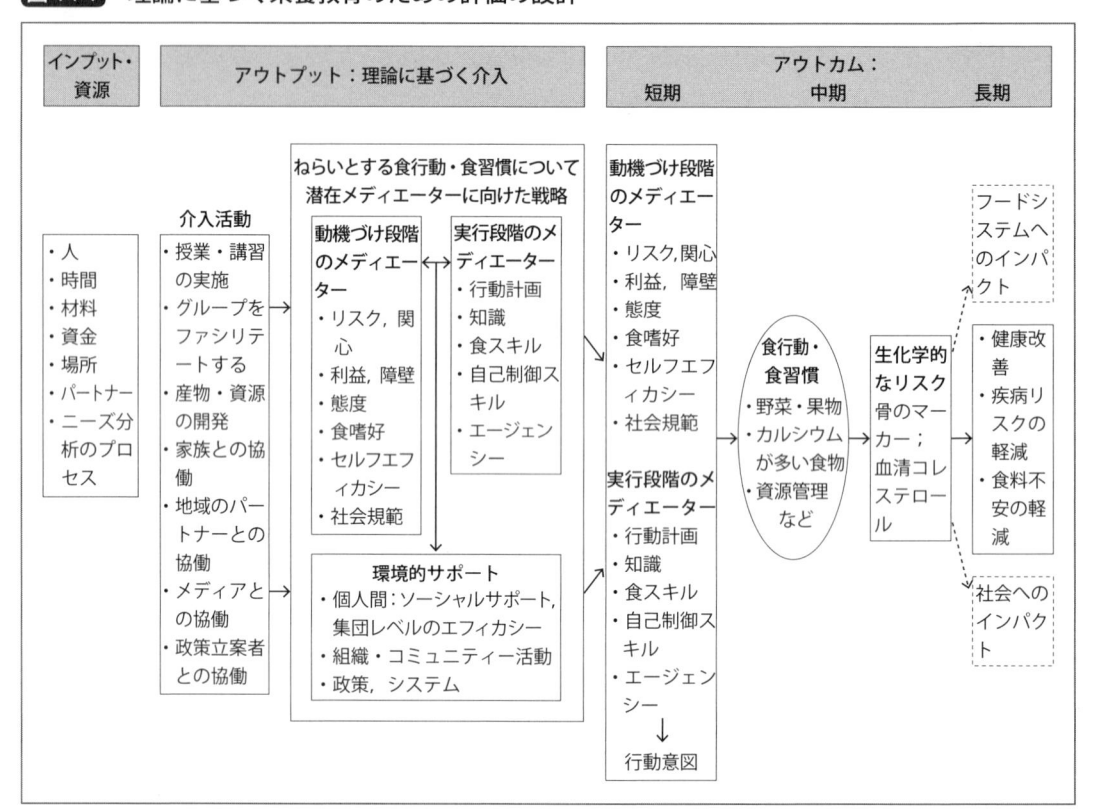

図14-1 理論に基づく栄養教育のための評価の設計

インプット・資源	アウトプット：理論に基づく介入	アウトカム：短期　中期　長期

インプット・資源
- 人
- 時間
- 材料
- 資金
- 場所
- パートナー
- ニーズ分析のプロセス

介入活動
- 授業・講習の実施
- グループをファシリテートする
- 産物・資源の開発
- 家族との協働
- 地域のパートナーとの協働
- メディアとの協働
- 政策立案者との協働

ねらいとする食行動・食習慣について潜在メディエーターに向けた戦略

動機づけ段階のメディエーター
- リスク，関心
- 利益，障壁
- 態度
- 食嗜好
- セルフエフィカシー
- 社会規範

実行段階のメディエーター
- 行動計画
- 知識
- 食スキル
- 自己制御スキル
- エージェンシー

環境的サポート
- 個人間：ソーシャルサポート，集団レベルのエフィカシー
- 組織・コミュニティー活動
- 政策，システム

動機づけ段階のメディエーター
- リスク，関心
- 利益，障壁
- 態度
- 食嗜好
- セルフエフィカシー
- 社会規範

実行段階のメディエーター
- 行動計画
- 知識
- 食スキル
- 自己制御スキル
- エージェンシー
↓
行動意図

食行動・食習慣
- 野菜・果物
- カルシウムが多い食物
- 資源管理　など

生化学的なリスク
骨のマーカー；血清コレステロール

フードシステムへのインパクト

- 健康改善
- 疾病リスクの軽減
- 食料不安の軽減

社会へのインパクト

あるため，初めに説明する。人は，様々な立場でプロセス評価に参加している。学生は学期末に教科と教師の評価を行い，専門家は学会や専門家会議の最後に学習経験についての意見を評価用紙に記入する。銀行や航空会社でも，評価が行われている。本章では，設計したプログラムについて知るべき項目を説明する。

1　プロセス評価の問いを明確にする

一般的に，プロセス評価はロジックモデルのインプットとアウトプットの要素に焦点を合わせている。プロセス評価の問いは，プログラムの活動と到達範囲，プログラムの実施と適合度，プログラムの設計，ある場合にはプログラムの運営に関連するものである。プログラムの途中か最後に，下記の項目を把握するとよいであろう。

① **プログラムの活動と到達範囲**
- プログラムの構成要素は何か。プログラムで用いる教材は何か。構成要素の量と内容についての情報の記述。例えば，教室，学校環境，保護者の3つの構成要素，またはグループとメディアキャンペーンの2つの構成要素，セッションの頻度，配布資料の内容，など。
- プログラムは，意図する集団に届いているか。どの程度伝わっているか（意図する学習者について，過去の参加率，現在の参加率）。何人が参加したか，あるいは参加しているか？

- 学習者や実施者は，教材の内容や学習活動，メディアのメッセージ，伝達の形態に，どの程度満足しているか？
- 連合の構成要素について，パートナーや連携メンバーは何人いたか，または何人いるか？　彼らの役割は何であったか，また，何であるか？
- 連合パートナーと別々に行った活動は何か？　また，いっしょに行った活動は何か？
- 連合メンバーは自らが参加したことについて，どの程度の満足感を表したか，また，表しているか？

② プログラムの実施と適合度
- 計画された活動のうち，実施された活動はいくつか。
- プログラムは計画どおりに実施されたか，または実施されているか。実施の集中度（部分的か，全体的か）はどの程度か。どのくらいの頻度か。
- 計画どおり実施されていない場合は，なぜか。何が障害になっているか。
- 連携はどの程度うまく機能したか。連携メンバーは，自らがするべき活動をできたか。連携がうまく機能していない場合は，なぜか。

③ プログラムの設計の反省
- プログラムの行動目標と教育目的は，ステップ1（p.206〜，第7章）で収集したニーズ分析データと，見出された課題に向けて設計されているか，合致しているか。
- 教育戦略や学習経験は，目標を達成する上で適切であったか。
- 教育戦略や学習経験は，行動理論や研究成果に基づいていたか。

④ プログラムの管理
- プログラムはどの程度うまく運営されたか，または運営されているか。予算内で運営できたか。情報の流れは時を得て，適切であったか，または適切であるか。連携はうまく管理されていたか。

2　プロセス評価の情報を収集する

　どのように評価データを収集するかは，プログラムの規模や，どの程度の資源がプログラム評価に割り当てられるかによって変わってくる。データの収集には，様々な方法がある。既存資料の検証（例：課題の特定，ニーズとアセスメントの分析データ，プログラムのゴール声明，開発した教材やカリキュラム），鍵となる人物との面談，学習者の集団討議，あるいはプログラムの途中か最後に行う学習者（少人数であれば，対象となる集団全員）や関係者との話し合いなどである。プロセス評価を行う際には，プログラムの説明と，栄養教育者用か学習者向けの授業・教育計画，配布資料といった，プログラムで設計した資料がすべて残されており，簡単に入手できること（バインダーに入っているか，コンピュータ上のものを含むファイルにまとまっていること）が求められる。これらの資料により，行動目標と教育目的は見出された課題とニーズ分析データに向けられていたか，または調和していたか，さらに，教育戦略は理論と根拠に基づいていたかについての情報が得られるであろう。会議の議題，業績報告，プログラム計画書，開発された製品などといった，合同によるパートナーシップに関する記録は保存し，レビュー利用を可能にしておくべきである。

評価データの収集は，データの記録に適した手段や様式の開発に関係してくる。これには，学習者数の情報を示す出席用紙や，プログラムへの忠実度を測定する手段（例：セッションごとの活動チェックリストに，栄養教育者自らが，どの活動を実施したかをチェックし，かつ追加した教材などを記録する）が含まれる。学習者に3日間の食事記録のような，現在取り組んでいる記録を提出してもらう場合は，その記録が活用されたか，または活用されているかを追跡する方法を設計しなくてはならない。また，参加する栄養教育が一度のセッションのみであろうと，数カ月にわたるプログラムであろうと，学習者に役に立ったかどうか，点数をつけてもらう評価様式を開発することも考えられる。さらに重要なのは，学習者に，プログラムの中で最も役立つ部分と，最も役に立たない部分，扱いを大きくしたり，小さくしたりすべき話題，ほかに取り上げるべき話題や活動について指摘してもらうことである。

　収集したデータは，プログラム形成のために，プログラムの参加率や満足度をどのように高めるかを決める際に用いる。この際に，人材訓練の改善，教材の改善，介入戦略のさらなる明確化など，どのように普及プロセスを改善するか，または，どのように運営を改善するかを検討する。総括的評価で収集したデータは，特に望ましい栄養目標に導く上で，なぜプログラムに効果があったのか，または効果がなかったのかを明らかにするために用いられる。いい換えると，プログラム機能についての情報を入手すれば，プログラムの効果（あるいは効果がなかったこと）について，アウトカム評価の結果を解釈する際に役立つのである。

b　アウトカム評価の設計

　図14-1（p.358）は，アウトカム評価設計の枠組みを示している。図を見るとわかるように，短期・中期・長期的なアウトカムの測定が考えられる。アウトカム評価の設計は，一般的に以下の段階で行う。

①評価するアウトカムを明確にする。
②アウトカムの効果の指標と測定方法を特定する。
③プログラムの効果を測定する手段を選定，適用，設計する。
④インパクト測定に適した評価計画を立てる。
⑤評価データの収集方法を設計する。

1　評価するアウトカムを明確にする

　アウトカム評価は，栄養教育のセッションやプログラムの目標・目的に基づいて行われる。そのため，教育介入を設計する時点で，それぞれの行動面のゴール，教育の一般目標と，環境的サポート目標の評価方法を設計することが最も望ましい。したがって，評価のアウトカムは，目的を宣言する時点で決まる場合が多い。栄養教育プログラムのアウトカムは，**図14-1**に示すように，媒介変数，行動や実践，食物摂取量などで評価される。既存プログラムの効果の基準として何を用いるかは，最初の段階で注意深く明確にしておく必要がある。アウトカムの選定は，目的，期間，介入の強度に基づいて行うべきである。ある介入において，何が真の「行動」といえるかを検討しよう。例えば，実際の行動変容（野菜・果物の摂取量の増加など）や，学習者が目標行動をとること（ファーマーズマーケットで買物をすることなど）が，アウトカム効果の基準となるかを検討しよう。一方で，短期間の介入において期待される行動変容は，提供された時に新しい野菜を食べるなど，非常に小さいものである。**図14-1**で示すロジックモデルでは，行動，食物摂取

量，あるいは実践の変化は，中期的なアウトカムとされている。

アウトカムの効果は，学習者が目標行動をとるかどうかだけでなく，体重や生化学指標など，目標とする活動の結果として期待される身体的な媒介変数や健康問題の危険因子に変化が見られたかどうかで判断することになるであろう。

一方で，行動変容については，特定の学習者や，影響力，期間または強度の基準として適切かどうか，行動の強度は十分であるか，変化に対する動機の準備段階の向上は十分か，また，行動のメディエーターの変化が介入のアウトカムの測定方法として適切かを検討しよう。1, 2回の集会を実施するだけであれば，気づきや動機づけの変化，関連知識やスキルの変化が適切なアウトカムになるであろう。これらを，図14-1のモデルでは短期的なアウトカムとしている。

おそらく，プログラムに対する哲学的なアプローチでは，学習者がどのように変化するか，または，変化するかどうかの選択になると考えられる。効果の測定には，どのような基準を使うとよいであろうか。関係者には，プログラム効果をどのように報告するとよいであろうか。

2 アウトカムの効果についての潜在的な指標と測定方法を確認する

プログラムのアウトカムを評価するためには，いくつかの効果指標を設定しなくてはならない。**指標**は，変化は起こったか，あるいは，求める結果に関連する行動が起こったかを確認するために，理論構成，活動や行動を進める上で使う方法である。**測定方法**は，起こった変化を評価するために用いる特定の手段やツールである。指標と測定方法は，プログラムに合ったものを選定しなくてはならない。アウトカムを評価するにあたっては，アウトカム，アウトカム達成の指標，指標の測定方法の項目を盛り込んだ表を作成するとよいであろう。

下記では，下記の3区分，4項目について，考えられる指標と測定方法について述べる。
①短期的アウトカム：ゴールとする行動のメディエーター
②中期的アウトカム：ゴールとする行動
③長期的アウトカム：生理的な媒介変数，ゴールとする行動に対する環境的サポート

① ゴールとする行動のメディエーターへのインパクトを評価する：短期的なアウトカム

前述のとおり，教育目標は一般的に，行動変容の潜在メディエーターに働きかけるために記述するものである。そのため，メディエーターへのインパクト（短期間アウトカム）は，一般教育目標がどの程度達成されたかによって評価する。

メディエーターを教育目標や，教育目標に沿った教育戦略設計の基盤として用いた場合，メディエーターが評価の基盤となるであろう。これが，評価をゴール・目標・戦略と同時に設計すべきもう1つの理由である。皆さんは，潜在メディエーター（または媒介変数）へのインパクトをすべて測定しようと思わないかもしれない。これは，介入の効果を判断する上で，ほかより重要と思われるメディエーターがあるためである。この段階で実際に測定する媒介変数を特定し，プログラムが媒介変数の変化に効果的であったことを示す指標を示すとよいであろう。

下記のような**指標**が考えられる。

- リスクや関連事項への関心の高まり。
- 結果予期，知覚された有益性の信念，行動のプロズ（良い点）の増加。
- 障壁があるという感覚，または変化のコンズ（悪い点）の減少。
- 対象となる食物や行動についての嗜好や楽しみの増加。
- 健康的な食事など，目標行動に対する態度や感情の改善。
- 学習者自身の社会規範やスキルに関する理解の深まり。
- セルフエフィカシーの強化。
- 道徳的・倫理的責任についての理解の深まり。
- プログラムにおける行動のゴールに関連した，栄養・食知識の増加。
- 目標とする・健康的な食事を選択するスキルの向上。
- 目標とする・健康的な食物を準備するスキルの向上。
- 実行や行動変容の準備性のステージの向上。
- ある行動をとることや，行動を変える意志の宣言。
- プログラムのゴールとする行動について，ゴール設定する力の向上。

ソーシャルマーケティングやコミュニケーションキャンペーンにおいては，下記の指標が重要になる。

- 宣伝やメッセージの想起。
- キャンペーン内における，ほかの介入への曝露の程度（講義，ワークショップ，健康展，健康祭り，食品の実物宣伝，学校や職場から家庭に持ち帰った教材）。

測定方法について述べる。指標の変化測定には様々な方法があるが，最も有益なのは，調査という手段を用いることである。理論的構成概念や媒介変数は，学習者に，一連の質問に回答してもらったり，一連の文への反応を示してもらうことで把握できる。こうした質問の形式は多様である。ほとんどのメディエーターについて，学習者に一連の文を示し，強く反対（1点），反対（2点），どちらでもない（3点），賛成（4点），強く賛成（5点）といった，5段階尺度で意見を示してもらうことができる。文には次のようなものがある。「私は，より多くの野菜・果物を食べることによって，自分の身体を助けていると思う」（知覚された有益性），「私は，果物がとても高いと感じる」（知覚された障壁），「家族は，私がより多くの野菜・果物を食べるべきだと思っている」（知覚された社会的規範）。

量や頻度を示す尺度もある。例えば，「あなたの世帯では，あなたが食べる食物の購入・準備を，どのくらい管理できますか」に対する尺度は，「ほとんど管理していない」から「完全に管理している」までの段階がある。セルフエフィカシーは，ある行動の実行について，どのくらい自信があるかを問う質問で把握できる場合が多い。例えば，「夕食に2種類以上の野菜を食べる自信が，どのくらいありますか」や，「キャセロール*やシチューにより多くの野菜を加える自信が，どのくらいありますか」といった質問である。学習者の実行の準備性は，学習者が変化のステージのどの段階にいるかを示す一連の文で把握できる。例えば，「より多くの果物を食べようとは思わない」（前熟考期），「もっと果物を食べようと思う」（熟考期），「6カ月以内にもっと果物を食べることを始めようと思う」（熟考期），「来月から，もっと果物を食べようと

計画している」(準備期),「より多くの果物を食べている」(実行期),「すでに1日に2サービング以上の果物を食べている」(維持期) というものである。

■ *キャセロール：オーブンに入れたり直火にかけられる蓋つき鍋，またはその鍋を使った料理。

手法の例を，表8-1 (p.229) と 表8-2 (p.230) に示す。これらの手法は，紙と鉛筆で実施できる (最も一般的な手法である)。学習者は通常，自分で記入する。低学年の児童や識字力が低い学習者に対しては，声を出して質問を読み上げるのが一般的である。質問紙は，写真，絵などを用いて視覚に訴えて興味を引き，記載する気が起こるような様式にするべきである。また，様々な対話式アプローチも可能である。小学生向けの対話式アプローチの一例として，交代でチームによるゲームを行い，質問紙を読んだ学習者個人の反応に基づいて質問に答え，媒介変数や行動の状況を把握する方法がある (Eck, et al., 2005)。識字力が低い場合は，インタビュー形式で，声を出して質問を読み上げる。質問の読み上げは，コンピュータやウェブの技術で管理することができる。

以上の変数の得点で変化を算出することによって，行動のメディエーターが改善したかどうかを評価することができる。プログラムの最初に行った事前調査の各質問について，全学習者の平均得点を出し，プログラムの最後に実施する事後調査でも，同じ調査項目について全学習者の平均得点を出す。得点に改善が見られたかどうかを確かめ，その改善は統計的に有意であるかどうかを確認する (一般的には，改善がこのプログラムによるものかどうかを見極めるために，プログラムを実施しなかった集団の改善度合いと比較するであろう)。

多くのプログラムでは，指標の変化を，そのプログラムの行動面の目標に関連したスキルを実践する能力のある人の割合で表す。例えば，ゴールとする行動を実行するためにメニューを調整したり，ゴールとする行動を達成できるような料理ができる人の割合 (例：脂質の減少，メニューにおける野菜・果物量の増加)，または，ゴール設定，行動計画の作成，自己制御スキルの実践ができる人の割合で表す。

また，媒介変数に対するインパクトについての情報は，深層インタビュー，フォーカスグループなどの質的方法によっても得られる (Straus & Corbin, 1990)。この場合，インタビューは，まず文字化され，カテゴリーに沿って分析され，テーマが見出される。分析は，繰り返し行う。まず，事例 (プログラムに参加している各学習者のデータ) を検討し，先行研究やプログラムの目標に基づいて，区分やコードによってデータを分類する。新しい事例を検討し，コード化するにつれて，区分とテーマが変わるかもしれない。これを，コードがすべての情報をとらえたという合意が得られるまで繰り返す。なお，結果は受益者間で共有し，妥当性を検証することになるであろう。

② プログラムのゴールとする行動または実践へのインパクトを評価する：中期的なアウトカム

行動に焦点を合わせた，科学的根拠に基づく栄養教育の評価において，最も関心を集める主要なアウトカムは，プログラムのゴールとなる行動を取ることの増加であるのが一般的である。これは，学習者自身のほかにも，様々な関係者が望むアウトカムである。学習者は，より健康的に食べたい，フードシステムの持続性を高めたい，などの理由で，時間と労力を割いて栄養教育プログラムに参加する。ゴールとする行動や実践は，栄養教育の設計プロセスの初期の段階で選択する (ステップ1)。プログラムに適した指標と測定方

法を選択する必要があろう。以下は，考慮すべき潜在的な指標と方法である。
行動アウトカムの指標には，下記のものがある。

- 特定の食物の摂取状況の改善や，プログラムの目標行動の増加。これには，ある食物の摂取量増加（野菜・果物や，カルシウム豊富な食物など），目標とする食物（炭酸飲料や高脂質・高糖分の食物）の摂取量減少，健康的な食物（決められたもの）を食べること，身体活動の増加などが含まれる。
- 上記の食物からとる栄養素摂取量の増減。例えば，食事中の脂質割合の減少や，カロテンやカルシウムの摂取量増加である。
- プログラムのゴールとする行動をとること。こうした行動は，学習者が行う目に見える食物関連行動で，非常に特定されたものである。例えば，食事中の脂質の量を減らす，昼食と夕食に1サービング以上の野菜・果物を摂取する，甘味飲料を飲む，朝食をとる，ファストフードレストランで食事をする，などである。行動指標には，地元のファーマーズマーケットで買物をする，有機栽培の食物を購入するといった行動が含まれる。

測定方法について述べる。行動を測定する手段は，選択した効果の指標，集団の規模，求められる正確さ，評価の目的，利用可能な資源によって異なる。これらの方法についての細部の議論は，ここでは扱わないが，栄養アセスメントに関する出版物で解説されている。栄養教育介入で一般的に用いられる測定方法は，ほとんどレビューされている（Kristal & Beresford, 1994; McPherson, et al., 2000; Hersey, et al., 2001; Keenan, et al., 2001; McClelland, et al., 2001; Medeiros, et al., 2001; Contento, et al., 2002）。以下に，一部を紹介する。

〈食物摂取〉

- **摂取状況の観察**。学校という場においては，通常，提供された食事のうち，どのくらいが食べられたか，あるいは廃棄されたかを観察する。この方法は，残渣量測定と呼ばれることが多い。残渣量測定では，事前に平均的な盛りつけ量を測定しておく。クラス単位など，集団の生徒に対して観察を行うか，トレーを残しておいてもらい，各皿の残量を事前に作成した記録用紙かビデオテープに記録し，分析する。これは，非常に労働集約的な方法であり，トレーニングを受けた人材が必要になる。また，学習者にとっても手間がかかる方法である（**回答者の負担**という）。
- **一般的に直前の24時間で摂取した食物の思い出し（24時間思い出し法）**。プログラムの学習者に，直前の24時間に摂取した食物と飲料をすべて思い出してもらう。個人ごとに行うのが一般的であるが，クラス単位などの集団で行う場合もある。思い出された食物は，野菜・果物やカルシウムが多い食物など，プログラムで目標とした食物について，手作業で摂取量を記録する。もしくは，コンピュータの食事分析プログラムを用いて，食事中の脂質の割合など，教育プログラムで注目する栄養素に換算することも可能である。これは，非常に労働集約的な方法であり，トレーニングを受けた人材が欠かせない。また，回答者の負担は中程度である。
- **食事記録**。学習者に，3日間か7日間の飲食物の摂取量を記録してもらう方法である。記録は，24時間思い出し法と同様に，野菜・果物，スナック菓子，炭酸飲料，高脂質食などの，目標とする食物や栄

養素について分析する（例：脂肪エネルギー比，カルシウム量）。これは，非常に労働集約的な方法であり，トレーニングを受けた人材を必要とし，回答者の負担は，きわめて大きい。

- **食物摂取頻度調査**。比較的長い食物一覧表を含む標準的な食物摂取頻度調査票（下記参照）を利用できる。学習者は過去1年間などの期間で，一覧表にある食物をどのくらいの頻度で食べたかを回答する。一覧表の食物を，注目する食品ごとに得点化するか，コンピュータプログラムを用いて栄養素に換算する。標準化した質問紙は通常，スキャンしてデータを読み取る。集団の場合は，自記式で行う。回答者の負担は中程度で，前にあげた方法よりは負担が軽い（Willet, et al., 1987; Block, et al., 1992）。
- **食物摂取チェックリスト，または短い食物摂取頻度調査票**。通常，先に述べたものよりも短い食物摂取頻度調査票を用いる。特定の食物摂取だけでなく，行動についての質問も含まれるであろう（Kristal, et al., 1990; Yaroch, et al., 2000; Townsend, et al., 2003）。
- **短いチェックリスト，またはスクリーニングの質問**。注目する食物についての短い一覧表のみの，比較的短い食物摂取頻度調査票を用いる方法である。例えば，脂質摂取や野菜・果物摂取についてのスクリーニングを行う。例として，the Center for Disease Control and Prevention's Behavioral Risk Factor Surveillance System（BRFSS）（Serdula, et al., 1993），the National Cancer Institute's 5 A Day fruit and vegetable screener（NCI, 2000），the Rapid Screener for Fat and Fruit and Vegetable Intake（Block, et al., 2000）があげられる。

食物摂取頻度調査票についての注意事項：一覧表の食物は，働きかけている学習者が日常的に食べている，適切な食物でなくてはならない。さらに，食物の名前は，学習者が明確に理解できるものでなくてはならない（これらは，民族によって異なる場合がある）。食物摂取頻度調査票を用いると，摂取量が過剰に推定される傾向がある。そのため，実際の摂取量を推定するよりも，栄養教育前後の摂取量の比較に適している。また，1カ月〜1年という期間の摂取量を調査するものであるため，短期間で実施する地域プログラムには向かないであろう。

〈摂取行動と摂取パタン〉

- **食行動のチェックリストと質問紙**。食に関連した観察可能な特定の行動を測定する道具や手段である。食に関連する行動の例としては，高脂質食や野菜・果物を食べること，地場産の食物や有機栽培の食物を購入すること，食品の安全性に関する行動，または食料の供給の不安定に関連する行動などがあげられる。脂質と食物繊維関連の食事行動について，広く使われている手段の例を下記に示す（Shannon, et al., 1997）。食事での脂質摂取量の減少に関連する行動は，食物を低脂質に変える行動，調理における脂質の使用量を減らす行動，低脂質の代替食品を用いる行動，または，高脂質の食物を野菜・果物などの低脂質の食物に代える行動に分類された。食物繊維に関する行動は，穀類や穀粒を食べる行動，野菜・果物を食べる行動，低食物繊維の食物を高食物繊維の食物に代える行動に分類された。
- **食事パタン**。学習者が朝食を食べているかといった，特定の食事パタン情報の得られる手段である。

〈食事の質〉

- **食事の質の指標または質問**。「自分の食事の質を説明してください」という質問が用いられることがあ

る。食事の質全体のアセスメントが得られる手法もある。最良の例としては，USDA の Healthy Eating Index（健康的な食指標）があげられる。ただし，この手法には，食物摂取の情報と，栄養素（脂質）摂取の情報の両方が必要である。指標はオンラインで入手し，個人で使用することができる。

③ 身体的な媒介変数のインパクトを評価する：長期的アウトカム

栄養教育プログラムにおいて期待されるアウトカムが，慢性疾患リスクの減少や健康状態の改善とされることがある。指標は，栄養状態（鉄欠乏，骨の健康）や，身体的な疾病リスクの状況である。

- **生化学的指標，または身体的な指標**。多様な指標が用いられる。例えば，糖尿病については，適正な血中グルコース濃度の維持が適切な指標である。若者の体重増加予防プログラムでは，BMI が第一次的なアウトカム指標である。心疾患予防プログラムでは，血中コレステロールがアウトカム指標になるであろう。

④ 環境的サポートの変化についての評価

プログラムのゴールに対する支援を強化するための環境の変化に関するプログラム効果の指標と測定方法は，プログラムによって大きく異なる。以下に例を示すが，皆さんは自分のプログラムに合わせた指標と測定方法を開発しなくてはならない。

第 13 章（p.331～）で述べたように，健康的な食を支援する多様な環境の変化には，栄養教育者と，学校の管理者，職場や組織の経営者，地域組織，食物供給者など，食物やサービスを提供する個人や集団，または，その環境について意志決定力をもつ様々な個人や集団との連携や，提携が必要である。栄養教育者の役割は，栄養，健康またはフードシステムの重要性について，個人と組織を教育することである。これは，協働するため，そして適宜，技術的に支援するために行う教育である。学校においては，職域の場合より食物の環境を管理しやすい。介入と評価は，より形式に則って，系統的に行われるであろう。職域での変化とは，通常，系統的な変化というより，現在のメニューに食物の選択肢を加えることや何らかの変化を加えることを指す。

効果の基準について述べる。プログラムを評価するためには，選んだ指標について，効果があったと判断する上で必要と考えられる変化の程度も決定しなくてはならない。統計的に有意な変化をもって効果があったとするのか（野菜・果物の摂取量の増加，またはセルフエフィカシーや知覚された有益性の改善など），または，変化がある基準に達している必要があるのか（1 日に 5 サービング以上の野菜・果物など），変化のレディネス段階については，何らかの動きがあればよしとするのか，動機づけから行動への変化でなくてはならないのか（例：前熟考期や熟考期から，準備期・実行期への変化）。

目標行動に対する環境的サポートをめざした変化目標については，何を効果の基準とするのか？ いずれの変化も 100％ を基準とするのか（例：学校の食事はすべて，脂肪エネルギー比率 25～35％ であるべき），または，その週の平均値で示すのか？ 毎日生の野菜・果物を提供することを基準にするのか，1 日のみでよいのか？ すべての職場のカフェテリアの食事に低脂質の選択肢があることを基準とするのか，低脂質の選択肢のある職場がいくつかあればよいのか？ ファーマーズマーケットでのフードスタンプの引き換えを何 ％ まで増加させるのか？

第14章 ステップ6：理論に基づく栄養教育のための評価を設計する

3 アウトカム評価のデータを収集する：プログラム効果の測定手段を選択，適用，設計，テストする

　読みさえすれば適切な栄養教育のための評価手法や，手段を選べるようになるような手引書は存在しない。栄養教育介入は，焦点を合わせた行動，ねらいとする学習者に合わせたものでなくてはならないこと，まったく同じ介入が存在することはまれであることがこの理由である。そのため，皆さんが設計している介入に適切なものを選択することは，簡単ではない。

　しかし，手段の開発についての研究が進められ，多くの使用可能な手法が，次々に集められてテストされている状況である。これらの手法は，文献や政府の情報を検索することで見つけ出せる。**栄養教育・行動学会誌**（Journal of Nutrition Education and Behavior）と，**アメリカ栄養士会雑誌**（Journal of American Dietetic Association）には，将来活用できそうな手段が豊富に掲載されている。ほかにも，様々な雑誌がある。例えば，ある手法は，食事からの脂質摂取の減少や，野菜・果物摂取量の増加という面について，低所得の成人の学習者に対する妥当性が検証されてきた。別の手法は，高所得者層の小学生に対する妥当性が検証されてきた。新しい手法の選択，適用，開発を行う際に考慮すべき点を以下に述べる。

① 適切さ

　教育介入には，学習者が完成させる教育活動自体が評価にもなるタイプがある。例えば，学校での栄養・食教育や，地域やWICクリニックでの栄養教育の活動においては，学習者が学習課程の一部として完成させる活動が評価としては最善となる場合が多い。この場合は，活動の結果を記録するために何らかのシステムを設定する必要がある。

　教育の目的からすると，特定の教育目標の**それぞれに**，1つの評価活動を考えるのが有益である。そうすることで，設定した教育目標が達成されたかどうかがわかるであろう。こうした評価活動は，完全に非形式的に行われる場合がある。例えば，評価対象となる学習者は何人か，積極的に参加したのは何人か，新しいスキルを身につけたのは何人か（表示を読むなど），実際に達成したい目標について契約書を書き，行動を実施する意志を表明した学習者は何人かといったことを評価するのである。著者らが実施しているケーススタディ（p.371）では，こうした活動の例を示す。

　栄養教育者は，教育活動とは独立した特定の手法を用いる場合が多い。こうした手法は，行動のゴールとメディエーターに対する一般的な教育目標の達成度を測定できるものでなくてはならない。また，対象とする学習者に適したものでなくてはならない。独自の手法を設計する必要がある場合は，1回のセッションや短い介入の評価手段であっても，簡単には開発できないことを心にとめておかなくてはならない。手法の開発にどのくらいの時間と労力を費やすべきかは，評価の目的と必要性や，望まれる測定の正確さの程度によって決まってくる。

　最も一般的な方法は，焦点を合わせた行動と取り上げたメディエーターについて，自分の介入に類似する手法を探し，自分の学習者に合わせて変えたり適用するというものである。例えば，思春期の若者や，低所得者層の学習者であれば，探しておいた有効と思われる手法が，そうした集団向けに開発されたり，妥当性が検証されてきたかを確認する。既存の手法を変更する場合と，独自の手法を開発する場合の両方において，栄養教育のツールや手法について考慮すべき事柄を下記に示す。

② 妥当性

妥当性は，その手段により，どの程度適切に，または正確に変数や概念を測定できるか，その変数が知識面のものか，媒介変数の面か，または行動かといった，様々な種類の正確さを示す包括的な用語である。下記に，異なるタイプの妥当性について簡単に説明する。栄養教育介入の文献を読んだり，手段を選択したり，独自の手段を開発する際に確認するとよいであろう。

- **内容的妥当性**（content validity）。テスト，質問紙，一覧表の項目は，比較的大きな側面や取り扱う内容を代表しているか。食事摂取については，食物摂取頻度調査票にある食物が，本当に学習者の典型的な食物を代表しているか。野菜・果物の知識に関心がある場合は，その側面を代表する項目になっているか。
- **表面的妥当性**（face validity）。内容的妥当性の一側面であり，専門家集団はその手法を審査し，測定したいものを確かに測定できるかを確認する。加えて，プログラムの学習者の視点から見て，その手法の言葉，様式，手順が理解できるか，合理的であるか。
- **基準関連妥当性**（criterion validity）。得られた得点は，標準的な測定方法によるデータと相関しているか。例えば，野菜・果物の質問票は，7日間の食事記録や血清カロテン濃度と相関しているか。
- **構成概念妥当性**（construct validity）。測定したい構成概念を明確に測定しているか，セルフエフィカシーなど。

③ 信頼性

手法の一貫性と信頼の程度を示す尺度である。信頼性には，いくつかの種類がある。

- **再現性**（Reproducibility）**または，テスト-再テストの信頼性**（Test-retest reliability）。時間を経ても結果が一貫，安定していること。ある手法を，同一人物に別の時に実施した場合に，どの程度同じ結果が得られるか。
- **内的整合性**（Internal consistency）。一連の質問項目間の一貫性。手法が，内的に信頼できるか，または一貫しているかである。例えば，セルフエフィカシーについて4つの項目がある場合，項目間に一貫性があるか。知識の項目については，一般的に，split-half reliability か KR-20 coefficient が用いられ，媒介変数については，項目全体の相関係数かクロンバックのα係数が算出される（Cronbach, et al., 1980）。
- **評定者（評価者）間信頼性**（Interrater reliability）。調査者間の一致。2人以上の評定者が情報収集や符号化を行う場合，評定者間の信頼性は確立されているか？　例えば，2人の栄養学者が24時間思い出し法から野菜・果物の摂取量を同じように数量化するか？

④ 変化に対する感受性

感受性とは，ある手法が，ある介入の結果の変化を検出できる程度のことである。

⑤ 認知テスト（cognitive testing）：読みやすさとわかりやすさ

読みやすさは，用語，文章の長さ，書き方などの要因に関する，対象とする学習者にとっての評価ツールの読みやすさのことである。読解レベル別の様式が，読みやすさの判断に役立つ。**わかりやすさ**は，読みやすさに加えて，さらに手段の内容が，意図したとおりに学習者に理解されるかどうかを評価するものである。これは，学習者に各質問の意味をどうとらえるかを話してもらうことや，**認知テスト**と呼ばれるプロセスで尋ねることによって判定できる。既存の手段を選ぶ場合でも，自分の学習者でわかりやすさをテストするべきである。

⑥ 質的データ

観察や深層インタビュー，フォーカスグループ，または自由回答による質的データにも，信頼性や妥当性の観点が必要である。この場合，基準は，信頼性（dependability），真実性（credibility），信用性（trustworthines）である。**信頼性**は，確実性と似ており，どのように調査結果が得られたのかを理解するためには，ほかの人が，最初の調査者の手順と意志決定の道筋を追えなくてはならない。そのため，全ステップについて記録しておくことが非常に重要となる。調査結果の**真実性**や**信用性**は，妥当性を示す。真実性は，研究している現象の理解に十分時間をかけることや，一貫した情報の得られる情報源と方法を用いて同じ現象を研究することによって強まる。このプロセスは，**三角測量**（triangulation）と呼ばれる。確認のために，学習者と結果を共有することがある。これは，**ピア・デブリーフィング**（仲間の報告会）と呼ばれる。加えて結果は，真実として受け手に響く必要がある。そうすれば読者（受け手）は，その研究内容を読んだだけでも，書かれている人間の経験の1面を認識することができる。

⑦ パイロットテスト

手法のパイロットテストと，データ収集の手続きは非常に重要である。強調しておく。手法を借りてくる場合も，新たに開発する場合も，自分の学習者でテストしておかなくてはならない。

4 適切な評価計画を選択し，インパクトを測定する

評価計画や評価設計の目的は，評価結果が栄養教育の結果によるものであり，ほかの交絡因子によるものではないことを確証することである。したがって，評価計画は，得られた結果に対抗する説明を制御できるように設計する。これにより，プログラムの真の影響を測定することができる。教育介入の強度，期間，頻度と，実施される文脈，時間や専門的技術の有無といった条件の中で，最適な計画によって，設計の性質は大きく変わってくる。

真の実験設計または無作為割付実験設計（RCT）は，研究目的に対して理想的であると考えられ，臨床研究では日常的に用いられている。設計の際には，個人，WICクリニック，学校，職場を2つの群に無作為に割り付け，一方に栄養教育を行い（介入の条件），もう一方には通常の教育か，関係のない介入を行う（対照の条件）。両方の群について，介入前後に調査を行う。この設計の最大の利点は，無作為割付のプロセスで，アウトカムの有意差がプログラムによることを確証できることである。不利な点は，無作為（ランダム）化が，実際の現場では非常に困難なことである。

準実験デザインはこれまで，現場での評価研究としては比較的現実的なモデルと考えられてきた。この区

分で最もよく用いられるものは，**対照群を設定し事前・事後調査を行う設計**である。この場合，1つの群にはプログラムを実施し，年齢，性，民族，社会経済状態などの様々な特性が適合する類似集団であり，プログラムを受けていない対照群と比較する。両群とも，事前・事後調査を行う。得られた結果を両群で比較する。また，学校の場では，同じ学校内で，クラス全体は類似のクラスと適合し，学校全体はほかの学校と適合する。介入を受けた WIC クリニック群は，類似の特性をもつ WIC クリニック群と適合するであろう。こうした設計により，結果に対して競合する説明をすべて排除できるわけではないが，実践の場においてほとんどのプログラムで比較的活用可能で，様々な重要なエラーの源を制御できる方法である。

　非実験デザインでは，一般的なアプローチが2つある。1つの群の事前・事後調査設計では，同じ群のプログラム前後の得点を比較する。対照群はない。特性を一致させていない対照群を設定した事後調査のみの設計では，プログラムを受けた群とプログラムを受けていない類似の群の得点を比較する。こうした設計では，ほかの説明を排除することが難しい。しかし，こうした設計が，実践の場で唯一の実施可能な方法である場合が多く，重要な示唆が得られる。

　時間経過に沿って定期的に観察する設計では，ベースラインと，プログラムの進行に伴って，何回か観察を行う。プログラム後にも，一連の観察が行われる。プログラム前の得点が一定であり，プログラム後に増加し，プログラム後のある期間に最も高い水準で一定になれば，その増加はプログラムによるものであると考えられる。この観察を，介入を実施しない対照群の一連の観察と同時に行えば，結論が強化される。この設計でも多くのエラーが残るものの，プログラムの効果に何らかの示唆が得られる。

　サーベイランス研究では，食事摂取や健康的な食べ方に対する態度など，注目するアウトカムについて，集団の状態を絶えず監視する。こうした研究では，時間の経過に沿って集団の状態を記録することができるが，観察された状態がどのような原因によるものかは説明できない。

　質的な評価方法は，量的な設計の代替として用いられる。一般的に帰納的という特性があり，観察法や，構造的・半構造的な個人あるいはグループインタビュー，フォーカスグループ，歴史的な記録，質問紙などによって行われる方法である。質的方法は，量的調査方法に比べて，変化のダイナミクスや文脈に焦点を合わせることによって，力を発揮する。量的方法は，介入のアウトカムに焦点を合わせる傾向があるためである。また，質的方法は観察の範囲が広く，ねらっていない変化をとらえることも多い。質的方法は，学習者の現在の実践，価値観，姿勢，リーダーシップの形態，関係者の配置，プログラム活動間の関係など，プログラムの要素を開発したり，削除したりする際に役立てられる。

5　倫理的に評価を実施する：インフォームドコンセント

　評価は，倫理的に実施しなくてはならない。評価を実施する際には，プログラムの学習者からインフォームドコンセントをもらわなくてはならないのである。学習者には，評価活動を最後まで無理強いすべきではない。学習者の回答は匿名で，秘密保持されるべきであり，いかなる場合でもこれらが守られなくてはならない。回答や評価をしなかったことによって，学習者に必要なサービスが提供されないようなことがあってはならない。

第14章 ステップ6:理論に基づく栄養教育のための評価を設計する

D 次は皆さんの番

先述のように,栄養教育プログラムの設計は,様々な作業の間を行ったり来たりする相互的なプロセスである。評価方法の設計は,教育戦略の設計と手を取り合って進められる。したがって,ステップ4と5で教育目標と教育戦略を設計する際に,評価方法を考慮するべきである。

E ケーススタディ

著者らが進めているケーススタディは,中学生の野菜・果物の摂取量を増やすことを目標としている。このケーススタディでは,介入を評価する概念枠組みとしてロジックモデルを用いている(図14-2)。このプログラムにおいて,インプットは投入された資源である。アウトプットには,プログラムの3つの主要な構成要素(生徒,保護者,学校環境)によって実施される活動と,行動変容のための特定のメディエーター(動機づけのメディエーター,行動のメディエーター,環境のメディエーター)に取り組むための,特定の理論に基づく戦略が含まれる。モデルを見ればわかるように,アウトカムは短期,中期,長期で設定で

図14-2 ロジックモデルの概念枠組み:彩り豊かな食事のなぜ? 何?

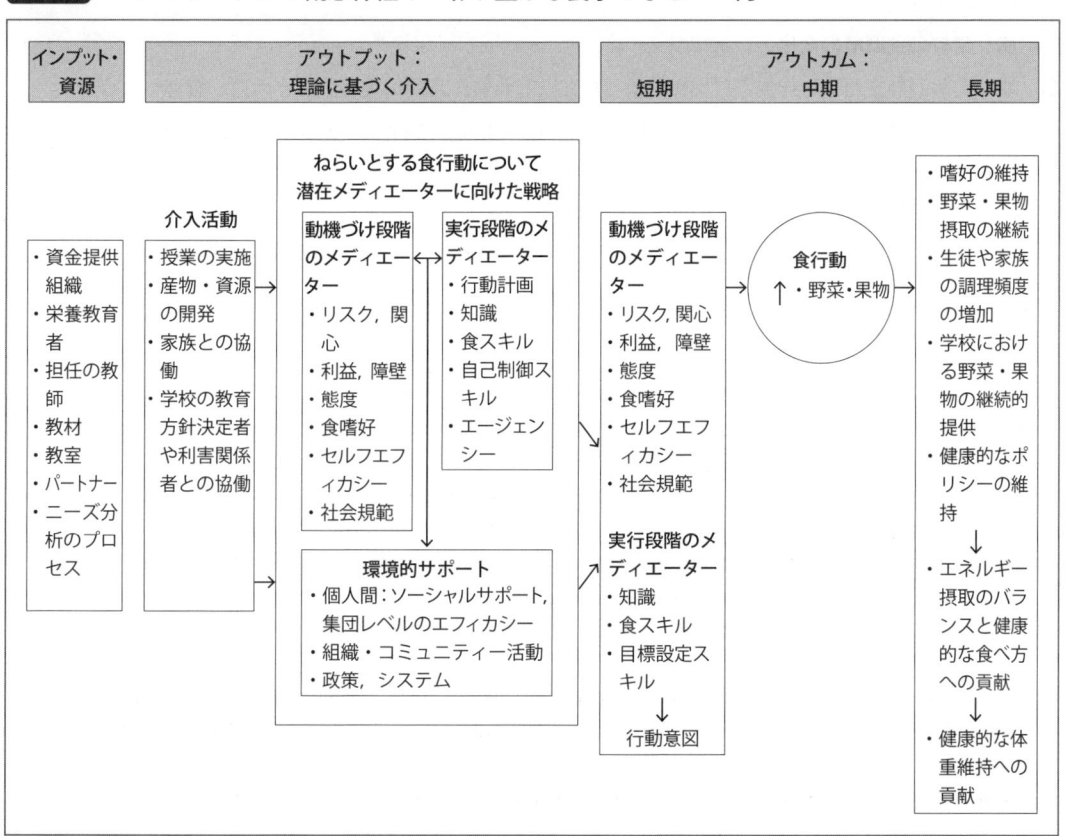

インプット・資源	アウトプット:理論に基づく介入		アウトカム:短期 / 中期 / 長期
・資金提供組織 ・栄養教育者 ・担任の教師 ・教材 ・教室 ・パートナー ・ニーズ分析のプロセス	介入活動 ・授業の実施 ・産物・資源の開発 ・家族との協働 ・学校の教育方針決定者や利害関係者との協働	ねらいとする食行動について潜在メディエーターに向けた戦略 動機づけ段階のメディエーター:リスク・関心,利益・障壁,態度,食嗜好,セルフエフィカシー,社会規範 実行段階のメディエーター:行動計画,知識,食スキル,自己制御スキル,エージェンシー 環境的サポート:個人間:ソーシャルサポート,集団レベルのエフィカシー / 組織・コミュニティー活動 / 政策,システム	動機づけ段階のメディエーター:リスク・関心,利益・障壁,態度,食嗜好,セルフエフィカシー,社会規範 実行段階のメディエーター:知識,食スキル,目標設定スキル ↓ 行動意図 → 食行動 ↑・野菜・果物	・嗜好の維持 ・野菜・果物摂取の継続 ・生徒や家族の調理頻度の増加 ・学校における野菜・果物の継続的提供 ・健康的なポリシーの維持 ↓ ・エネルギー摂取のバランスと健康的な食べ方への貢献 ・健康的な体重維持への貢献

きる。活用できる資源を考慮し，ケーススタディの介入では，短期と中期のアウトカムを測定できる。長期のアウトカムも提示しておくが，後に測定できるもの程度にとらえている。

◆◆◆◆◆◆ **演習問題** ◆◆◆

1. 栄養教育を評価することがなぜ重要なのか，3つの理由を簡潔に述べてみよう。
2. 形成的評価と総括的評価の違い，アウトカム評価とプロセス評価の違いを述べてみよう。
3. 評価の観点で教育目標との関連を示しながら，次の用語を説明しよう。
   a. アウトカム
   b. 指標
   c. 測定方法
   d. 手法
   e. 評価計画
   f. データ収集方法
4. 下記の項目について，4つの測定方法を説明しよう。
   a. 行動面のアウトカム
   b. 行動面のアウトカムの潜在メディエーター
   c. 政策変更
   d. 学校の食環境の変化
5. 真の実験設計または無作為割付実験設計（RCT）と非無作為割付実験設計との違いを述べよう。
6. 評価手法の観点から，妥当性と信頼性の違いを述べよう。これらの2つの間にはどのような関係があるか？

| **文 献** |

Block, G., F.E. Thompson, A.M. Hartman, F.A. Larkin, and K.E. Guire. 1992. Comparison of two dietary questionnaires validated against multiple dietary records collected during a 1-year period. *Journal of the American Dietetic Association* 92:686-693.

Block, G., C. Gillespie, E.H. Rosenbaum, and C. Jenson. 2000. A rapid screener to assess fat and fruit and vegetable intake. *American Journal of Preventive Medicine* 18:284-288.

Centers for Disease Control and Prevention. 2004a. *School Health Index: A self-assessment and planning guide. Elementary school version.* Atlanta, GA: Author.

———. 2004b. *School Health Index: A self-assessment and planning guide. Middle school/high school version.* Atlanta, GA: Author.

Chang, M.W, S. Nitzke, R.L. Brown, L.C. Bauman, and L. Oakley. 2003. Development and validation of a self-efficacy measure for fat intake behaviors of low-income women. *Journal of Nutrition Education and Behavior* 35:302-307.

Contento, I.R., J.S. Randell, and C.E. Basch. 2002. Review and analysis of evaluation measures used in nutrition education intervention research. *Journal of Nutrition Education and Behavior* 34:2-25.

Cronbach, L.J., et al. 1980. *Toward reform of program evaluation: Aims, methods, and institutional arrangements.* San Francisco: Jossey-Bass.

Eck, S.M., B.J. Struempler, and A.A. Raby. 2005. Once upon a time in America: Interactive nutrition evaluation. *Journal of Nutrition Education and Behavior* 37:46-47.

Freedman, D.S., and G. Perry. 2000. Body composition and health status among children and adolescents. *Preventive Medicine* 31:S34-S53.

Golaszewski, T., and B. Fisher. 2002. Heart Check: The development and evolution of an organizational heart health assessment. *American Journal of Health Promotion* 17:132-153.

Green, L.W., and F.M. Lewis. 1985. *Measurement and evaluation in health education and health promotion.* Palo Alto, CA: Mayfield.

Gregson, J., S.B. Foerster, R. Orr, et al. 2001. System, environmental, and policy changes: Using the social-ecological model as a framework for evaluating nutrition education and social marketing programs with low-income audiences. *Journal of Nutrition Education* 33:S4-S15.

Hersey, J., J. Anliker, C. Miller, et al. 2001. Food shopping practices are associated with dietary quality in low-income households. *Journal of Nutrition Education and Behavior* 33:S16-S26.

Keenan, D.P., C. Olson, J.C. Hersey, and S.M. Parmer. 2001. Measures of food insecurity/security. *Journal of Nutrition Education* 33(Suppl. 1):S49-S58.

Kohl, H.W., J.E. Fulton, and C.J. Casperson. 2000. Assessment of physical activity among children and adolescents: A review and synthesis. *Preventive Medicine* 31:S54-S76.

Kristal, A.R., B.F. Abrams, M.D. Thornquist, et al. 1990. Development and validation of a food use checklist for evaluation of community nutrition interventions. *American Journal of Public Health* 80:1318-1322.

Kristal, A.R., and Beresford, S.A. 1994. Assessing change in diet-intervention research. *American Journal of Clinical Nutrition* 59(Suppl.):185-189S.

Linnan, L.A., J.L. Fava, B. Thompson, et al. 1999. Measuring participatory strategies: Instrument development for worksite populations. *Health Education Research* 14:371-386.

Marsh, T., K.W. Cullen, and T. Baranowski. (2003). Validation of a fruit, juice, and vegetable availability questionnaire. *Journal of Nutrition Education and Behavior* 35:93-97.

McClelland, J.W., D.P. Keenan, J. Lewis, et al. 2001. Review of evaluation tools used to assess the impact of nutrition education on dietary intake and quality, weight management practices, and physical activity of low-income audiences. *Journal of Nutrition Education* 33:S35-S48.

McPherson, R.C., D.M. Hoelscher, M. Alexander, K.S. Scanlon, and M.K. Serdula. 2000. Dietary assessment methods among school-aged children. *Preventive Medicine* 31:S11-S33.

Medeiros, L.C., S.N. Butkus, H. Chipman, R.H. Cox, L. Jones, and D. Little. 2005. A logic model framework for community nutrition education. *Journal of Nutrition Education and Behavior* 37:197-202.

Medeiros, L., V. Hillers, P. Kendall, and A. Mason. 2001. Evaluation of food safety education for consumers. *Journal of Nutrition Education* 33:S27-34.

National Cancer Institute. 2000. *Eating at America's Table Study: Quick food scan.* Bethesda, MD: National Cancer Institute, National Institutes of Health. http://riskfactor.cancer.gov/diet/screeners/fruitveg/allday.pdf.

Reynolds, K.D., A.L. Yaroch, F.A. Franklin, and J. Maloy. 2002. Testing mediating variables in a school-based nutrition intervention program. *Health Psychology* 21:51-60.

Ribisl, K.M., and T.M. Reischl. 1993. Measuring the climate for health at organizations. Development of the worksite health climate scales. *Journal of Occupational Medicine* 35:812-824.

Serdula, M., R. Coates, T. Byers, et al. 1993. Evaluation of a brief telephone questionnaire to estimate fruit and vegetable consumption in diverse study populations. *Epidemiology* 4:455-463.

Shannon, J., A.R. Kristal, S.J. Currry, and S.A. Beresford. 1997. Application of a behavioral approach to measuring dietary change: The fat and fiber-related diet behavior questionnaire. *Cancer Epidemiology, Biomarkers and Prevention* 6:355-361.

Sorensen, G., A. Stoddard, and E. Macario. 1998. Social support and readiness to make dietary changes. *Health Education Behavior* 25:586-598.

Straus, A.L., and J. Corbin. 1990. *Basics of qualitative research: Grounded theory procedures and research.* Newbury Park, CA: Sage.

Thompson, F.E., and T. Byers. 1994. Dietary assessment resource manual. *Journal of Nutrition* 124(11 Suppl.):2245s-2317s.

Townsend, M.S., and L.L. Kaiser. 2005. Development of a tool to assess psychosocial indicators of fruit and vegetables intake for 2 federal programs. *Journal of Nutrition Education and Behavior* 37:170-184.

Townsend, M.S., L.L. Kaiser, L.H. Allen, A. Block Joy, and S.P. Murphy. 2003. Selecting items for a food behavior checklist for a limited-resources audience. *Journal of Nutrition Education and Behavior* 35:69-82.

United States Department of Agriculture. 2000. *Changing the scene: Improving the school nutrition environment.* Alexandria, VA: U.S. Department of Agriculture, Food and Nutrition Service. http://www.fns.usda.gov/tn/Healthy/index.

Willett, W.C., R.D. Reynolds, S. Cottrell-Hoehner, L. Sampson, and M.L. Browne. 1987. Validation of a semi-quantitative food frequency questionnaire: Comparison with a 1-year diet record. *Journal of the American Dietetic Association* 87(1):43-47.

Yaroch, A.L., K. Resnicow, and L.K. Khan. 2000. Validity and reliability of qualitative dietary fat index questionnaires: A review. *Journal of the American Dietetic Association* 100(2):240-244.

これからの栄養教育論 —研究・理論・実践の環— キーワード一覧（日英対照表）

A

ability to action　実行する力
ability to take action　実行に移す力
accessibility　アクセシビリティ，アクセスしやすさ
accessible　アクセス可能である
action　実行，行動，行為
action goal　実行のゴール
action mediator　実行メディエーター
action phase　実行段階
action plan　実行計画
action stage　実行期
activity plan　活動計画
advocacy　アドボカシー
affect　感情，情緒
affective　感情的
agency　エージェンシー
ambivalences　双価性
appraisal support　評価的サポート
assessment　アセスメント
associative conditioning　連合的条件づけ
attitude　態度
audience　学習者
availability　アベイラビリティ，入手しやすさ
available　入手可能である
awareness　気づき

B

barrier　障壁
behavior　行動
behavior change　行動変容
behavior of concern　重要な行動
behavioral belief　行動信念
behavioral capability　行動に移す能力
behavioral change process　行動変容プロセス
behavioral factor　行動要因
behavioral goal　行動のゴール，ゴールとなる行動
behavioral intention　行動意図
behavioral nutrition　行動栄養学
behavioral objective　行動目標
behavioral science　行動科学
behavior-focused approach
　行動に焦点を合わせたアプローチ
belief　信念
biologically determined behavioral predisposition
　生物学的に決定された行動の準備要因

C

capability　能力，力
capacity　キャパシティ
coalition　連合
cognitive　認知的
cognitive objective　認知目標
collaboration　連携
collective action　集団としての行動
collective efficacy　集団レベルのエフィカシー
commitment　関与，コミットメント
community　地域，コミュニティ
community nutritionist　地域栄養専門家
competency　コンピテンシー，資質
component　構成要素
concept　概念
conceptual framework　概念枠組み
conceptual model　概念モデル
concern　関心
conditioned　条件づけされた
conducive　つながるような
consciousness-raising　意識の高揚，意識を高める
construct　構成概念
contemplation stage　熟考期
context　文脈，状況，背景
core behavior　核となる行動
cost-benefit analyses　費用対効果分析
counterconditioning　拮抗条件づけ，行動置換
critical thinking　クリティカルシンキング
cue management　きっかけの管理
cues to action　行動のきっかけ
cultural context　文化的背景
cultural norm　文化規範
cultural practice　文化的慣習

D

decision maker　意志決定者
decision stage　決定期
decisional balance　意志決定バランス
demographic variable　人口統計学的変数
descriptive norm　記述的規範
design　設計する
determinant　決定要因
diet　食事，食
dietary behavior　食行動
dietary behavior change　食行動変容

dietary guidance	食事ガイダンス	factual knowledge	現実に基づく知識
dietary guidelines	食生活指針, 食事指針	familiarity	熟知性
dietary pattern	食事パタン	feeling	感情, 気持ち
dietary practice	食行動, 食実践	flavor	味, 風味
diet-related action	食関連活動	focus	焦点
diet-related behavior	食行動, 食関連行動	food	食, 食物, 食品
domain	領域	food accessibility	フードアクセシビリティ
dramatic relief	情動的喚起	food and nutrition	栄養・食
dynamic	ダイナミックな	food and nutrition actions	栄養・食行動

E

eating behavior	食べる行動, 食行動
eating pattern	食事パタン
eating practice	食べ方
eating well	上手に食べる, うまく食べる
ecology	生態, 生態学
economic environment	経済環境
education	教育
educational activity	教育活動
educational goal	教育ゴール
educational objective	教育目標
educational plan	教育計画
educational strategy	教育的戦略
effectiveness evaluation	効果評価
element	要素
emotion	情動, 情緒
emotional arousal	感情的経験
emotional support	情緒的サポート
emotion-coping skills	感情のコーピング・スキル
empowerment	エンパワメント
environment	環境
environmental change	環境的変化
environmental control	環境コントロール
environmental factor	環境要因
envrionmental mediator	環境メディエーター
environmental reevaluation	環境の再評価
environmental support	環境的サポート
evaluation	評価
evaluation measure	評価指標
evidence	（科学的）根拠
Expanded Theory of Planned Behavior	拡張版計画的行動理論
expectancy-value theory	期待価値理論
experience with food	食体験

F

facilitate	促す, 促進する
facilitator	ファシリテーター
factor	要因

food availablity	フードアベイラビリティ
food behavior	食行動
food choice	食物選択
food environment	食環境, 食物環境
food insecurity (food insecure)	食料不安, 食料の安全が保障されていない
food nephobia	新しいもの嫌い
food pattern	食物パタン
food policy	食に関する方針, 食料政策
food practice	食実践
food preference	食嗜好, 食物嗜好
food preparation	食事づくり, 調理
food product	食料生産物
food safety	食の安全性
food selection	食物選択
food skill	食スキル
food-related behavior	食行動, 食物関連行動
formative evaluation	形成的評価
formative research	フォーマティブリサーチ
fruits and vegetables	野菜・果物

G

goal	ゴール
goal intention	ゴール意図
goal maintenance	ゴールの維持
goal setting	ゴール設定

H

habit	習慣
Health Action Process Approach Model	健康行動プロセス・アプローチモデル
health and nutrition behavior	健康・栄養行動
health behavior change	健康行動変容
Health Belief Model	ヘルスビリーフモデル
health care setting	保健・医療の場
health promotion	ヘルスプロモーション
how to take action	「どのように」実行するか
"how-to" knowledge	「どのように」についての知識
hunger	空腹（感）

I

identity　アイデンティティ
impact　インパクト
impact evaluation　影響評価
impediment　障害
implementation intention　実施意図
implementation plan　実施計画
implication　提言，示唆，関わり
improved health　健康改善
indicator　指標
influencing factor　影響要因
information dissemination approach
　情報提供アプローチ
informational environment　情報環境
informational support　情報的サポート
initiating action　行動を始める
in-person　対面(的)
input　インプット
insight　見識
instrument　（調査票等情報収集の）手段，調査票
instrumental support　手段的サポート
intended audience　学習者
interaction　相互作用，交流
interpersonal factor　個人間要因
intrapersonal factor　個人内要因

K

key　主要な，鍵となる
knowledge　知識
knowledge-attitude-behavior (KAB) model
　知識・態度・行動モデル

L

learned safety　学習された安全性
learner-centered　学習者主体
learning experience　学習経験
learning objective　学習目標
lesson plan　学習計画
likelihood　見込み
local food　地場産の食物
logic model　ロジックモデル

M

maintain/maintenance stage　維持期
maintaining action　行動を維持する
material　材料
measure　測定，測定方法，指標
mediate　媒介する

mediating variable　媒介変数
mediator　メディエーター
model　モデル
modeling　モデリング
module　モジュール
motivation　動機づけ
motivation to comply　遵守の動機
motivator　動機づけ要因

N

need　ニーズ
normative belief　規範的信念
nutrient　栄養素
nutrition　栄養，栄養学
nutrition behavior　栄養行動
nutrition communication and education
　栄養教育・コミュニケーション
nutrition education　栄養教育，栄養教育学
nutrition education intervention　栄養教育介入
nutrition educator　栄養教育者
nutrition issue　栄養問題，栄養に関する課題
nutrition problem　栄養問題，栄養に関する課題
nutrition professional　栄養の専門家
nutrition science　栄養科学，栄養学
nutrition-related behavior　栄養関連行動

O

objective　目標
observational learning　観察学習
obstacle　障害
organizational level　組織レベル
outcome　アウトカム，結果
outcome belief　アウトカム信念
outcome evaluation　アウトカム評価
outcome expectancy　結果予期
outcome expectation　結果期待
output　アウトプット

P

participant　学習者
partner　パートナー
peer educator　ピア・エデュケーター
perceived barrier　知覚された障壁
perceived behavioral control　行動のコントロール感
perceived benefits　知覚された有益性
perceived severity seriousness　知覚された重大性
perceived seriousness　知覚された重大性
perceived susceptibility　知覚された罹患性
perceived threat　知覚された脅威

perception 認知
perception of risk リスクの認知
personal agency 個人的エージェンシー
presonal change 個人変容
personal control 個人的コントロール
personal efficacy 個人のエフィカシー
personal empowerment 個人レベルのエンパワメント
personal factors 個人的要因
personal norm 個人的規範
personal psychosocial mediators
　個人の心理社会的メディエーター
personality 性格
perspective 視野，展望
phase 段階
philosophy 理念，〜観
physical/food environment 物理・食環境
physiological conditioning 生理的条件づけ
pleasure 快さ
policy 政策，ポリシー
policy maker 政策立案者
portion size ポーションサイズ
potential 可能性のある，潜在的な
potential mediators
　潜在メディエーター，〜する可能性のあるメディエーター
practice 実践，習慣
practitioner 実践者
precontemplation stage 前熟考期
preference 嗜好
preparation stage 準備期
pressure 圧力，プレッシャー
procedural knowledge 手順に関する知識
procedural model 手順モデル
process evaluation 経過評価，プロセス評価
pros and cons プロズとコンズ
proximal goal 近接ゴール
proximity 近接性
psychomotor domain 精神運動領域
public health nutrition 公衆栄養，公衆栄養学

R

readability 読みやすさ
readiness レディネス
recipe レシピ，料理
regulation 規制，規則
regulator 調節因子
reinforcement 強化
relapse prevention 再発防止
reliability 信頼性
resource 資源

resource management 資源管理
reward 報酬，褒美
routine ルーティン，日常（化）

S

satiety 満腹（感）
school board 教育委員会
scope 適用範囲，視野
self-assessment 自己アセスメント
self-control 自己コントロール
self-efficacy セルフエフィカシー
self-esteem 自尊感情
self-evaluation 自己評価
self-identity 自己アイデンティティ
self-influence 自己影響力
self-liberation 自己解放
self-monitoring セルフモニタリング
self-reevaluation 自己の再評価
self-regulation 自己制御
self-talk 心の中のつぶやき
sense of community コミュニティ観
sensitivity 感受性
sensory-affective 感覚・感情（的）
sensory-specific satiety 感覚的な満腹（感）
setting 場
situation 状況
skill スキル
Social Cognitive Theory 社会的認知理論
social conditioning 社会的条件づけ
social ecological model 社会生態学的モデル
social environment 社会環境
social influence 社会的影響
social liberation 社会の解放
social modeling 社会的モデリング
social network ソーシャルネットワーク
social norm 社会規範
social relationship 社会関係
social structure 社会構造
social support ソーシャルサポート
social system 社会システム
social-affective context 社会・感情的文脈
socioeconomic status (SES) 社会経済状態
sociopsychological variable 社会心理学的変数
stage ステージ，段階
stages of change 変容ステージ
stimulus control 刺激統制
structure 構造
subjective norm 主観的規範
summative evaluation 総括的評価

support group　支援グループ
supportive environment　支援的環境
sustainability　持続可能性

T

targeted behavior　ねらいとする行動
targeted food　対象となる食品
taste　味
temptation　誘惑
theoretical framework　理論枠組み
theory　理論
Theory of Planned Behavior　計画的行動理論
theory-based　理論に基づく
Transtheoretical Model
　トランスセオレティカルモデル

U

understandability　わかりやすさ

V

validity　妥当性
value　価値
values　価値観
variable　変数
voluntary　自発的な

W

weight control　体重管理
well-being　ウェルビーイング
wellness　ウェルネス
why-to knowledge　「なぜ」についての知識
"why to" take action　「なぜ」実行するか
workplace　職場

索　引

あ

アウトカム　91
　　行動面の——　222
　　短期的な——　356,361
　　中間的な——　356,363
　　否定的な——　291
アウトカム信念　80,111
アウトカム評価　352,356
アウトプット　91,278
アクセシビリティ　48
味　38
アドボカシー　163
アプローチ　249,255
　　行動に焦点を合わせた——　67
アベイラビリティ　48
アメリカ栄養士会の新人栄養士教育の基準　58
アメリカ人のための食生活指針　12

い

維持期　160
意識の高まり　162
意志決定　228
意志決定者　26,187,234
意志決定バランス　161,296
意志的・意識的選択　318
一般的検討事項　212
意図　110
　　——の形成　300
意図する学習者　208
医療モデル　250
インフォームドコンセント　370
インフォームドチョイス　15
インプット　91,278
　　学習者からの——　215
　　管理者側からの——　216
　　社会からの——　215
　　専門家からの——　213

う

ウェルビーイング　22
受け入れ　270

え

影響評価　352
影響評価設計　353
影響要因　67
　　環境的な——　52
栄養　3
栄養教育　1,3,14
　　——の概念枠組み　89
　　——の学習者　25
　　——の視野　26
　　——のための概念枠組み　128
　　——の定義　11
　　——の歴史　11
栄養教育介入　209
栄養教育概論　65
栄養教育学会　23,57
栄養教育者のコンピテンシー　57
栄養教育チーム　212
栄養教育理念　249
栄養・食関連スキル　311
栄養・食関連知識　311
栄養・食の教育者　353
エージェンシー　74,318
援助関係　163
エンパワメント　10,185,197

お

応用　269

か

解決の理論　88
下位ゴール　148
回答者の負担　364
概念モデル　72,77
　　——の創出　241
カオス理論　90
価格設定　198
科学的理論　72
学習　41,278
学習計画　279,300,301
学習指示の設計　301
学習者　355
　　——からのインプット　215
　　——の関心　278
　　——の関与　278
　　——の調査　219
　　——の特徴　237
　　意図する——　208
学習体験　278
学習目標　265
拡張版計画的行動理論（計画的行動理論の拡張版）　116,247
過去の行動　123
家族・心理的な要因　9
価値　122
学校　25
　　——における食に関するポリシー　339
学校昼食プログラム　187
学校菜園　343
活動や連携の確立　30
感覚・感情的反応　44
環境　10,22,150,178
　　——の再評価　163
環境アセスメント　235
環境整備　247
環境づくり　309
環境的サポート　179,234,248,334
　　——の段階（構成要素）　89
環境的な影響要因　52
環境的変化　195
環境メディエーター　179,275
　　——への働きかけ　196
　　潜在的な——　331
環境面の変化　18
環境要因　47,143,150,178,233
関係者　353
観察　220,273
　　——の可能性　222
感受性　368
感情　113,125,132,292
感情的関与のレベル　314
感情的経験　162
感情的構成要素　112
感情的スキル　314
感情（感覚）領域　270
　　——の目標　266
関心　125
関心事　122
観念的または精神主義学派　45
願望　111

管理者側からのインプット 216

き

機会 332
記述的規範 115
期待価値理論 81
期待される結果 46
きっかけの管理 326
気づき 129,267
拮抗条件づけ 163,325
機能的意味 122
規範的信念 115
規範の社会的影響 101
気持ち 125
客観的データ 212,215
脅威 130
教育 195
教育活動 278
　　──の提供 29
教育計画 300
教育ゴール 129,260,262
教育的介入 16
教育的戦略 310
　　──の組み合わせ 20
　　──の選択 285
教育的戦略計画 282
教育目標 260,262,264,273
教育理念 240
強化 147
教材 254
共存性 221
協調的セルフエフィカシー 325
共通の構成概念 246,247
共同体 338
恐怖 130
恐怖に基づくコミュニケーション 130
近接ゴール 126

く

クリティカルシンキング 169
グループ支援 296

け

計画的行動理論 108,244
　　──の拡張版（拡張版計画的行動理論） 116,247
経験的プロセス 162
経験の繰り返し 326

経済学 54
経済環境 50
形成的研究 208
形成的評価 352
啓発モデル 251
契約 311
契約書 321
ゲートキーパー 26
劇的安堵感 162
結果期待 81,82,111,130,144,289
結果予期 144,155
決定要因 69,82
嫌悪 42
研究 98,141,177
健康 22
健康アウトカム 81
健康教育 18
健康行動プロセス・アプローチモデル 154
健康につながる行動の促進 16
現実に基づく知識 149

こ

効果評価 352
公告 52
公衆栄養 28
構成概念 73,76
構成要素の選択 255
行動 21,69,109,206
　　──に移す能力 143
　　──に焦点を合わせたアプローチ 67
　　──のきっかけ 104,295
　　──の決定要因 69
　　──のゴール 263,319
　　──のコントロール感 115,126
　　──のリハーサル 315
　　過去の── 123
　　中心となる── 208
　　無意識的な── 123
　　目標となる── 208
行動意図 82,83,110,126,295
行動計画 310,311
行動コントロールの段階 318
行動主義者・唯物主義者学派 45
行動主義派 45
行動信念 82
行動的プロセス 163
行動能力 232
行動変容 69

──の一般的統合モデル 124
──のメディエーター 69
行動面のアウトカム 222
行動面のゴール 222,310
行動目標 222
行動要因 143,148
公約 163
効力評価 353
ゴール 148,262,311
　　──の維持 323
　　行動の── 263,319
　　行動面の── 222,310
　　最終的な── 318
　　手段的な── 318
　　中間的な── 318
　　特定の実行の── 318
ゴール意図 82,126,148,310,319
ゴール設定 150,170,263,318
誤解 132
心の中のつぶやき 325
個人間要因 47
個人的意味 122
個人的規範 116,126,132
個人的な意味や価値観 46
個人的要因 44,143,144
個人内要因 45
個人の食に関するポリシー 157,171,327
個人力 236
コミュニティ 24
根拠 71

さ

サービス統合協力 338
サーベイランス研究 370
最終的なゴール 318
再発防止 148
三角測量 369

し

支援 332
支援グループ 335
支援団体 354
支援的な政策 337
時間 257
資金 257
資金提供機関 354
刺激のコントロール 326
刺激または環境の統制 163

資源　257
資源問題　236
自己アイデンティティ　116,294
自己アセスメントのツール　319
嗜好　42
試行性　221
自己解放　163
自己管理　317
自己決定理論　252
自己再評価　162
自己制御・自己管理プロセス　149
自己制御スキル　171,232,309
自己制御を強めるプロセス　317
自己に関する信念　133
自己評価　287,322
自己評価アウトカム　81,146
自己評価的信念　294
自己表現　116,294
指示　300
指示計画　285,301
指示的枠組み　281
事前計画　156
実行　21
実行期　160
実行計画　169,321
実行すること　69
実行する力　142
実行段階（構成要素）　83,88,156,246,247
実行メディエーター　286
実行や行動変容のメディエーター　142
実施意図　118,310
実践　208,273
実践指導　315
実践的理論　72
質的な評価方法　370
質問紙　365
自発的な　21
指標　361
　　食事の質の――　365
　　身体的な――　366
自分自身に対する信念　126
社会からのインプット　215
社会規範　126,132,293
社会経済的背景　26
社会構造　49
社会心理学的モデル　80
社会生態学的モデル　85,178

社会的アウトカム　81,145
社会的・感情的背景　43
社会的期待　132,293
社会的状況のマネジメント　327
社会的認知　267
社会的認知理論　143,166,247
　　――の構成概念　143
社会の解放　163
自由意志　251
習慣　21,123,133,295,326
集団での意志決定　299
集団レベルのエフィカシー　184,197,338
主観的規範　114
主観的データ　212,215
熟考期　159
熟知性　41
手段　267
手段的知識　79
手段的なゴール　318
準実験デザイン　369
遵守の動機　115
準備期　159
障害　148
状況　150
情動　113
消費者　6
消費者調査　218
障壁　291
情報環境　6,52
情報的環境　198
情報的サポート　337
情報伝達アプローチ　14
情報の社会的影響　101
食環境　4
　　――の変化　198
食環境変革活動　337
食行動変容　36,316
食事記録　364
食嗜好　43
食事の質の指標　365
食事パタン　365
食体験　40,293
職場　25
　　――におけるポリシー　343
食物摂取チェックリスト　365
食物摂取頻度調査　365
食物摂取頻度調査票　365
食物選択環境　4

食物に関する要因　38
食料支援プログラム　180
人材　257
真実性　369
人前での行動関与　299
身体的アウトカム　145
身体的な指標　366
真の実験設計　369
信用性　369
信頼性　368,369

す

スープキッチン　24
スキル　257
　　――の構築　321
　　――の熟達　315
スクリーナー　219
スクリーニング　365

せ

生化学的指標　366
性格　117
政策活動　195,199
政策立案者　26,187,234
精神運動領域　273
　　――の目的　266
生態　178
生態学的要因　178
生物学的機能　38
生物学的変数　151
生物学的要因　7
設計された　20
設計モデル　207
摂取量　43
セルフエフィカシー　81,82,104,115,126,146,162,170,292
　　――に関する信念　132
　　知覚された――　155
セルフトーク　148
セルフモニタリング　322
先行栄養研究文献のレビュー　218
潜在的な環境メディエーター　331
潜在メディエーター　69,226
前熟考期　159
専門家からのインプット　213
戦略的計画　156
戦略的提携　338

そ

像　72
双価性　114,297
　──の解決　295
総括的評価　352
相互支援　336
相対的利益　221
ソーシャルサポート　181,196
ソーシャルネットワーク　181,196,
　335
促進する　20
測定　357
測定方法　361
組織的な政策活動　191
組織の食料政策　198
組織のポリシー　191

た

代償モデル　251
態度　111,132,292
妥当性　368
多様な場　22
短期的なアウトカム　356,361

ち

地域社会における重層的な栄養教育
　344
地域社会におけるポリシー　343
地域力　236
地域レベルと政策レベルでの活動
　22
地域レベルの活動　193
チェックリスト　219,365
知覚された行動のコントロール感
　133
知覚された社会的圧力　114
知覚された障害　103
知覚されたセルフエフィカシー
　155
知覚された有益性　103,130,289
知覚されたリスク　125
知識　79,169,268,311
　──の構造　149,313
　　現実に基づく──　149
知識・態度・行動モデル　78
チャネルの選択　255
中間的なアウトカム　356,363
中間的なゴール　318

中心となる行動　208
中心となる実践　208
長期的なアウトカム　356
調理スキル　170

て

提携　337
抵抗　297
適応　273
手順に関する知識　149

と

動機づけ　101,228
動機づけ・実行前段階（構成要素）
　83,88
動機づけ段階　155,245,247
　──の栄養教育　127
動機づけメディエーター　285
統合　269,272
統合的な概念枠組み　168
道徳モデル　250
特定の実行のゴール　318
「どのように」についての機能
　267
「どのように」についての知識　79,
　87
トランスセオレティカルモデル
　158,166,247
　──の変容ステージ　303

な

内的基準　132
「なぜ」についての情報　267
「なぜ」についての知識　80,87,
　288,289
慣れ　326

に

ニーズ　206,255
ニーズアセスメント　208
ニーズ分析　128,208,211
24時間思い出し法　364
日常的理論　72
日課　326
人間主義または自己実現の学説
　45
認知　267
認知再構成　315
認知的スキル　169,311

認知テスト　369
認知・評価の構成要素　111
認知領域　267
　──の目標　266

の

望ましい結果　46

は

場　24
パートナーシップ　193
バイオテロリズム　267
パイロットテスト　210,369
曝露　41
励まし　323
反応エフィカシー　106

ひ

ピア・エデュケーター　183,335
ピア・デブリーフィング　369
非実験デザイン　370
否定的なアウトカム　291
批判的評価　313
批評的思考　169
ヒューマンエージェンシー　251
評価　270,272,348,357

ふ

ファーマーズマーケット　18
ファシリテーター　186
　──のいる議論　281
フードガイド　12
フードガイドピラミッド　12
フードスタンプ　27
フードバンク　27
フードパントリー　24
風味　38
フォーマティブリサーチ　208
複雑性　221
付随する教材や活動の開発　30
物的資源　10
物理的環境　48
プログラム見解　254
プログラム構成要素　240
プログラム展望　253
プログラム評価　357
プロズとコンズ　161
プロセス評価　353,357
　──の設計　357

プロモーション活動　198
文化的環境　49
文化的・社会的嗜好　8
文化的背景　26,99
分析　269

へ
ペアレント・センター　186
ペーソス　101
ヘルスビリーフモデル　103,244
ヘルスプロモーション　18,28
変数　77
変容ステージ　158
　──の構成概念　159
変容の段階　83
変容のプロセス　162

ほ
褒美　323
　──の管理　163
保健医療機関　25

ま
マイピラミッド　3,12
マイプレート　4
真似る　273
満腹　42

む
無意識的な行動　123
無作為割付実験設計　369

め
メディア　52
メディエーター　69,128,244
　実行や行動変容の──　142
面接　220
メンタルマップ　72

も
目標　262
　──となる行動　208
モデリング　149

モデル　77
モデレーター　77
モニタリングデータ　218
問題解決　313,323
問題解決協力　338
問題の理論　87

ゆ
誘導実践　149

よ
予期される潜在的後悔　297
予備的計画段階　241
読みやすさ　369

ら
ライフステージ別の集団　25
楽観的なバイアス　108
ランチルーム　255

り
理解　269
リスク認知　155
理論　71,72,77,98,141,177,240,243,244
　──に基づく栄養教育を設計するための手順モデル　207
　──に基づく教育的戦略　277
　──の選択　241
　解決の──　88
　問題の──　87
理論的戦略　310
理論的な教育的戦略　308
理論枠組み　77

る
ルーティン　123,133,295

れ
連携　193,337
連合　193
連合的条件づけ　42
連立　338

ろ
ロールプレイング　281
ロゴス　101
ロジックモデル　91
ロジックモデルアプローチ　91

わ
わかりやすさ　369

欧文
1% or less　120
5 A Day プログラム　120
5 A Day-Power Play　120
Cookshop　189,293
EatFit　153
Family Heart 研究　300
Farm to School プログラム　190,342
Gimme 5!　152
Head Start プログラム　24,194
Low-Fat Eating for Americans Now プロジェクト　107
Low-Fat Lucy the Cow　190
Operation Frontline　194
Pick a Better Snack　107
Powerful Girls Have Powerful Bones キャンペーン　288
Right Bite　295
Share our Strength　194
Take Five プログラム　120
TEENS　152,188
Tenderloin Senior Organizing Project（TSOP）　185
The Child and Adolescent Trial for Cardiovascular Health（CATCH）　188
Treatwell Trial　153
Treatwell プログラム　191
VERB キャンペーン　291
WIC プログラム　24

〈訳者〉（五十音順）

安達内美子　名古屋学芸大学管理栄養学部専任講師

足立己幸　NPO法人食生態学実践フォーラム理事長，女子栄養大学名誉教授，名古屋学芸大学名誉教授

石川みどり　国立保健医療科学院生涯健康研究部上席主任研究官

衞藤久美　女子栄養大学栄養学部助教

大久保公美　国立保健医療科学院生涯健康研究部主任研究官

尾岸恵三子　東京女子医科大学名誉教授，日本食看護研究会理事長

河野美穂　厚生労働省健康局がん対策・健康増進課栄養指導室

酒井治子　東京家政学院大学現代生活学部准教授

佐藤都喜子　名古屋外国語大学現代国際学部教授

高増雅子　日本女子大学家政学部教授

武見ゆかり　女子栄養大学栄養学部教授

田中久子　女子栄養大学栄養学部教授

西尾素子　消費者庁食品表示企画課

針谷順子　社会福祉法人健友会地域事業部長，高知大学名誉教授

平本福子　宮城学院女子大学学芸学部教授

本田真美　就実大学教育学部教授

村山伸子　新潟県立大学人間生活学部教授

山本妙子　神奈川県立保健福祉大学栄養学科教授

吉岡有紀子　相模女子大学栄養科学部准教授

```
URL  http://www.daiichi-shuppan.co.jp
```
上記の弊社ホームページにアクセスしてください。

＊訂正・正誤等の追加情報をご覧いただけます。

＊書籍の内容，お気づきの点，出版案内等に関するお問い合わせは，「ご意見・お問い合わせ」専用フォームよりご送信ください。

＊書籍のご注文も承ります。

これからの栄養教育論
― 研究・理論・実践の環 ―

平成27(2015)年4月16日　　　　初版 第1刷 発行

監訳者　　足立 己幸
　　　　　衞藤 久美
　　　　　佐藤 都喜子

発行者　　加藤 友昭

発行所　　第一出版株式会社

本　社　〒102-0073　東京都千代田区九段北3-2-5 九段北325ビル8階
　　　　　　電話 (03)5226-0999 (代)
　　　　編集部　電話 (03)5226-0901　FAX (03)5226-0906

文京営業所　〒112-0005　東京都文京区水道1-8-8
　　　　　　営業部　電話 (03)5802-7822　FAX (03)5802-7823

印刷・製本　三秀舎

※ 著者の了解により検印は省略
定価は表紙に表示してあります。乱丁・落丁本は，お取替えいたします。

© Adachi,M., Eto,K., Sato,T., 2015

|JCOPY| ＜(一社)出版者著作権管理機構 委託出版物＞
本書の無断複写は著作権法上での例外を除き禁じられています。複写される場合は，そのつど事前に，(一社)出版者著作権管理機構(電話 03-3513-6969，FAX 03-3513-6979，e-mail: info@jcopy.or.jp)の許諾を得てください。

ISBN978-4-8041-1321-0　C3077

第一出版の本

日本人の食事摂取基準(2015年版)
厚生労働省「日本人の食事摂取基準(2015年版)」策定検討会報告書

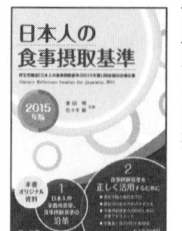

菱田 明・佐々木 敏 監修

検討会により策定された報告書全文と、食事摂取基準を正しく活用するための要点をオリジナル資料として掲載。

ISBN978-4-8041-1312-8
B5判・495p 定価[本体 2,700円+税]

日本人の食事摂取基準(2015年版)の実践・運用
特定給食施設等における栄養・食事管理

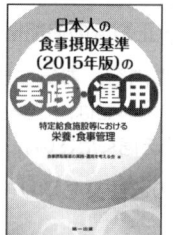

食事摂取基準の実践・運用を考える会 編

日本人の食事摂取基準(2015年版)に基づき、現場の管理栄養士等が対象者のアセスメントの結果によって、望ましい栄養・食事計画、提供を行うことができるように、わかりやすく解説した実践書。

ISBN978-4-8041-1314-2
B5判・158p 定価[本体 2,000円+税]

「食事バランスガイド」を活用した栄養教育・食育実践マニュアル CD付き
公益社団法人 日本栄養士会 監修
武見ゆかり・吉池信男 編

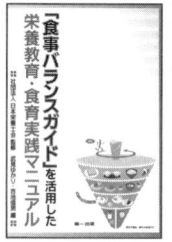

バランスガイドの活用法を対象別に詳しく解説。便利なQ&Aや120種以上の料理イラストを含むコマ作成CD付き。

ISBN978-4-8041-1179-7
A4判・172p 定価[本体 2,800円+税]

初めての栄養学研究論文
人には聞けない要点とコツ

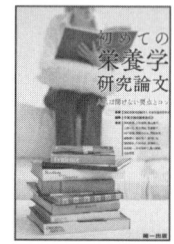

特定非営利活動法人 日本栄養改善学会 監修

大学・研究機関のみならず、実践現場でも管理栄養士・栄養士が学会等で発表する機会が増えつつある現在、論文のコツをつかみ、信頼性や評価の向上に役立つ書。

ISBN978-4-8041-1265-7
B5判・118p 定価[本体 2,000円+税]

アセスメントに基づいた 被災地における栄養支援
サプリメントの活用を含めて

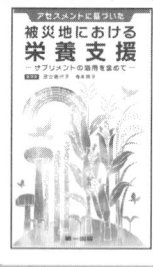

足立香代子・寺本房子 監修

被災地での実践活動をもとに、炊き出しから症状による栄養アセスメント、導き出される対応とサプリメントの使い方まで、災害時~平常時の必需書。

ISBN978-4-8041-1249-7
新書判・150p 定価[本体 1,400円+税]

認知症の人の心身と食のケア
長嶋紀一・水間正澄・中舘綾子
小林重芳・杉橋啓子・田中弥生 編著

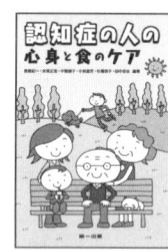

認知症の人の介護について"食事面"から捉えた、これまでにない画期的な一冊。管理栄養士と心理学者、理学療法士が、豊富な事例とともに詳述。

ISBN978-4-8041-1252-7
B5判・281p 定価[本体 3,000円+税]

国際標準化のための 栄養ケアプロセス用語マニュアル
公益社団法人 日本栄養士会 監訳

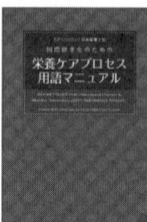

栄養管理システムや用語・概念の国際的な統一を目指し、アメリカ栄養士会を中心にNutrition Care Processの普及を図ることになった。本書は国際標準化と同時に、人間栄養・健康状態を適切に評価・判定し、国内での統一を図っていくうえで、原典となる一冊。

ISBN978-4-8041-1270-1
A5判・386p 定価[本体 3,400円+税]

身体診察による栄養アセスメント
症状・身体徴候からみた栄養状態の評価・判定

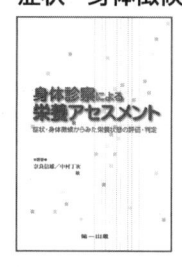

奈良信雄・中村丁次 著

食事療法や栄養療法が重要な病態・疾患を中心に、症状や身体徴候をどのように捉えて判断し、栄養アセスメントを進めればよいかを解説。

ISBN978-4-8041-1110-0
B6判・176p 定価[本体 2,500円+税]

ご注文は弊社ホームページで ● URL http://www.daiichi-shuppan.co.jp